部分床義歯の トラブル 解消法

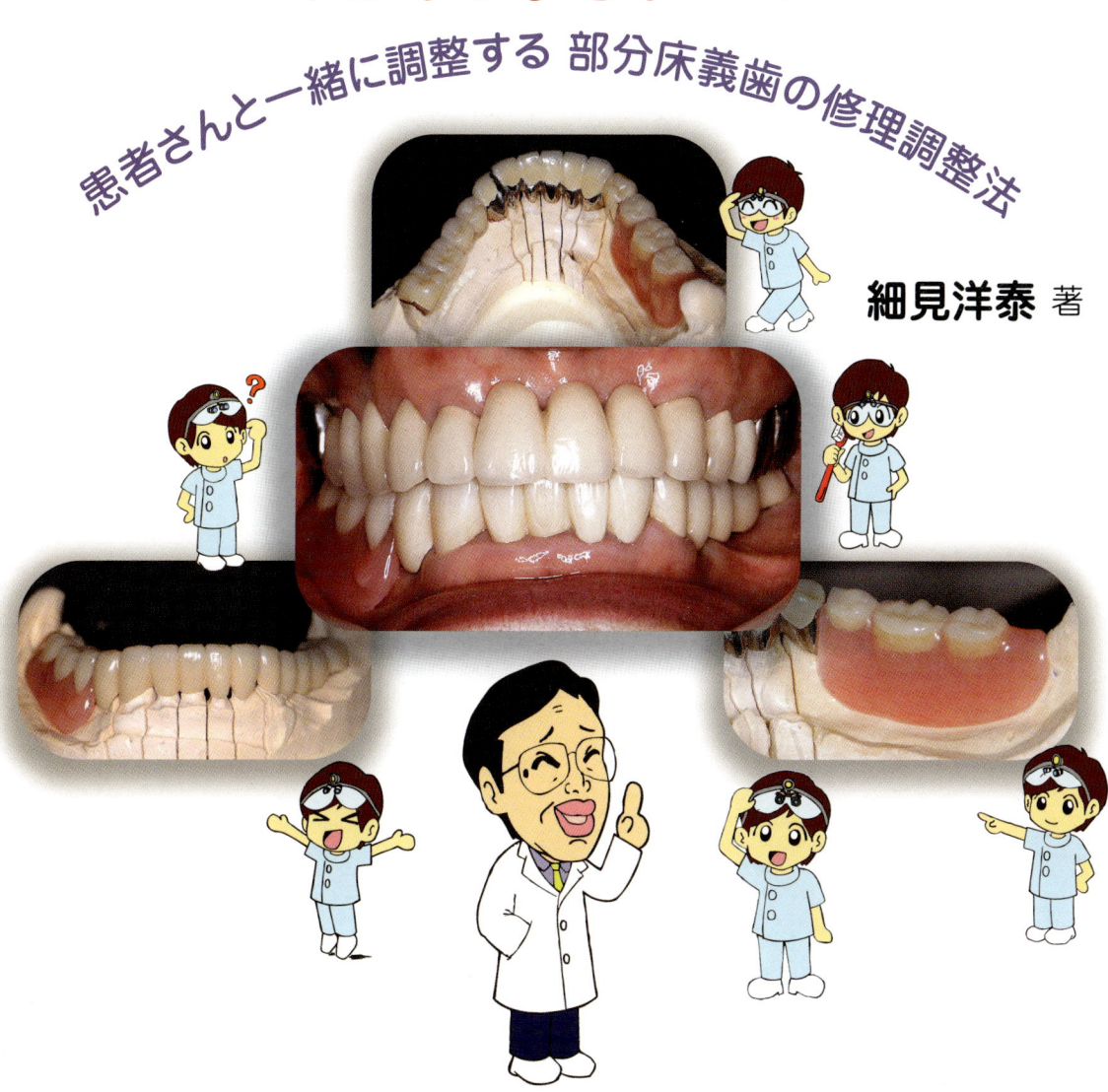

患者さんと一緒に調整する 部分床義歯の修理調整法

細見洋泰 著

クインテッセンス出版株式会社　2008

Tokyo, Berlin, Chicago, London, Paris, Barcelona, Istanbul, Milano, São Paulo, Moscow, Prague, Warsaw, New Delhi, Beijing, and Bukarest

刊行にあたって

　現代の高齢社会において，欠損補綴による咀嚼機能の回復を図る症例は増加していると考えられる．また近年の歯科医療における術式や材料の進歩にも目を見張るものがある．それに伴いインプラントによる欠損補綴の機能回復は，特別の処置ではなくなってきている．しかし高齢者の全身症状を考えると，インプラントだけで対応できるものではない．

　部分床義歯は，クラスプが審美的要因を損なうものの代名詞のようにいわれてきたが，患者の要求として審美性を問われるケースも多くなってきている．部分床義歯は一概に審美性を損なうものだけではなく，最近ではノンクラスプデンチャーも発表，発売されている．このノンクラスプデンチャーは床自体の剛性がないため，咀嚼時に維持力として残存歯のアンダーカットを利用している．その維持歯が咀嚼時の義歯の動揺によって歯周疾患が増長されることも臨床上経験している．

　そこで部分床義歯を使用している際に生じるさまざまなトラブルの解消方法や，修理方法について述べてみたいと思っている．それと同時に審美性を損なわず，なおかつ咀嚼機能を確実に回復するための義歯の製作方法を，維持装置の選択や印象採得法を中心に述べてみたい．第1章は部分床義歯の修理法，第2章では部分床義歯の製作法と注意点としてまとめさせていただいた．

2008年7月

　　　　　　　　　　　　　　　　　　　　　細見洋泰

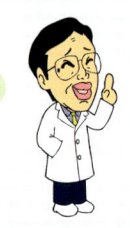

CONTENTS

Chapter 1 部分床義歯の修理法

インプラントと部分床義歯はどう使い分けるのかな?	8
審美性を強く要求されたケース	9
審美性の改善／上顎に磁性アタッチメント,下顎にコーヌス	11
審美性を配慮した部分床義歯と咬合調整	12
金属アレルギーのケース	22
金属クラスプのないバルブラスト義歯	26
残存歯が咬合平面よりかなり挺出したケース	31
咬合平面を逸脱した歯の歯冠ー歯根比を改善	33
義歯の破折修理ケース	34
メジャーコネクターの修理	37
メタルフレームとレジンの接着	39
ミニダルボの修理	40
ミニダルボの修理ケース	43
支台歯は健全で維持装置が壊れたケース	44
維持装置の修理	47
食事をすると義歯が外れるケース	49
食事をしたり,しゃべったりすると,義歯が外れやすいケース	51
義歯のクラスプの調整	53
維持歯の1本が喪失し,そのほかは健全であるケース	54
人工歯の追歯修理	56
維持歯を喪失し,部分床義歯が使えなくなったケース	57
維持歯がカリエスで完全に崩壊した部分床義歯の修理	59
維持歯を歯周炎で抜歯(維持装置の再製作)	61
歯周炎で維持歯を抜歯するケース	64
維持歯の歯冠補綴物が脱離して紛失したケース	69
維持歯のクラウンが外れたケース	72
部分床義歯を初めて新製する患者	75
歯周炎でブリッジを喪失し,初めて部分床義歯を装着するケース	79
部分床義歯を初めて入れる患者さんのケース	80
アタッチメントのリベースや修理を口腔内で行うための工夫	83
義歯のメインテナンス	85
コーヌス内面の清掃	89

マンガ／高田佑太朗

Chapter 2 部分床義歯の製作法と注意点

部分床義歯の調整法 ... 92
上顎両側遊離端義歯の長期予後 ... 93
部分床義歯のさまざまな維持装置 ... 94
column レストの重要性 ... 101
部分床義歯の種類 ... 105
粘膜負担性義歯の粘膜面に粘弾性レジンの貼布 ... 106
多数歯欠損ケース／下顎は1歯残存 ... 116

部分床義歯の印象採得法 ... 126
部分床義歯の主な咬合負担域別印象採得の特色 ... 126
印象採得から作業模型の製作 ... 128
さまざまな印象採得法 ... 129
column アルタードキャスティングメソッド（床置換法） ... 130

部分床義歯の咬合採得法 ... 140
さまざまな咬合採得法 ... 141

部分床義歯の試適 ... 142
部分床義歯の試適の重要性 ... 143

部分床義歯の装着 ... 145
装着できないときの原因 ... 145
装着時の確認ポイント ... 145

部分床義歯の装着時調整 ... 146
クラスプデンチャーの製作手順 ... 148
コーヌステレスコーピックデンチャーの製作手順 ... 157
column 根面板を使用しないでキーパーを設置する方法および義歯修理への応用 ... 164
column 根面板を使用してオーバーデンチャーを製作する方法 ... 172
column リンガライズドオクルージョン ... 180
磁性アタッチメントのキーパーの設置方法 ... 184
キーパーとサベイヤー ... 191
コーヌスクローネンテレスコーピックデンチャーの長期予後 ... 194

部分床義歯の再治療 ... 208
咀嚼機能障害が生じた場合 ... 209
プラークの大量付着と義歯による顎堤の傷 ... 210

CONTENTS

維持装置に破折や崩壊が生じてしまった場合 ……………………………… 215
欠損部の反対側に残存歯の欠損が生じた場合 ……………………………… 215
患者との信頼関係 …………………………………………………………… 216
4321|17固定性ブリッジの|7が脱臼した ……………………………………… 217
義歯床が破折を繰り返した …………………………………………………… 222
左右の維持歯がカリエスで崩壊(即日修理) ………………………………… 225
2|のクラスプのレストが破折し,咬合時に義歯が沈下(レストの重要性) …… 229

義歯の経時的変化への対応 …………………………………………… 233
クラスプの調整とコーヌスのシャイニングスポットの削除 …………………… 234
人工歯咬合面のレジンによる再構成(レジンの人工歯咬合面への築盛) …… 235
間接リベース法 ………………………………………………………………… 240
ミニダルボが装備されているケースの直接リベース法 …………………… 242
コーヌスから磁性アタッチメントへの改変 …………………………………… 243
ミリングミニダルボ …………………………………………………………… 251
3種類の維持装置の異なる義歯の経年経過 ………………………………… 260

部分床義歯のメインテナンス ………………………………………… 265
刷掃ブラシ ……………………………………………………………………… 266
コーヌス外冠内面の汚れと義歯の汚れ ……………………………………… 267
義歯と維持歯の清掃 …………………………………………………………… 269
部分床義歯の清掃法 …………………………………………………………… 274

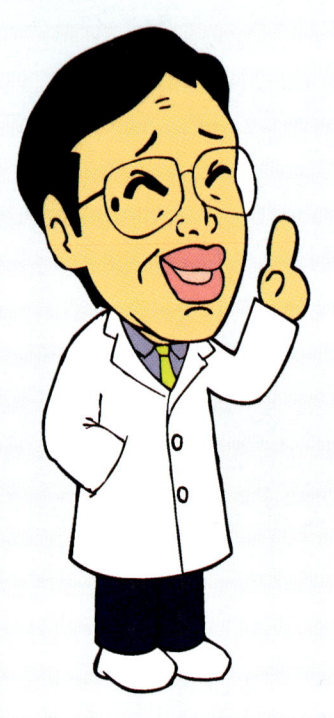

Chapter 1

部分床義歯の修理法

chapter 1 部分床義歯の修理法

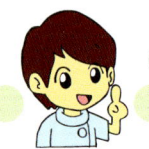

インプラントと部分床義歯はどう使い分けるのかな？

　近頃，歯が欠損したら，まず第一選択肢としてインプラントという考え方が多く，部分床義歯は第二選択肢となってきたような気がしてならない．それと同時に部分床義歯は，審美的要因を損なうとよくいわれる．でも，それは本当だろうか？

　部分床義歯は装着する際に両隣在歯を削除するが，インプラントは天然歯を削らなくてもよいし，審美的にも優れているといわれている．そういわれてしまうと部分床義歯を一途に作ってきた歯科医師としては，何となく悲しい気がする．

　インプラントは確かにすばらしい長所を持っている．部分床義歯も同じようにすばらしい長所があると思っている．それぞれの治療法の利点と欠点を頭に置き，長期的な予後を描いたフレキシブルな治療方針の決定を望みたい．

　70歳を超えた高齢者を数多くみてくると，インプラントがあることで，咀嚼機能に障害がでているケースも数多くみる．それに多くの高齢者がいつまでも健常であって，要介護にはならない保証はどこにもない．要介護となると，口腔内の清掃状態は確実に低下する．同時に全身症状としての抵抗力が低下して，簡単にインプラントを支えている歯槽骨吸収も起きてくる．誰かこの人たちのインプラントを除去してください！　といいたくなるケースにも数多く遭遇する．患者さんのためにも，長期的な予後を考え，それぞれの長所を生かした治療法の選択がこれからますます重要になると思う．

　また近頃，クラスプの見えない画期的な義歯もよく目にする．私も金属アレルギーの患者さんに選択せねばならず，やむをえず使用したケースがある．本当にこの義歯でよいのだろうか？　と考えることがある．

　現在のように1つの欠損において，数多くの選択肢があり，その処置方法が多様化したときにこそ，それぞれの処置やその考え方をしっかり勉強して身につけなければならないだろう．わたくしもインプラントを選択した際の，運動生理を勉強したいと思う！

case study

審美性を強く要求されたケース

参照：P.116〜125
P.194〜207

前歯部にクラスプがみえるケース．金属床で設計されているが，臼歯部人工歯の咬合接触が存在しないので，咀嚼に不満を訴えている．

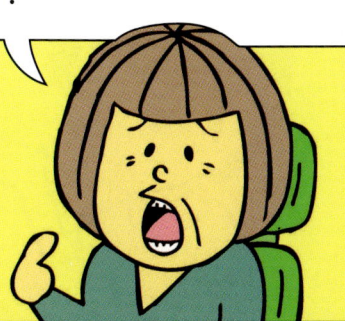

「先生，後ろの歯で食事を摂りたいのですが，どうも噛めないのです．それと口をあけると金属がみえて嫌なのですが，治りますか？」

「入れ歯を作り直してもよいので何とかお願いします．」

「ハイ，わかりました．では少しお口のなかを拝見します．」

この段階で歯科医師は，後方臼歯群の人工歯の摩耗または咬耗を想像し，なおかつクラスプの位置が適正であるかを疑っておく必要があります．

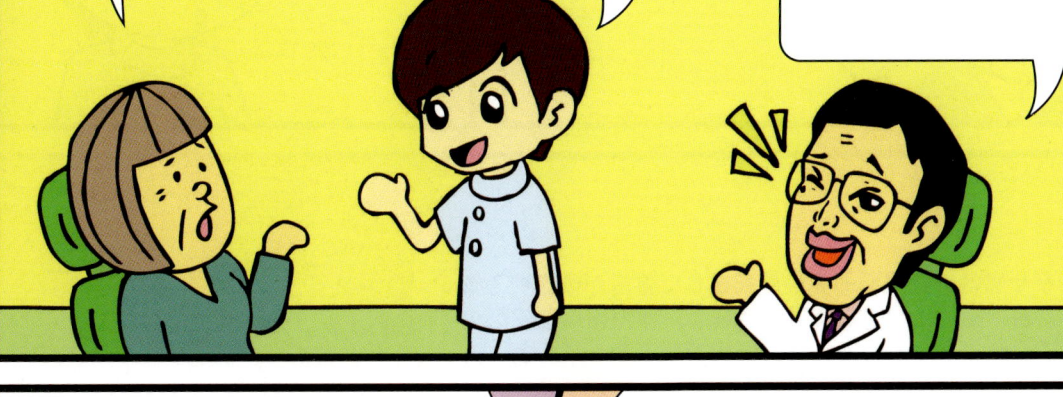

「アー，何となくわかりました．まず，この後ろの方の人工歯は，最初から上と下の間が空いていましたか？」

「はい，最初から開いていました．ですから自分の歯同士があたる場所で噛んでいました．そうしたら左側の歯がとれてしまったので，どうしようもなくなったのです．」

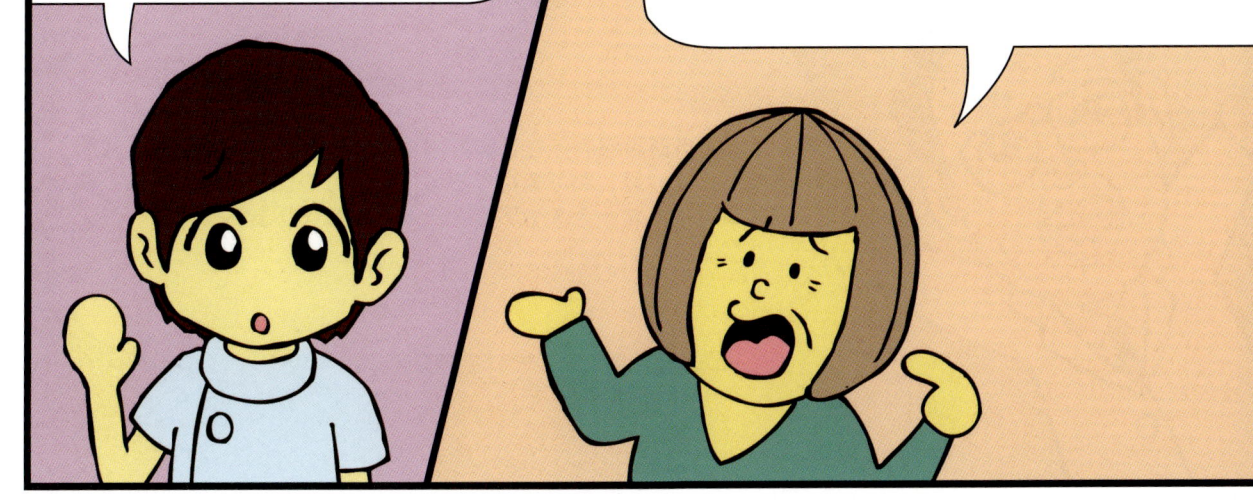

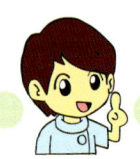

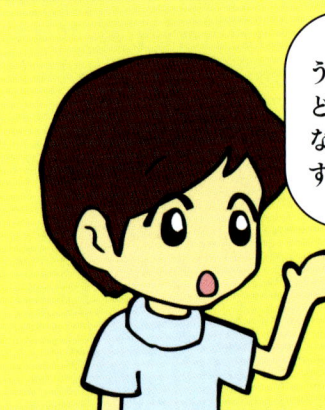

chapter 1 部分床義歯の修理法

うーん，なるほど．このような場合は，どうしても上下の入れ歯を作り変えなくてはなりませんが，よろしいですか？

ハイ，結構です．
よろしくお願いいたします．

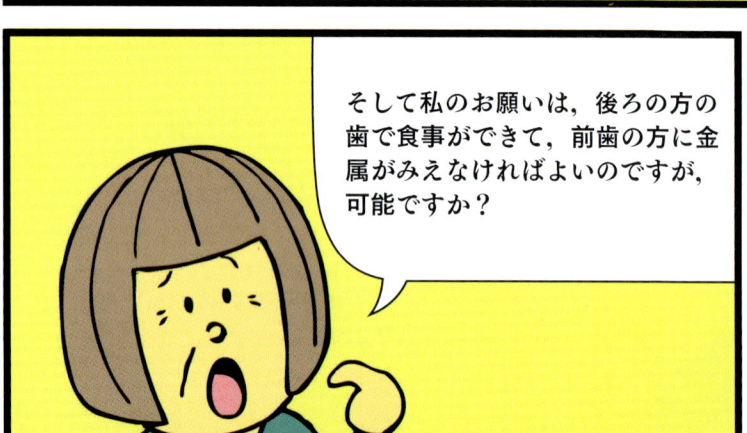

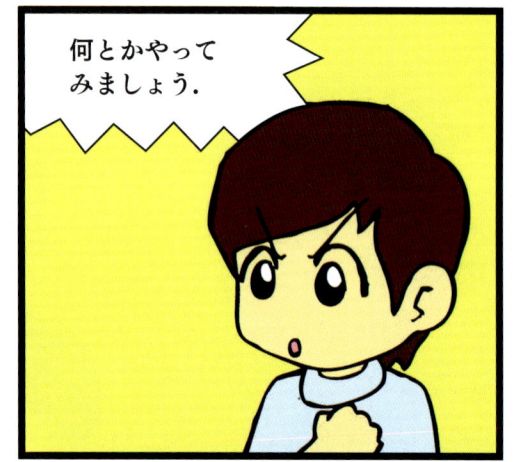

そして私のお願いは，後ろの方の歯で食事ができて，前歯の方に金属がみえなければよいのですが，可能ですか？

何とかやってみましょう．

このケースでなぜ患者の要望をある程度配慮して義歯が製作できるのかというと，残存歯同士の咬合接触が存在し，維持歯に前歯部の歯牙のみでなく小臼歯をも含めることが可能であることが大きな決め手となります．

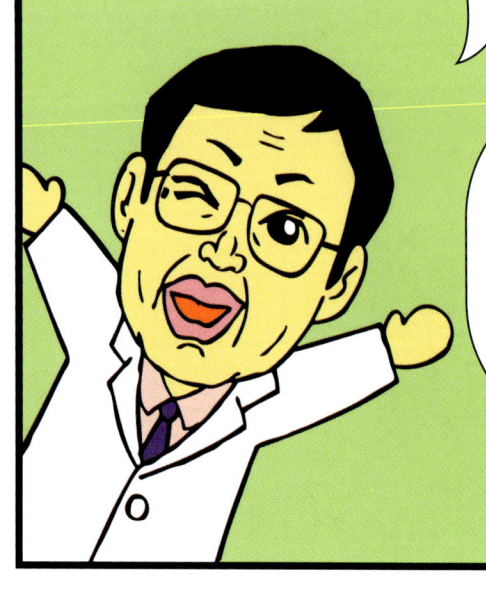

つまり，小臼歯部の存在と維持歯に含めることが可能な残存歯形態であれば，何とか可能になるのです．このような際に選択する維持装置は，コーヌスやアタッチメントになります．

審美性の改善／上顎に磁性アタッチメント，下顎にコーヌス

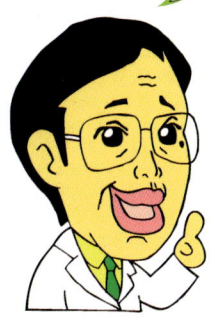

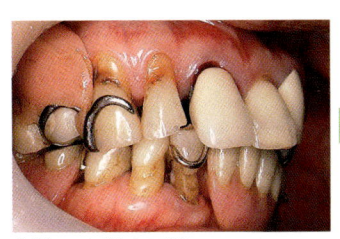

術前の右側方面観． 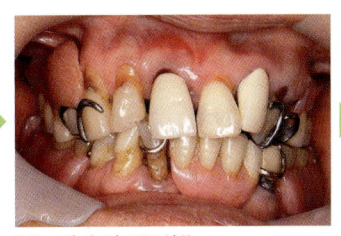　　同，咬合時正面観． 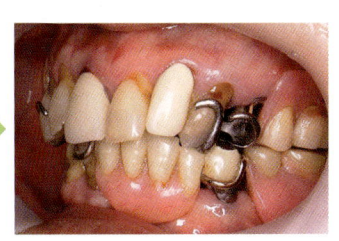　　同，左側方面観．

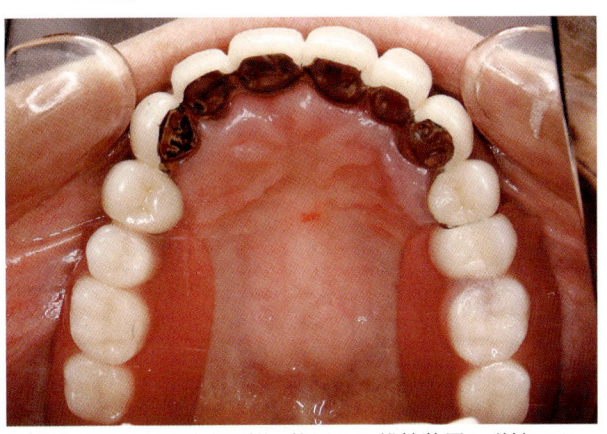

治療終了後の上顎咬合面観．使用した維持装置は磁性アタッチメント．

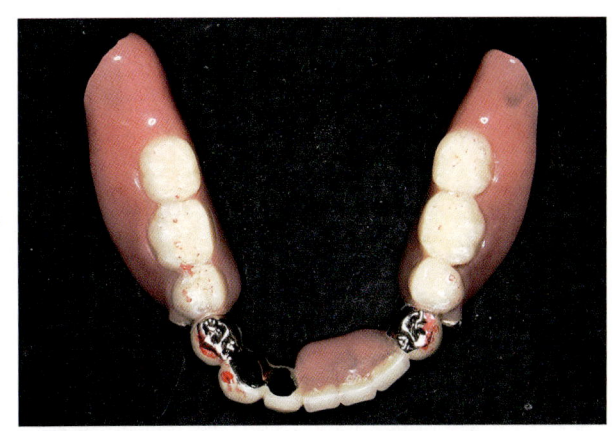

下顎義歯の咬合面観．使用した維持装置はコーヌス．

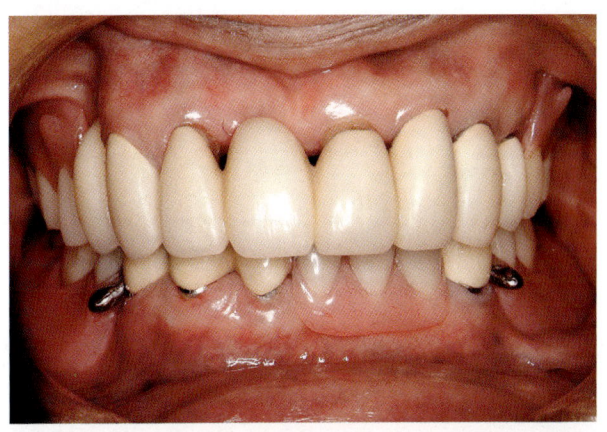

▶治療終了後の正面観．

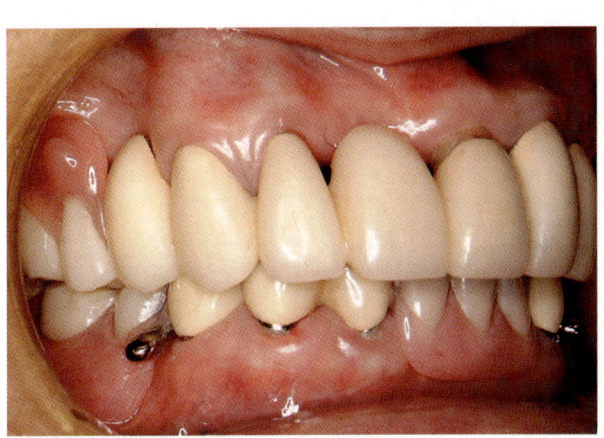

治療終了後の右側方面観． 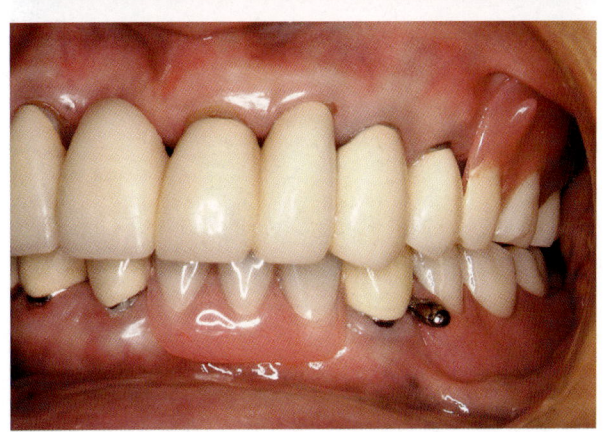　　治療終了後の左側方面観．

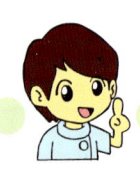

chapter 1 部分床義歯の修理法

審美性を配慮した部分床義歯と咬合調整

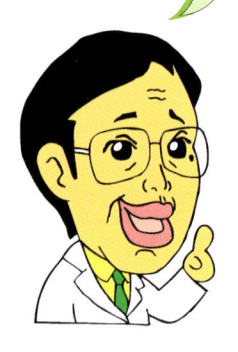

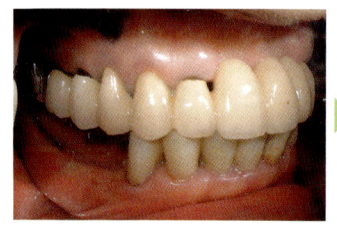

初診時の右側面観. 4|は歯周組織の病変のため保存不可能と判断して抜歯した.

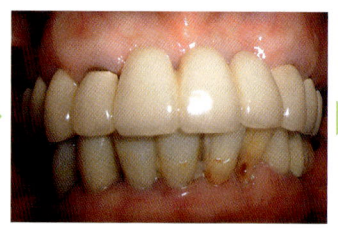

同, 正面観.

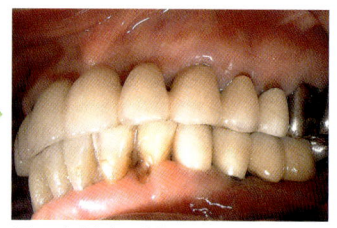

同, 左側方面観.

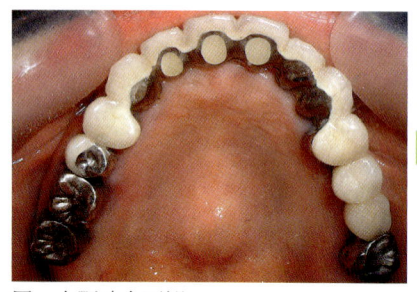

同, 上顎咬合面観.

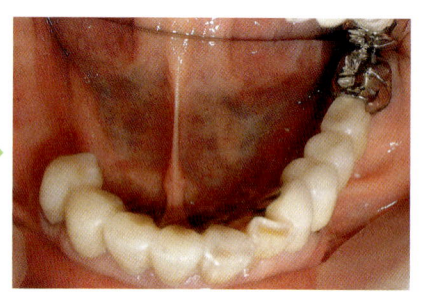

同, 下顎咬合面観. 右下の欠損部は放置されていた. クラスプが気になり, 義歯の装着を嫌っていた.

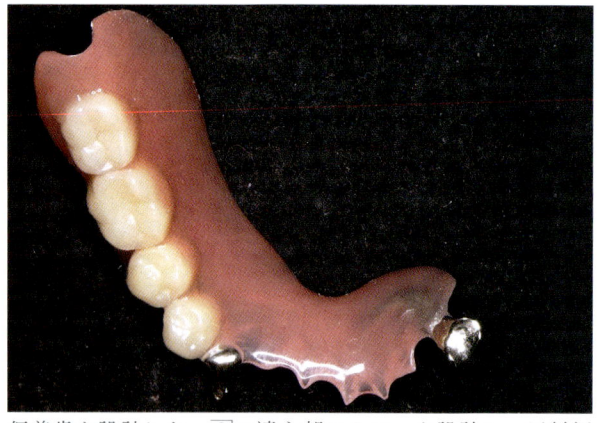

仮義歯を設計した. |3の遠心部にIバーを設計し, 反対側には審美性を配慮してプレシジョンレストのみでブレーシングを試みた. 咀嚼時の安定は咬合の調和だけで図れるよう調整した. 維持は右下のIバーのみである.

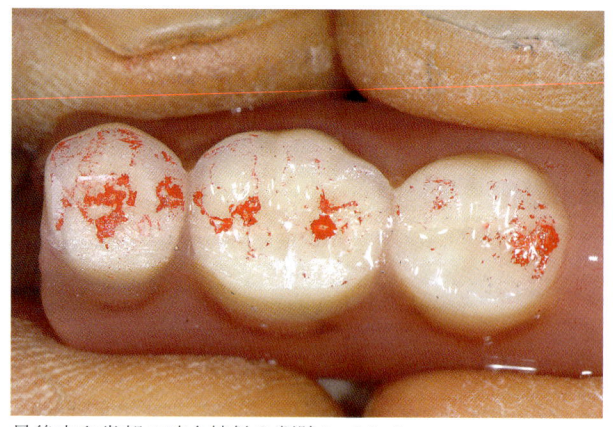

最後方臼歯部の咬合接触を削除しておく.

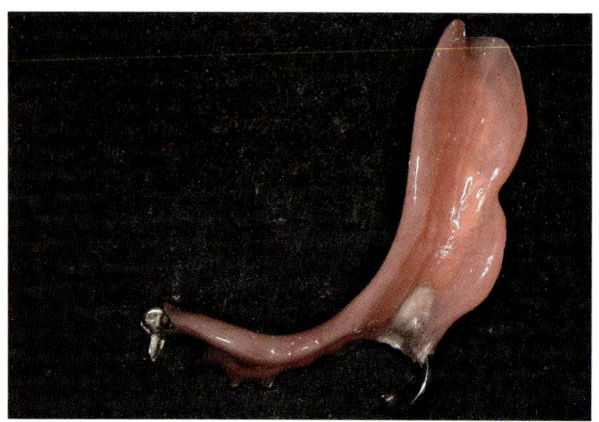

義歯粘膜面観.

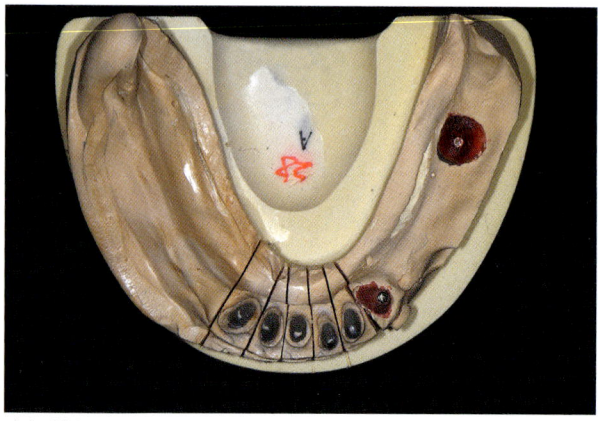

歯冠補綴を行いながら欠損補綴も行うが, 現在の咬合高径を変化させることなく, 処置が行えるかどうかを考える.

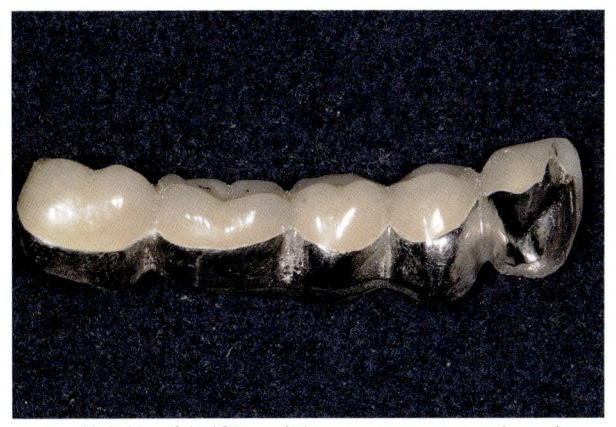

そこで前歯部の歯冠補綴を変化させることなく，左のブリッジを製作する．その際に犬歯の歯冠補綴部にキーウェイのフィメール部分を彫りこんでおく．

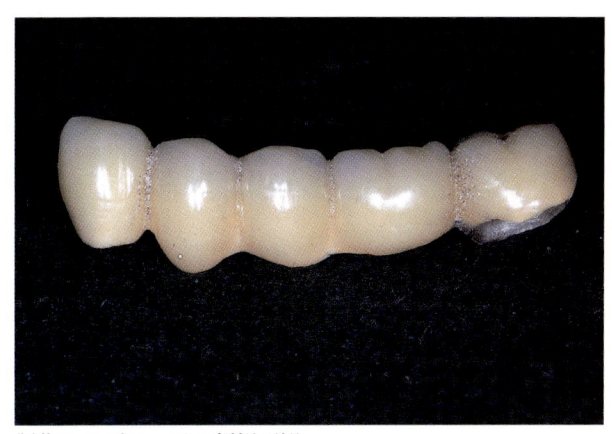

製作したブリッジの頬側面観．

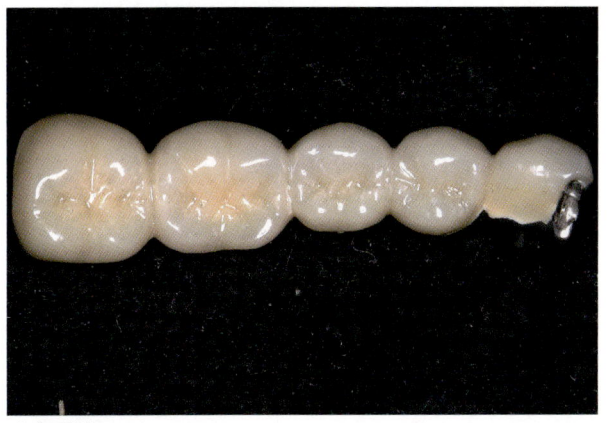

咬合面観．

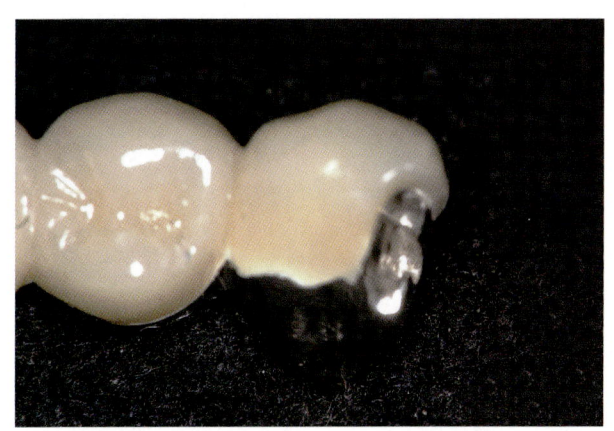

キーウェイのフィメール部分．

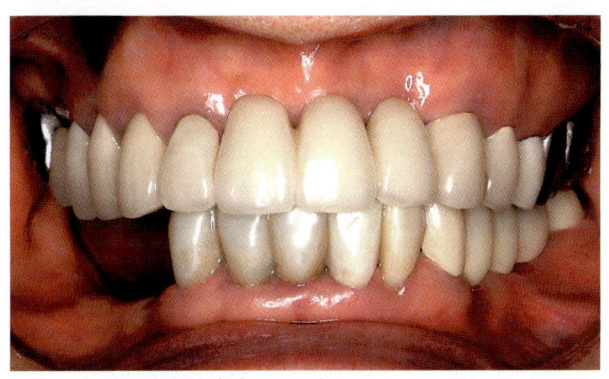

ブリッジの口腔内試適時の正面観．

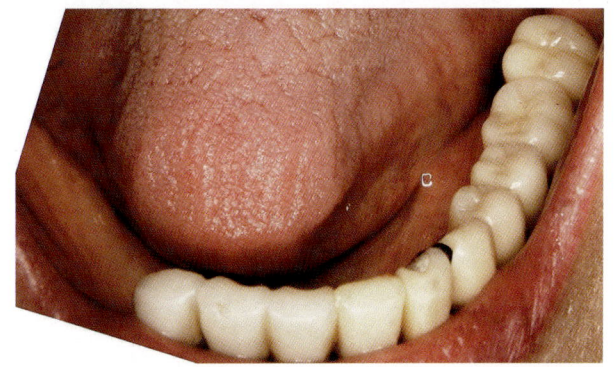

同，咬合面観．この際ブリッジの咬合面中心窩が歯槽頂上にくるよう製作する．

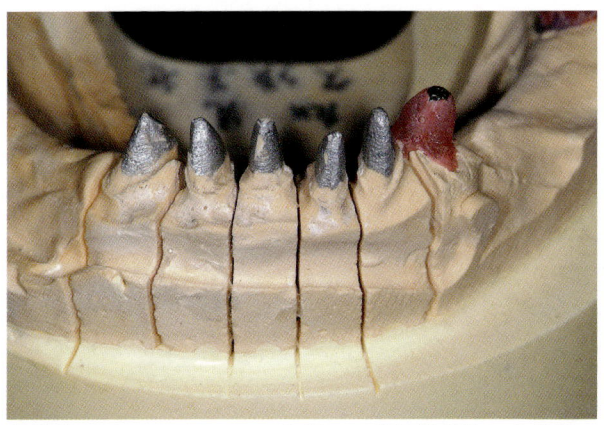

前歯部のプレパレーションを行い，印象採得時に臼歯部のブリッジをトランスファーコーピングする．

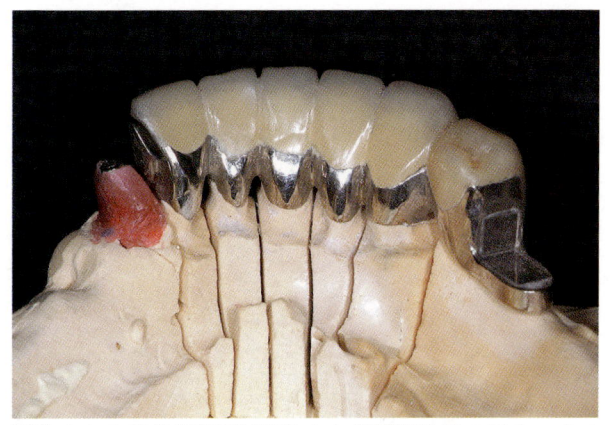

製作された前歯部歯冠補綴物と欠損補綴物用のアタッチメントメール部分．

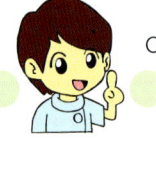

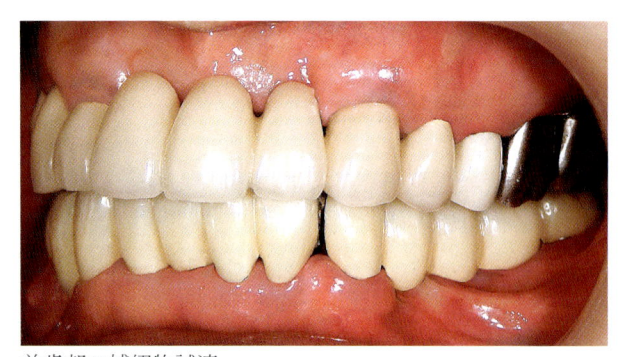

chapter 1 部分床義歯の修理法

前歯部の補綴物試適.

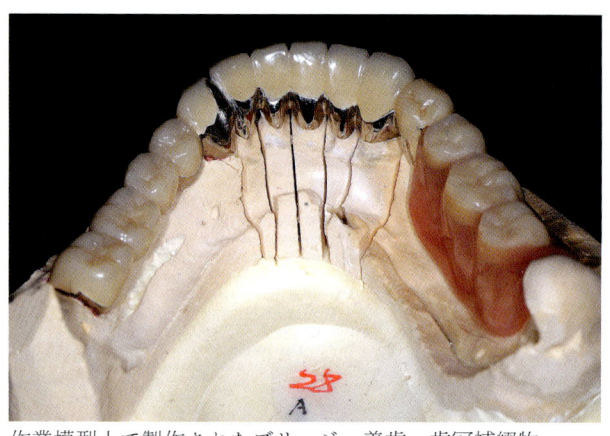

作業模型上で製作されたブリッジ, 義歯, 歯冠補綴物.

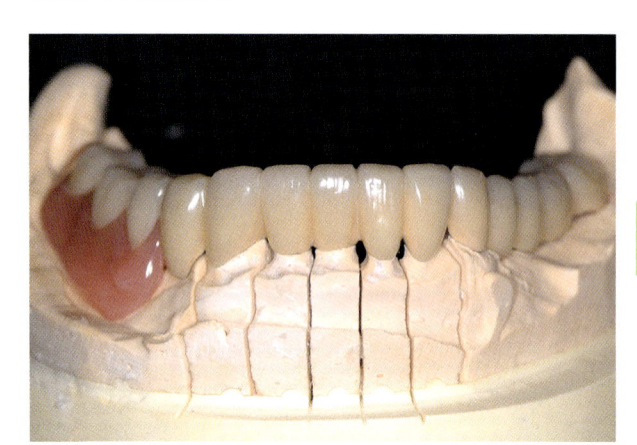

義歯の正面観.

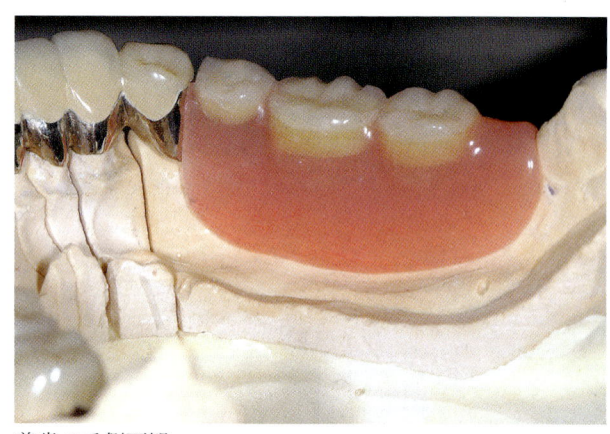

義歯の舌側面観.

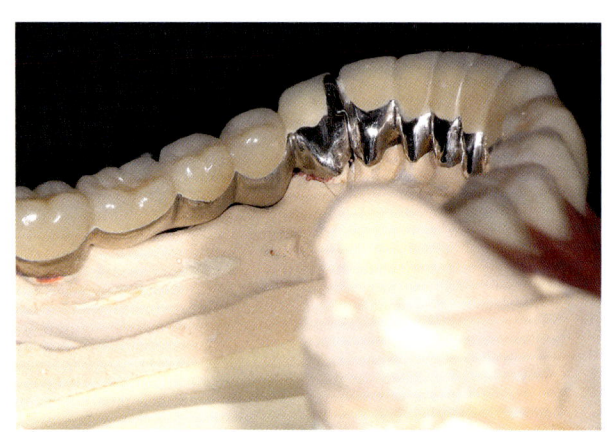

補綴物の舌側面観.

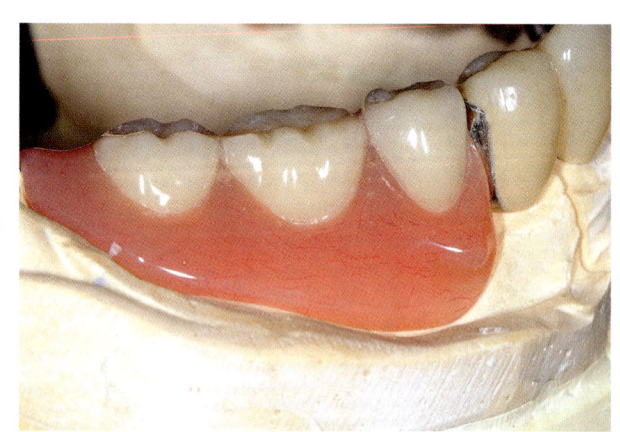

義歯頬側面観.

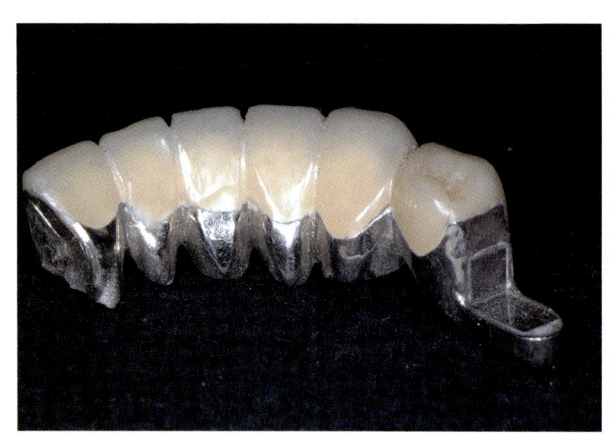

前歯部歯冠補綴物とアタッチメントメール部分. 左の前歯遠心部にはキーウェイのメール部分を製作した.

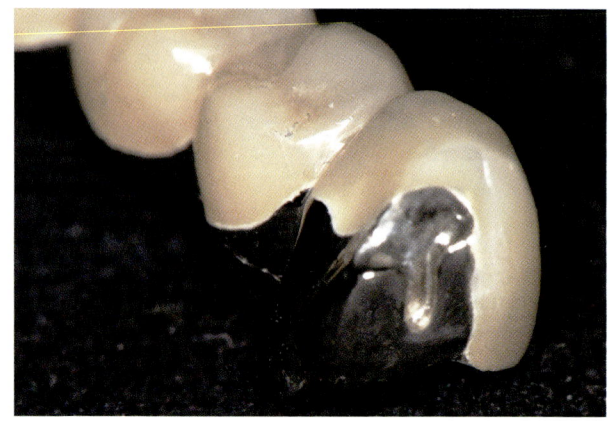

キーウェイ部分.

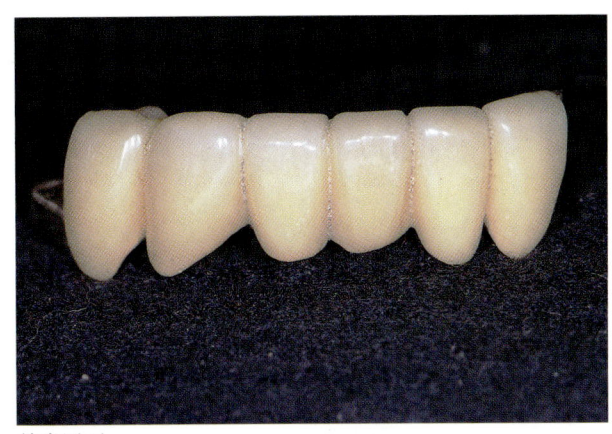

前歯唇面．

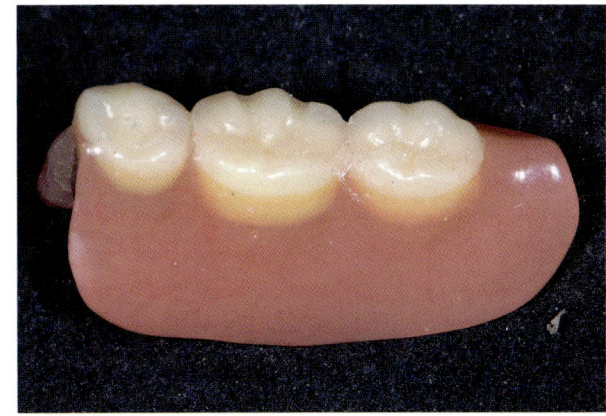

義歯咬合面．

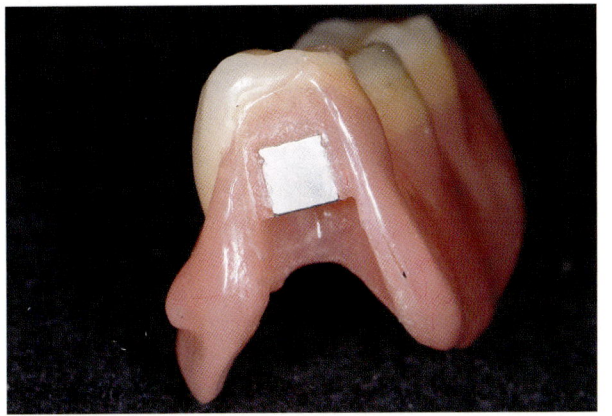

義歯のアタッチメント部．

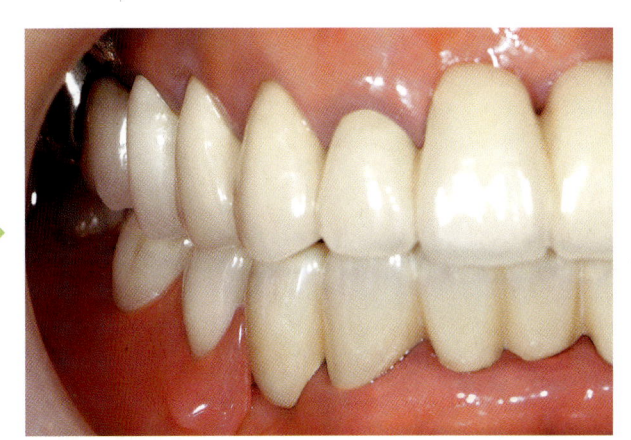

義歯の口腔内試適．

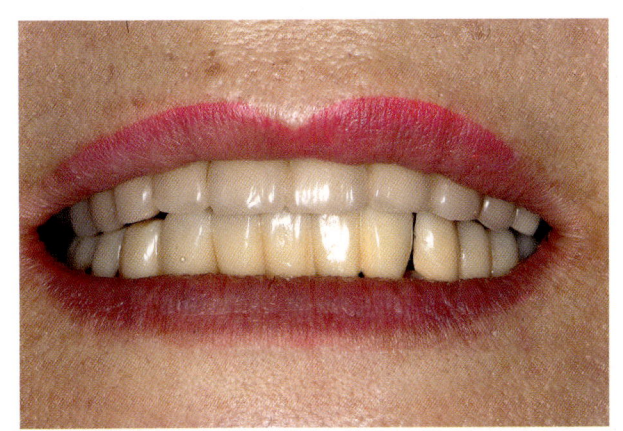

口唇部の審美性を確認する．

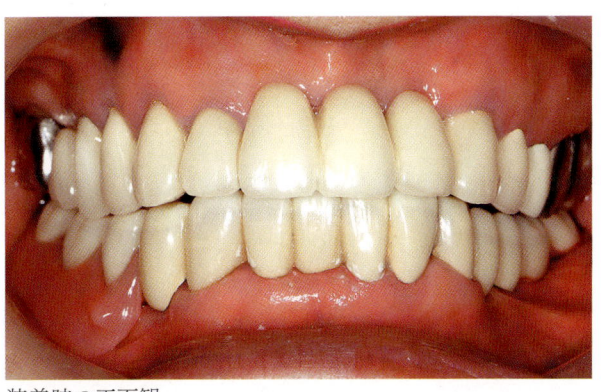

装着時の正面観．

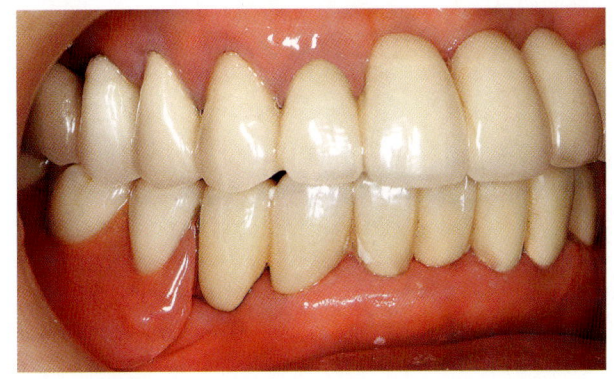

同，右側面観．

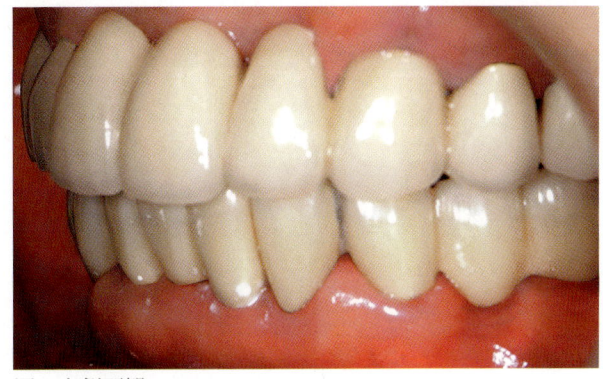

同，左側面観．

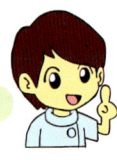

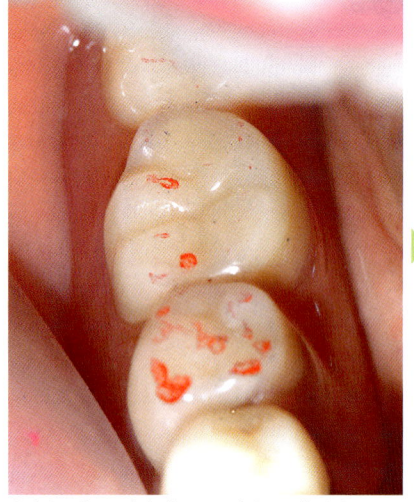

chapter 1 部分床義歯の修理法

右側の中心咬合位での咬印．義歯部はリンガライズドオクルージョンを採用している．

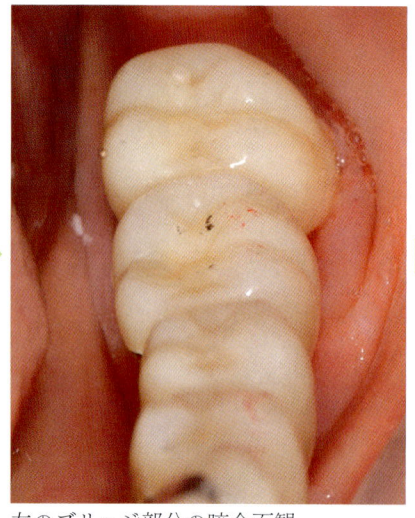

左のブリッジ部分の咬合面観．

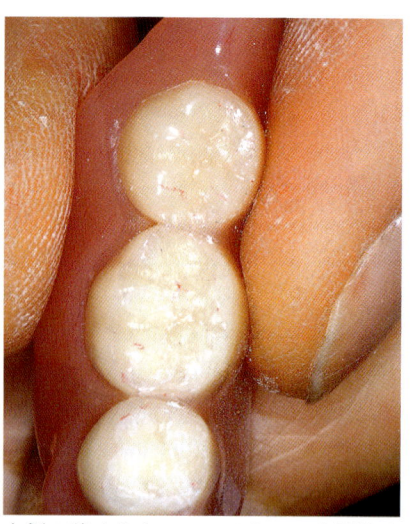

右側の強くあたっているところを削除する．すべての咬印部を削除したようにみえるかもしれないが，削除量に変化をつけているため，何も接触していないようにみえる．

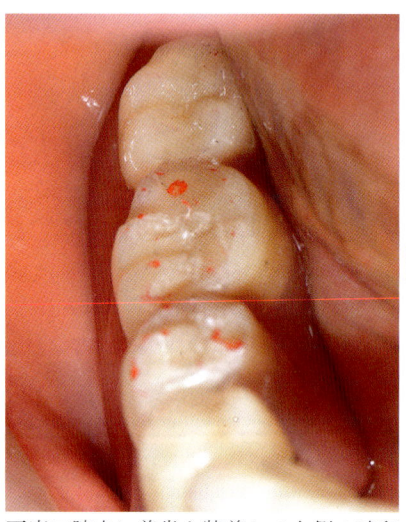

再度口腔内に義歯を装着して右側の咬印を採得した．人工歯の中心窩に上顎の機能咬頭が接触するように調整していく．

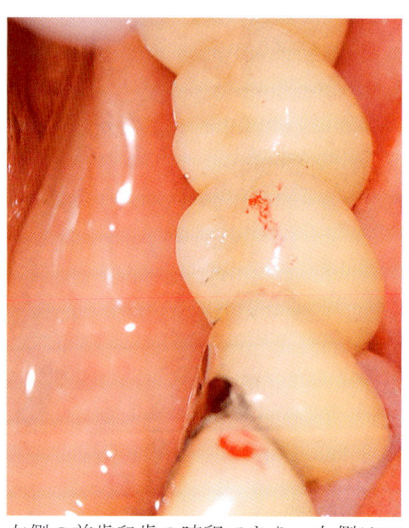

左側の前歯臼歯の咬印であり，左側はできる限り天然歯での咬合様式である3点接触を試みる．

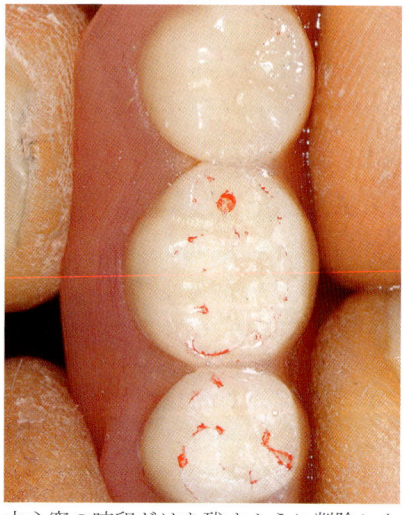

中心窩の咬印だけを残すように削除しながら右側の咬合調整をしていくと，徐々に中心窩に咬合接触が集約してくる．

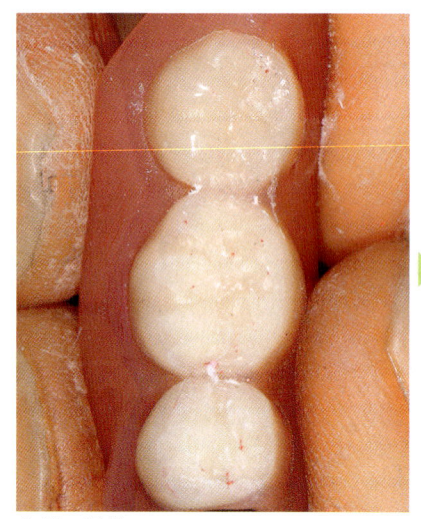

右側の調整していく．

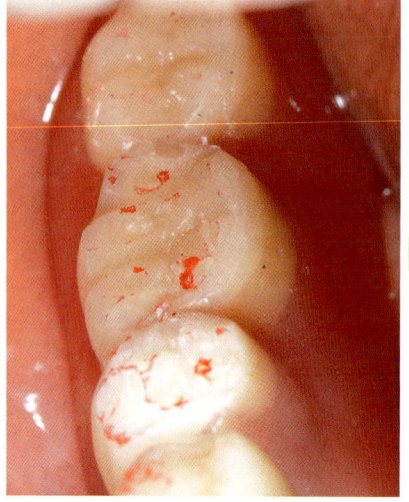

口腔内にての右側の咬合接触関係．中心咬合位．

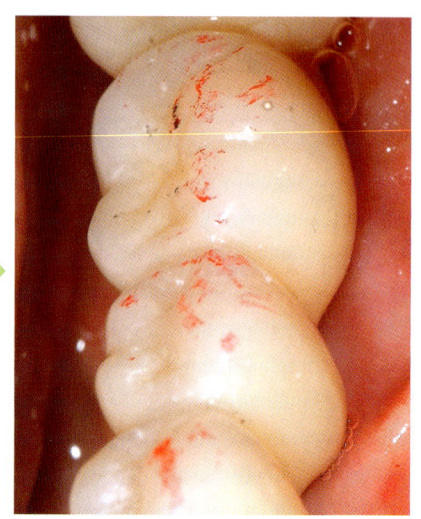

左側の咬印．

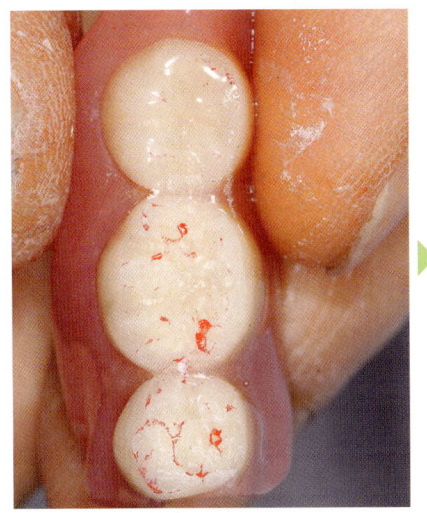

右側の咬合調整中．

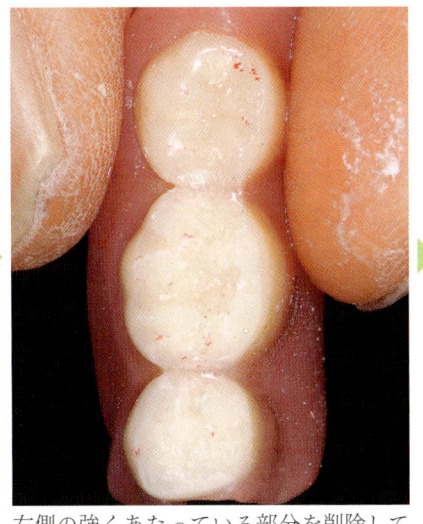

右側の強くあたっている部分を削除している．

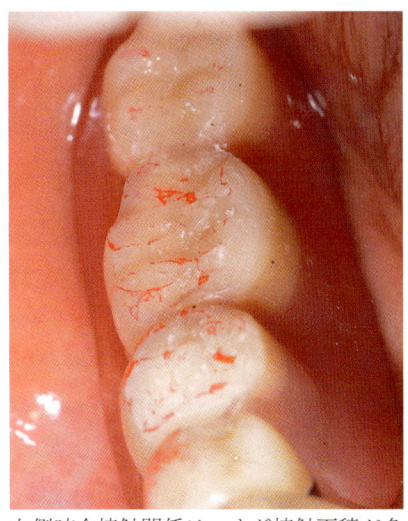

右側咬合接触関係は，まだ接触面積が多すぎるので，削除していく．

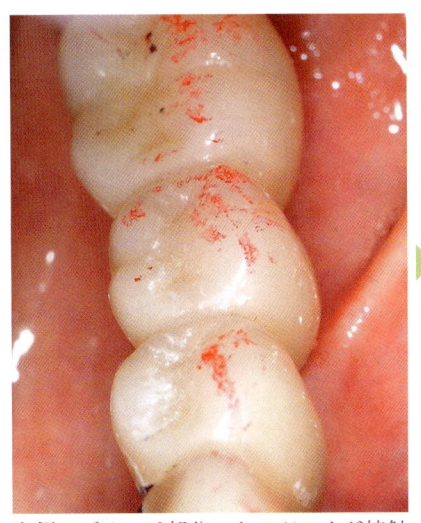

左側のブリッジ部分であるが，まだ接触面積が多すぎる感がある．

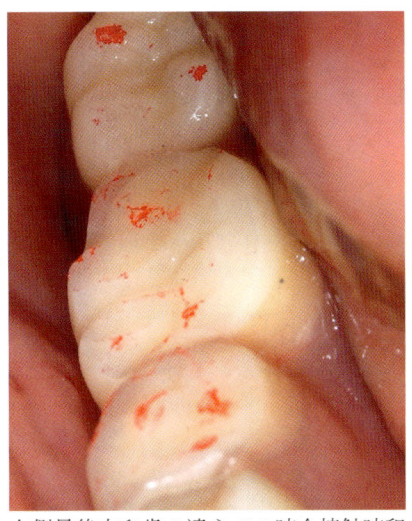

右側最後方臼歯の遠心での咬合接触咬印が義歯の動揺を促すため削除して調整する．

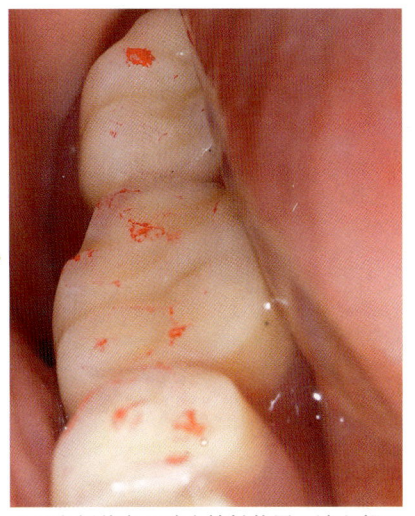

まだ右側義歯の咬合接触位置が遠心部に多い．

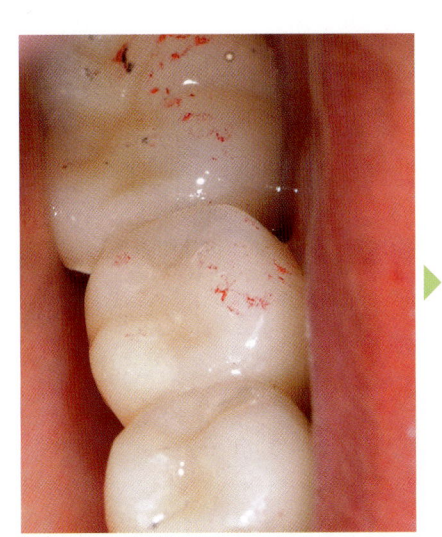

左側のブリッジ部分である．

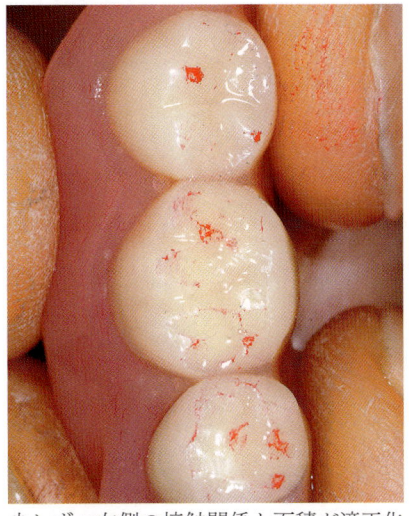

少しずつ右側の接触関係と面積が適正化してきた．

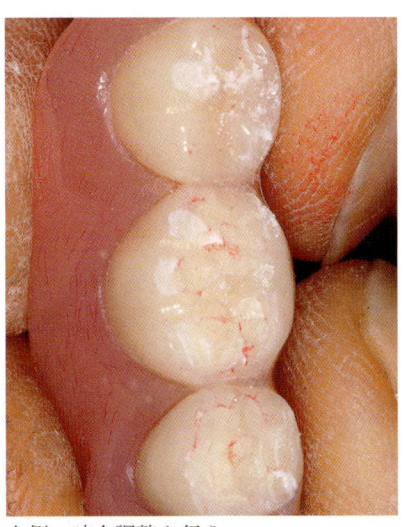

右側の咬合調整を行う．

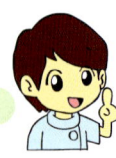

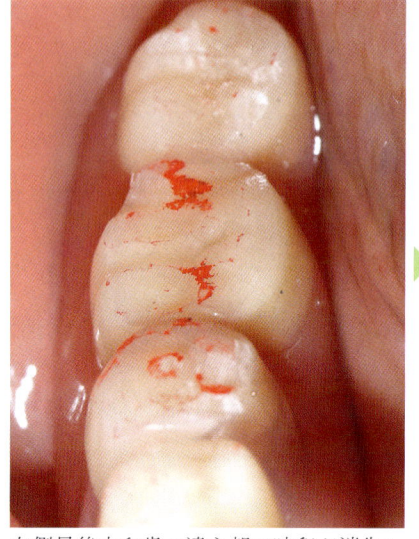

chapter 1 部分床義歯の修理法

右側最後方臼歯の遠心部の咬印が消失してきた．

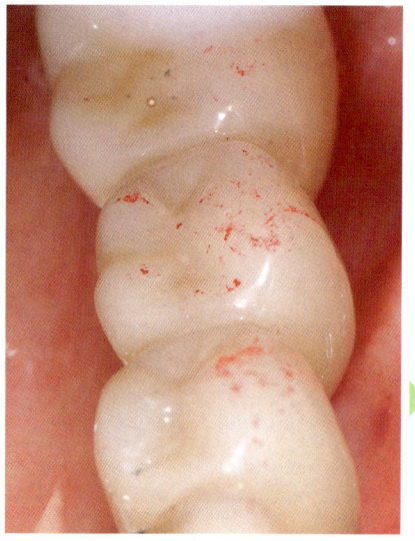

左側のブリッジ部分．

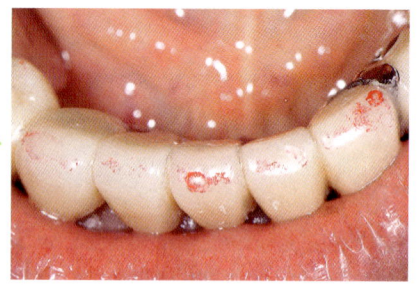

前歯部の早期接触を除去する．

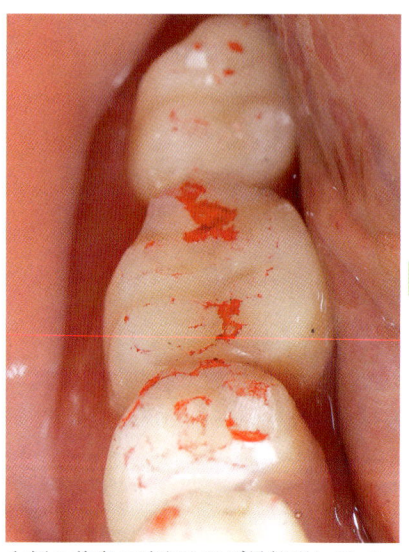

右側の義歯の咬印はほぼ最終形に近づいた．

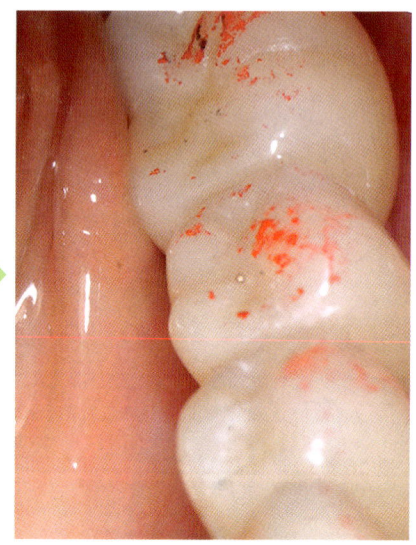

前歯部の咬合接触が強すぎる．

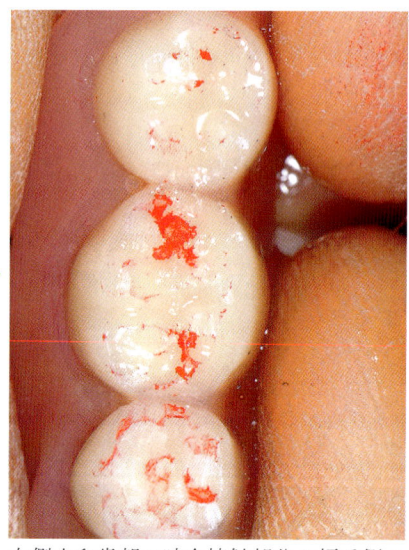

右側小臼歯部の咬合接触部分が頬舌側に散らばっている．

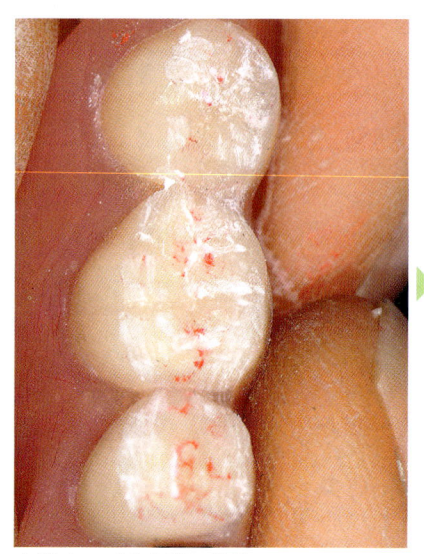

右側はほぼ中心窩に集約してきた．

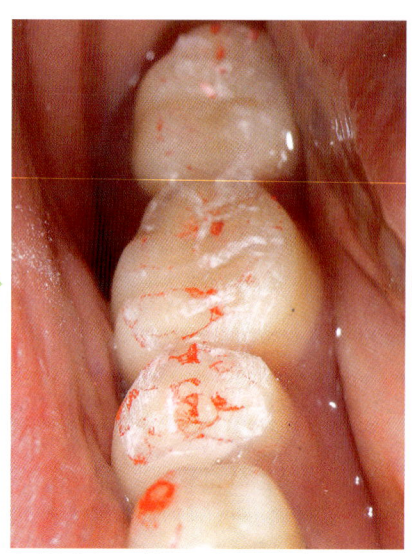

右側頬側の外斜面の咬印を削除する．

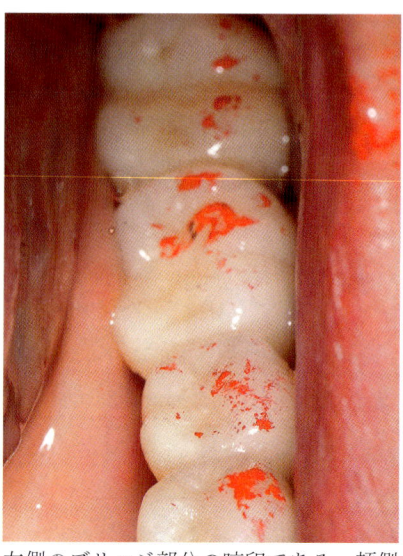

左側のブリッジ部分の咬印である．頬側内斜面に咬印が収束してきた．

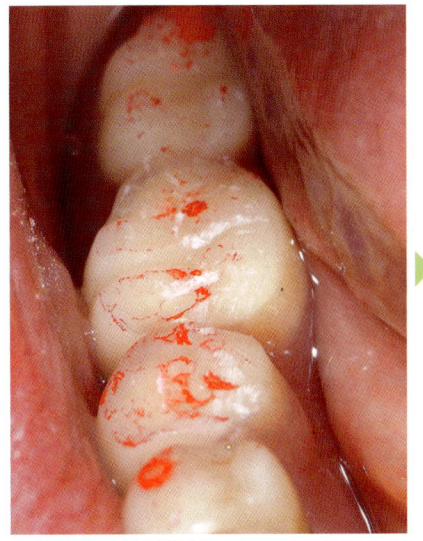

右側部分の接触関係であるが，最後方臼歯の遠心部に接触している咬印が認められる．

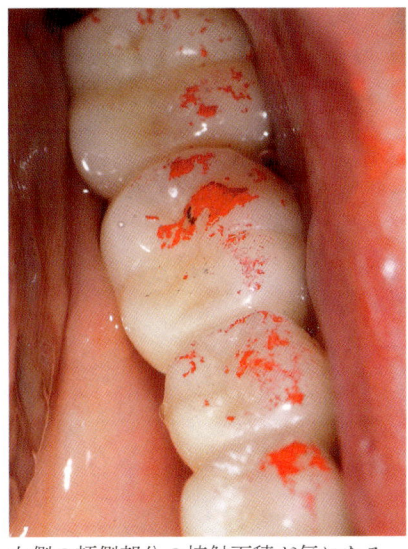

左側の頰側部分の接触面積が気になる．

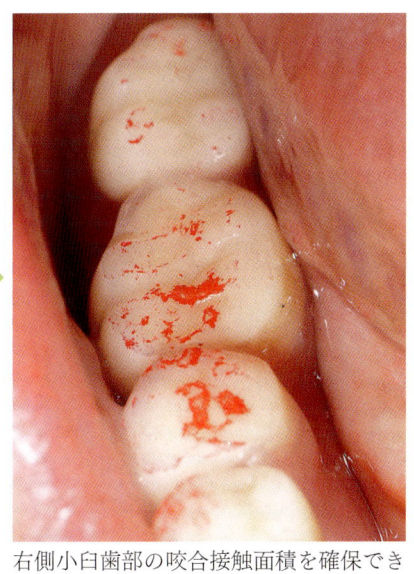

右側小臼歯部の咬合接触面積を確保できている．

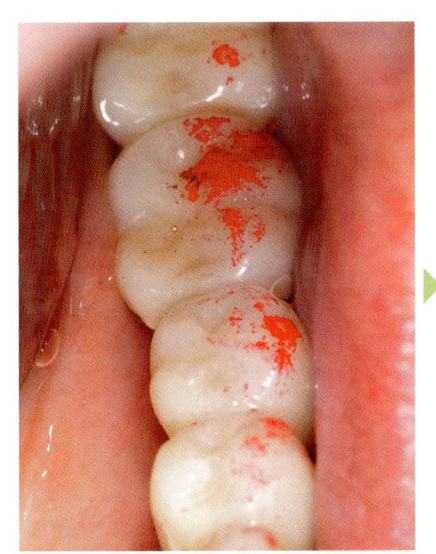

その際の左側ブリッジ部分である．

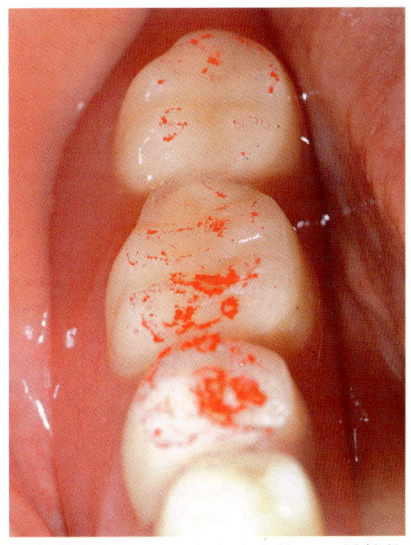

右側義歯部分での中心咬合位での最終的な咬印．

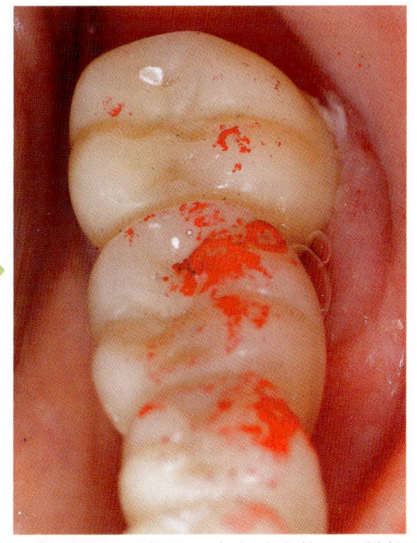

左側ブリッジ部分の中心咬合位での最終的な咬印．

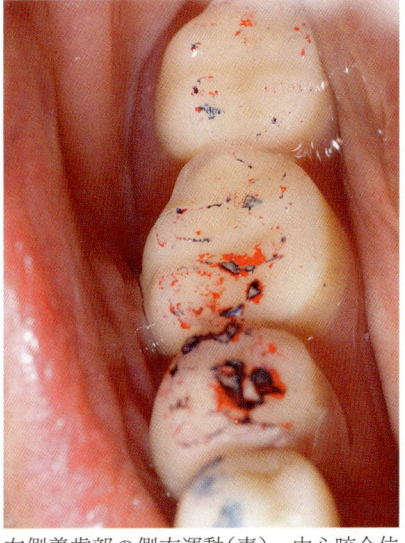

右側義歯部の側方運動（青），中心咬合位（赤）の咬合接触部分の咬印．

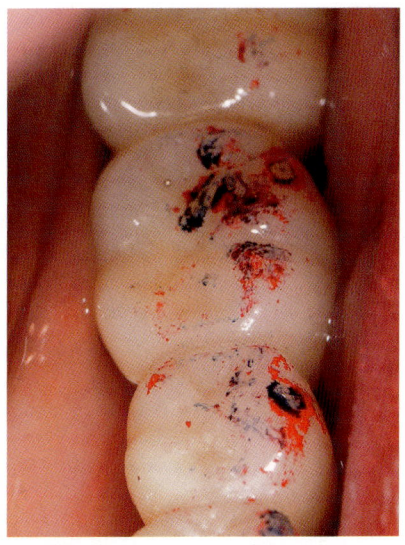

その際の左側のブリッジ部分．

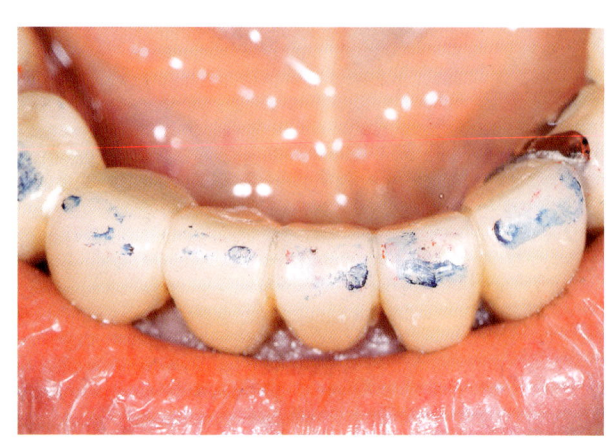

chapter 1 部分床義歯の修理法

前歯部の前方運動時の接触部分が青色で再現されている．

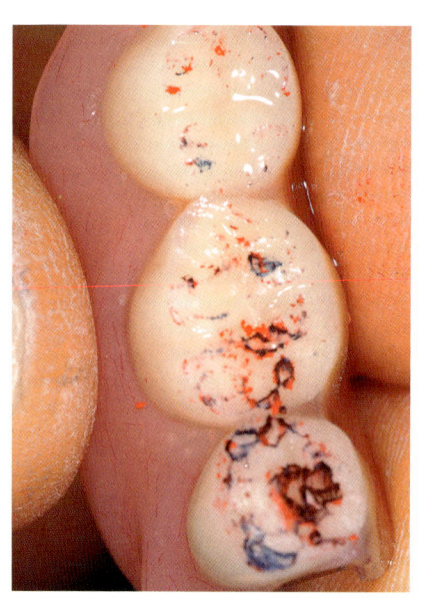

右側赤色が中心咬合位，青色が側方運動時の咬印であり，白く抜けたような咬印部は早期接触部分である．

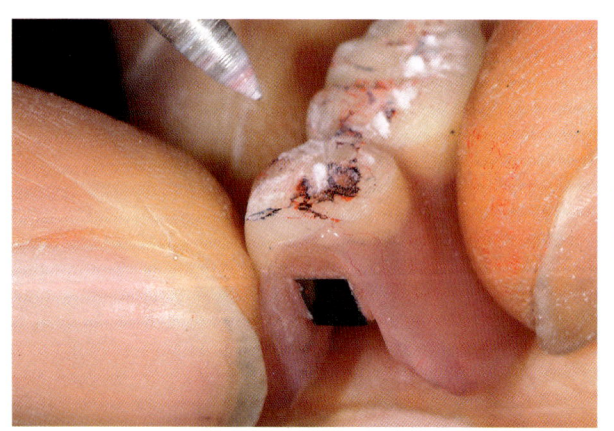

側方運動時の早期接触部分（青色の咬印部）を少し調整する．

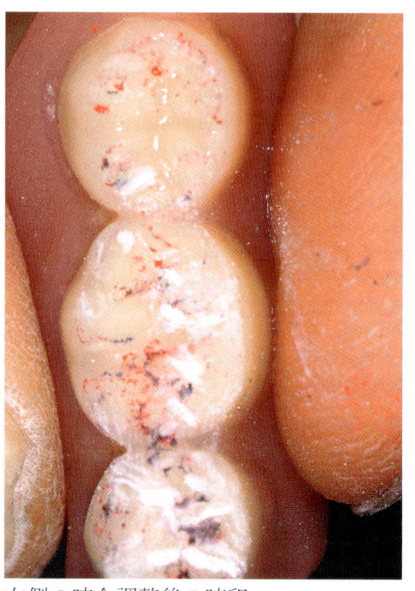

右側の咬合調整後の咬印．

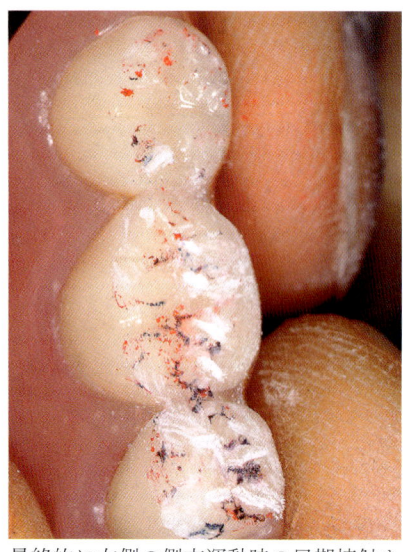

最終的に右側の側方運動時の早期接触を除去した咬印．

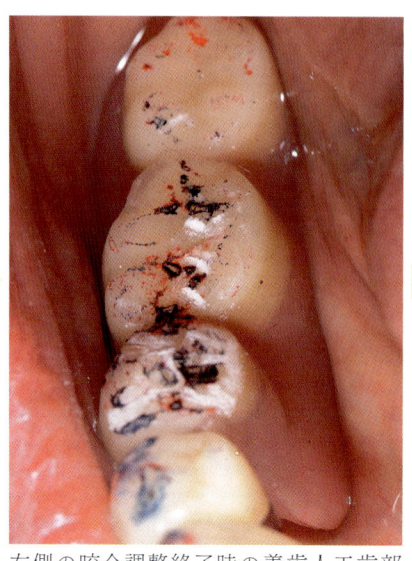

右側の咬合調整終了時の義歯人工歯部分．

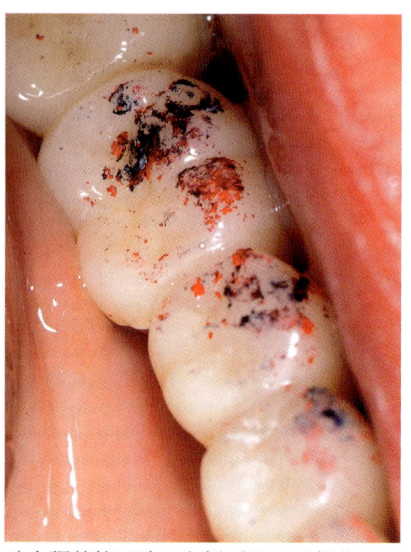

咬合調整終了時の左側ブリッジ部分．

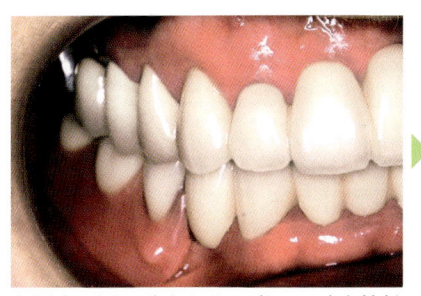

右側方面観．確実な人工歯での咬合接触は確保されている．上顎は歯周組織への処置を行わねばならないであろう．

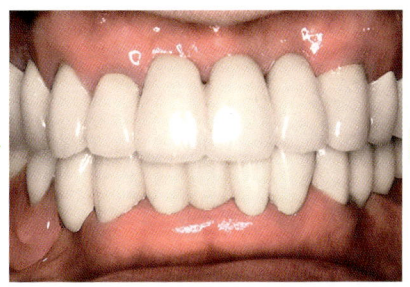

予後6か月での咬合時正面観．義歯製作時とほとんど変化はない．

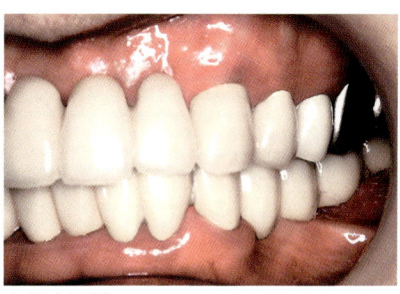

左側方面観．

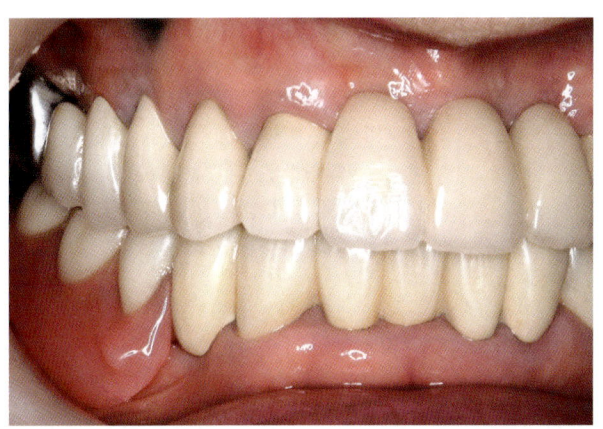

予後1年の右側方面観．義歯での咬合の回復は確実に保たれている．

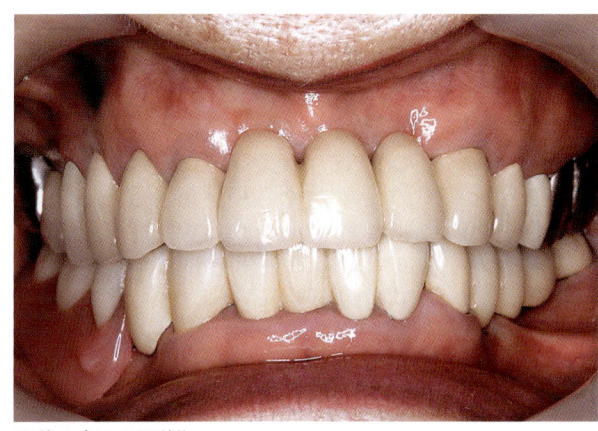

予後1年の正面観．

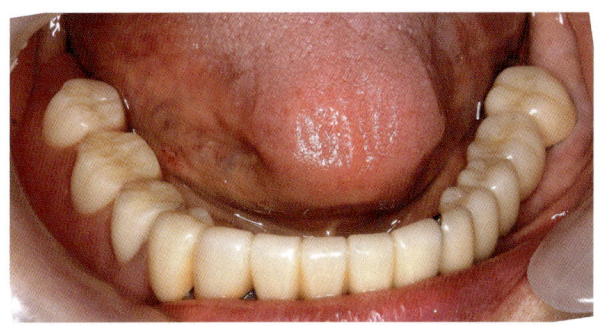

予後1年の下顎咬合面観．

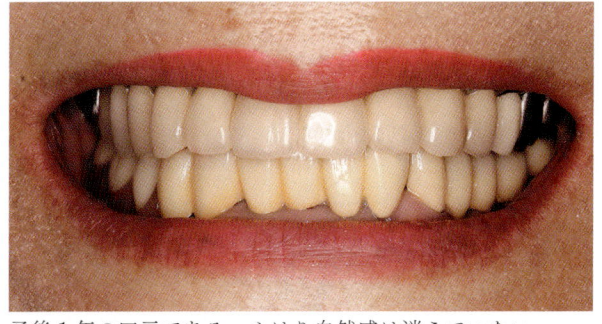

予後1年の口元である．やはり自然感は消えていない．

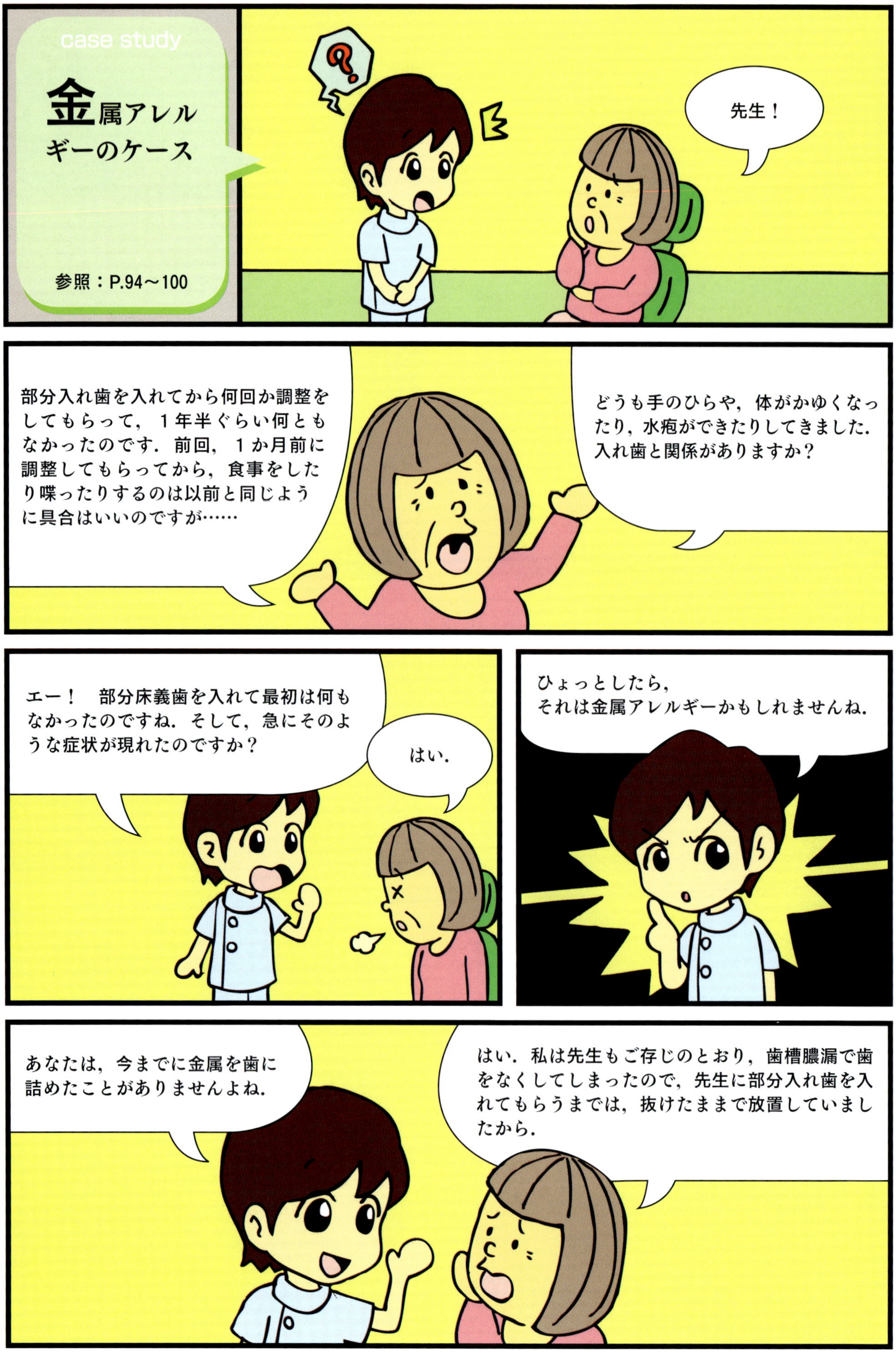
case study
金属アレルギーのケース
参照：P.94～100
先生！
部分入れ歯を入れてから何回か調整をしてもらって，1年半ぐらい何ともなかったのです．前回，1か月前に調整してもらってから，食事をしたり喋ったりするのは以前と同じように具合はいいのですが……
どうも手のひらや，体がかゆくなったり，水疱ができたりしてきました．入れ歯と関係がありますか？
エー！　部分床義歯を入れて最初は何もなかったのですね．そして，急にそのような症状が現れたのですか？
はい．
ひょっとしたら，それは金属アレルギーかもしれませんね．
あなたは，今までに金属を歯に詰めたことがありませんよね．
はい．私は先生もご存じのとおり，歯槽膿漏で歯をなくしてしまったので，先生に部分入れ歯を入れてもらうまでは，抜けたままで放置していましたから．

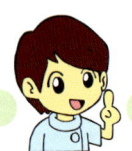

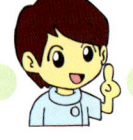

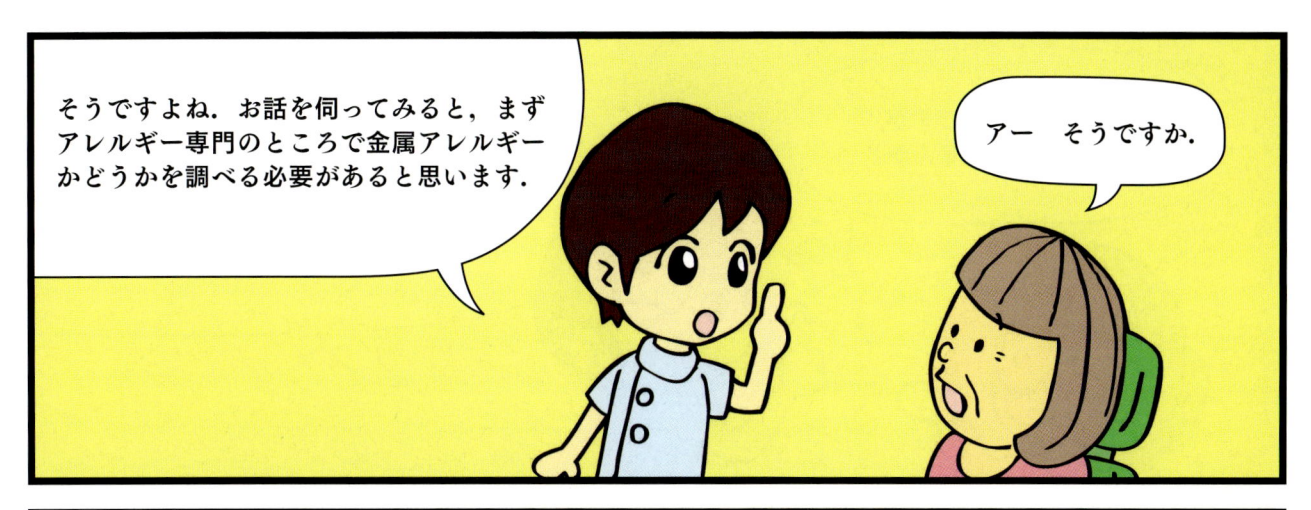

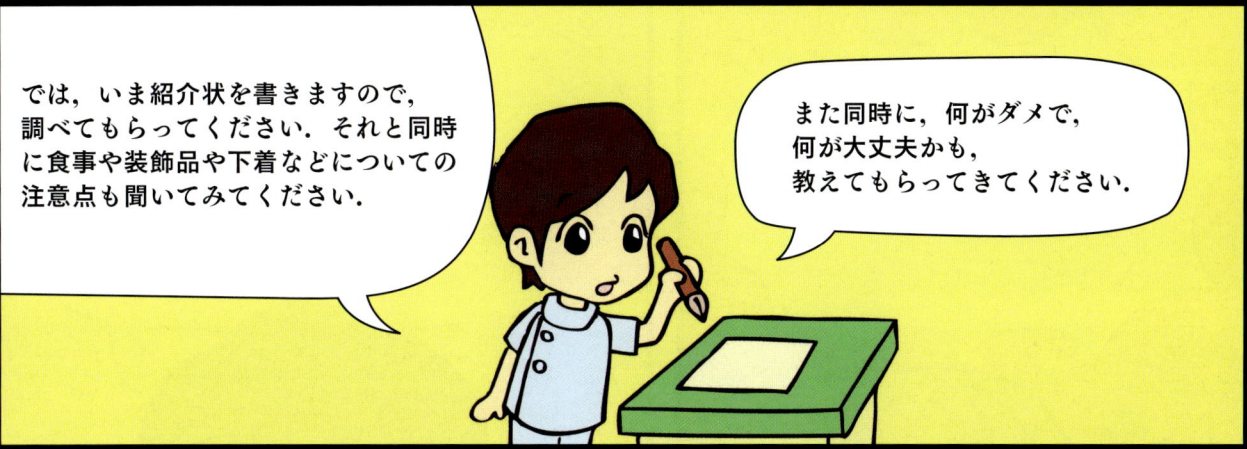

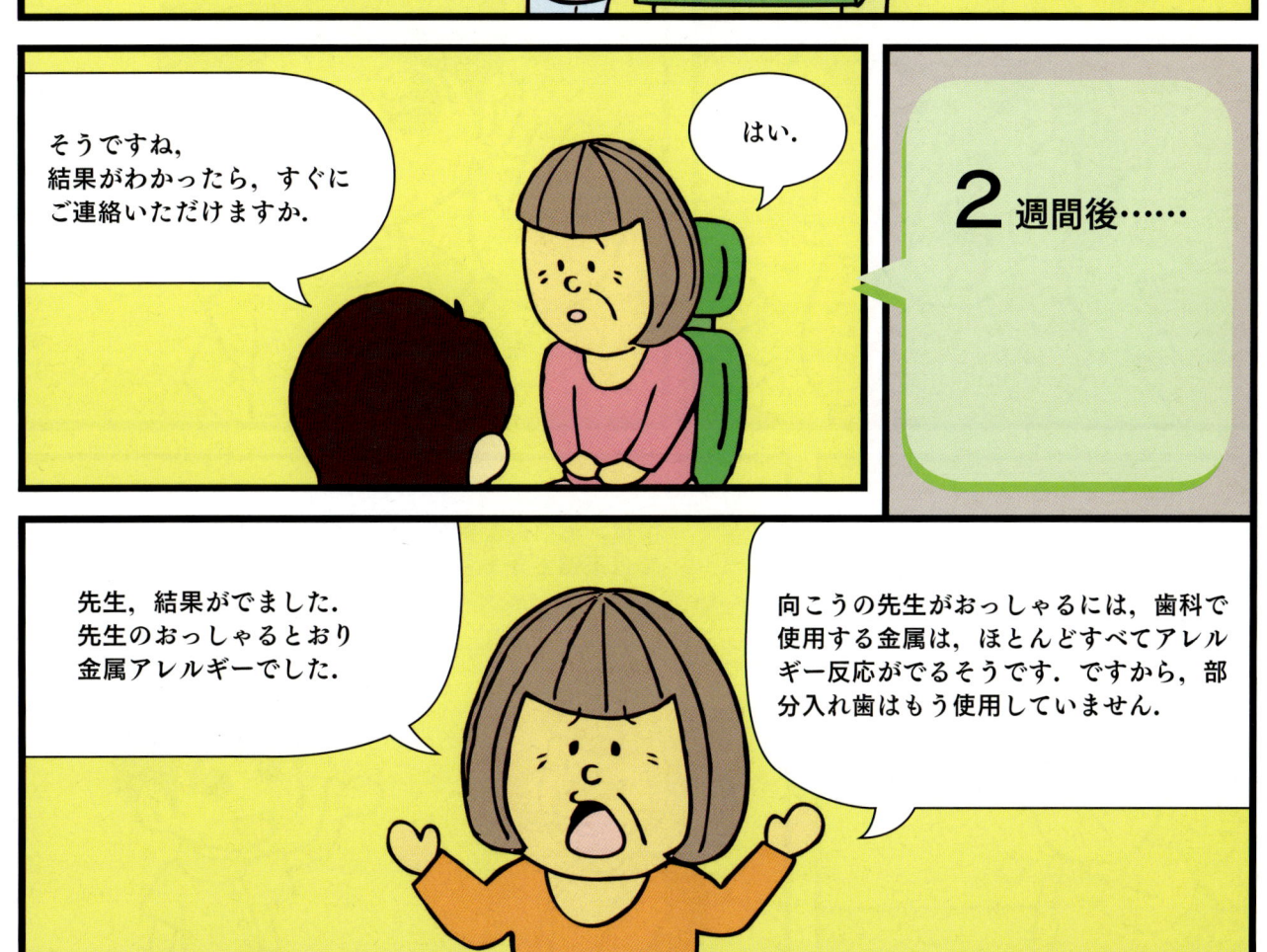

そうですよね．お話を伺ってみると，まずアレルギー専門のところで金属アレルギーかどうかを調べる必要があると思います．	アー　そうですか．

では，いま紹介状を書きますので，調べてもらってください．それと同時に食事や装飾品や下着などについての注意点も聞いてみてください．

また同時に，何がダメで，何が大丈夫かも，教えてもらってきてください．

そうですね，結果がわかったら，すぐにご連絡いただけますか．

はい．

2週間後……

先生，結果がでました．先生のおっしゃるとおり金属アレルギーでした．

向こうの先生がおっしゃるには，歯科で使用する金属は，ほとんどすべてアレルギー反応がでるそうです．ですから，部分入れ歯はもう使用していません．

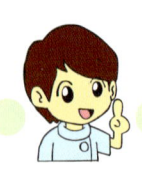

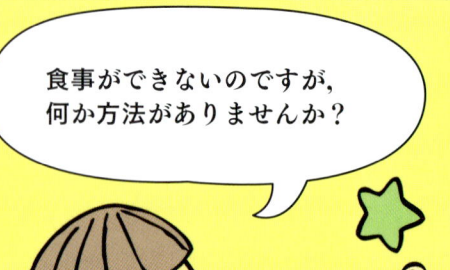

chapter 1　部分床義歯の修理法

食事ができないのですが，何か方法がありませんか？

大丈夫ですよ．
部分床義歯の金属部分は，維持装置といって歯との連結をするものです．そのほかの大部分はレジンといわれる高分子材料なので，その連結部を高分子材料にすれば，アレルギーを起こさないでしょう．

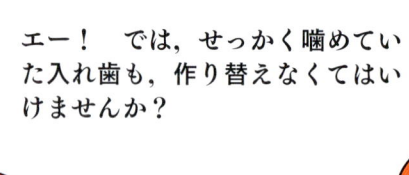

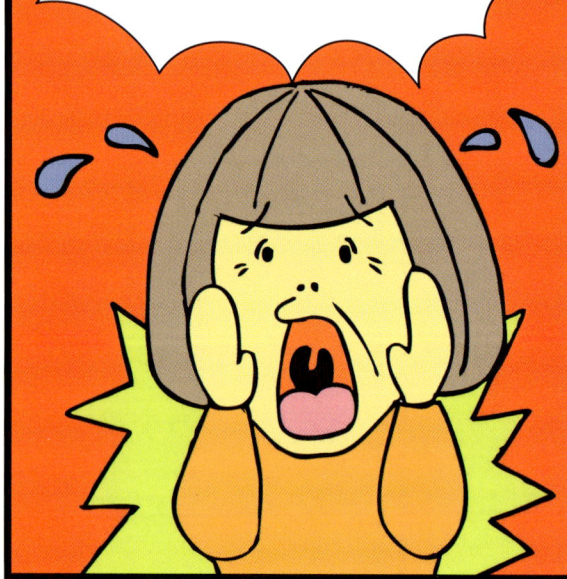

エー！　では，せっかく噛めていた入れ歯も，作り替えなくてはいけませんか？

いいえ，大丈夫です．
クラスプという維持装置の部分だけを，ポリアセタールレジンというレジンで作り変えて，いまの義歯につけなおせば大丈夫です．

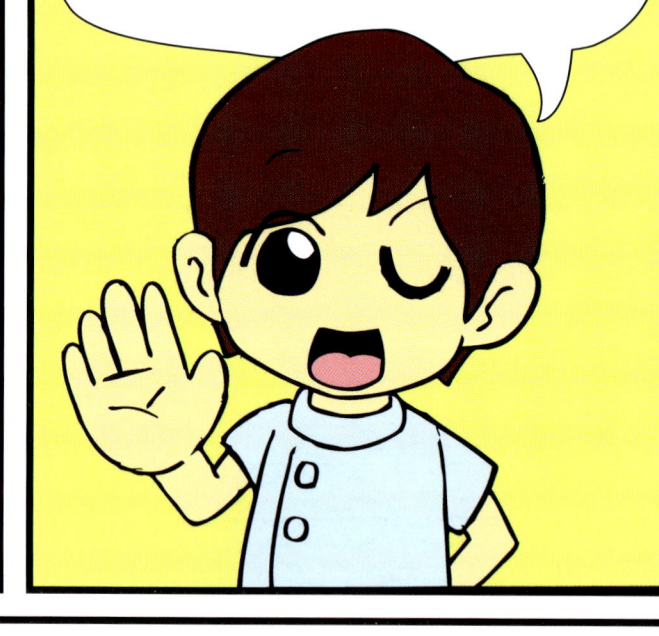

それは助かった．
では，先生お願いします．

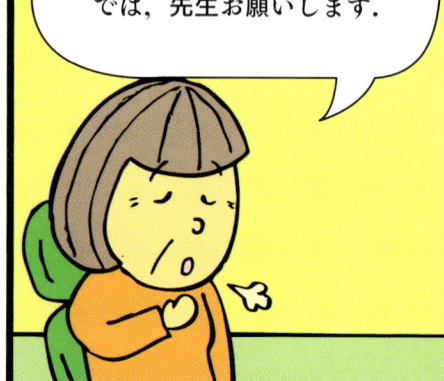

では，お口のなかをもう一度，型採りをしましょう．
では来週できますからね．

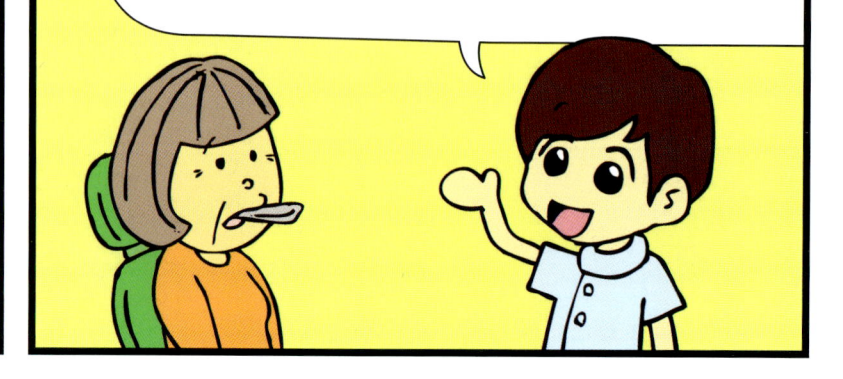

1週間後……

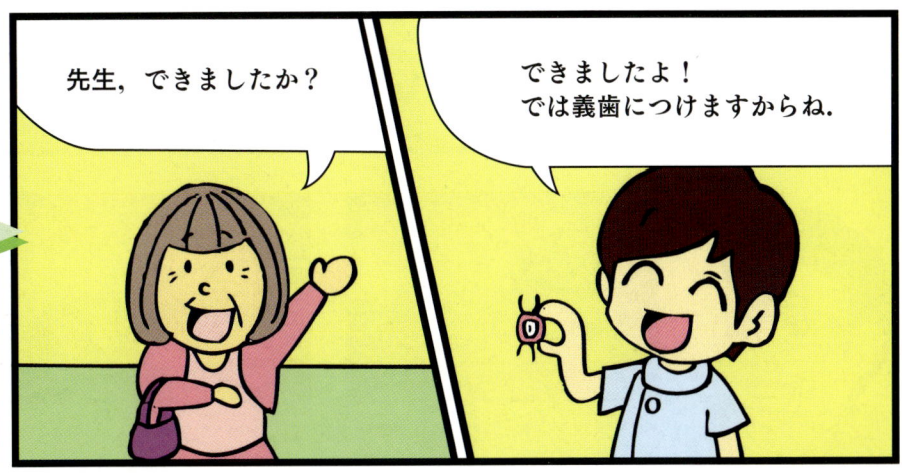

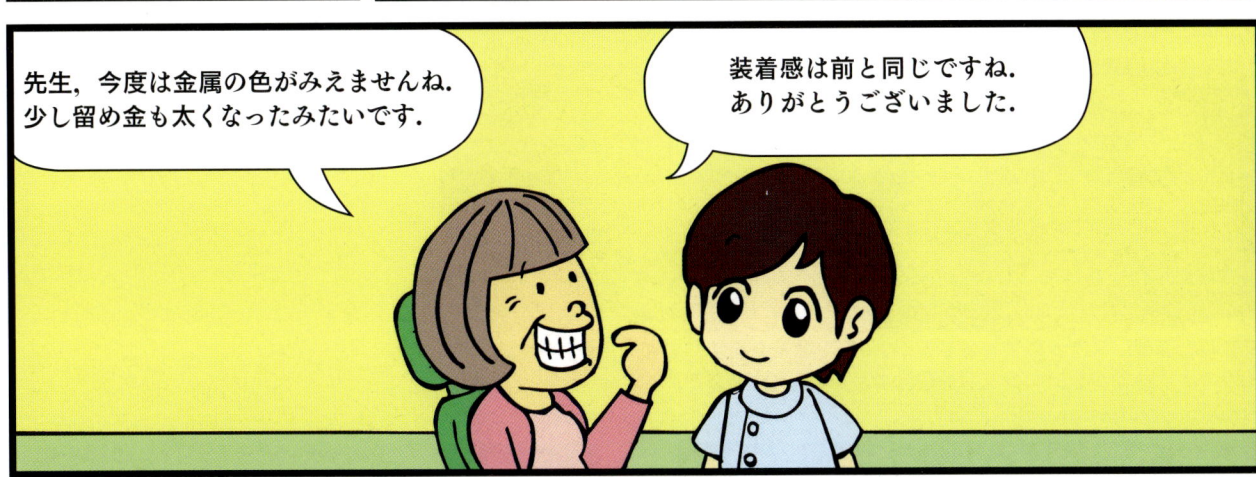

先生，できましたか？

できましたよ！
では義歯につけますからね．

先生，今度は金属の色がみえませんね．
少し留め金も太くなったみたいです．

装着感は前と同じですね．
ありがとうございました．

現在では，金属アレルギー患者の方が多いことを考えておく必要があります．最悪の場合には，純金以外すべての金属にアレルギー反応を示す患者がいます．

このような場合には，維持装置に金属をまったく使用できません．

ポリアセタールレジンで維持装置を製作して，レジン床に設置します．しかしメジャーコネクターの強度が足りなければ，グラスファイバーを床用レジンのなかに挿入して使用することも可能です．
またバルブラスト床を使用して，残存歯の歯茎部アンダーカットを維持力に利用する方法もあります．しかし，人工歯を支える床部分がフレキシブルなために，咬合圧で床がたわみ，咬合高径や咬合関係を狂わせてしまいますので，残存歯の予後は悪くなります．

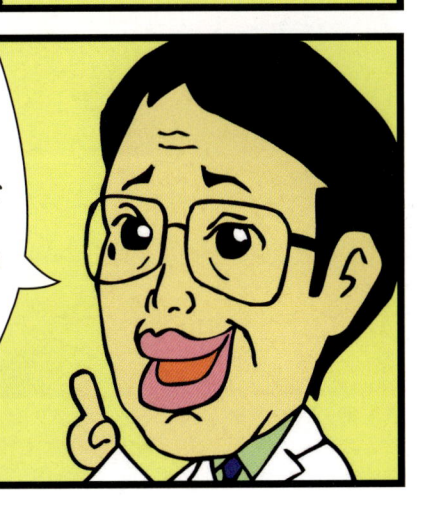

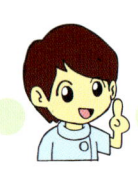

chapter 1 部分床義歯の修理法

金属クラスプのないバルブラスト義歯

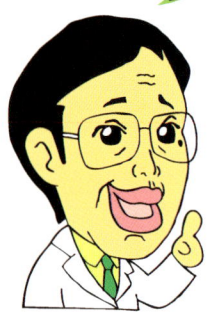

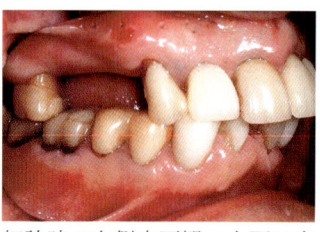

初診時の右側方面観．上顎は中間欠損である．

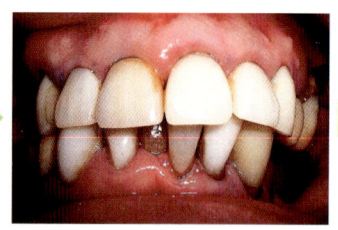

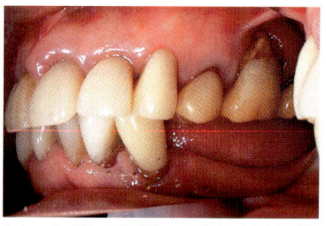

同，正面観．

同，左側方面観．下顎は遊離端欠損であり，最後方歯が犬歯である．

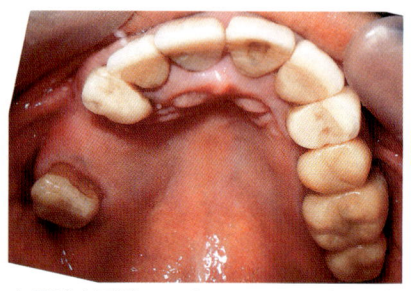

上顎咬合面観．メタルのアレルギーがあるので，すべてがレジンの歯冠補綴物である．

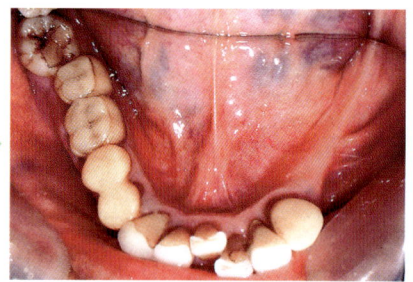

下顎咬合面観．下顎も上顎同様にレジンの補綴物である．

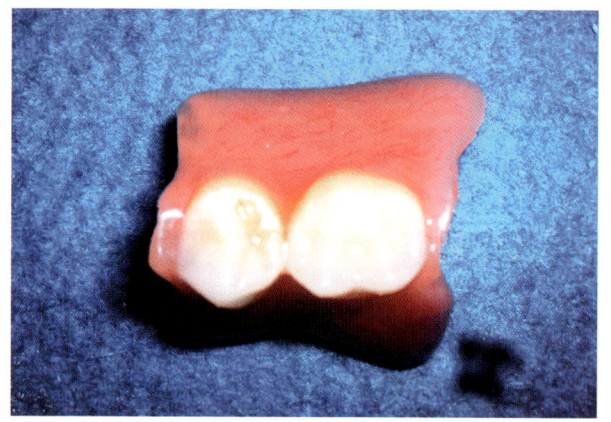

両隣在歯の歯茎部を使用して中間欠損の義歯を製作．

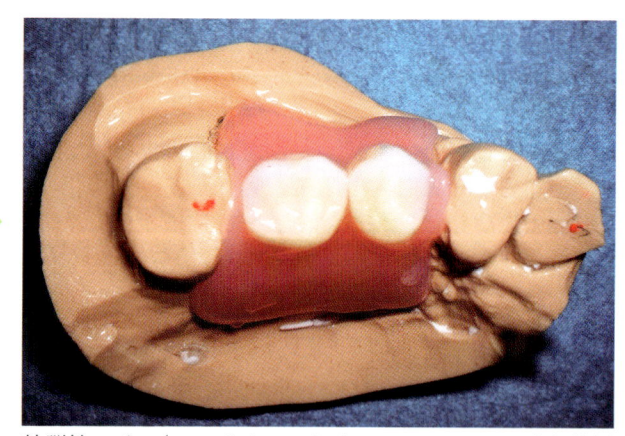

粘弾性レジン（フィジオソフトリベース，ニッシン）を使用してアンダーカットを利用して義歯を製作した．

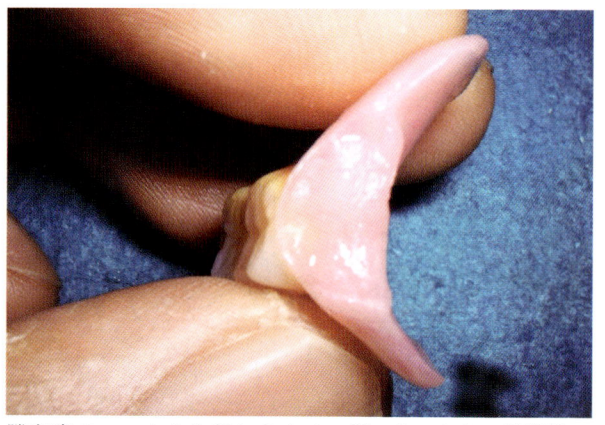

隣在歯のコンタクト部にあるアンダーカットと，粘弾性レジンの弾力を利用して，義歯の離脱に対する抵抗力を発揮させた．

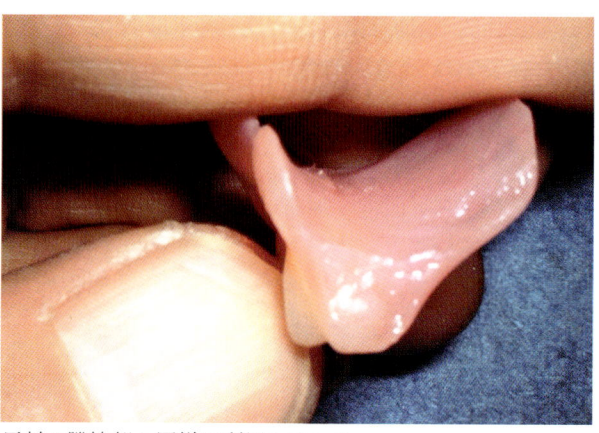

反対の隣接部も同様に利用している．

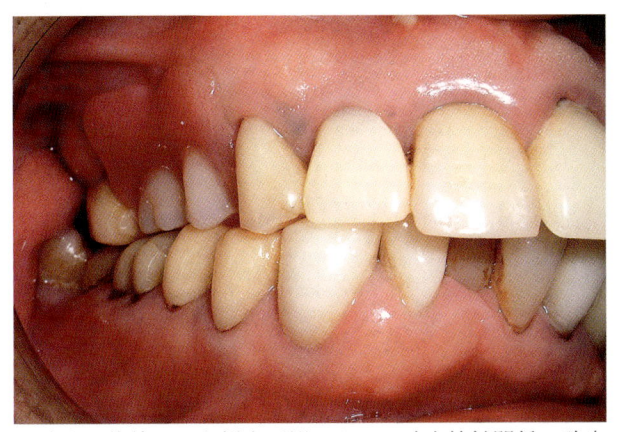

口腔内に装着した右側方面観である．咬合接触関係は確実に確保できた．

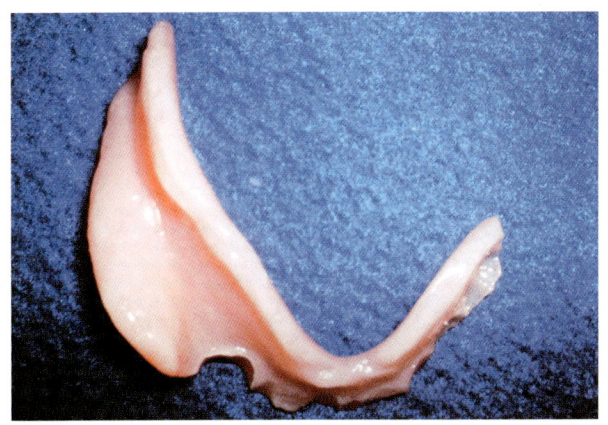

下顎の右側遊離端部には前歯部の歯茎部アンダーカットと粘弾性レジンの弾性を利用して，義歯の離脱に対して抵抗する部分は確保したが，後方に滑る力に対しては抵抗できず，義歯の咬合圧に対しての抵抗部（レスト，支持部）は確保できていない．よって不完全な義歯の構成要素しか装備していない．

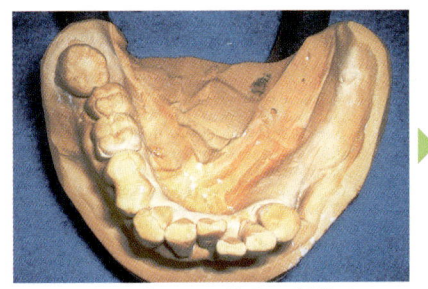

下顎にバルブラスト義歯を製作するため，印象採得を行った．

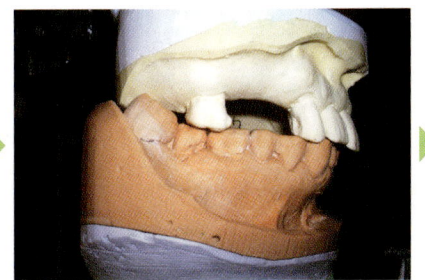

咬合器に装着した際の上下顎右側方面観．上顎にも義歯を製作することも考えたが，旧義歯とバルブラストとでは，あまり大きな設計上の相違がないので，旧義歯を使用することにした．

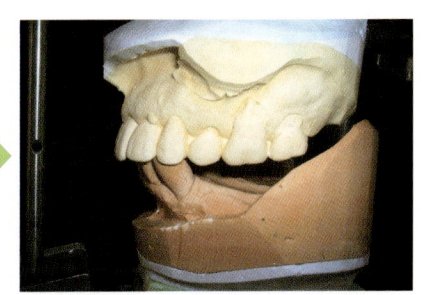

右側方面観．犬歯の遠心部にはアンダーカットがなく，頬側面には存在する．

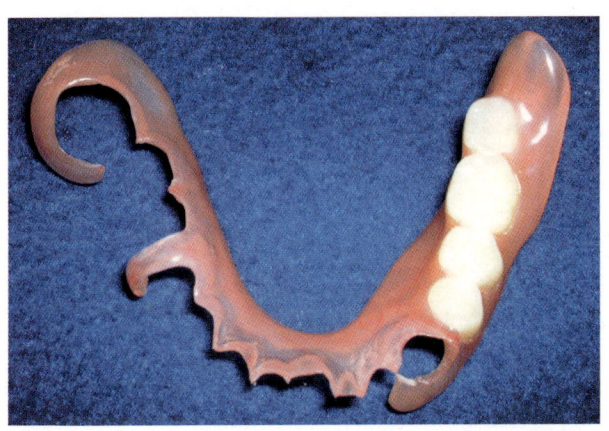

新製されたバルブラスト義歯の咬合面観．犬歯の頬側面のアンダーカットを利用して維持力としている．同時にバルブラストの弾性を利用して，維持歯を挟み込んでいる．

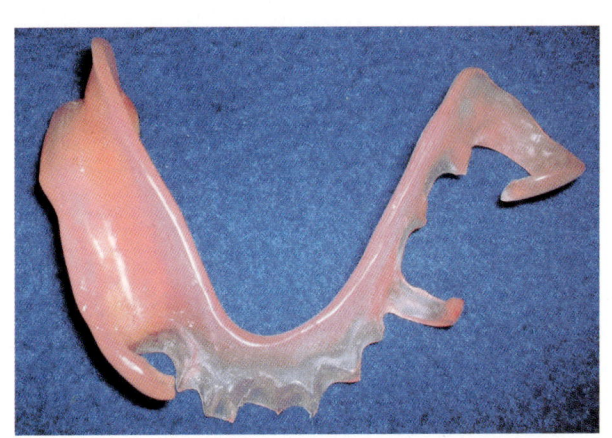

新製バルブラスト義歯の粘膜面観．樹脂の弾性を維持力として使用している．人工歯もこの樹脂を使用しているが，咬合圧によって義歯床が変形するところが欠点になる．

27

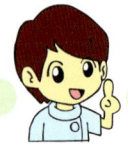

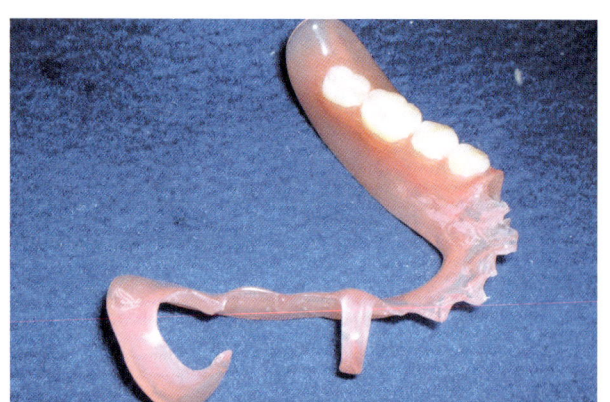

chapter 1 部分床義歯の修理法

バルブラスト義歯の右側方面観．アンダーカットはできる限り利用しているが，レスト（咬合支持部）がないことが欠点であろう．

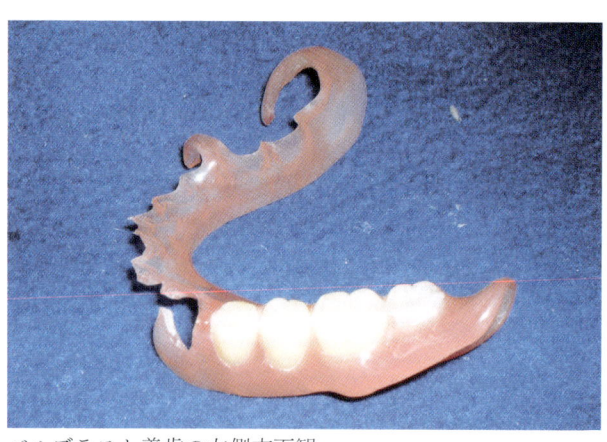

バルブラスト義歯の左側方面観．

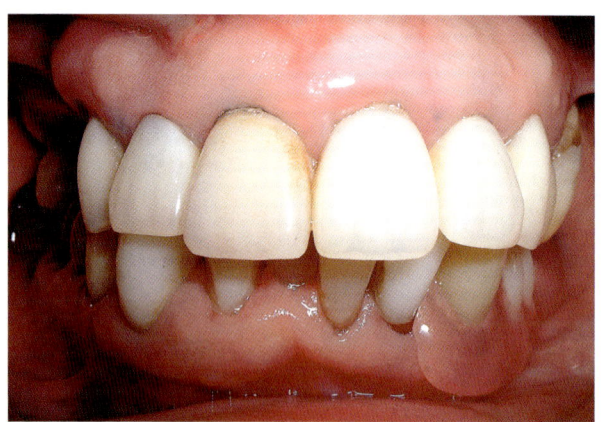

バルブラストで製作した義歯の装着時正面観．

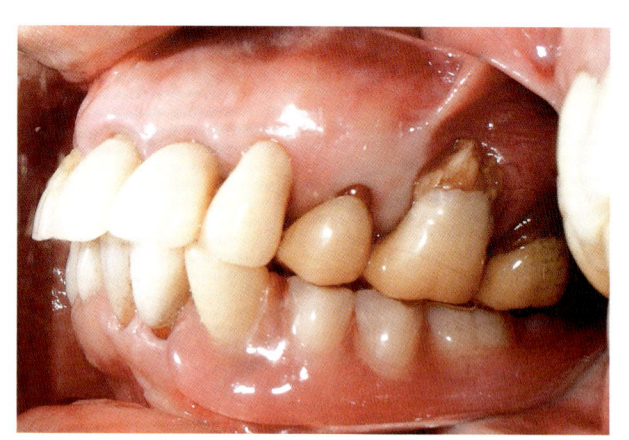

バルブラスト義歯の装着時の右側面観．

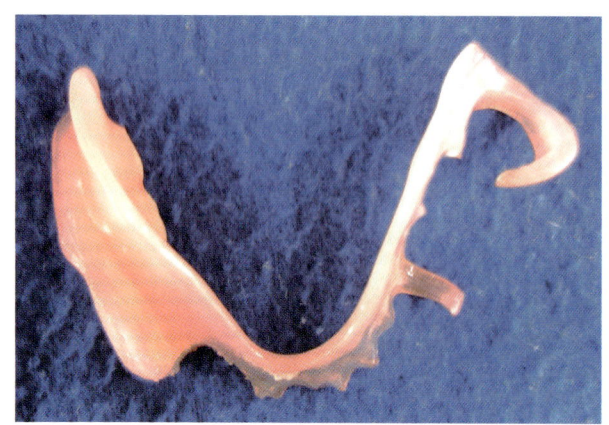

3の頬舌側アンダーカット面を抑えているバルブラストを削除した．咬合時の咬合力によって遊離端部の床に前方部に力が集中して，維持歯の歯周組織に病変が起き，歯の動揺が現れはじめた．

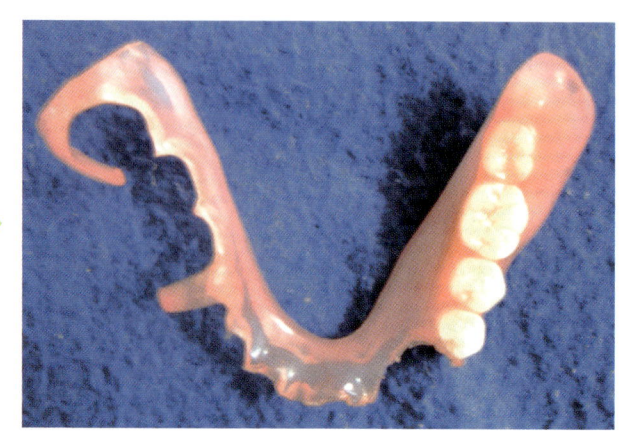

カットした義歯の咬合面観．

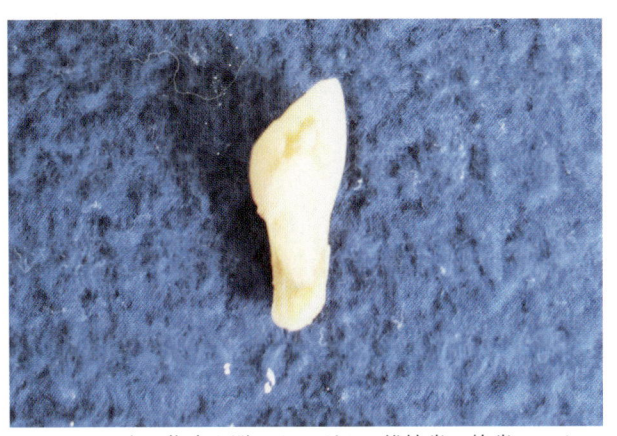

カットして力の集中を避けたのだが，維持歯は抜歯にいたった．

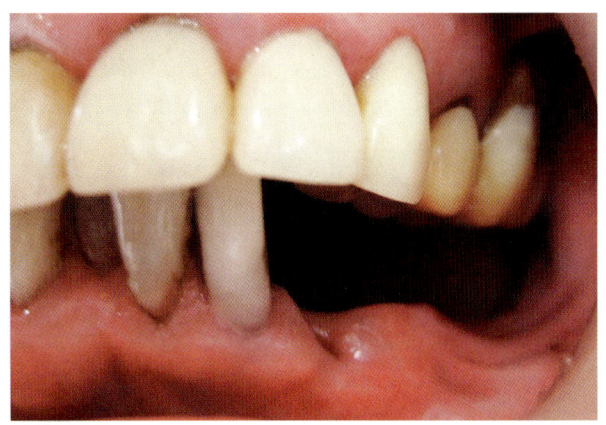

抜歯後の口腔内の正面観．この欠損形態になってしまうと，部分床義歯の設計は非常に難しくなる．

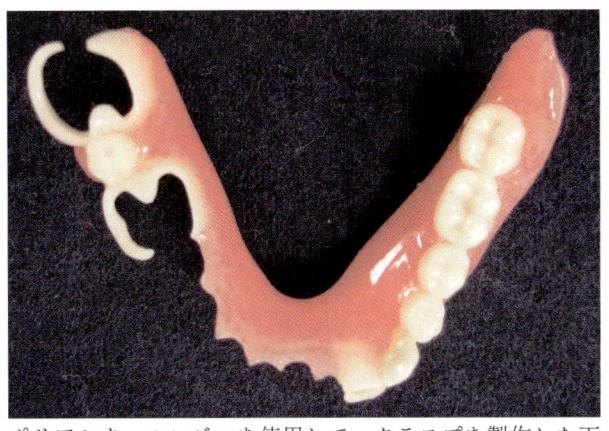

ポリアセタールレジンを使用して，クラスプを製作した下顎義歯．このクラスプの長所は，金属ではないのでクラスプが目立たないことである．

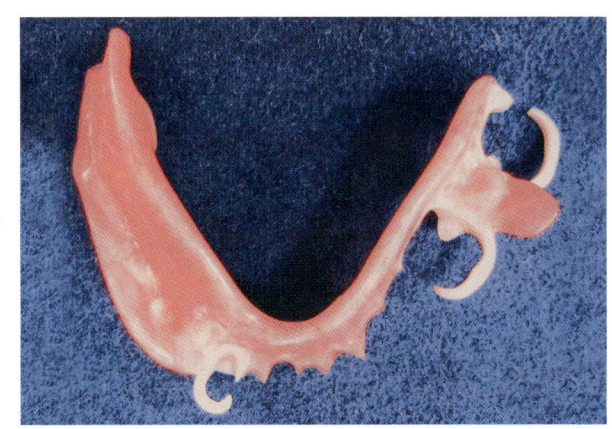

ポリアセタールレジンで製作したクラスプを装備した下顎義歯床の粘膜面．ポリアセタールレジンと床用レジン(MMA)は接着できないので，ロカテック処理をした後に接着しなければならない．

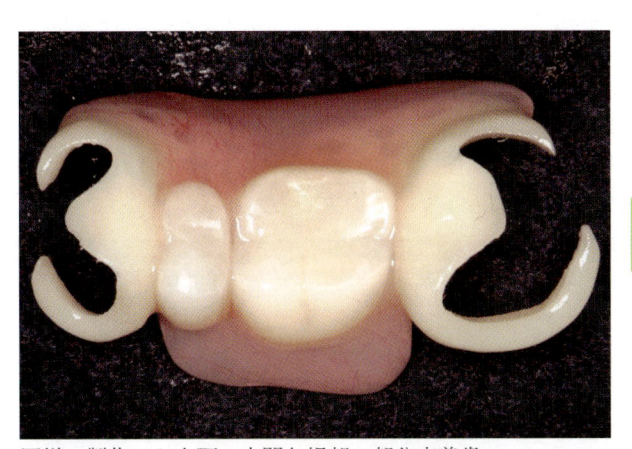

同様に製作した上顎の中間欠損部の部分床義歯．

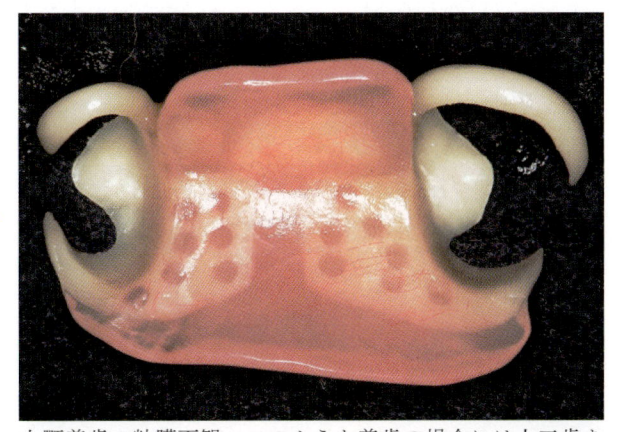

上顎義歯の粘膜面観．このような義歯の場合には人工歯を支えている床は剛体であるため，床は咬合圧を確実に欠損部顎堤に伝達できて咬合圧の負担域になる．やや弾性が強いが，レストを装備することも可能である．しかし樹脂の強度の問題から，クラスプの幅が太くなることが欠点である．

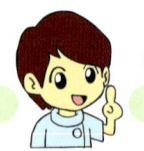

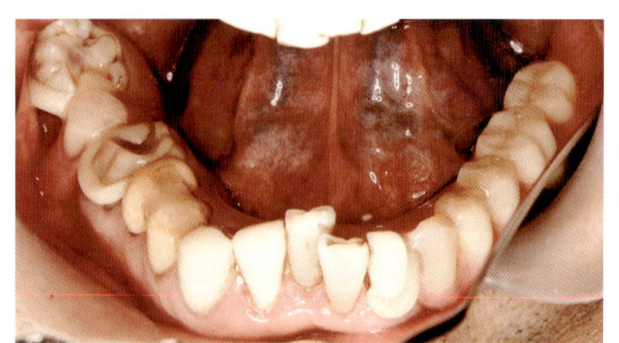

chapter 1 部分床義歯の修理法

下顎義歯装着時の咬合面観．

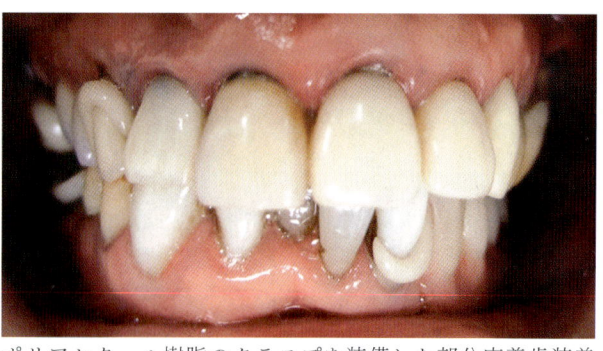

ポリアセタール樹脂のクラスプを装備した部分床義歯装着時の正面観．クラスプに厚みがあることで，維持歯部分にオーバーカウントゥアーを与えてしまうので，維持歯の汚れを助長してしまう欠点がある．

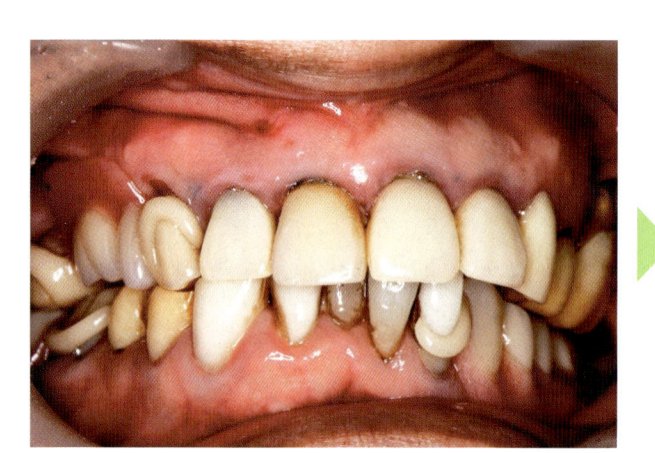

義歯装着時の左側面観．

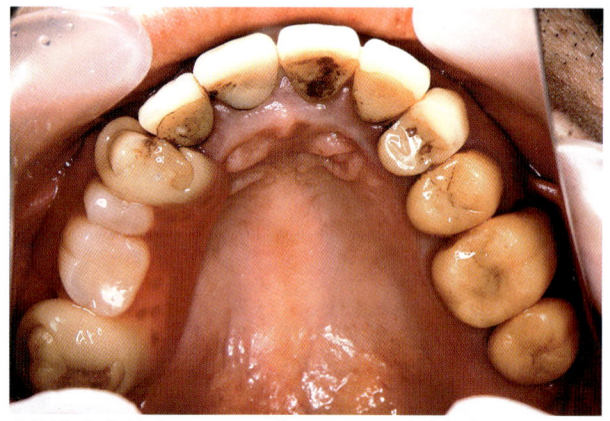

上顎義歯装着時．クラスプやレストの適合状態はいいが，前歯部の舌側部の汚れはかなり認められる．

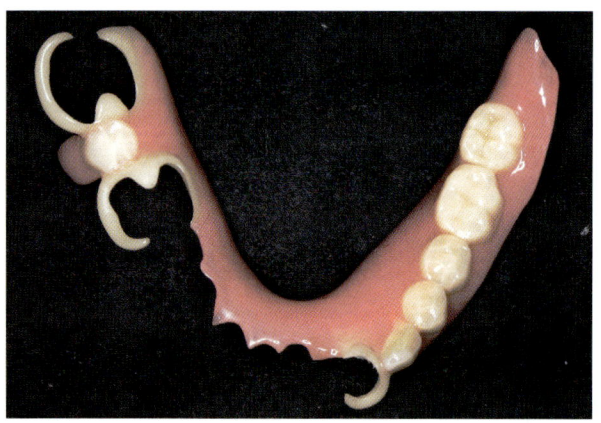

2年予後のポリアセタールレジンのクラスプを盛った下顎義歯の咬合面観．

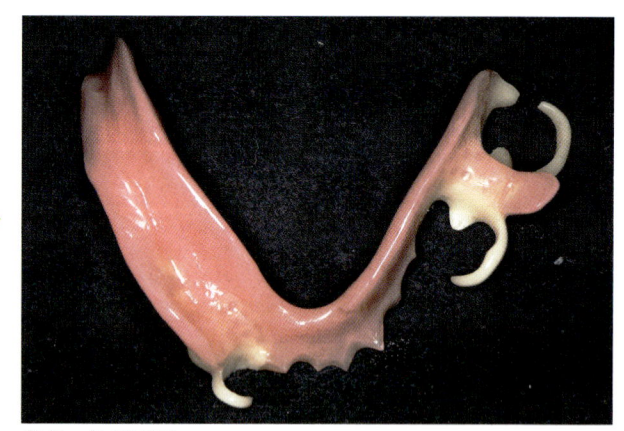

義歯の粘膜面観．

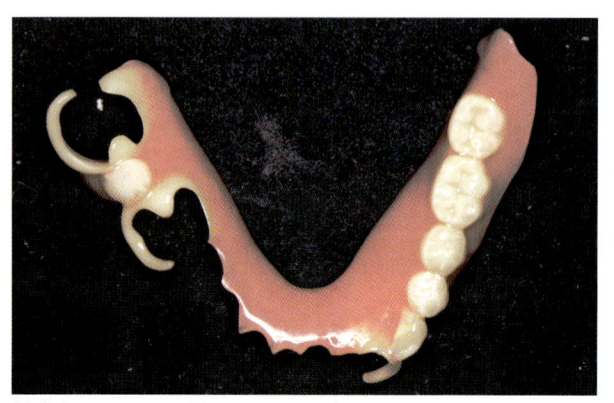

前歯部のクラスプ内面に若干変色を認める．弾力があるすぎるのと，板鉤の形態が影響しているのだろうか．

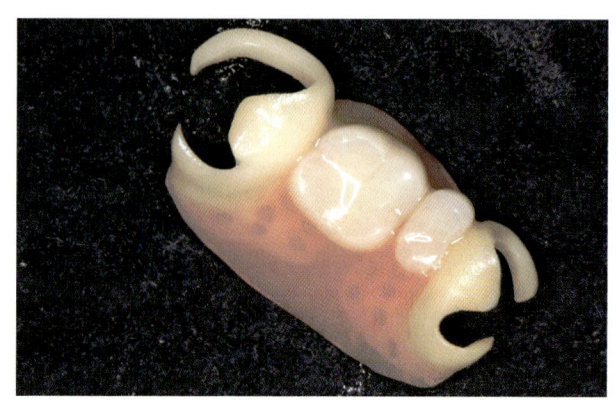

上顎義歯．人工歯部の咬耗面が確認できるところから，十分に咀嚼機能の回復ができているのがわかる．

case study

少数歯残存症例
残存歯が咬合平面よりかなり挺出したケース

参照：P.164〜179

患者：先生，残っていた歯がぐらぐらして抜けてしまったのですが，1本だけ残っています．入れ歯が動いて食事ができなくなってしまいました．何とかなりませんか？

歯科医師：では，ちょっとお口のなかを拝見いたします．

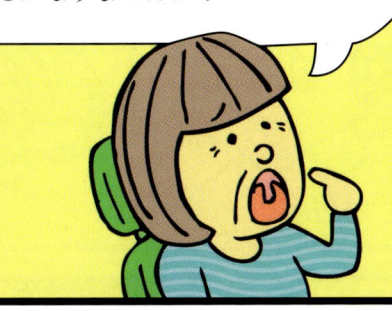

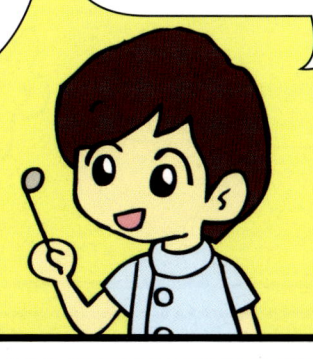

歯科医師：わかりました．では，レントゲンを撮って，残っている歯の根の状態を調べてみましょう．よろしいですか？

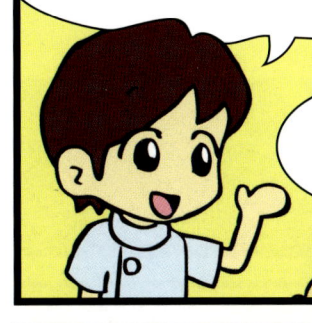

患者：よろしくお願いいたします．

そして…

歯科医師：レントゲンをみてみますと，残っている歯を支えている骨が吸収していて，このまま歯を残すことは難しいと思います．

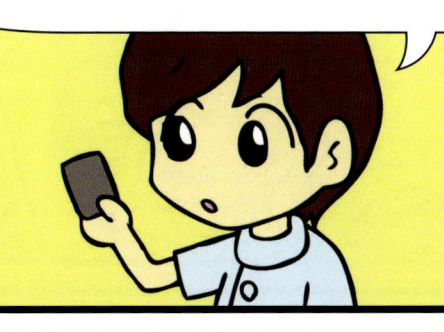

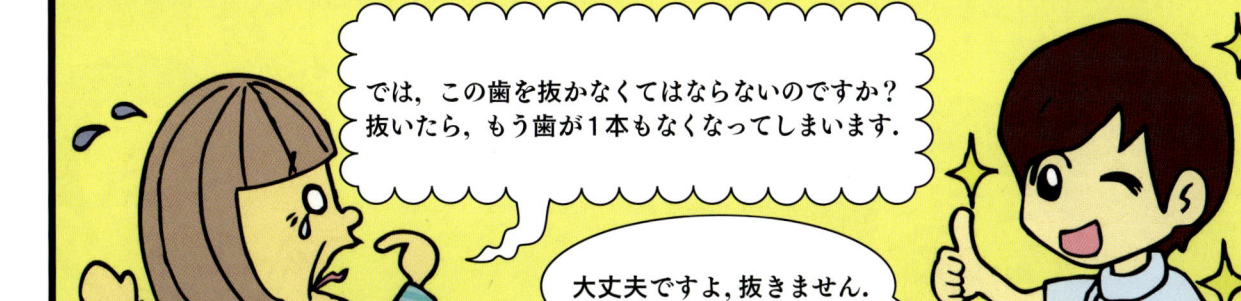

患者：では，この歯を抜かなくてはならないのですか？抜いたら，もう歯が1本もなくなってしまいます．

歯科医師：大丈夫ですよ，抜きません．

歯科医師：しかし，この歯を短く切って根の部分だけを残し，その上に入れる義歯（オーバーデンチャー）を作ってみましょう．

患者：へー，そんな入れ歯があるのですか？

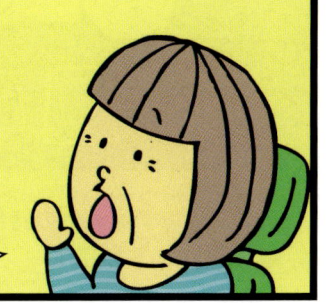

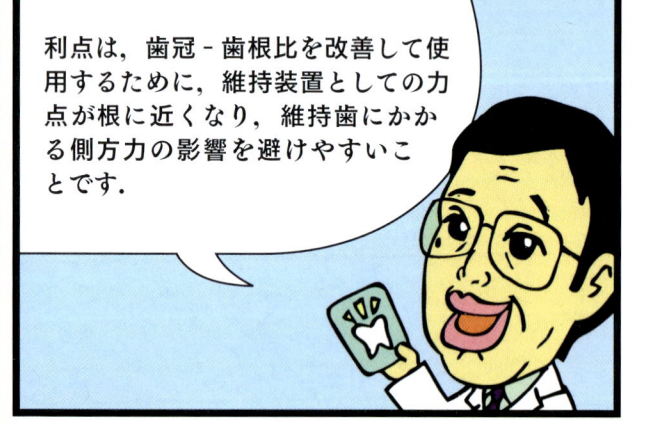

chapter 1 部分床義歯の修理法

はい，このような場合には，磁石を入れ歯の維持装置として使用することができます．

へー，磁石で入れ歯をつけることができるのですか？

はい，できます．
よろしければ，そのような磁性アタッチメントを使用して製作しましょう．

少数歯残存症例で磁性アタッチメントを使用してオーバーデンチャーを製作する際に考えておかなければならないことがあります．

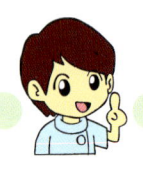

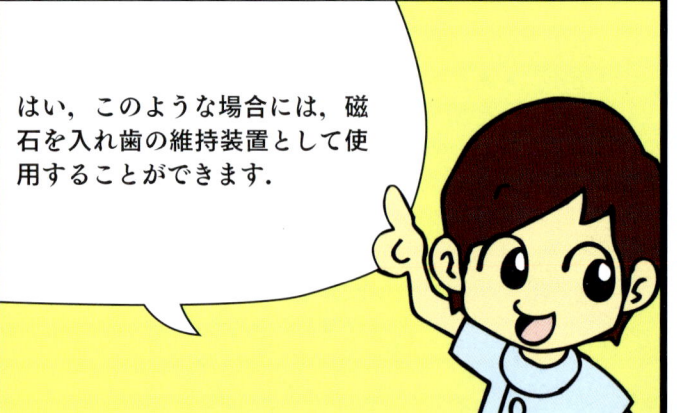

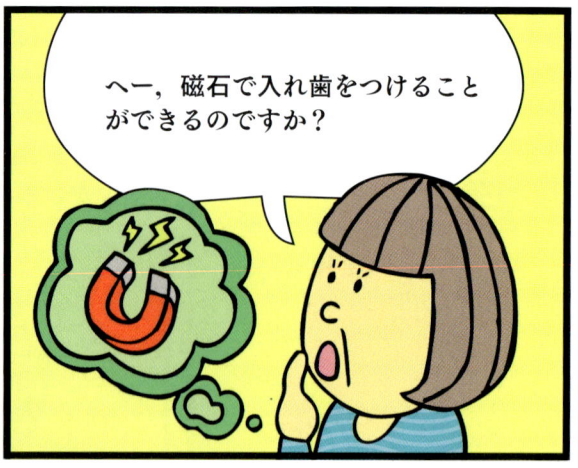

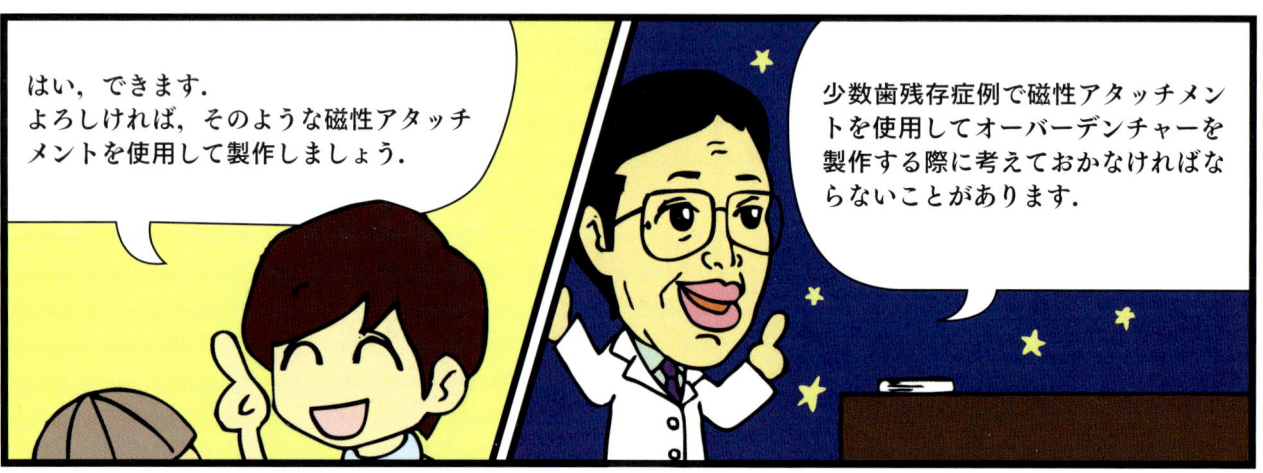

床下残根は歯周炎になりやすいことを患者に伝えなければいけないことと，最後の維持装置であることを考えておく必要があります．

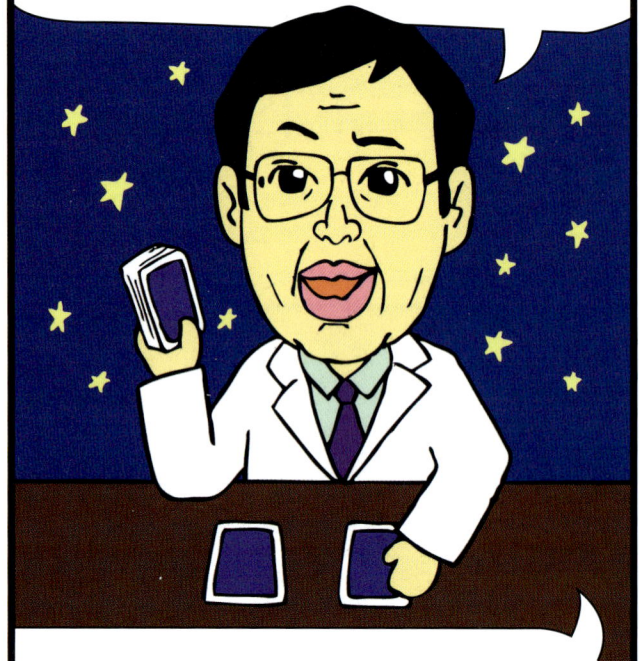

利点は，歯冠−歯根比を改善して使用するために，維持装置としての力点が根に近くなり，維持歯にかかる側方力の影響を避けやすいことです．

欠点としては，維持装置（磁石構造体）を義歯床内面に装着する際に，狂いが生じやすくなります．また磁石の吸着力により，つねに吸着力側に歯根膜のシャーピー線維を引っ張ることになります．

磁性アタッチメントの特色として，利点もあれば欠点もあります．

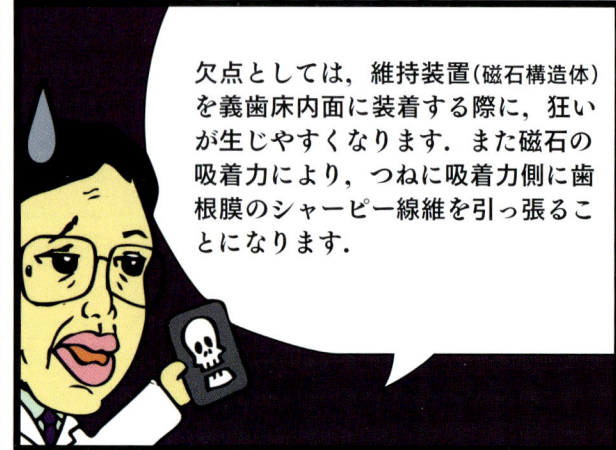

> 咬合平面を逸脱した歯の歯冠 - 歯根比を改善
> 磁性アタッチメントを採用したオーバーデンチャー

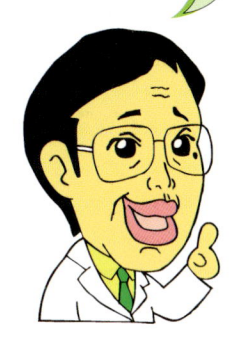

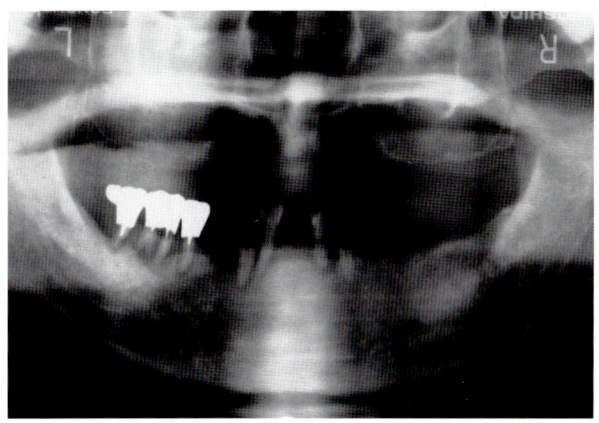

初診時パノラマエックス線写真．3|のみ保存する．

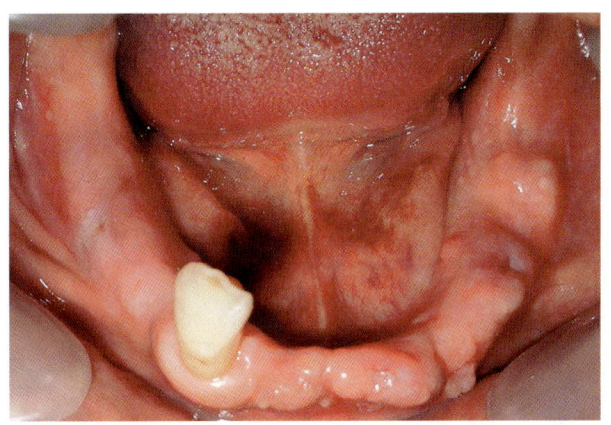

残存歯の歯槽骨吸収が確認できるため，3|の歯冠部を削除する．

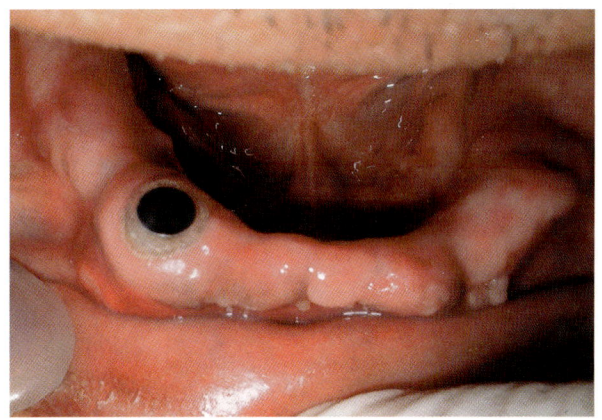

歯冠 - 歯根比を改善して，磁性アタッチメントによるオーバーデンチャーを設計した．

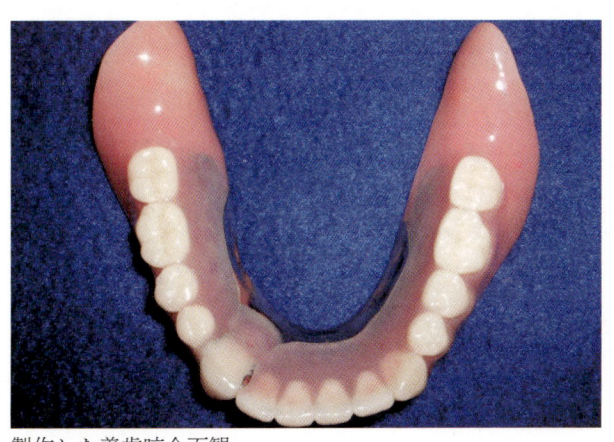

製作した義歯咬合面観．

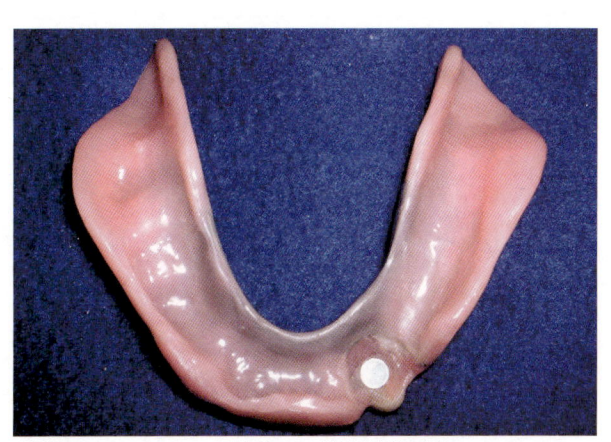

磁性アタッチメントを装着した義歯粘膜面観．

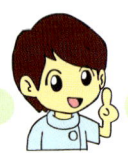

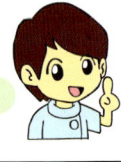

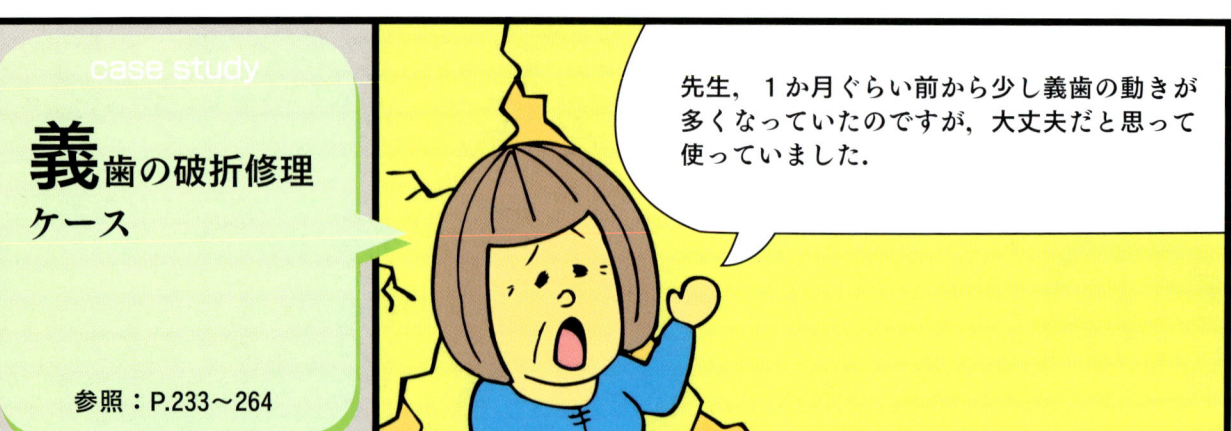

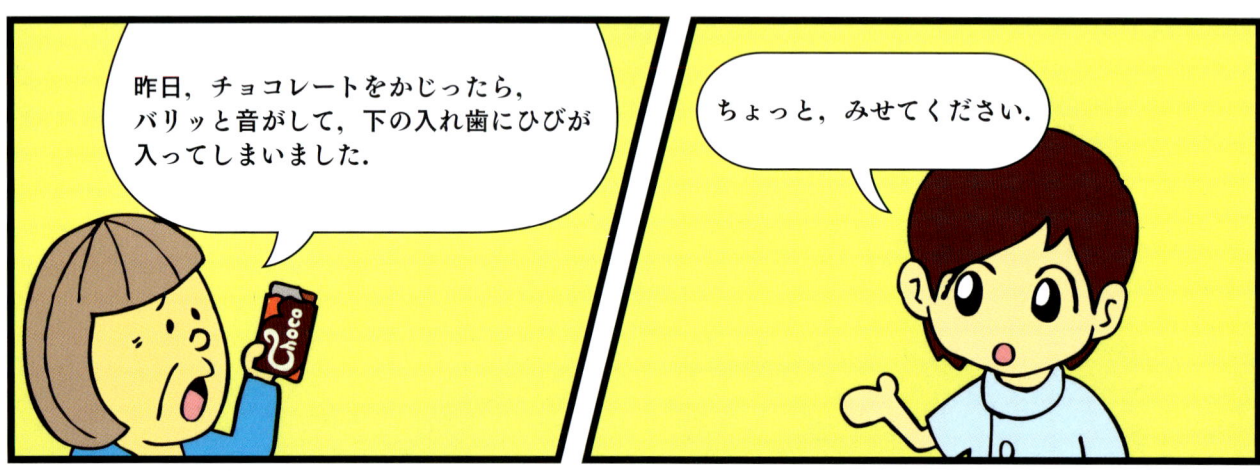

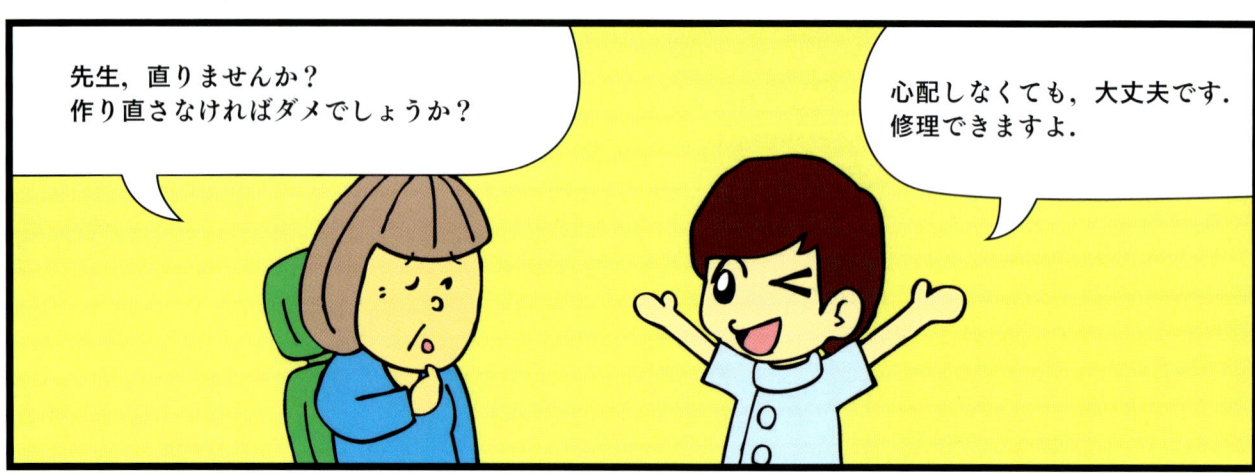

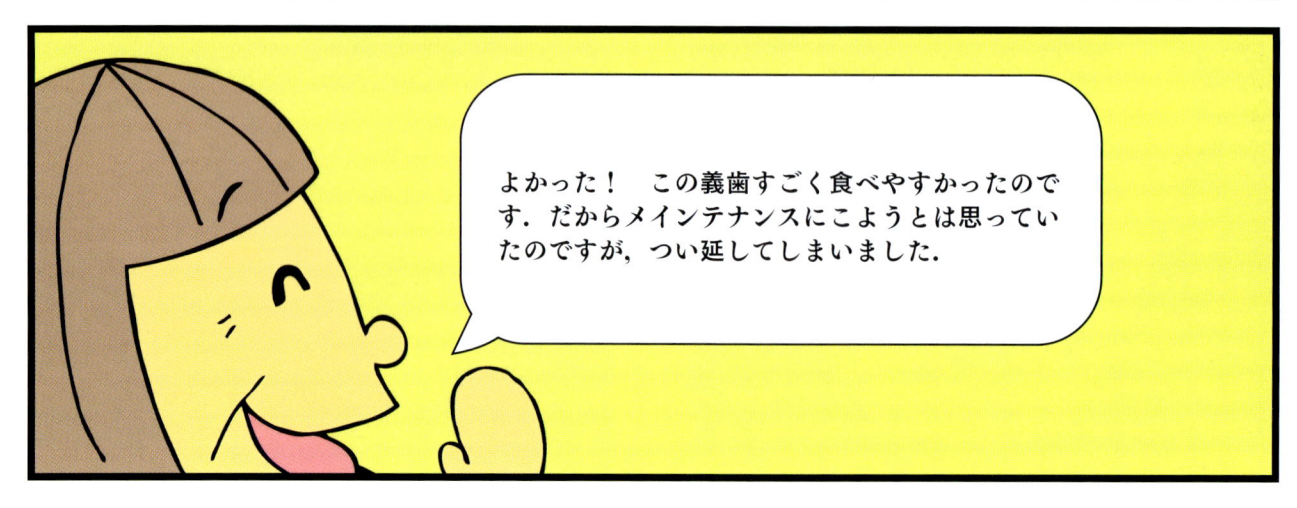

chapter 1　部分床義歯の修理法

case study

義歯の破折修理
ケース

参照：P.233〜264

先生，1か月ぐらい前から少し義歯の動きが多くなっていたのですが，大丈夫だと思って使っていました．

昨日，チョコレートをかじったら，バリッと音がして，下の入れ歯にひびが入ってしまいました．

ちょっと，みせてください．

先生，直りませんか？
作り直さなければダメでしょうか？

心配しなくても，大丈夫です．
修理できますよ．

よかった！　この義歯すごく食べやすかったのです．だからメインテナンスにこようとは思っていたのですが，つい延してしまいました．

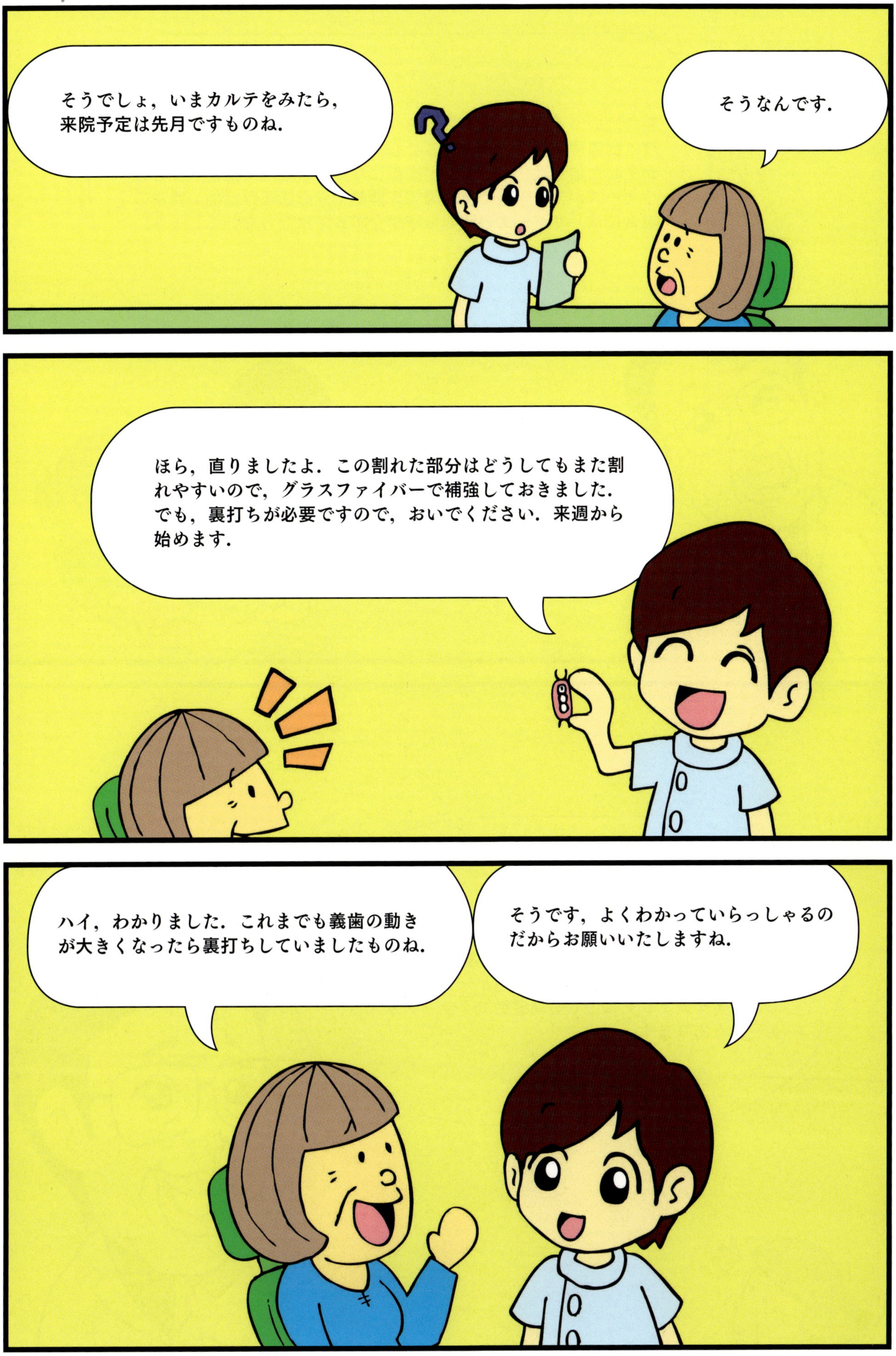
そうなんです．
そうでしょ，いまカルテをみたら，来院予定は先月ですものね．
ほら，直りましたよ．この割れた部分はどうしてもまた割れやすいので，グラスファイバーで補強しておきました．でも，裏打ちが必要ですので，おいでください．来週から始めます．
そうです，よくわかっていらっしゃるのだからお願いいたしますね．
ハイ，わかりました．これまでも義歯の動きが大きくなったら裏打ちしていましたものね．

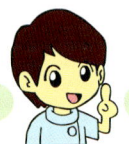

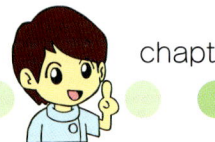

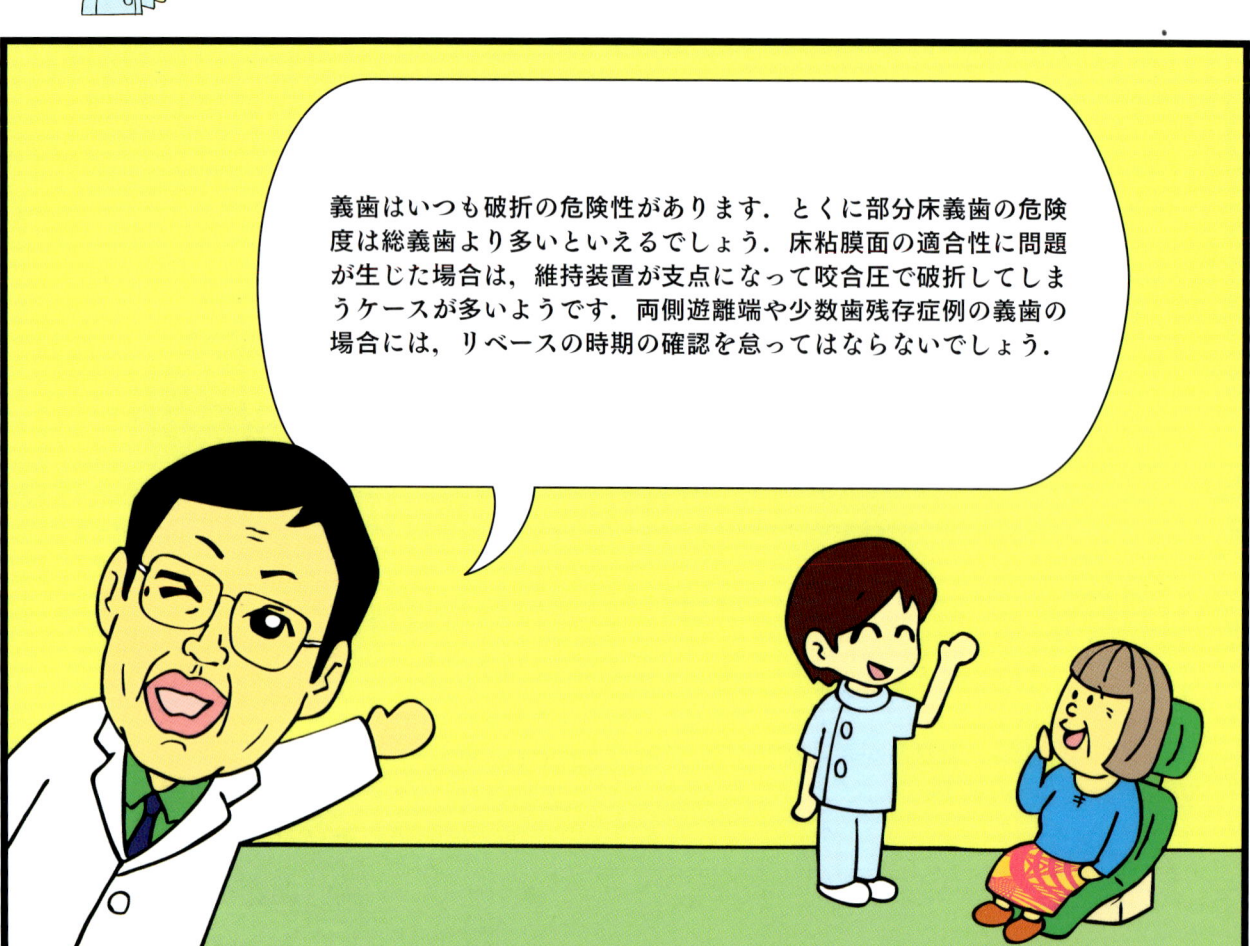

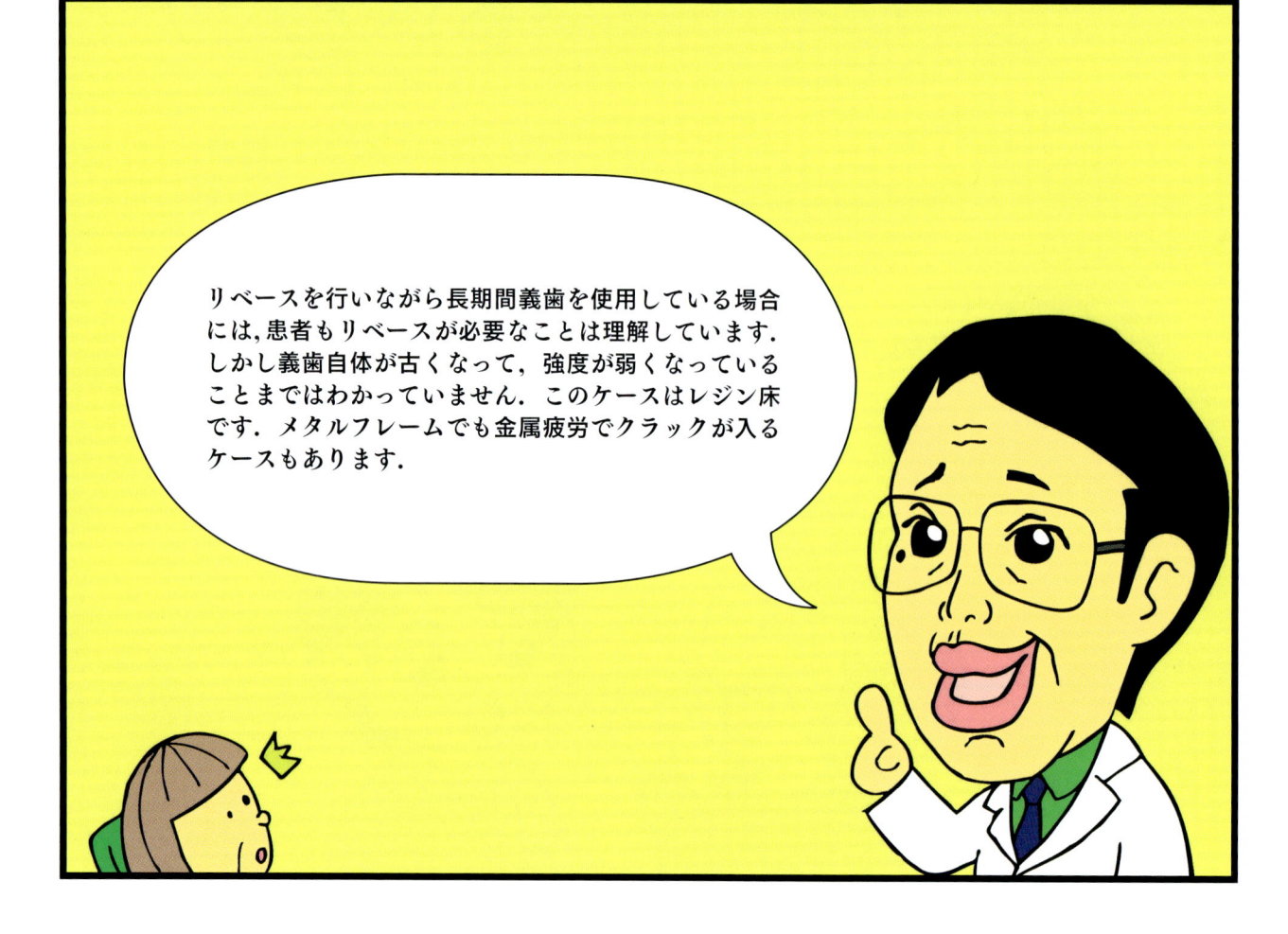

chapter 1 部分床義歯の修理法

義歯はいつも破折の危険性があります．とくに部分床義歯の危険度は総義歯より多いといえるでしょう．床粘膜面の適合性に問題が生じた場合は，維持装置が支点になって咬合圧で破折してしまうケースが多いようです．両側遊離端や少数歯残存症例の義歯の場合には，リベースの時期の確認を怠ってはならないでしょう．

リベースを行いながら長期間義歯を使用している場合には，患者もリベースが必要なことは理解しています．しかし義歯自体が古くなって，強度が弱くなっていることまではわかっていません．このケースはレジン床です．メタルフレームでも金属疲労でクラックが入るケースもあります．

メジャーコネクターの修理

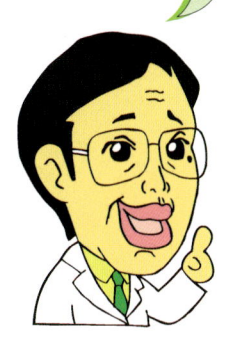

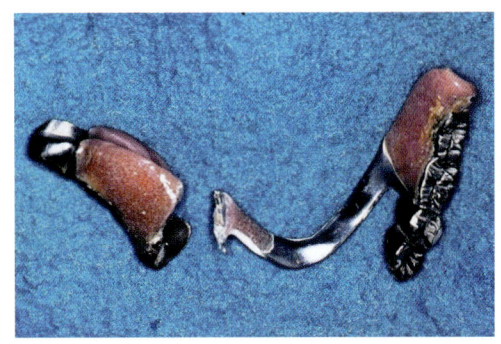

破折したメジャーコネクター（リンガルバー）．

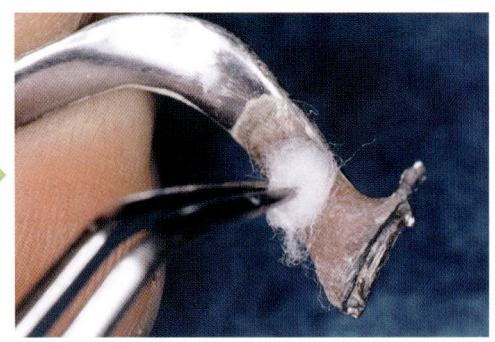

アセトンで接着阻害因子を除去しておく．

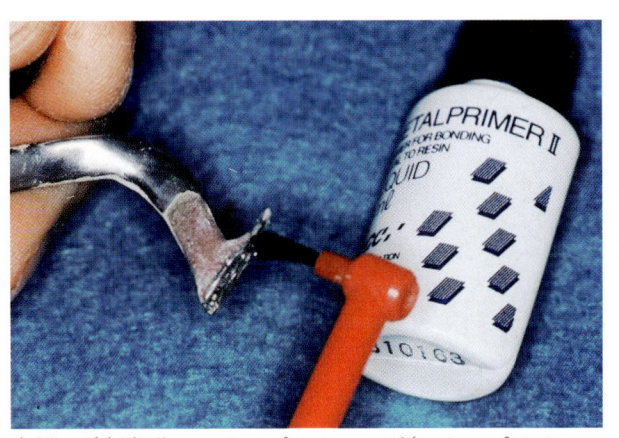

金属の破折部分にメタルプライミング（メタルプライマーⅡ，ジーシー）を塗布して処理する．

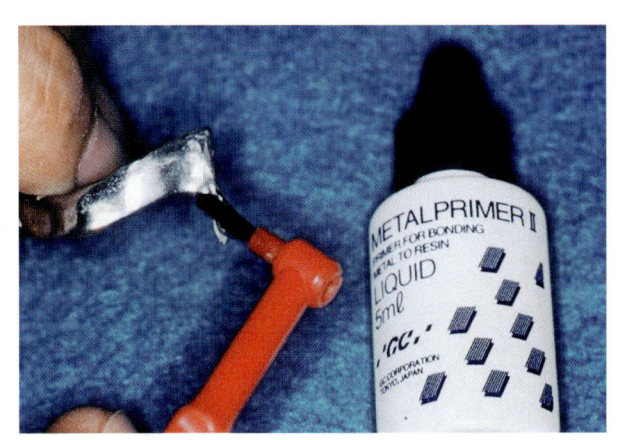

破折面だけではなく，その周りの金属部分も処理する．

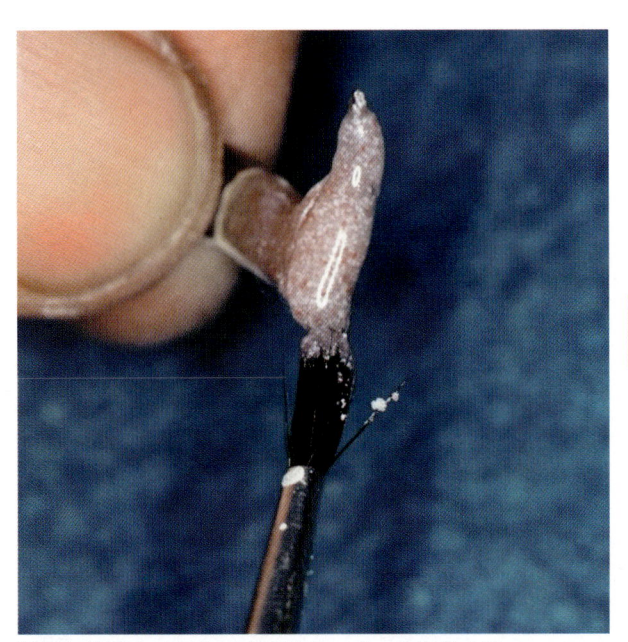

確実に接着する部分に即時重合レジンを塗布する．

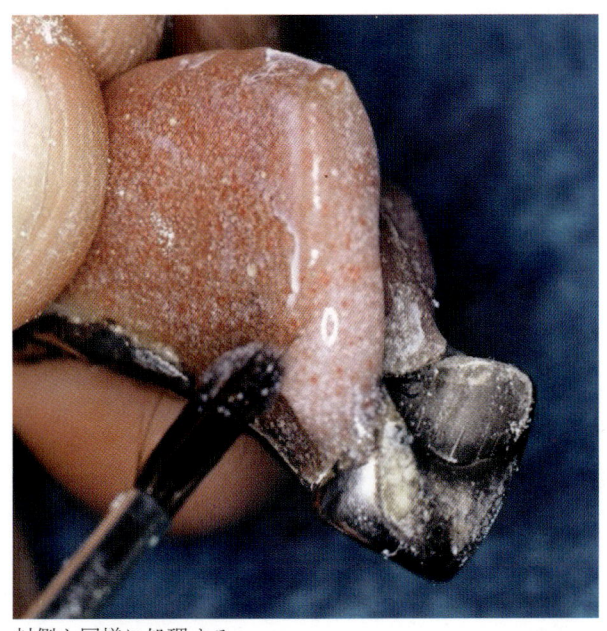

対側も同様に処理する．

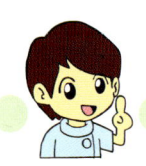

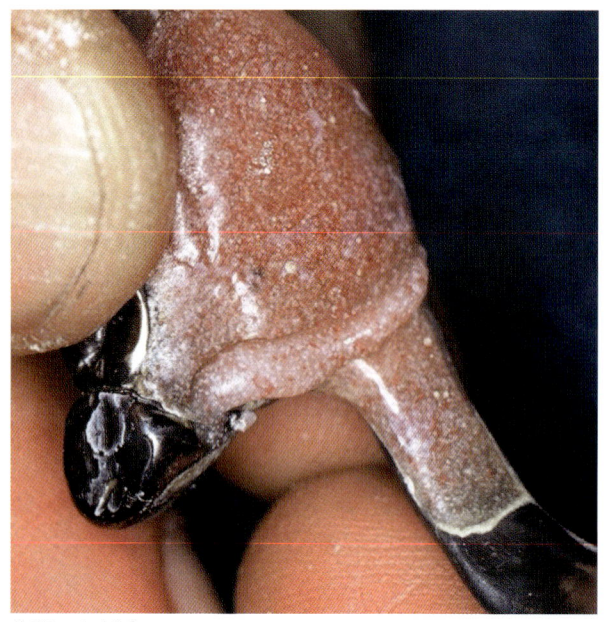

chapter 1 部分床義歯の修理法

修理した部分.

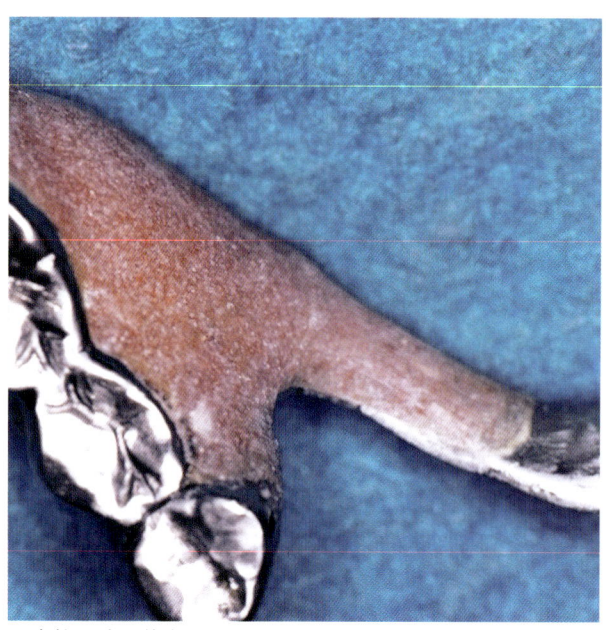

研磨終了時の義歯.

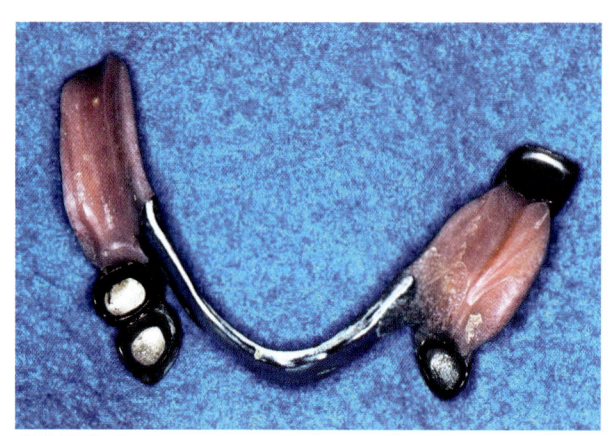

義歯粘膜面.

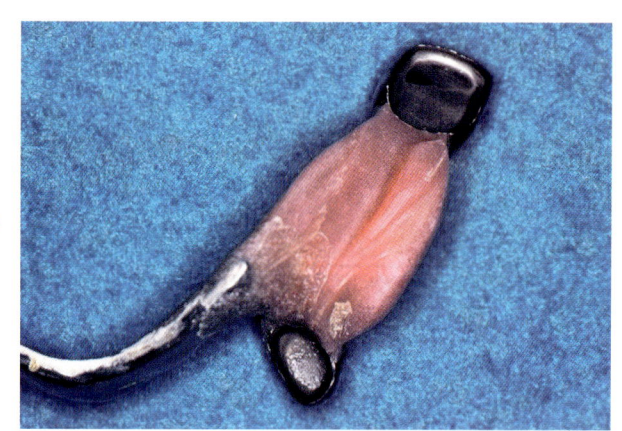

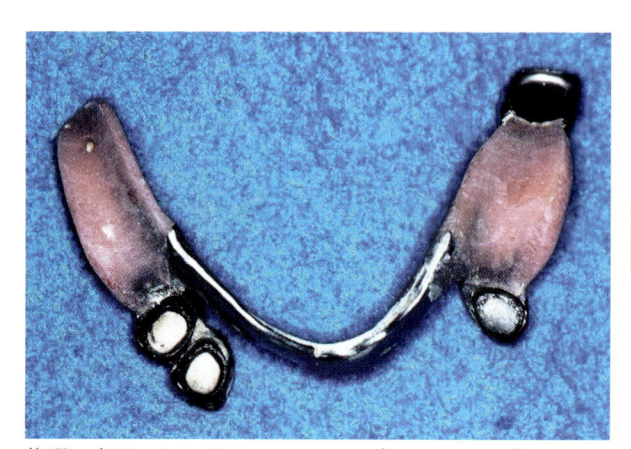

修理部分の義歯粘膜面.

修理の完了したメジャーコネクター(リンガルバー).

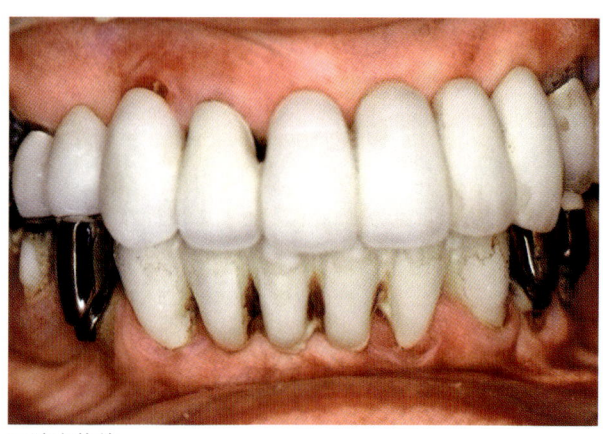

口腔内装着.

メタルフレームとレジンの接着

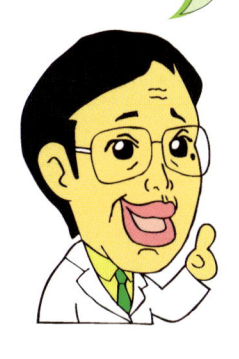

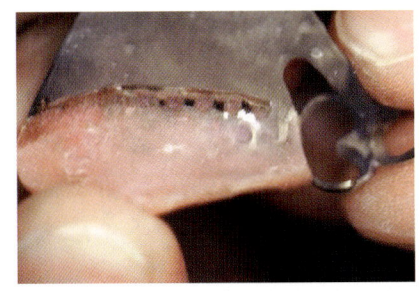

フィニシング部分の床用レジンがメタルフレームから外れたり破切しないよう4 METAで金属とレジンを接着．

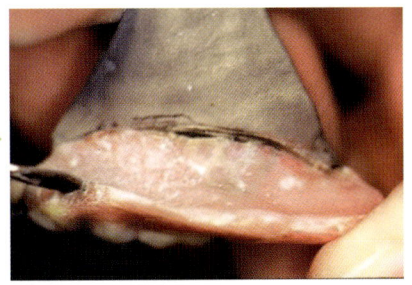

フィニシングラインのレジンを一層除去して，メタルフレーム部分をだす．

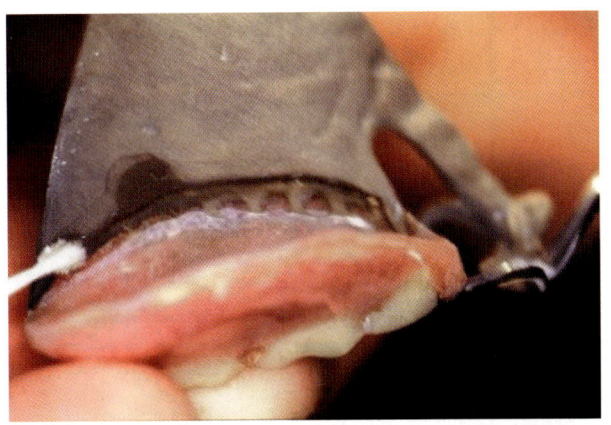

メタルフレーム部分にも塗布しておく．

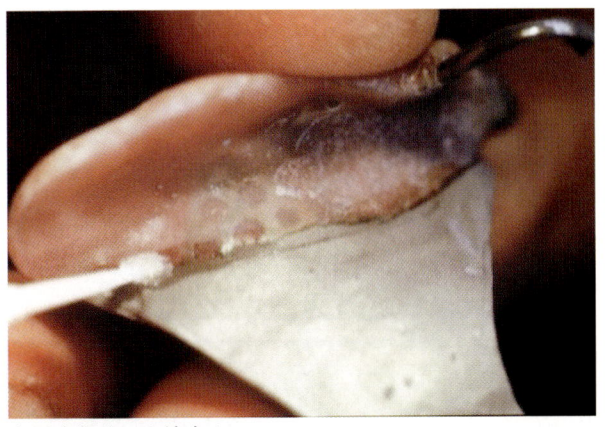

金属床部分にも塗布する．

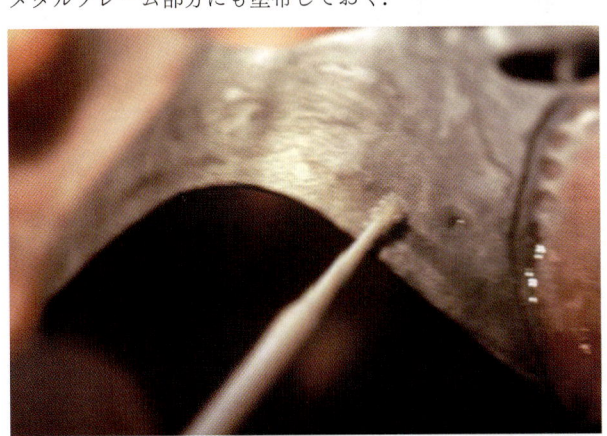

レジンを塗布する部分まで塗布する．

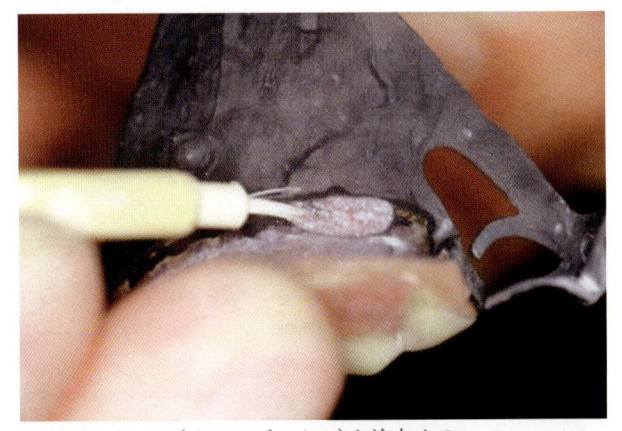

スーパーボンド（サンメディカル）を塗布する．

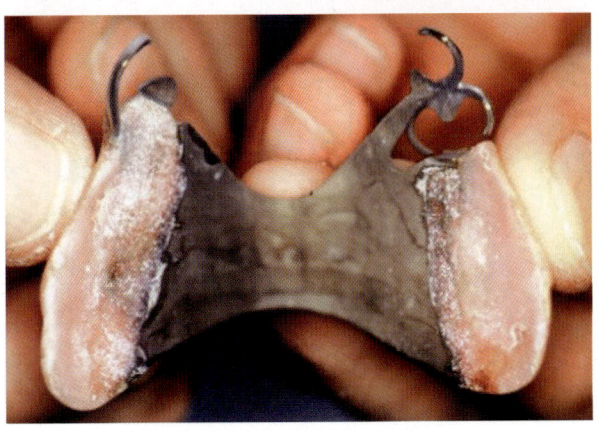

▶スーパーボンドを即時重合レジンに塗布する．

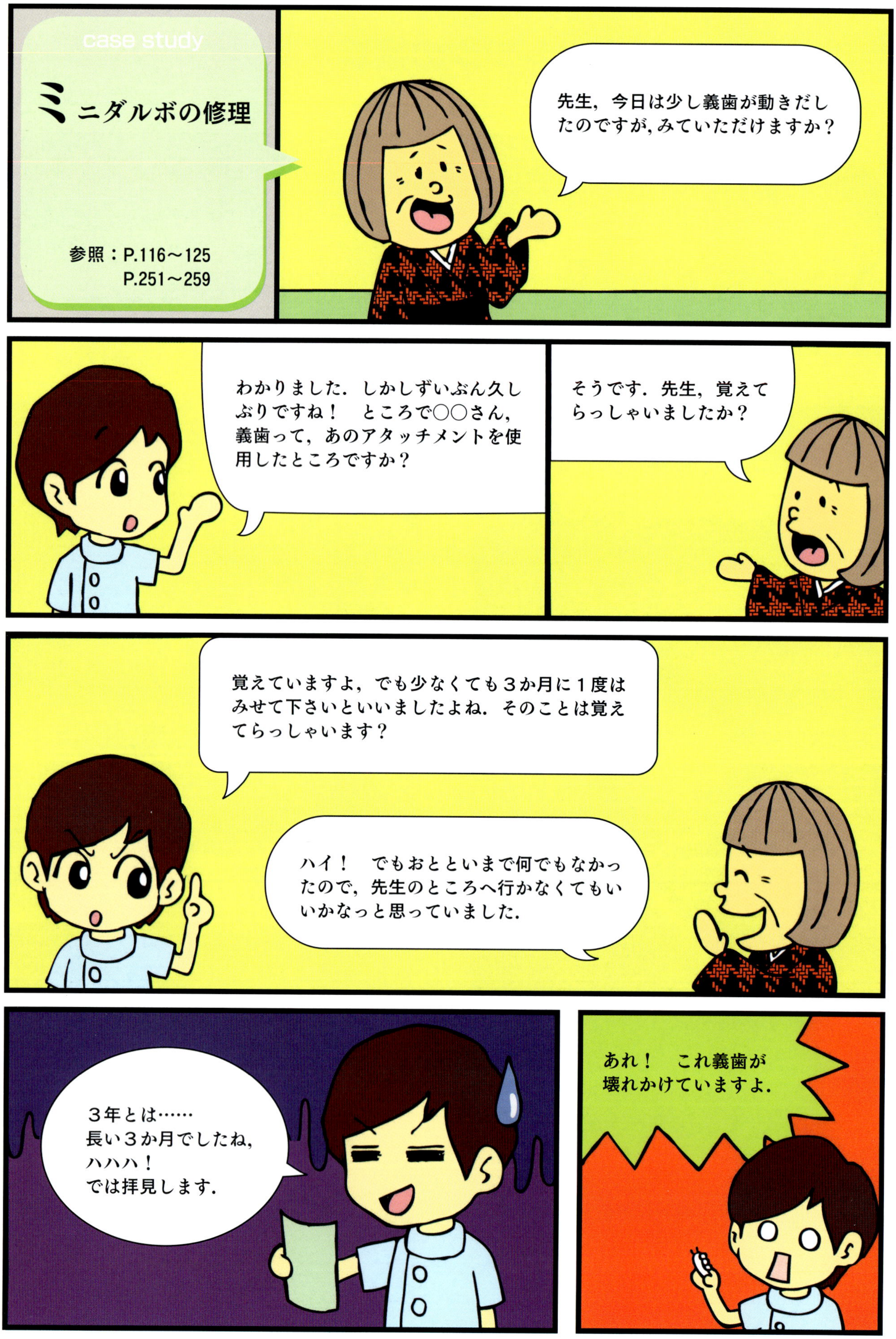
case study
ミニダルボの修理
参照：P.116～125
P.251～259
先生，今日は少し義歯が動きだしたのですが，みていただけますか？
わかりました．しかしずいぶん久しぶりですね！　ところで○○さん，義歯って，あのアタッチメントを使用したところですか？
そうです．先生，覚えてらっしゃいましたか？
覚えていますよ，でも少なくても３か月に１度はみせて下さいといいましたよね．そのことは覚えてらっしゃいます？
ハイ！　でもおとといまで何でもなかったので，先生のところへ行かなくてもいいかなっと思っていました．
３年とは……
長い３か月でしたね，
ハハハ！
では拝見します．
あれ！　これ義歯が
壊れかけていますよ．

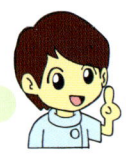

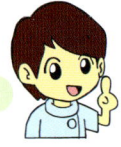

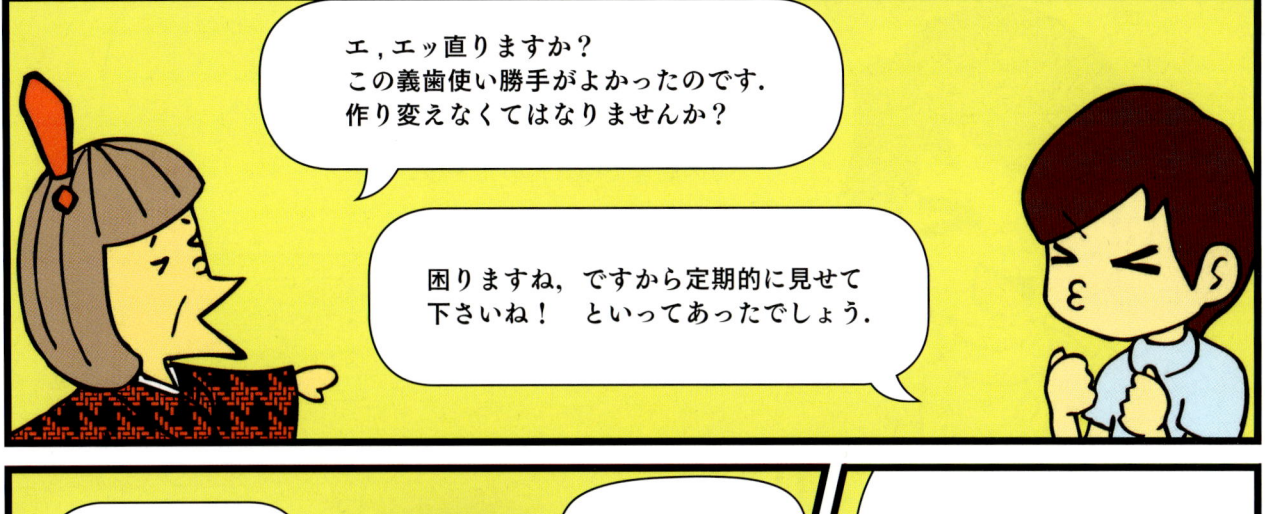

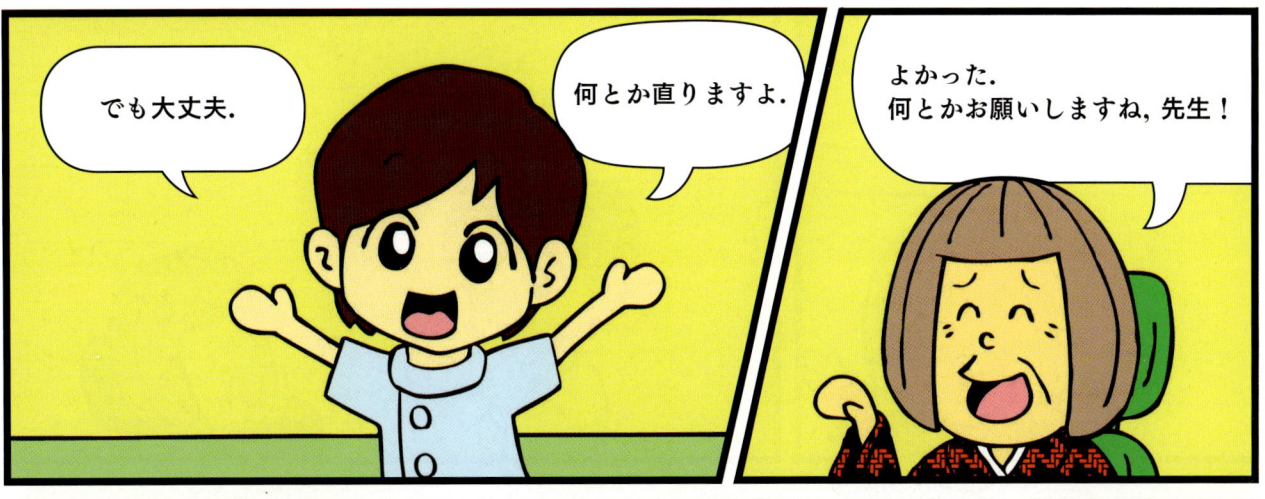

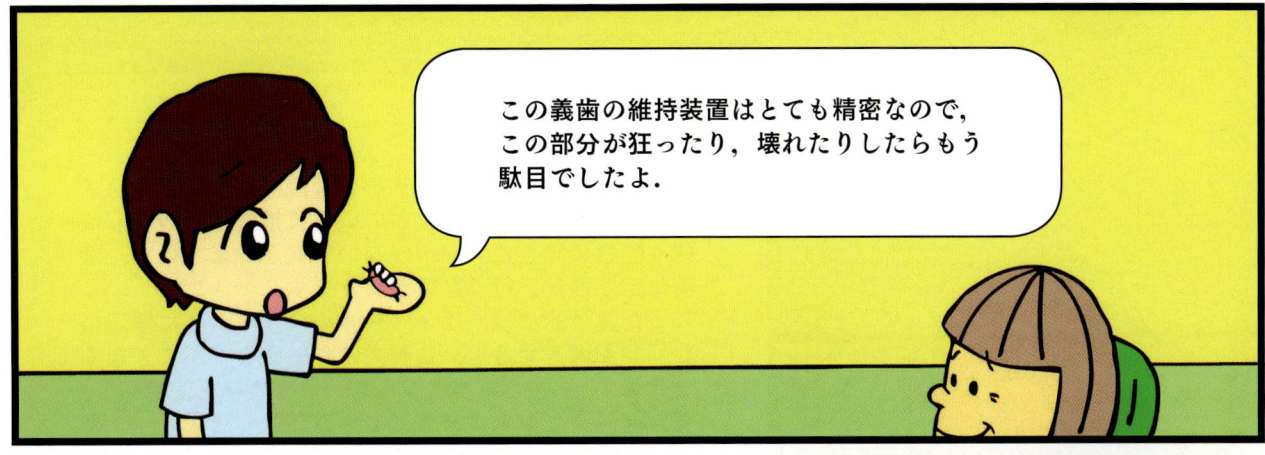

エ, エッ直りますか？
この義歯使い勝手がよかったのです.
作り変えなくてはなりませんか？

困りますね, ですから定期的に見せて下さいね！　といってあったでしょう.

でも大丈夫.

何とか直りますよ.

よかった.
何とかお願いしますね, 先生！

この義歯の維持装置はとても精密なので, この部分が狂ったり, 壊れたりしたらもう駄目でしたよ.

それともう一ついっておきます. どんなに小さい義歯でも, 歯のない部分（顎堤）が噛む力を支えています. ですから, その部分の骨が吸収してきますと合わなくなります！

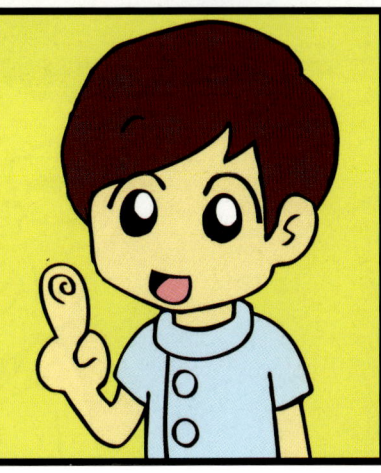

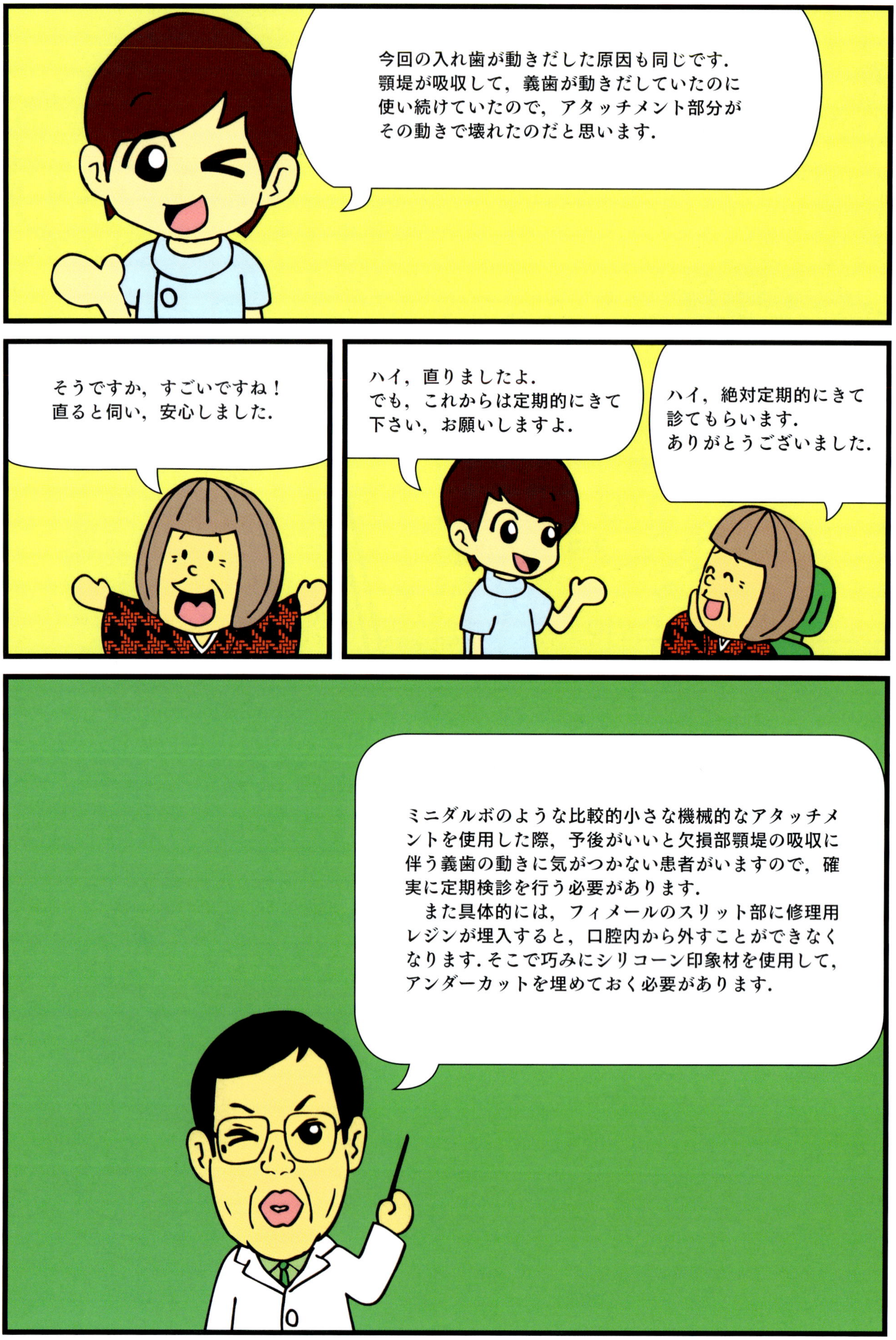
今回の入れ歯が動きだした原因も同じです．顎堤が吸収して，義歯が動きだしていたのに使い続けていたので，アタッチメント部分がその動きで壊れたのだと思います．
そうですか，すごいですね！直ると伺い，安心しました．
ハイ，直りましたよ．でも，これからは定期的にきて下さい，お願いしますよ．
ハイ，絶対定期的にきて診てもらいます．ありがとうございました．
ミニダルボのような比較的小さな機械的なアタッチメントを使用した際，予後がいいと欠損部顎堤の吸収に伴う義歯の動きに気がつかない患者がいますので，確実に定期検診を行う必要があります．
また具体的には，フィメールのスリット部に修理用レジンが埋入すると，口腔内から外すことができなくなります．そこで巧みにシリコーン印象材を使用して，アンダーカットを埋めておく必要があります．

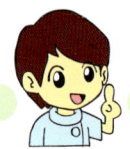

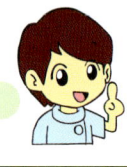

ミニダルボの修理ケース

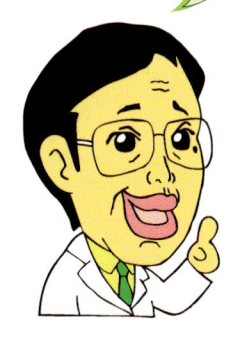

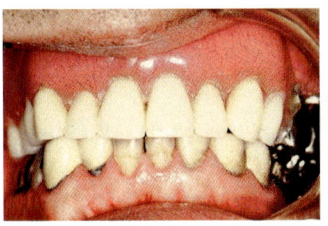

ミニダルボ義歯使用3年目にして，フィメール部分が義歯床から外れてしまった．

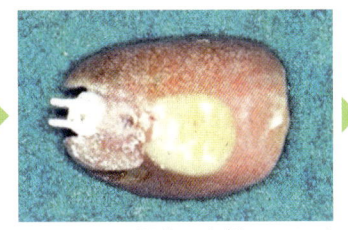

フィメール部分の上部がむきだしになるほど，レジンが咬耗した．

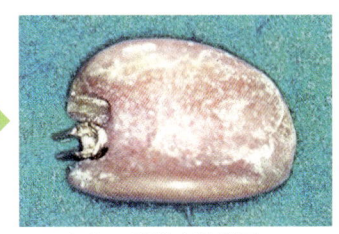

そのときの義歯床粘膜面．

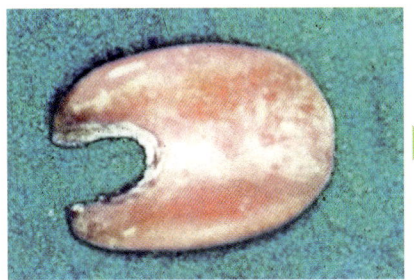

メール部分を図のように除去する．フィメールを除去した義歯床粘膜面である．フィメール部分は口腔内のメール部分に装着させる．

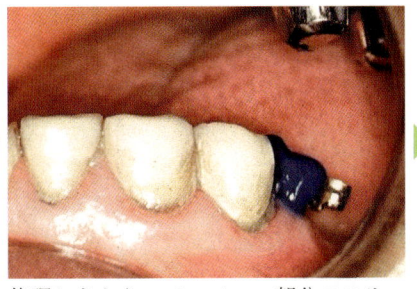

修理にあたり，フィメール部分のスリット内に修理用レジンが入り込むと，義歯を維持歯から外すことができなくなる．そこで，キサントプレーンのような薄くてフローのよいシリコーン印象材でアンダーカットを覆っておく．

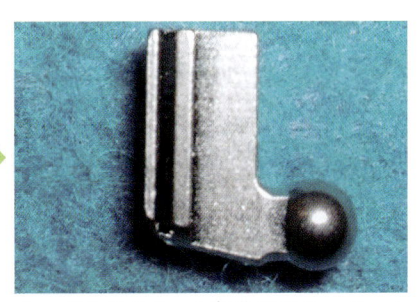

ミニダルボのメール部分である．ボールの部分が維持部になる．

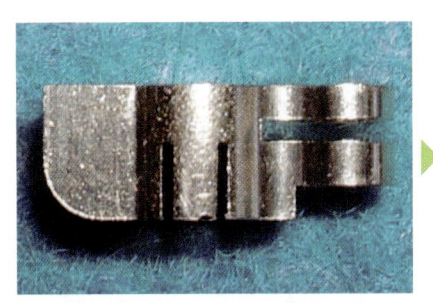

ミニダルボのフィメールである．メールの維持部が入る，金属の縦にスリットの入った部分が，金属のスプリングアクションが維持力の発揮部である．

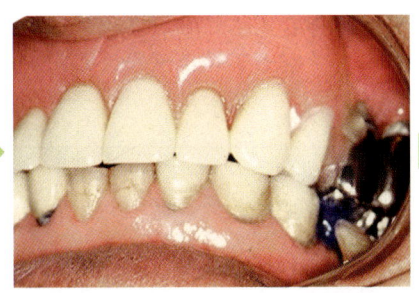

口腔内に義歯を装着して，即時重合レジンで確実にフィメールを保持する．即時重合レジンが硬化するまで中心咬合位で保持する．

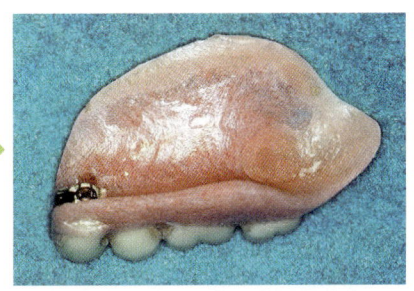

即時重合レジン硬化終了後に口腔内から外した後，シリコーン印象材をていねいにはがした義歯床粘膜面である．

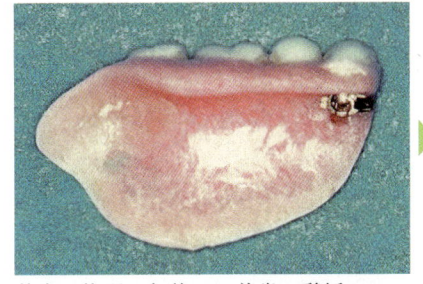

義歯の修理1年後に，義歯の動揺がでてきたので，ティッシュコンディショニングを行っている．

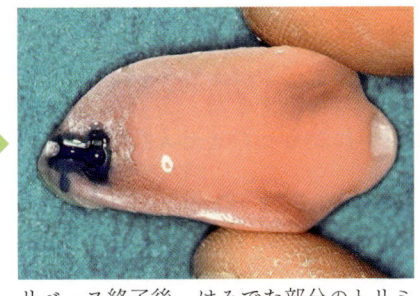

リベース終了後，はみでた部分のトリミングを行う．

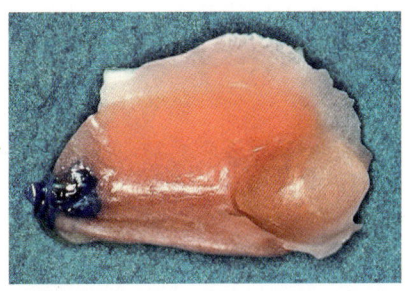

直接法にてリベース操作を行う．その際に修理のときと同じように維持部のスリット部分にシリコーン印象材を流しておき，リベース材が入り込まないようにしておく．

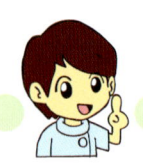

chapter 1 部分床義歯の修理法

case study

支台歯は健全で維持装置が壊れたケース

参照：P.94〜100
　　　 P.148〜156

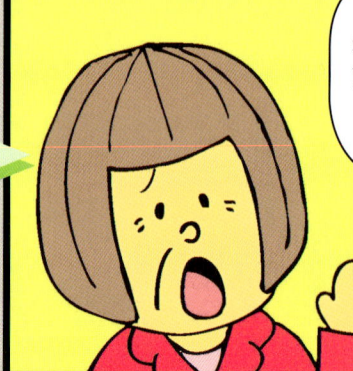

先生！ 昨日，入れ歯のバネが折れて，食事ができなくなりました．直りますでしょうか．

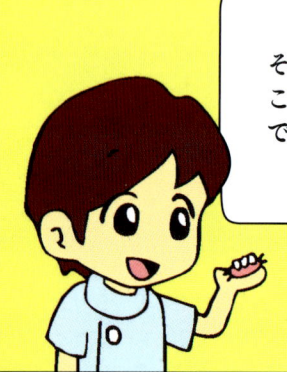

それでは義歯を拝見いたします．これは確実に修理できますよ．でも，なぜ折れたのでしょうね？

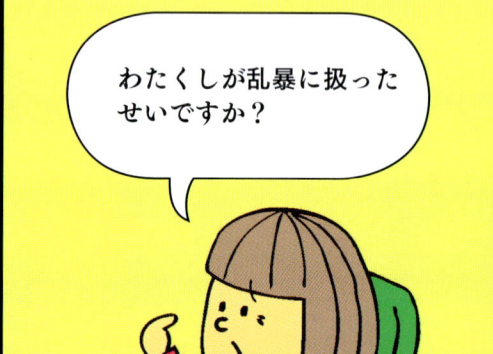

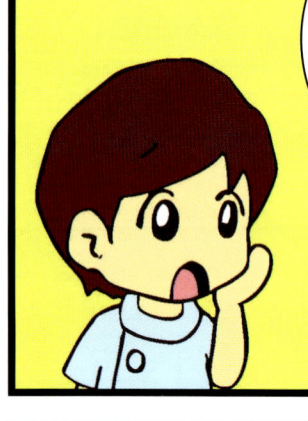

わたくしが乱暴に扱ったせいですか？

いや，そうじゃなくて，壊れる前に義歯は動きが少し多くなっていませんでしたか？

そういわれてみると，そうですね．動いていました．

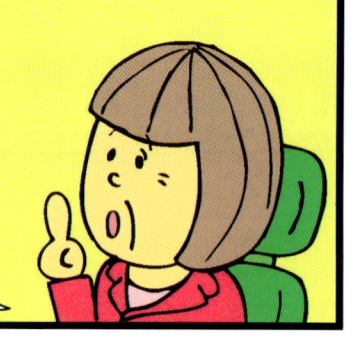

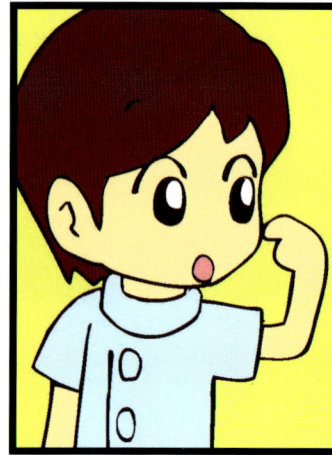

義歯の動きのためバネの部分が金属疲労を起こし折れたのですね．少し咬み合わせも狂っていたかもしれませんよ．

そうですか．

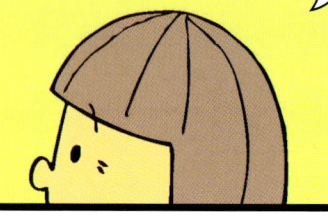

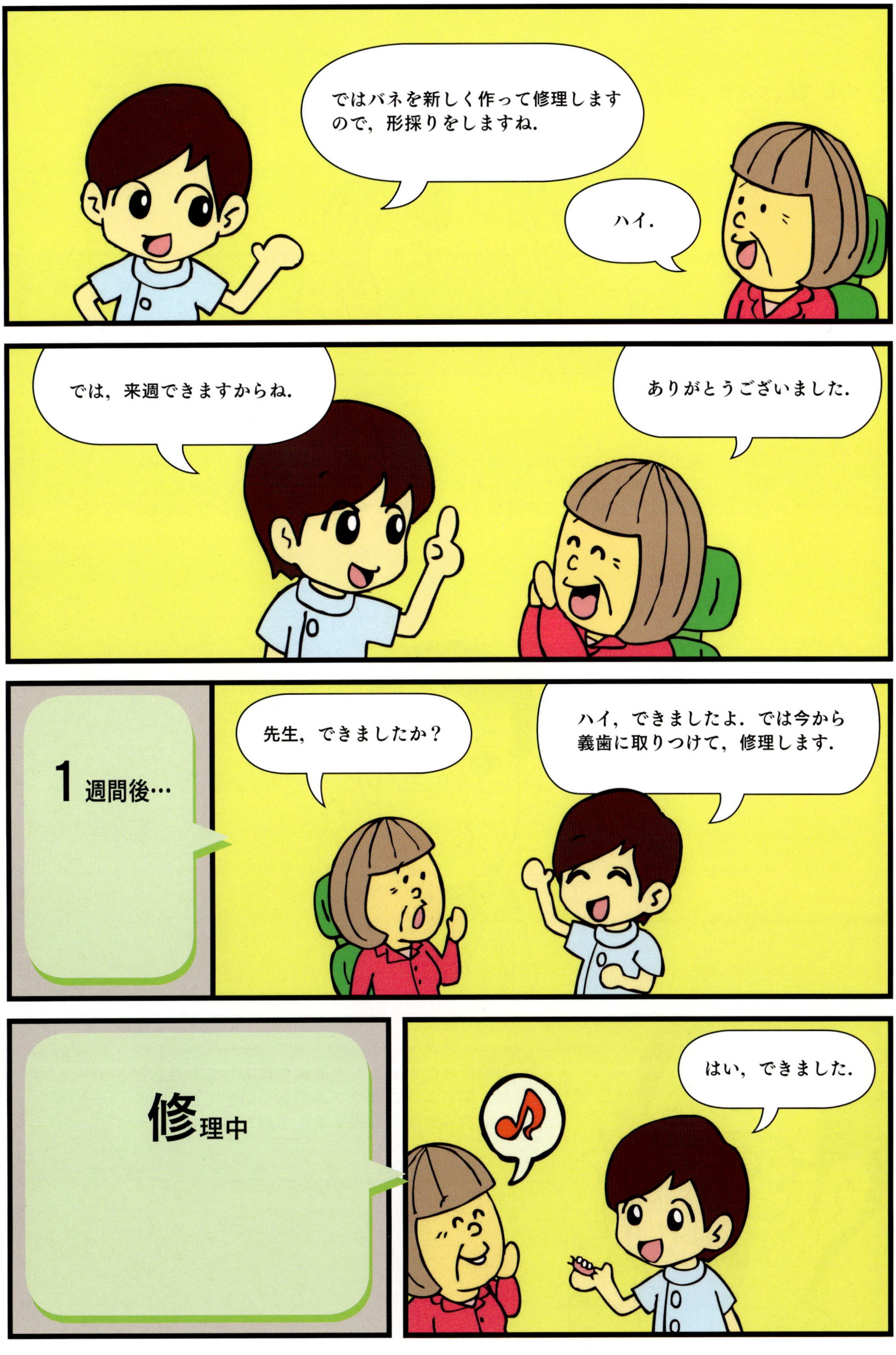
ではバネを新しく作って修理しますので，形採りをしますね．
ハイ．
では，来週できますからね．
ありがとうございました．
1週間後…
先生，できましたか？
ハイ，できましたよ．では今から義歯に取りつけて，修理します．
修理中
はい，できました．

chapter 1 部分床義歯の修理法

では，使ってみてください．

ありがとうございました．

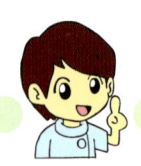

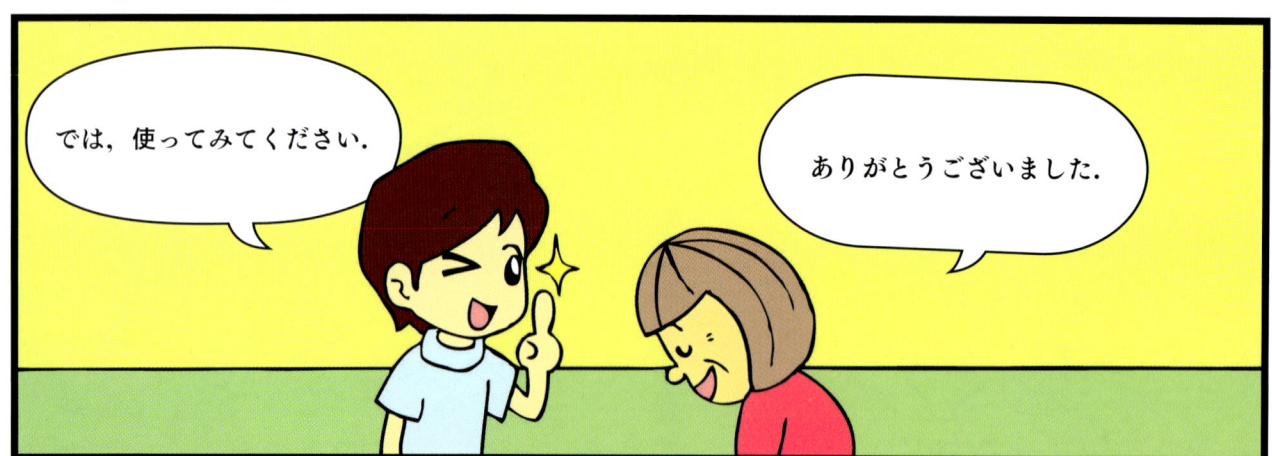

支台歯が健全であれば，即日には修理できないかもしれませんが，確実に旧義歯は使用できると考えています．メタルフレームであっても，維持装置を作成して床用レジンやメタルフレームに接着性レジンで接着することができます．

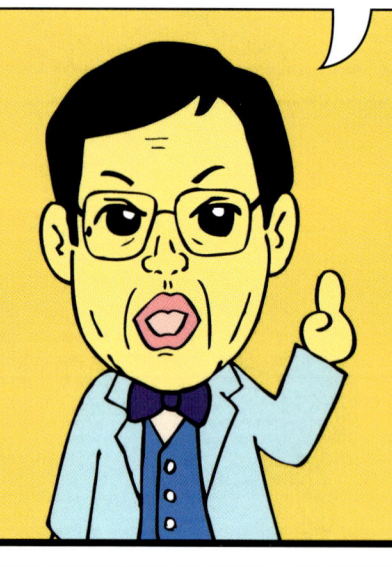

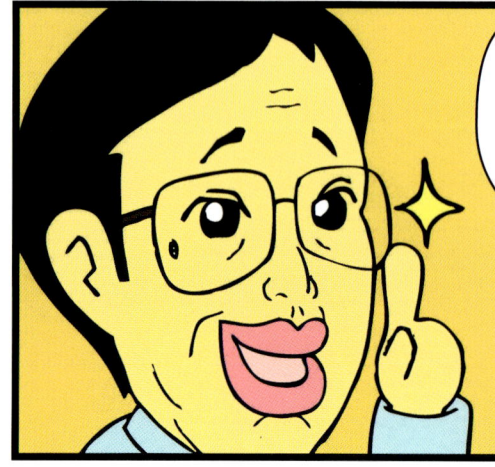

でも維持装置が破折した原因を解決しておかなければ，同じようなトラブルがまた起きてしまいます．破折の原因を除去することが大切です．

維持装置の修理

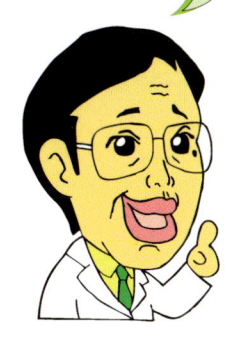

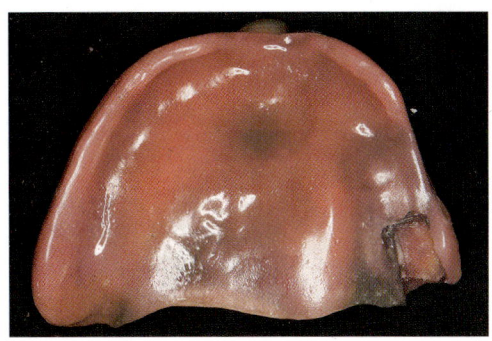

維持装置が壊れてしまったので，装置を外して修理の準備をしておく．

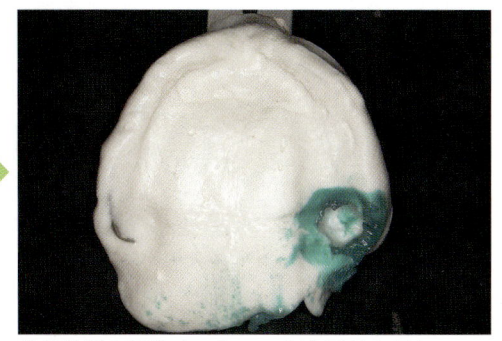

維持装置を製作するための印象採得を行う．

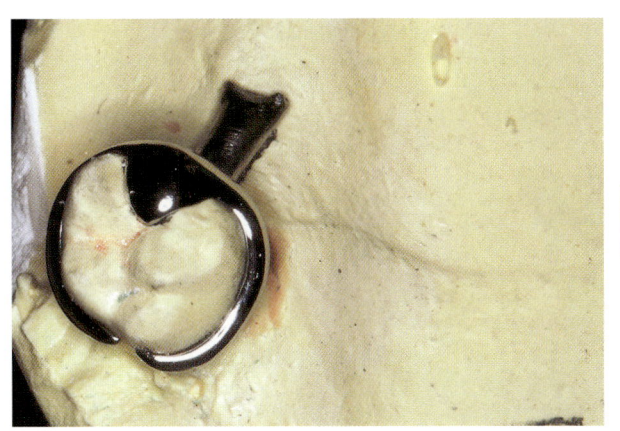

作業模型で維持装置を製作する．

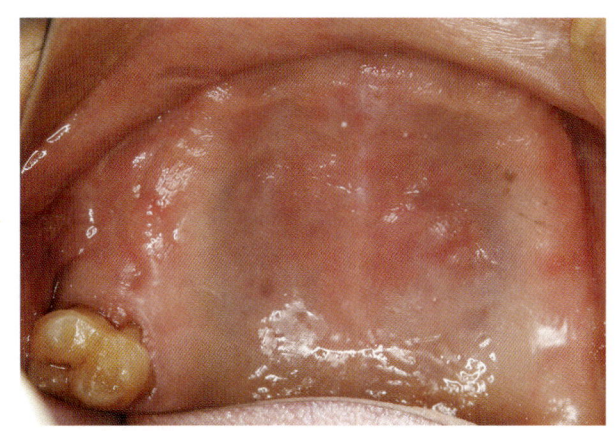

口腔内の咬合面観．

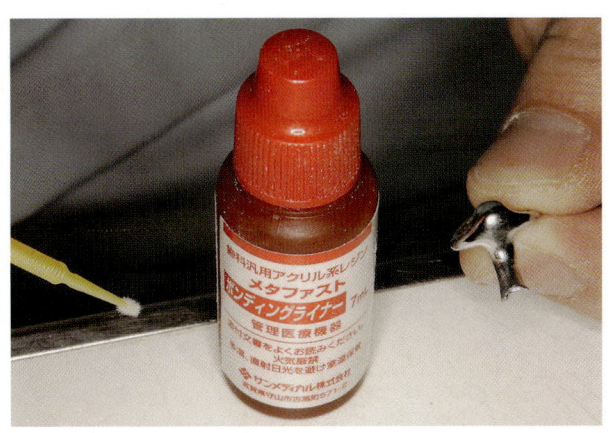

製作したクラスプの脚部をサンドブラスト処理して，即時重合レジンで修理するが，金属に接着するメタファスト（サンメディカル）を使用する．

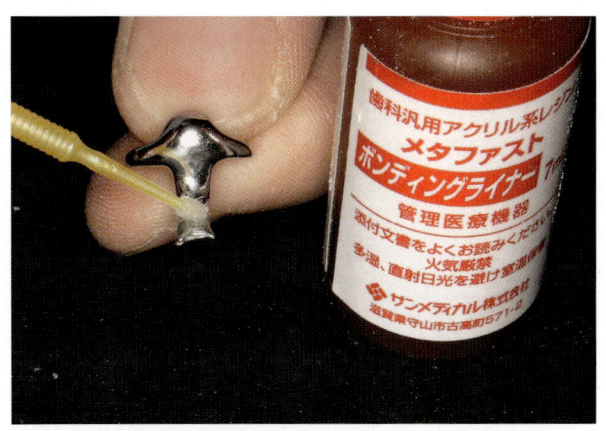

メタルプライマーを脚部に塗布する．

47

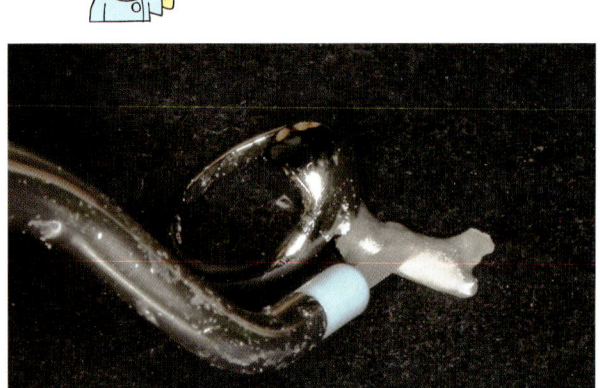

chapter 1　部分床義歯の修理法

できるならスーパーボンド(サンメディカル)を脚部に使用してもよい.

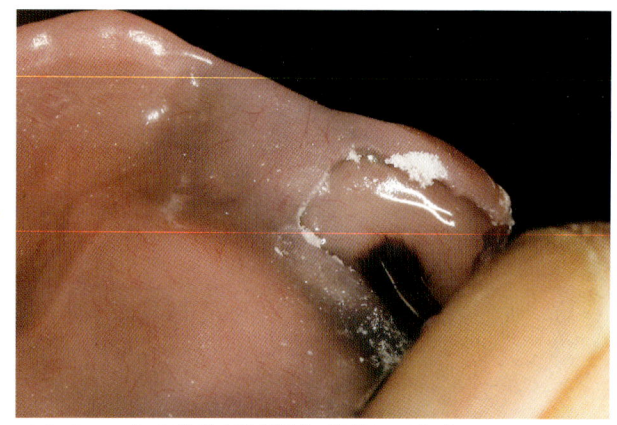

メタファストを義歯床粘膜面に塗布しておく.

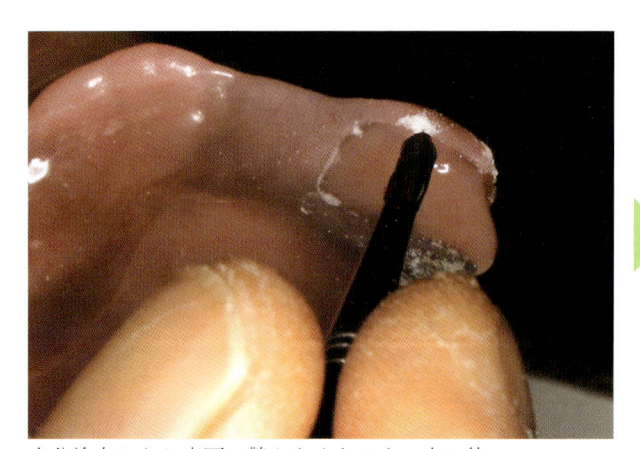

十分塗布したら表面の艶がなくなるまで少し待つ.

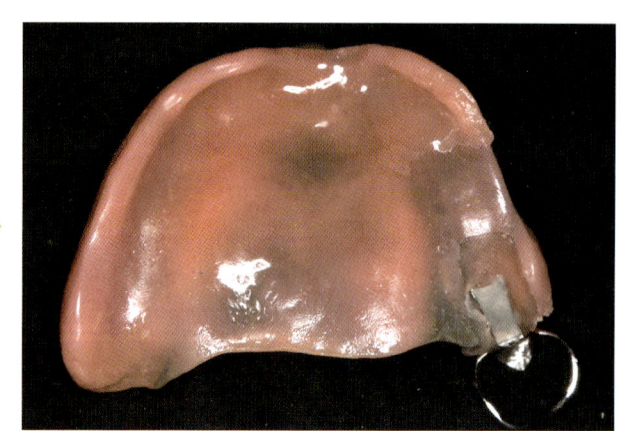

口腔内で中心咬合位にて保持した後に外したところ.

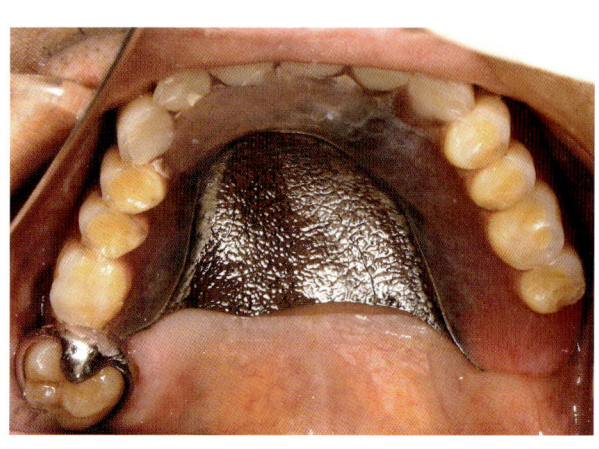

◀口腔内に装着した義歯咬合面観.

case study

食事をすると義歯が外れるケース

患者: 先生，ご飯を食べていると，入れ歯が外れやすいのですが？

歯科医: ああ，わかりました．ところで，痛みはありますか？

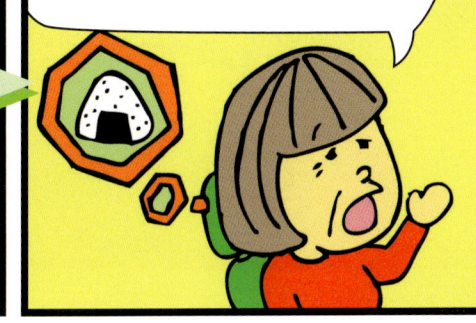

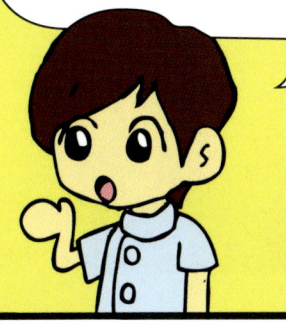

患者: いいえ，痛みは感じませんが……．

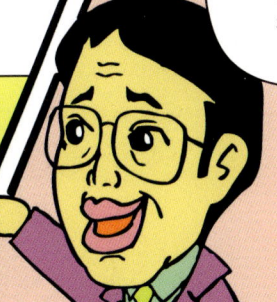

歯科医: そうですか．では，少し咬み合わせを拝見しましょう．

先生: この段階で，咬合のチェックを行います．

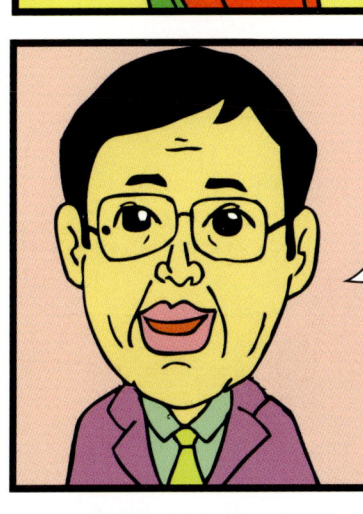

先生: 少数歯の中間欠損では，咬合の不調和より，維持装置の不適合や，維持力不足を最初に考えるべきでしょう．ですから中間欠損でも，前方遊離端や，オーバーデンチャー，遊離端義歯の場合は床の適合精度と咬合の調和のチェックが必要になります．

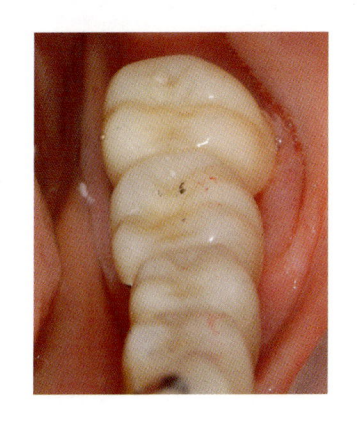

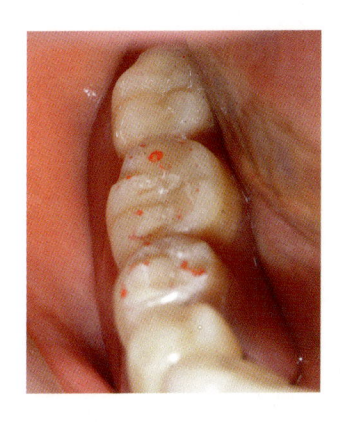

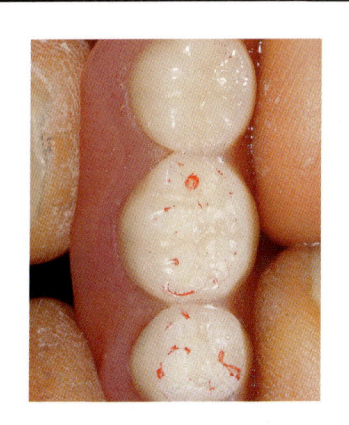

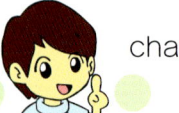

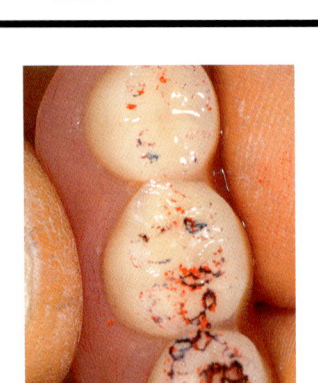

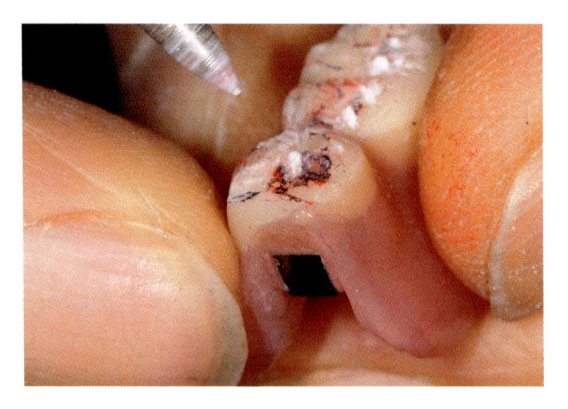

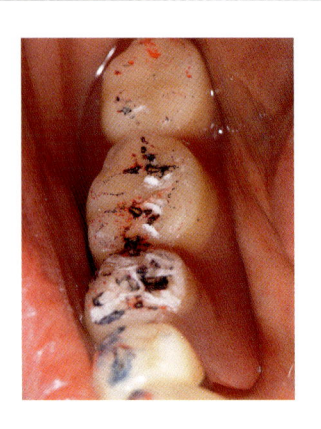

chapter 1 部分床義歯の修理法

あれ？ 先ほどまでは，咬み合わせただけで入れ歯が動いていたのに……
いまは咬み合わせると，入れ歯が逆に落ちつくようになりました．

不思議ですね．
先生，ありがとうございます．

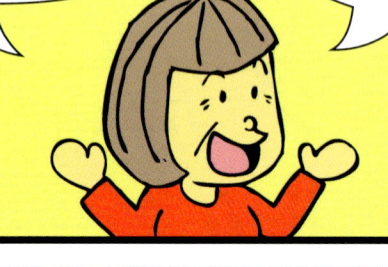

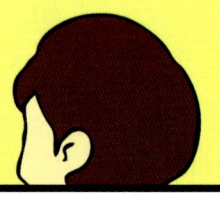

部分入れ歯には，維持装置があります．咬み合わせが調和していれば，入れ歯は安定します．

ですから調子がよくても，必ず定期的には調整に来院してくださいね．

ハイ，
よくわかりました．
ありがとうございました．

case study

食事をしたり，しゃべったりすると，義歯が外れやすいケース

参照：P.148～156
P.233～264

先生，近頃どうも入れ歯が外れやすいんですが？

ハイ，わかりました．ところで，どういうときに，一番外れやすいですか？

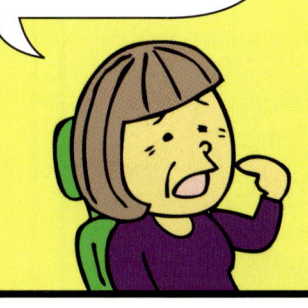

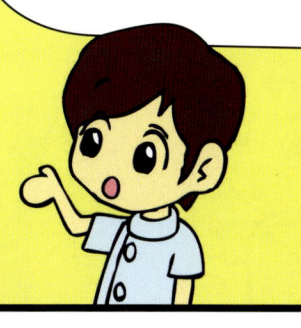

たとえばものを食べているときですか？しゃべっているときですか？

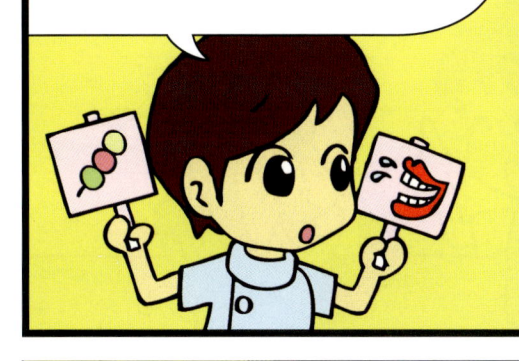

イヤー，両方ですね．何か近ごろ，バネがすこし緩くなったような気がするのですが？

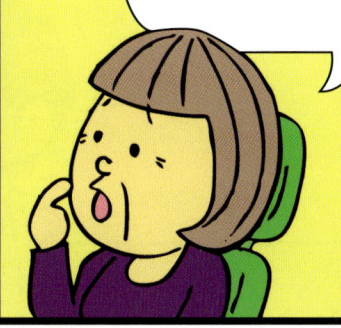

ハイ，そうですか？ 何かバネの部分をいじったことがありますか？

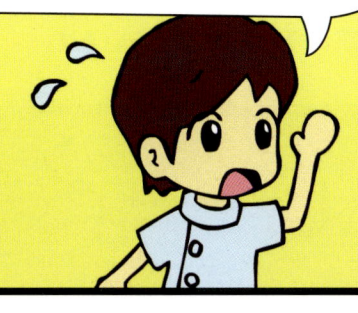

イヤー！ 先生，わかりましたか．いままであまりにきつかったので，外すときに大変だったんです．それで少しペンチで緩めました．先生はすぐわかるんですね．

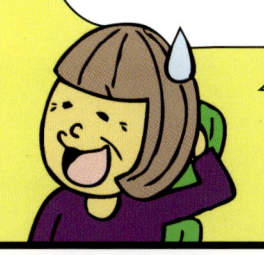

そうですよ！ 何故かといいますと，いままできつすぎるような義歯が，急に何をしても外れやすくなるというのは，維持部に何か物理的なトラブル，不具合が生じている場合が多いのです．

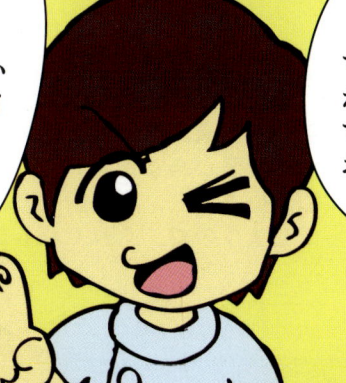

ですから，すぐにクラスプの維持力がなくなったことに気づいたのです．では，少しこのバネの部分を締めておきますね！

chapter 1 部分床義歯の修理法

どうですか？

全然動かなくなりました．ありがとうございます．

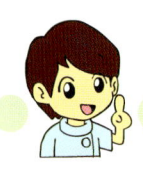

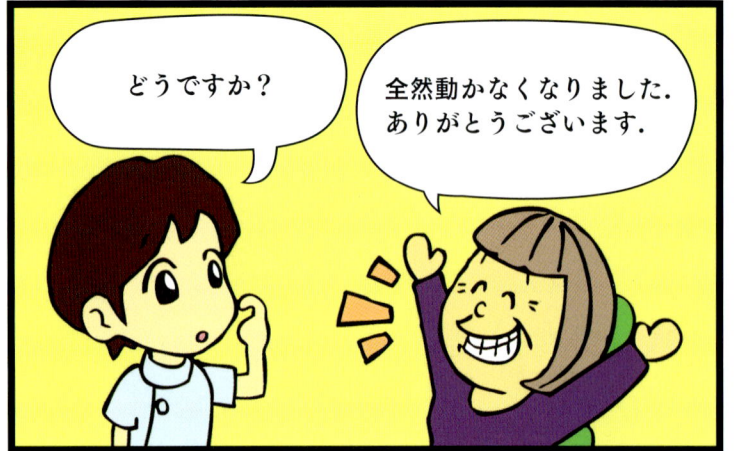

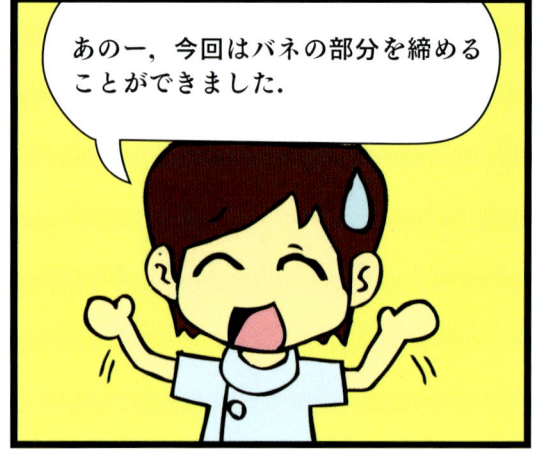

あのー，今回はバネの部分を締めることができました．

あまり締めたり緩めたりを繰り返しますと，このクラスプ，バネ部分の金属が金属疲労を起こして折れてしまいます．もう自分ではこの部分はいじらないで下さいね．

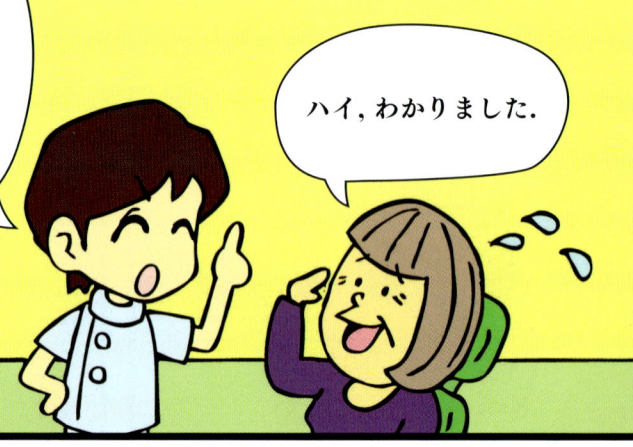

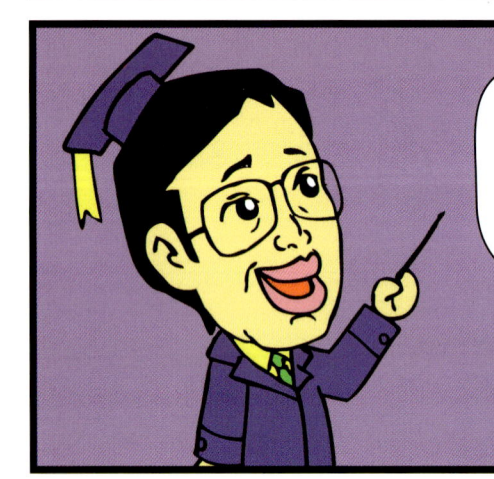

ハイ，わかりました．

部分床義歯，とくにクラスプデンチャーが急に緩くなって，咀嚼時も会話時も義歯の維持がなくなってしまったような場合には，ほとんどがクラスプの維持部が破折してしまったか，鉤先部が開いてしまっています．

しかし，ここで注意しなければならないのは，欠損部顎堤と義歯床との適合が大きく悪化した場合にも，同様なトラブルが生じます．ですから口腔内で必ず，手でレスト部分や義歯床の人工歯部分を押してみて，動きがないかを確認しておく必要があります．このようなときにクラスプの維持部を締めてしまいますと，維持歯への為害作用が増大し，動揺度が大きくなってしまうので，くれぐれも気をつけましょう．

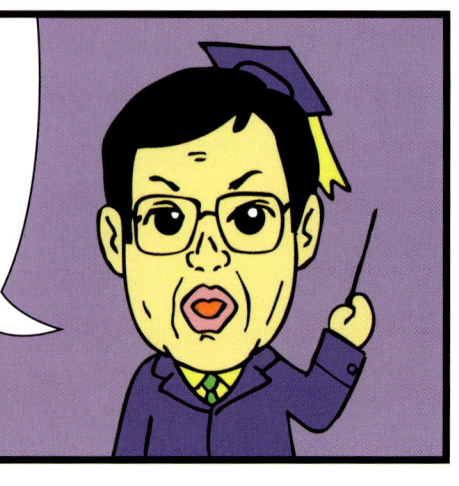

義歯のクラスプの調整

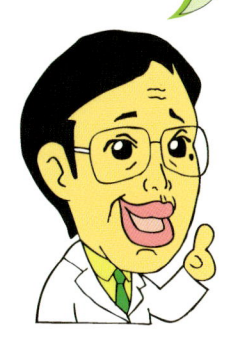

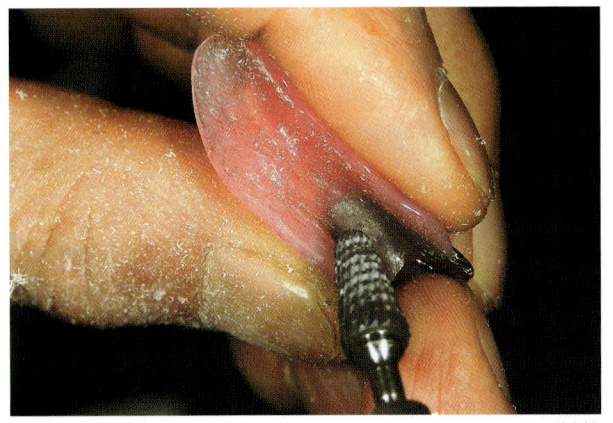

義歯粘膜内面ではなく，辺縁のアンダーカットのみを調整する．

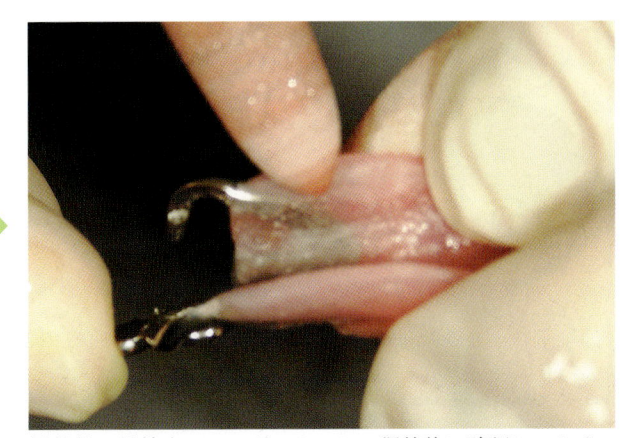

最終的に維持力やアンダーカットの調整後に確認しておく．

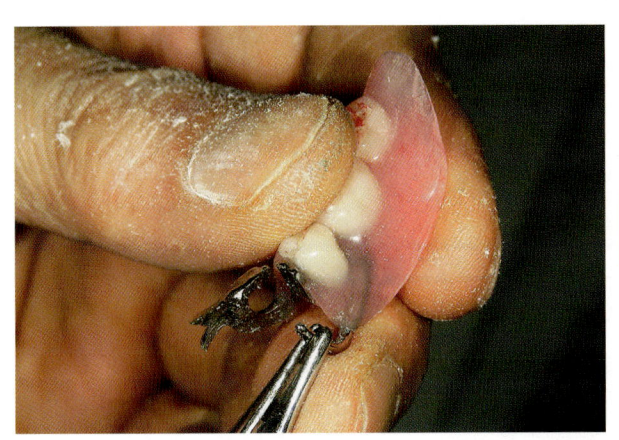

弱くなったクラスプの維持力調整は，プライヤーで鉤尖部を締めることもある．

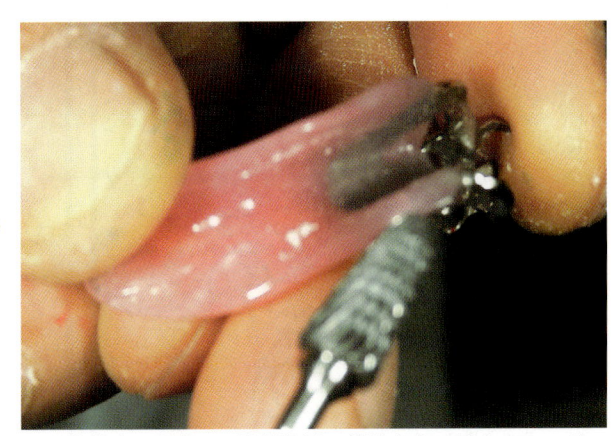

部分床義歯の調整は，維持装置の着脱方向に対するアンダーカット部の削除も必要な処置になってくる．

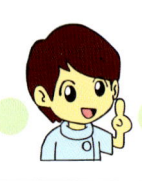

chapter 1 部分床義歯の修理法

case study

維持歯の1本が喪失し，そのほかは健全であるケース

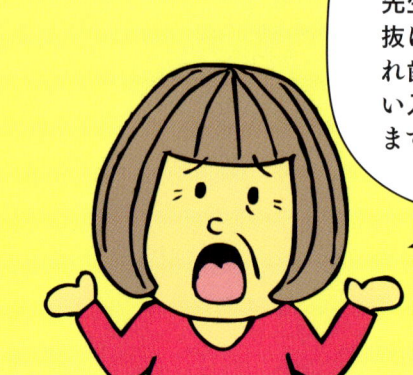

先生，入れ歯を支えていた歯が1本抜けてしまいました．抜けてから入れ歯のなかに食べ物のカスがいっぱい入るようになったのですが，直りますか？

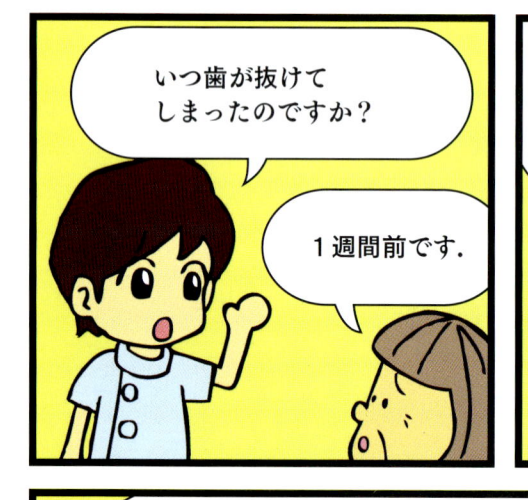

いつ歯が抜けてしまったのですか？

1週間前です．

あまり長い間抜けたままにしておきますと，入れ歯が壊れたり咬み合わせが狂ったりして，作り直さないといけないことがあります．1週間くらいなら大丈夫だと思いますよ．

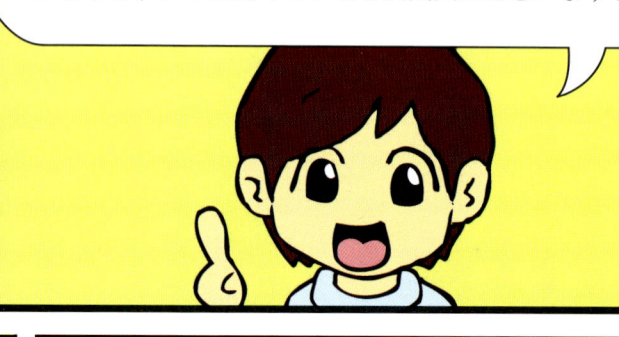

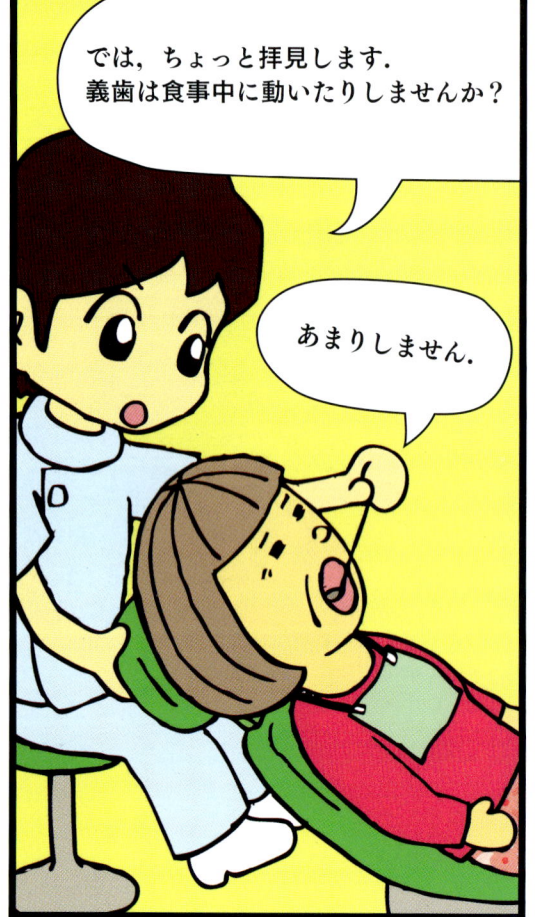

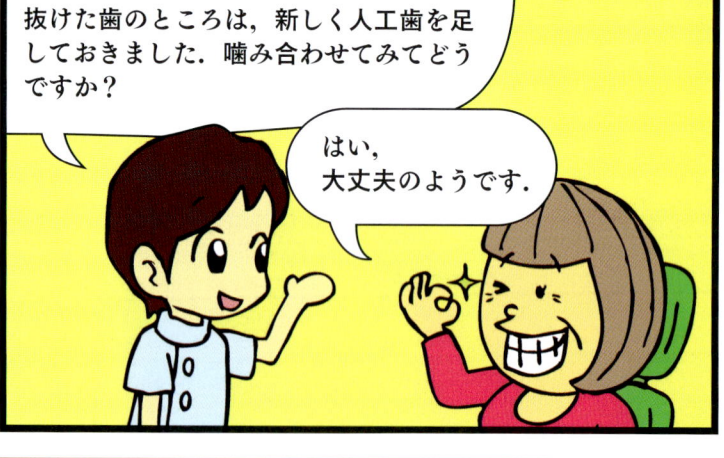

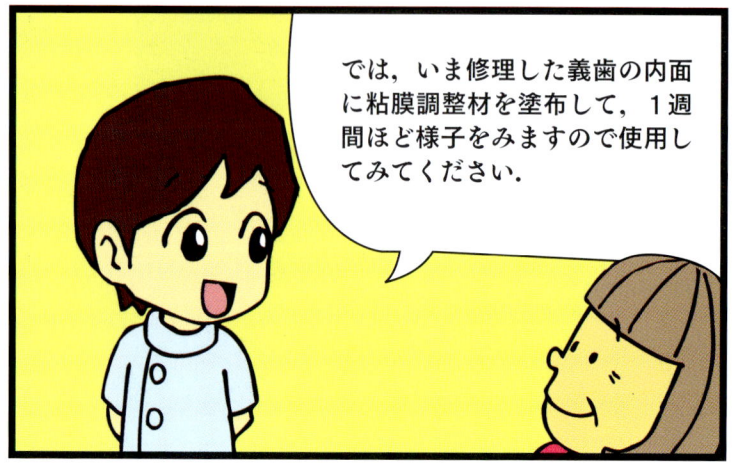

では，ちょっと拝見します．義歯は食事中に動いたりしませんか？

あまりしません．

抜けた歯のところは，新しく人工歯を足しておきました．噛み合わせてみてどうですか？

はい，大丈夫のようです．

では，いま修理した義歯の内面に粘膜調整材を塗布して，1週間ほど様子をみますので使用してみてください．

55

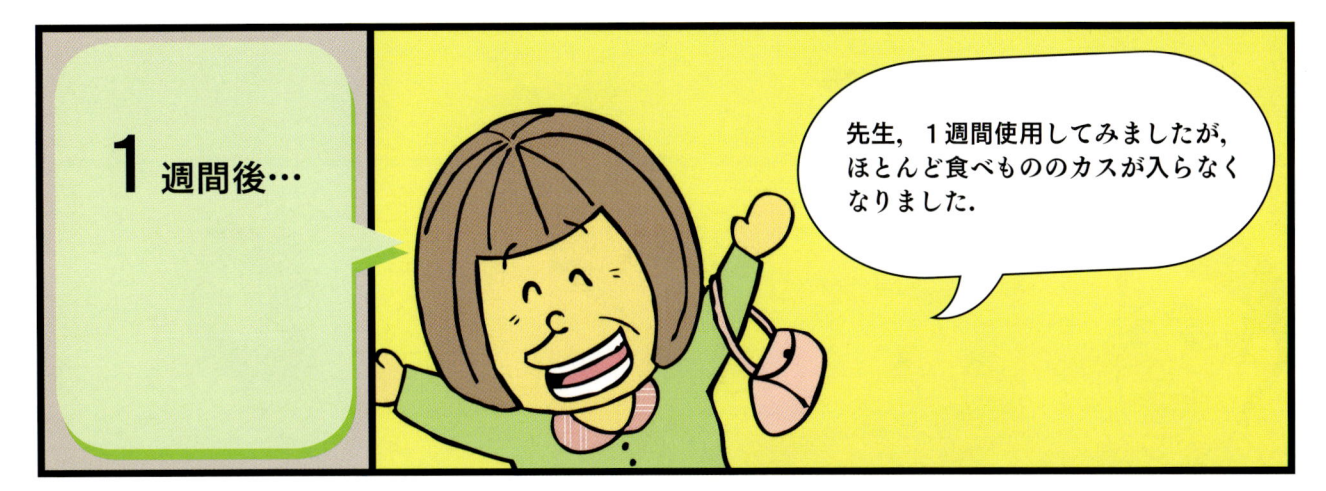

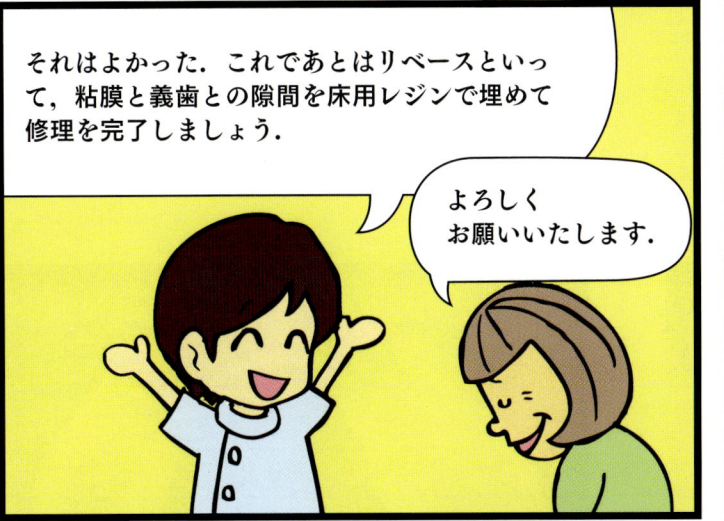

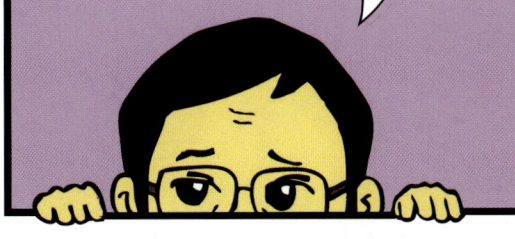

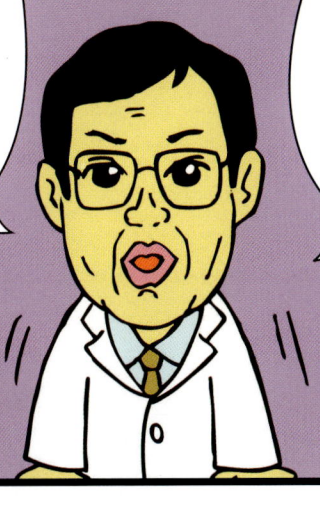

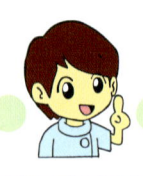

chapter 1　部分床義歯の修理法

人工歯の追歯修理

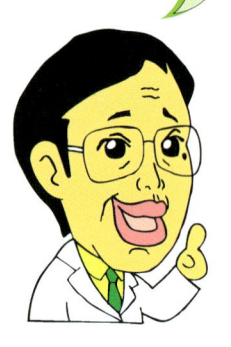

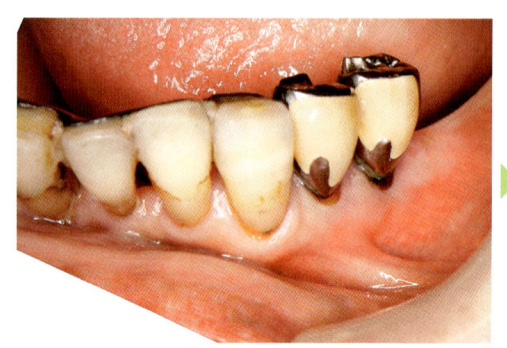

「5は歯周炎であった．

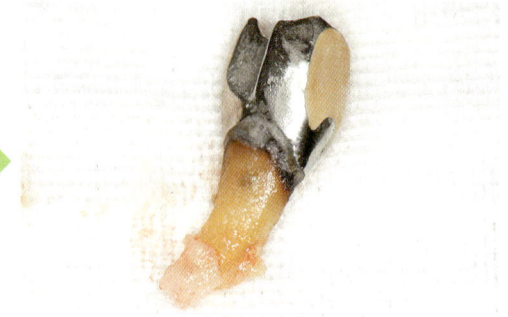

突如，義歯の脱着時に維持歯が抜けてしまった．

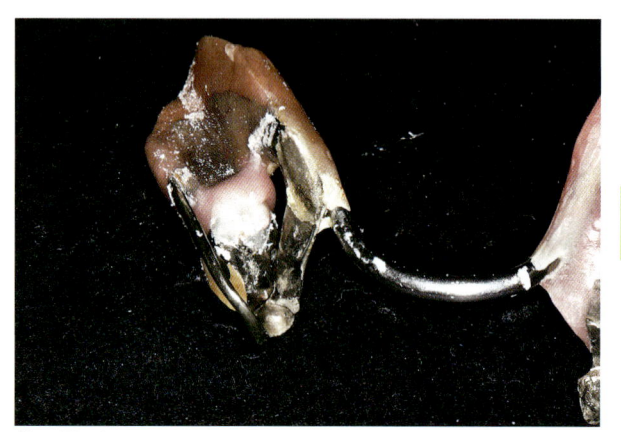

他に問題がなかったので，そのクラウンを利用して人工歯とした．接着性レジンを利用して追歯修理を終えた．

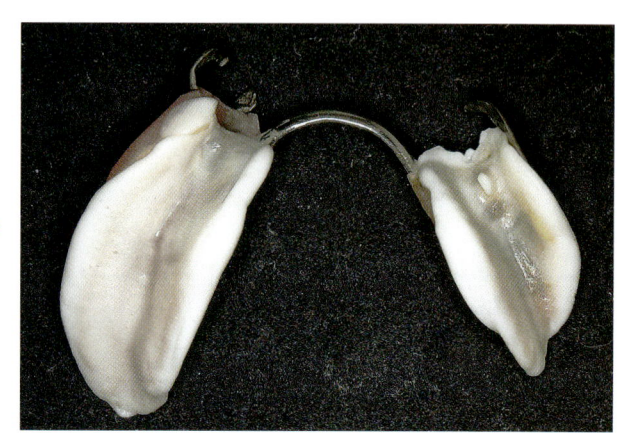

粘膜調整剤を用いて粘膜調整を行い，その面を動的印象面として間接リベースに利用した．

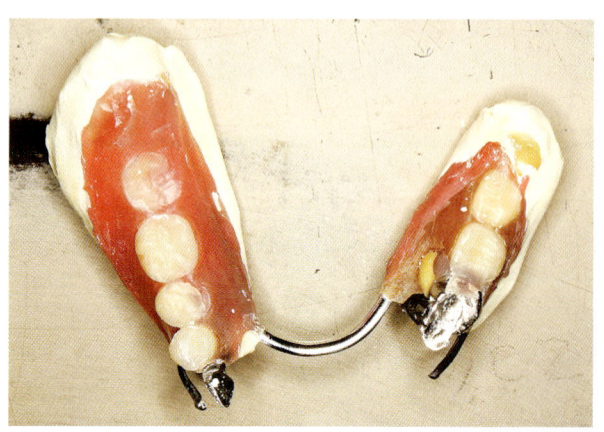

間接リベースを行うが，患者の時間がないため，ノンフラスキング法を用いて2時間後にリベースを終了した．

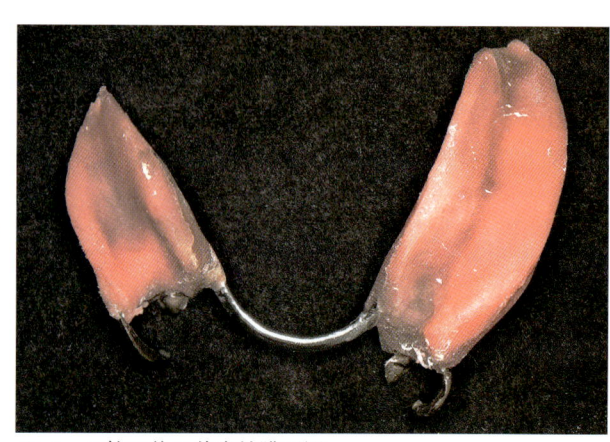

リベース終了後の義歯粘膜面観．

case study

維持歯を喪失し，部分床義歯が使えなくなったケース

参照：P.94〜100
　　　P.148〜156

先生，昨日，入れ歯を外そうとしたら，歯も一緒に抜けてしまったのですが？入れ歯を作り直さなければなりませんか？

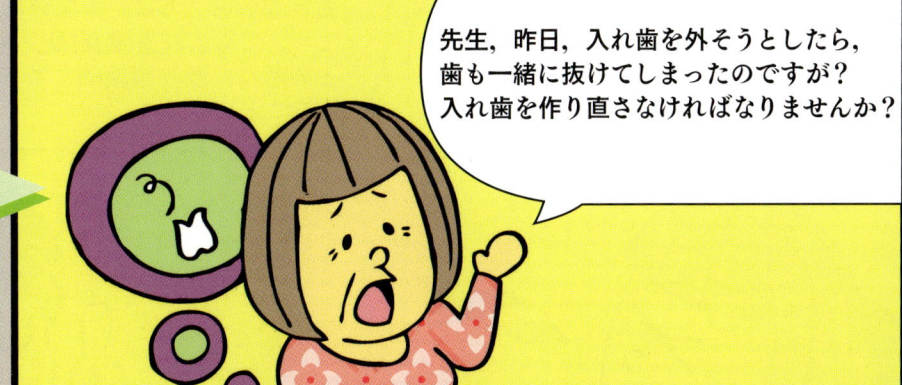

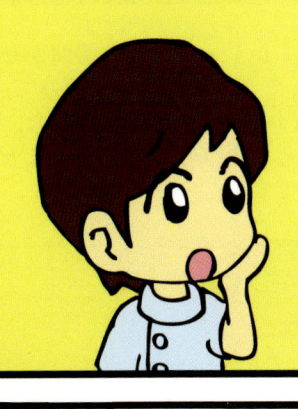

イヤー，何ともいえませんね，ちょっとお口のなかを拝見する前に，お口のなか全部のレントゲン写真を撮ってみましょう．

はい，わかりました．

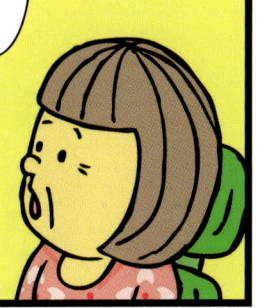

その後…

イヤー，いまレントゲンをみましたが，非常に厳しい状態ですね．

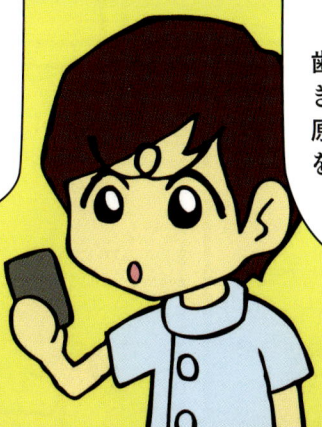

歯が抜けただけならば，修理はできます．あなたの場合には，その原因が咬合の不調和なので，義歯を作り直した方がよいと思います．

それと抜けた歯は上なのですが，咬み合わせの平面（咬合平面）が崩れています．できるならば下の義歯を再製作して，咬み合わせの平面を正常にします．その後に，その平面を基準にして上の義歯を作り直すことをお勧めします．

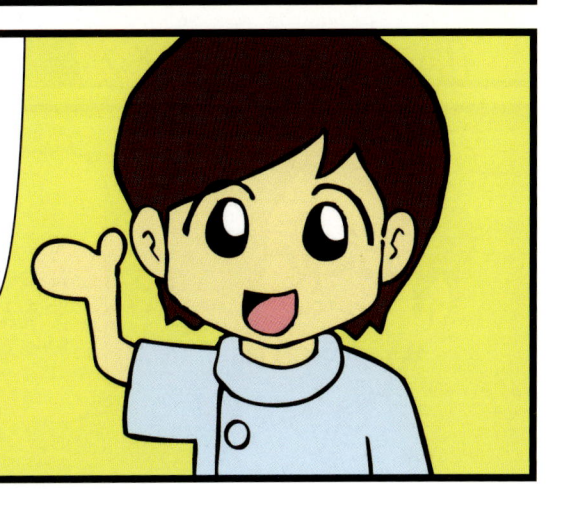

chapter 1 部分床義歯の修理法

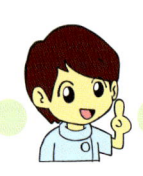

エー，そんなに大変なんですか！私はちょっと上の入れ歯に歯を足せばよいのだろうと思っていました．

歯がないところに，人工の歯を足すだけならば簡単なのです．でも入れ歯（義歯）は，人工歯で咀嚼機能を回復すると同時に，残存諸組織に為害作用を及ぼさないことが大事なことなのです．

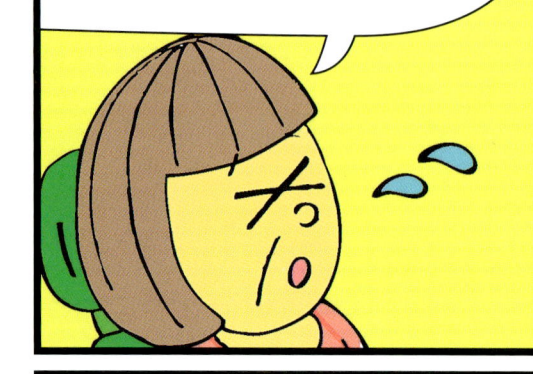

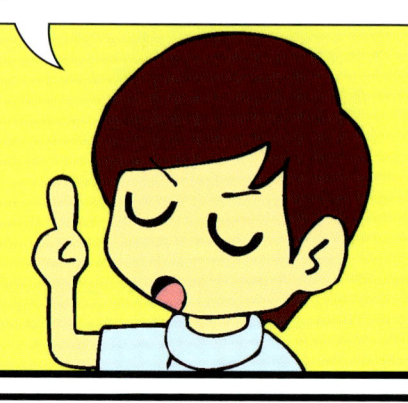

もっと簡単にいえば，ただ歯のないところを，何かで埋めればよいのではないのです．

わかりました？

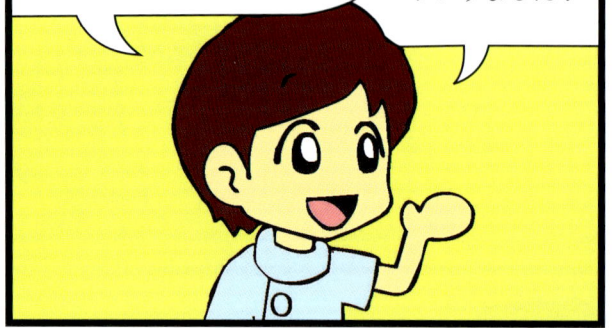

そうだったのですか！　いままで時間がないので，すぐ治してくれればよいと思って，歯を抜いては入れ歯を作っていました．いま考えれば，そのようなことはいいことではなかったのですね．

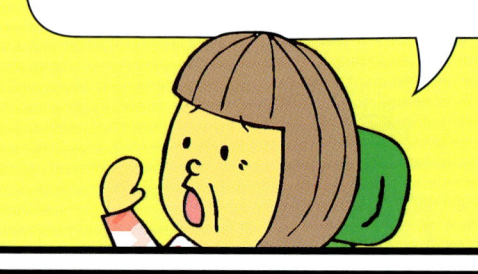

そのとおりです．
では新しく製作しましょう．

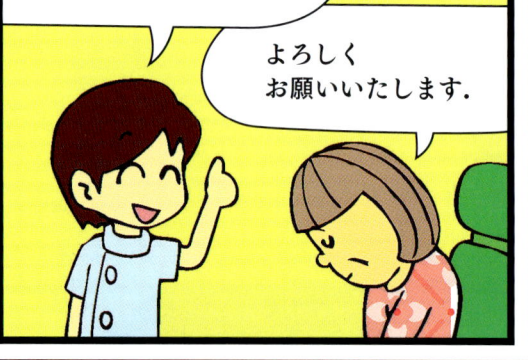

よろしくお願いいたします．

咬合平面の不適正は，咬合高径を適正に保つことは可能かもしれません．しかし，側方および前方運動時に，早期接触や運動障害が生じる原因になります．

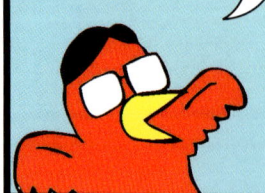

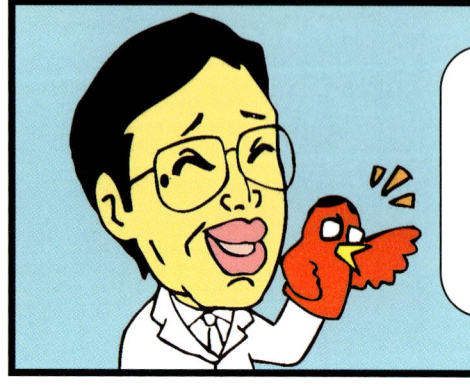

ですから咬合関係の適正化を図ることが，欠損補綴においてはとても大事なことなのです．これを無視すると補綴処置は砂上の楼閣と同じように，崩れていってしまうのです．

維持歯がカリエスで完全に崩壊した部分床義歯の修理

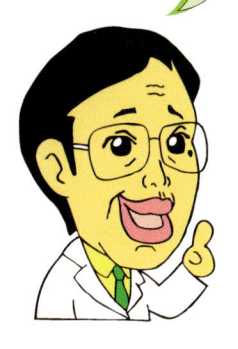

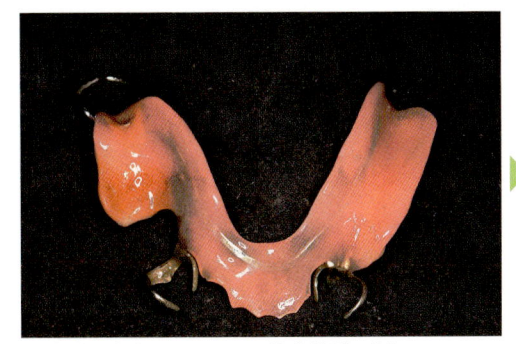

装着後3年経過した下顎義歯粘膜面観.

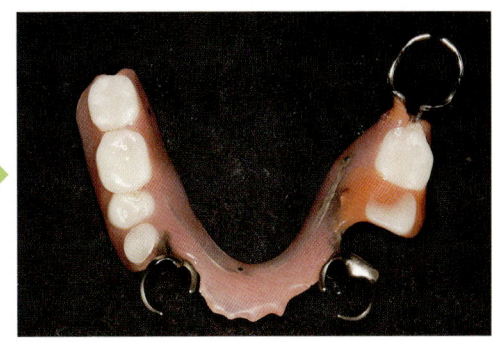

同咬合面観.

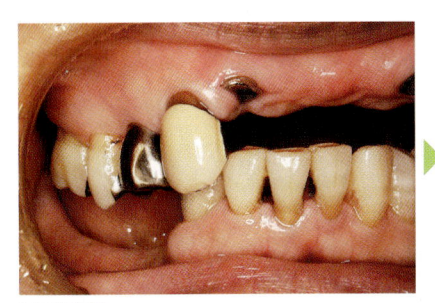

同正面観.

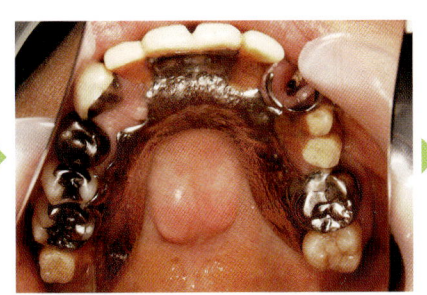

上顎義歯の咬合面観.

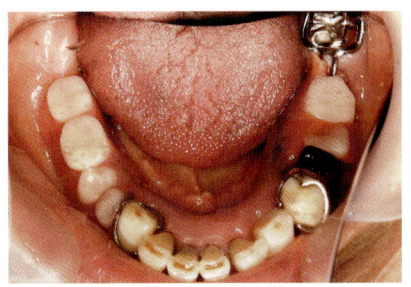

下顎義歯の咬合面観. 右側の床は短いことも確認できる.

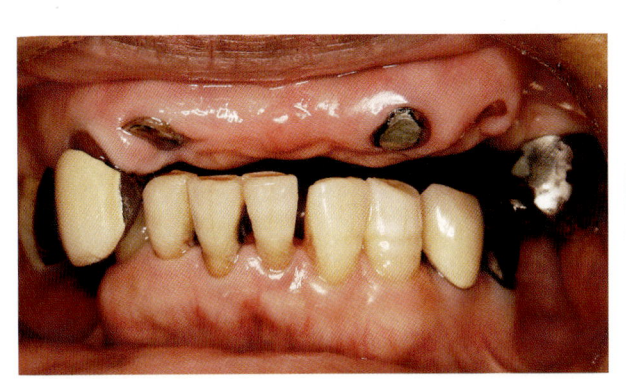

前後左右のすれ違い咬合.

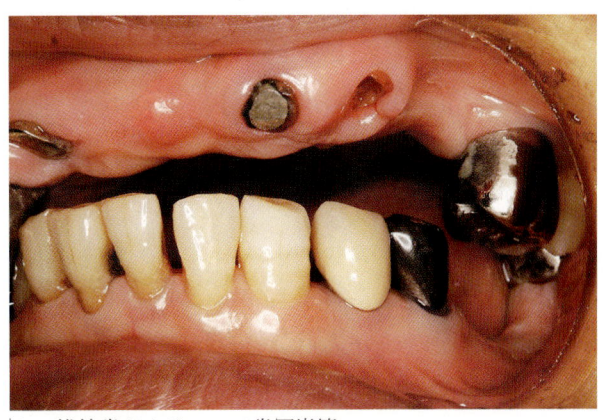

|3 の維持歯がカリエスで歯冠崩壊.

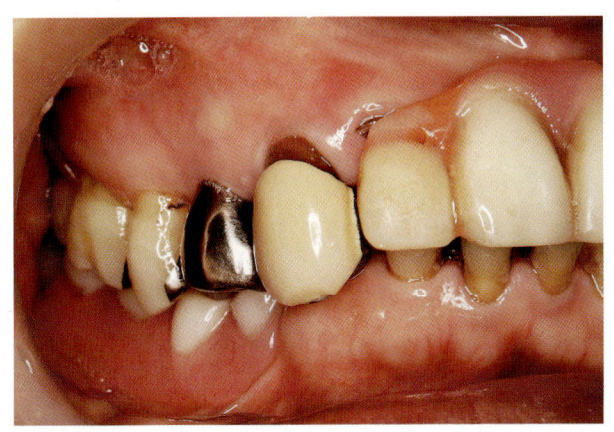

同右側面観.

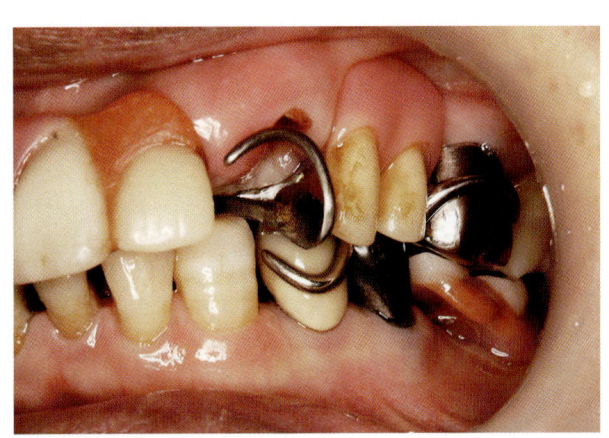

同左側面観.

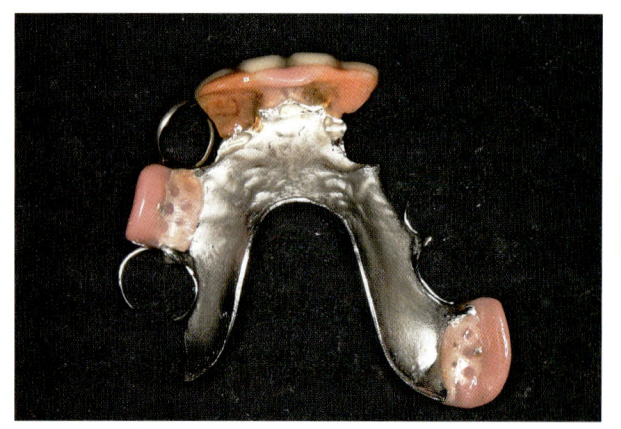

chapter 1 部分床義歯の修理法

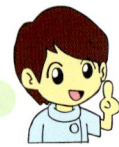

上顎義歯粘膜面観．クラスプも破折している．

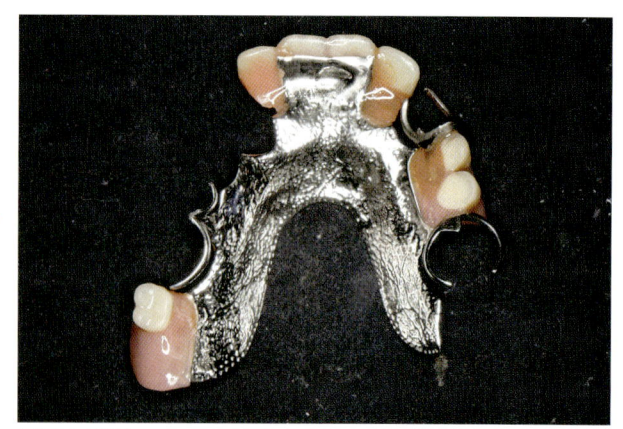

同咬合面観．

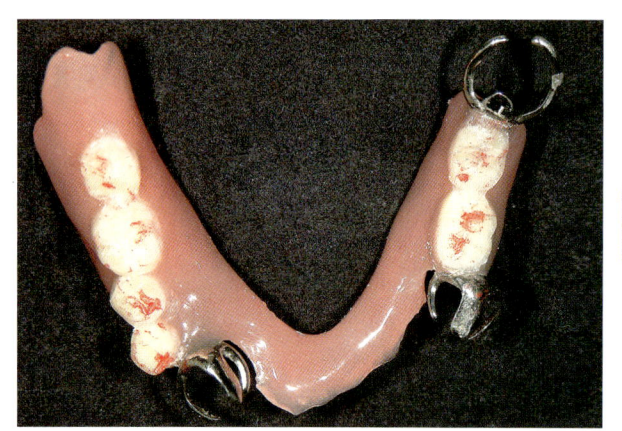

下顎の新製義歯．

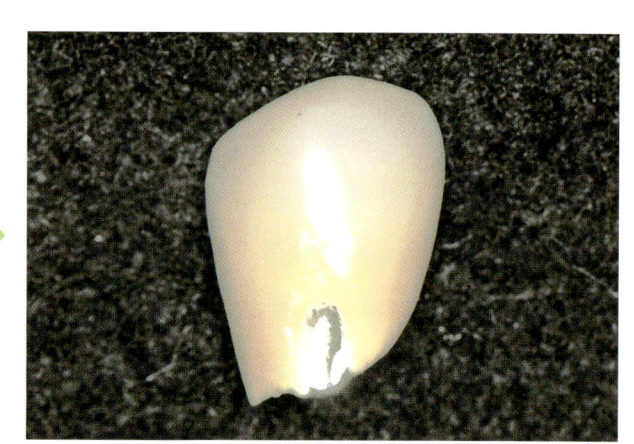

最終的な上顎の維持歯の前装冠．イバーのチップが触れる部分はメタルである．

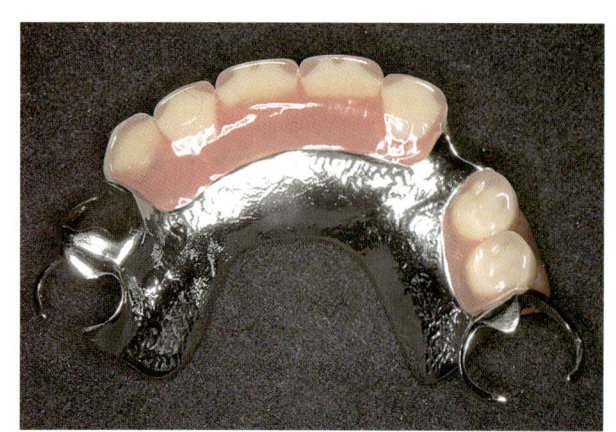

上顎の新製義歯である．

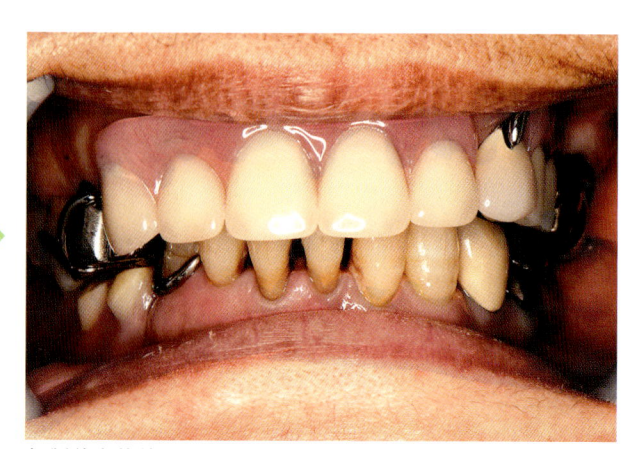

新製義歯装着時の正面観．

case study

維持歯を歯周炎で抜歯（維持装置の再製作）

参照：P.94〜100
P.148〜156

—— 先生，はじめまして．よろしくお願いいたします．ところで先生，1週間ぐらい前から歯が痛くて噛めないのです．

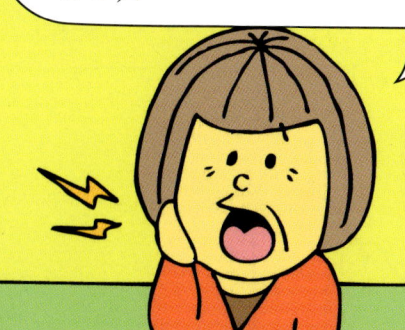

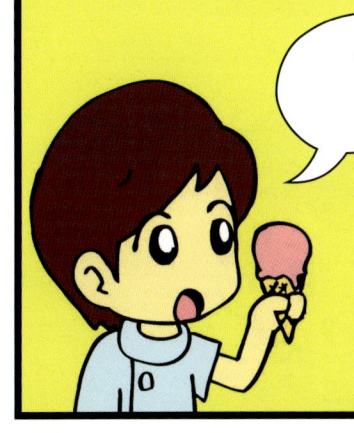

—— 冷たいものはしみますか？

—— いいえ，そういう痛みではないのです．私，下に入れ歯を入れているのですが，どうもそのバネをかけている歯が痛いように思えるのですが？

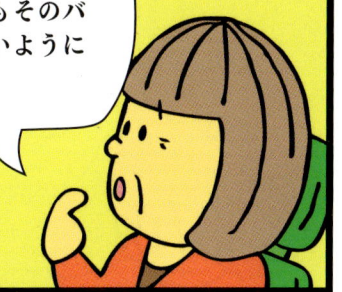

—— そうですか．噛んだときに，少しその歯が高い感じがしますか？

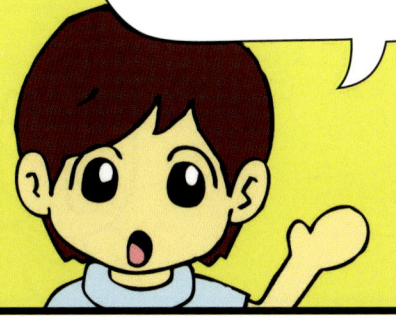

—— いいえ，そんな感じはしません．

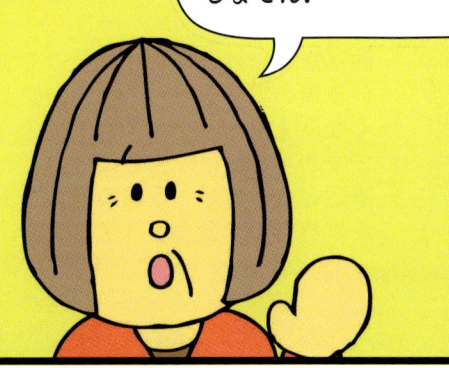

—— わかりました．では，ちょっとレントゲンを撮ってみましょう．

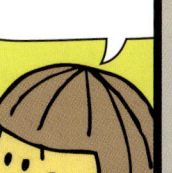

—— ハイ，お願いいたします．

撮影中

—— わかりました．

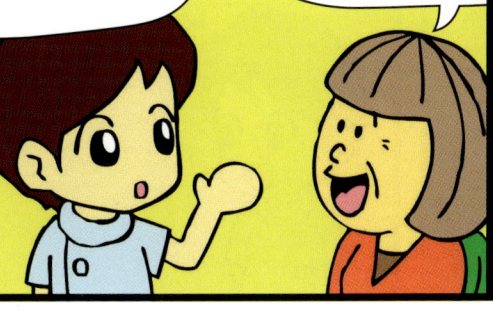

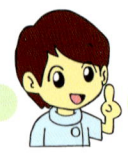

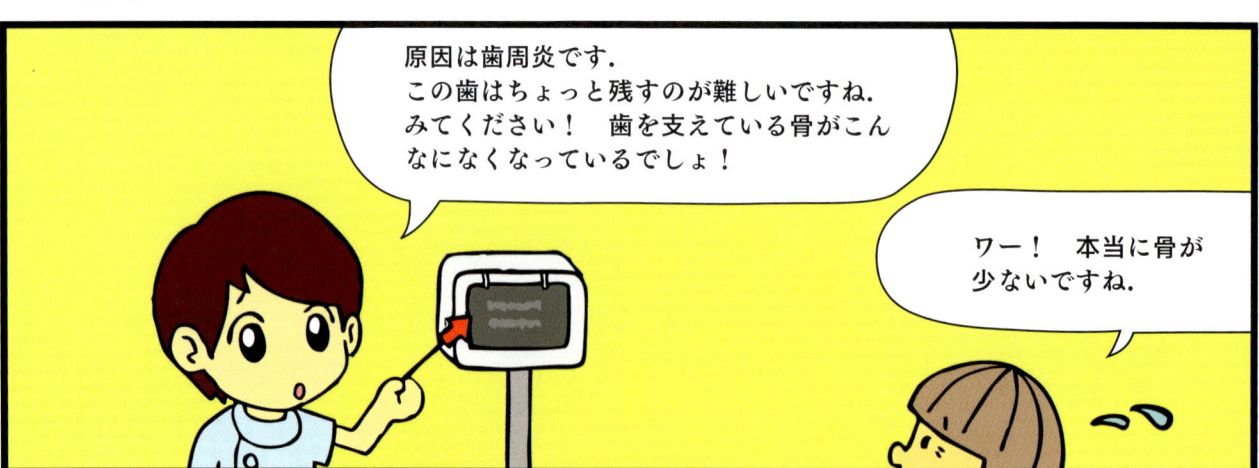

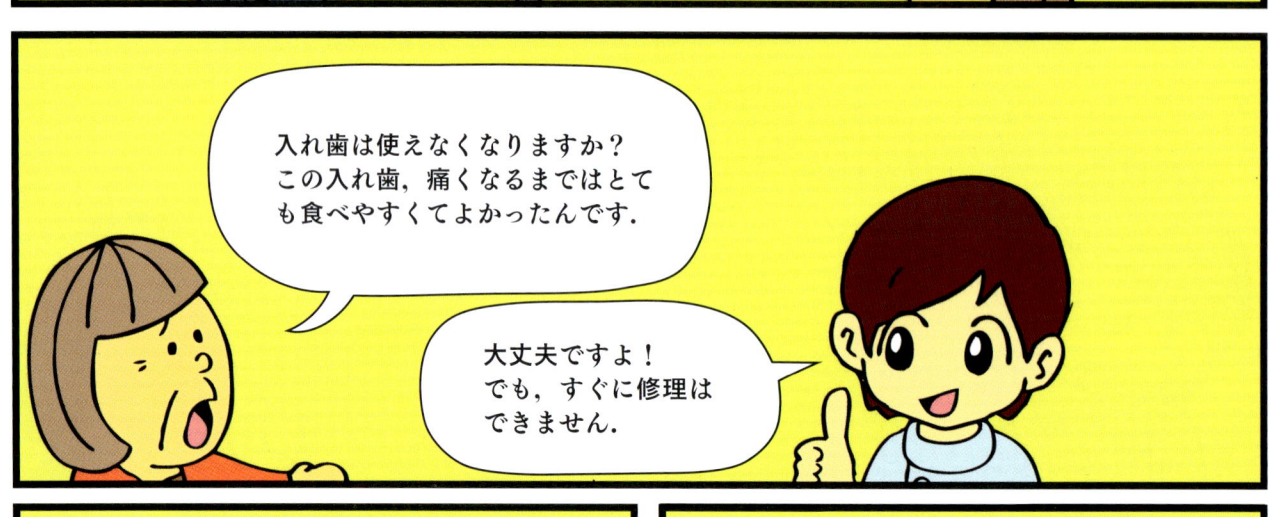

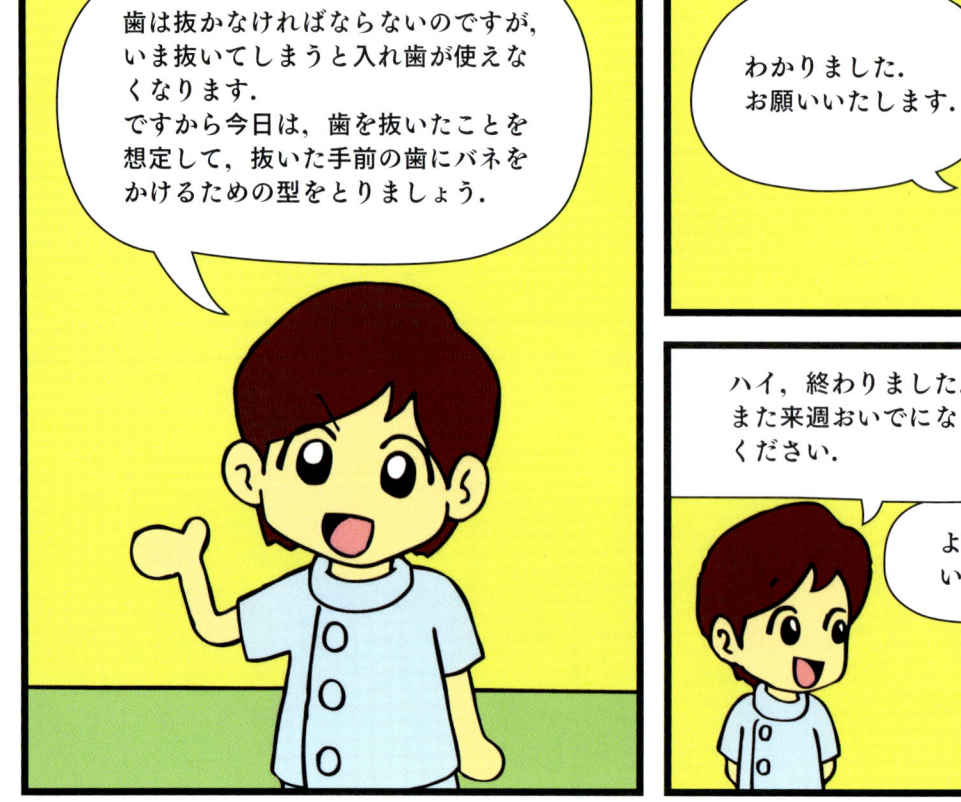

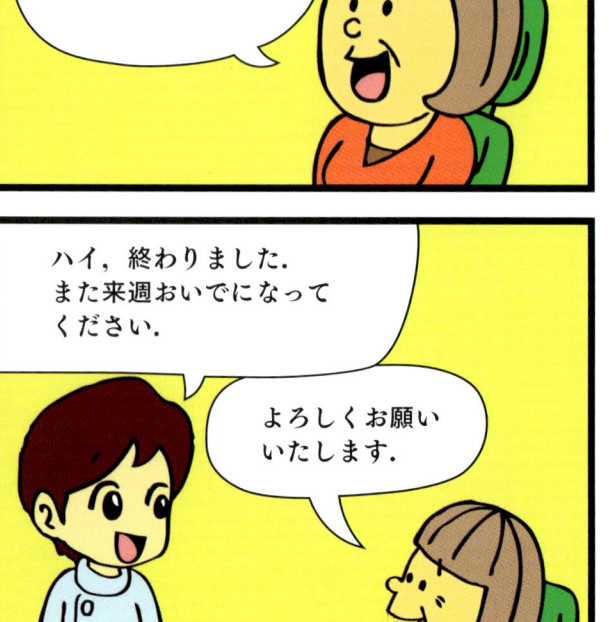

chapter 1 部分床義歯の修理法

原因は歯周炎です．
この歯はちょっと残すのが難しいですね．
みてください！ 歯を支えている骨がこんなになくなっているでしょ！

ワー！ 本当に骨が少ないですね．

入れ歯は使えなくなりますか？
この入れ歯，痛くなるまではとても食べやすくてよかったんです．

大丈夫ですよ！
でも，すぐに修理はできません．

歯は抜かなければならないのですが，いま抜いてしまうと入れ歯が使えなくなります．
ですから今日は，歯を抜いたことを想定して，抜いた手前の歯にバネをかけるための型をとりましょう．

わかりました．
お願いいたします．

ハイ，終わりました．
また来週おいでになってください．

よろしくお願いいたします．

1週間後

先生，できました？
この1週間は，先生がお薬をだしていただいたので何とか大丈夫でした．

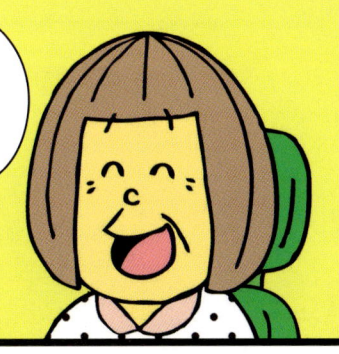

それはよかったですね．
今日からは大丈夫だと思いますよ．
では義歯をはずしてください．
作ったバネが入るか，ちょっと抜く前に歯の上の部分をカットして，試適してみましょう．
いいですね．

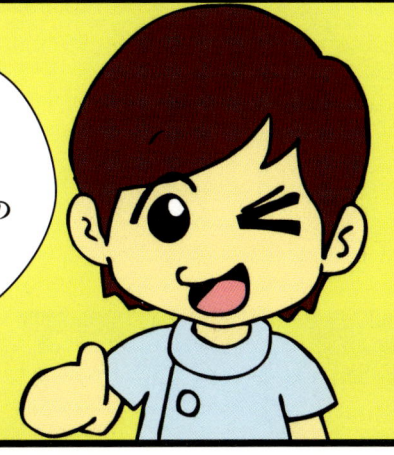

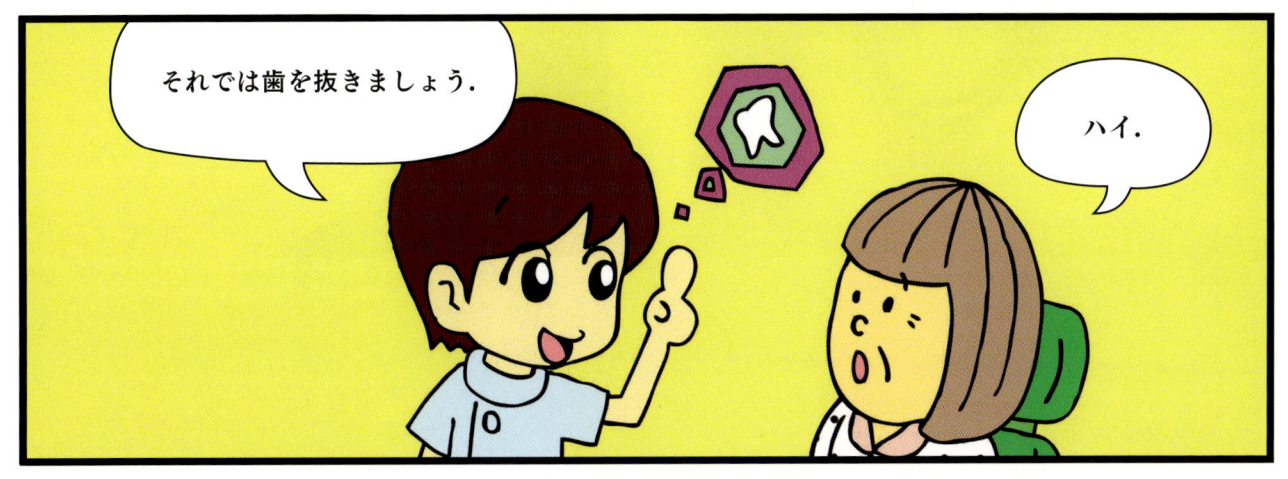

それでは歯を抜きましょう．

ハイ．

その後…

ハイ，できました．
義歯はどうですか？

大丈夫です．
ありがとうございました．

chapter 1　部分床義歯の修理法

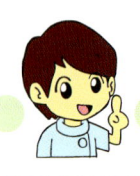

歯周炎で維持歯を抜歯するケース

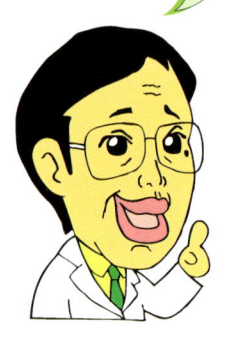

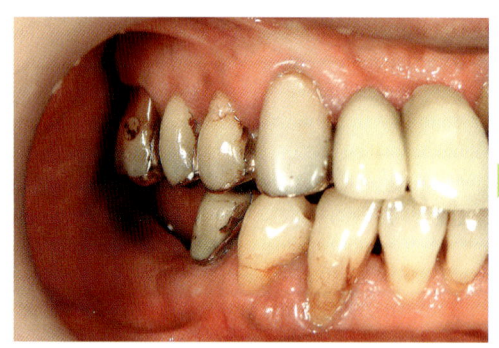

初診時の右側面観．この 5̅ に疼痛があった．

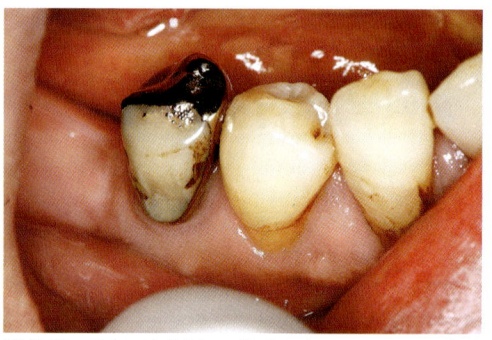

維持歯の 5̅ に咬合時の疼痛がある．レントゲン診断では，骨がなく保存不可能であった．よってその前方の歯に維持装置を設定して義歯の修理を行うために，印象採得する．

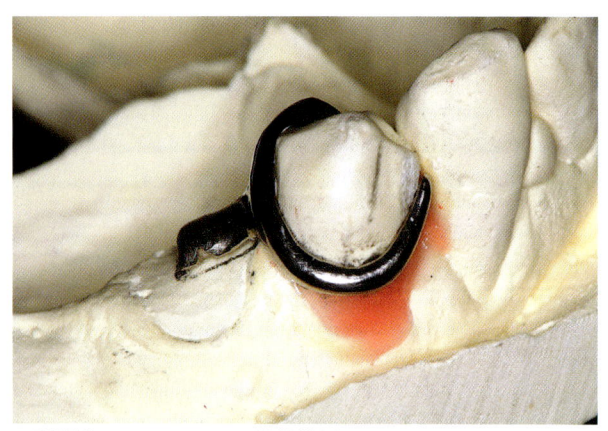

1週間後にできあがった維持装置．

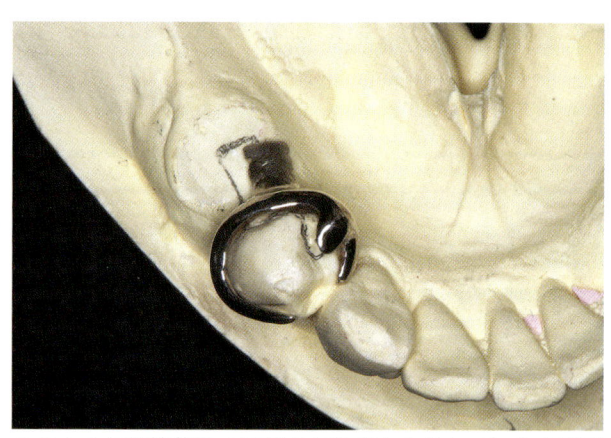

このように維持装置の脚部が歯槽頂から外れていたら再製作を行わなければならない．

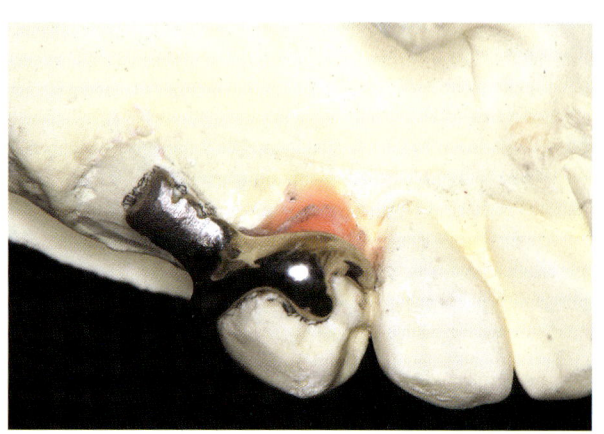

今回は確実に設定したどおりにできあがっている．

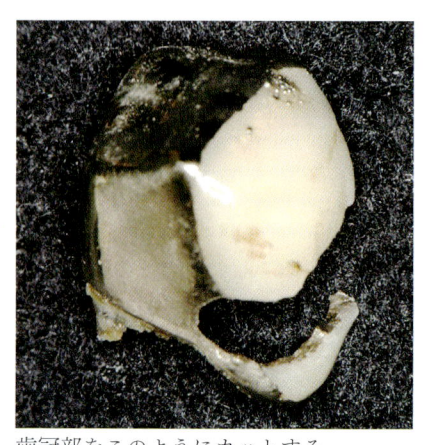

歯冠部をこのようにカットする．

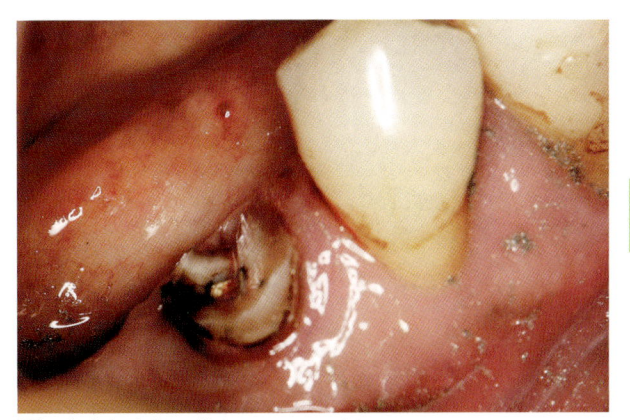

5|を歯肉縁上部で根をトリミングする．

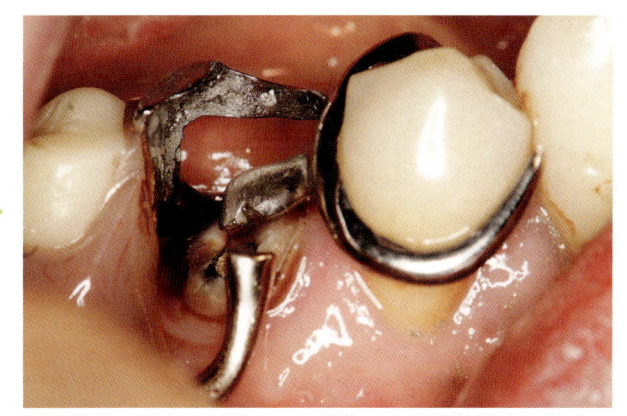

旧義歯を口腔内に試適して，製作した維持装置を口腔内の維持装置に装着して，その脚部が正常に位置しているかを確認する．

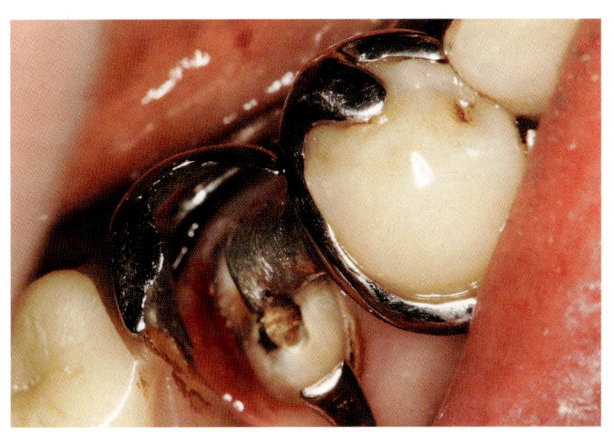

大事なチェックポイントは，脚部とレストの適合状態である．示したように確実なレストの適合状態が得られていることが必要である．

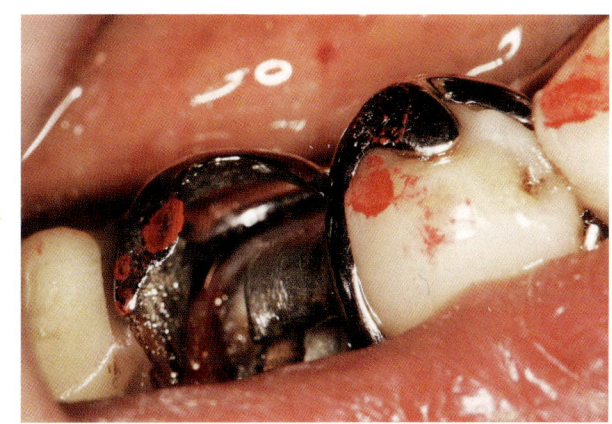

次に咬合紙を用いて咬合接触位置を確認する．旧義歯のレストと新製したレストが同時接触していることが望ましい．

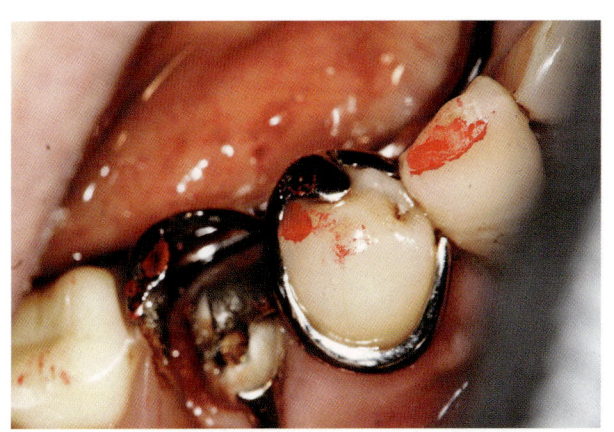

全体の咬合接触位置の関係を確認した後，装着に着手する．

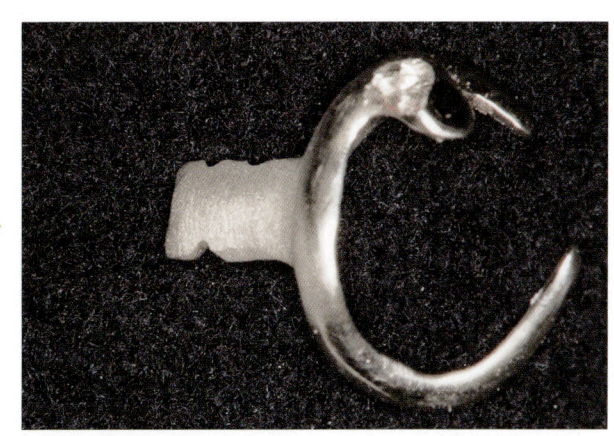

脚部にサンドブラストを行い，レジンの接着ができるように前処置をしておく．

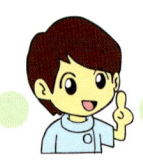

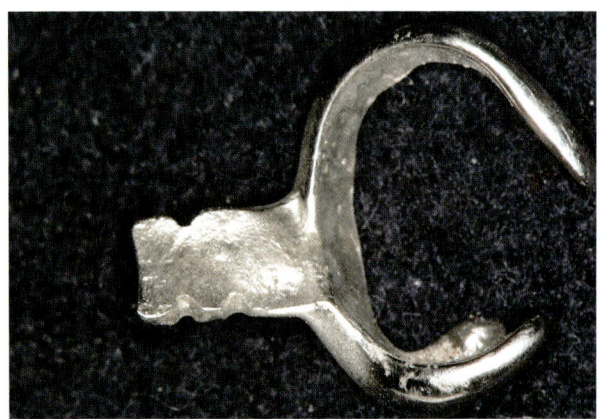

chapter 1 部分床義歯の修理法

脚部の粘膜面側にもサンドブラスト処置を行う．

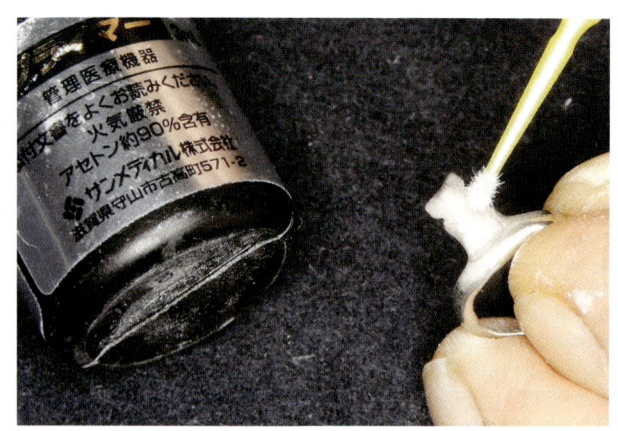

メタルプライマー（Vプライマー，サンメディカル）を塗布する．

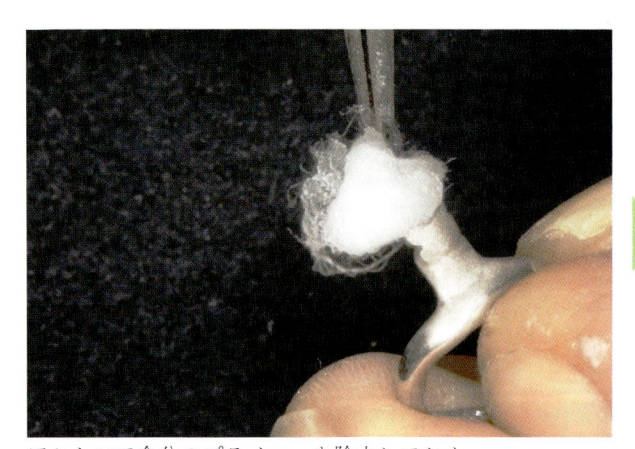

アセトンで余分のプライマーを除去しておく．

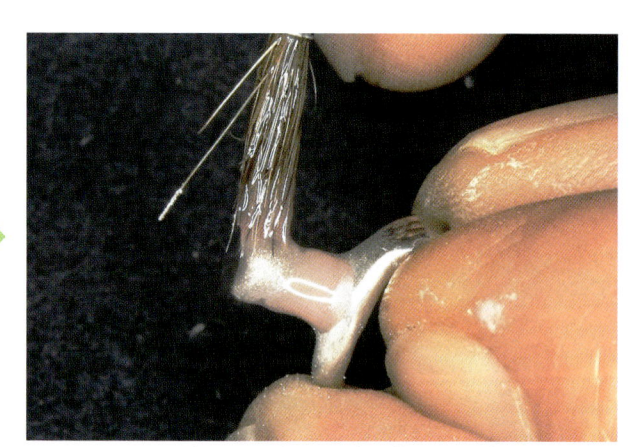

メタファースト（サンメディカル）を使用して金属とレジンとの接着を確実にする．

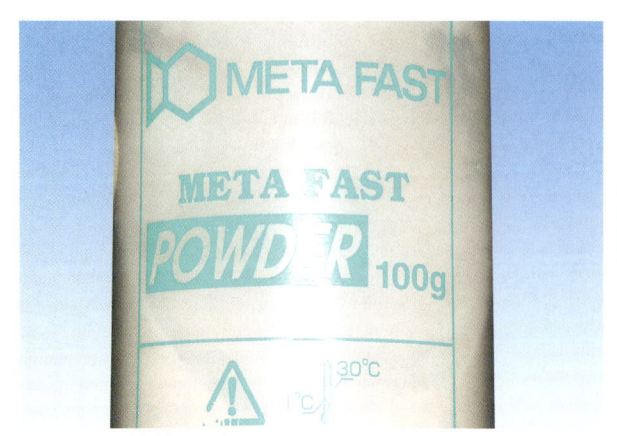

メタルとの接着が可能な即時重合レジンメタファースト（サンメディカル）である．

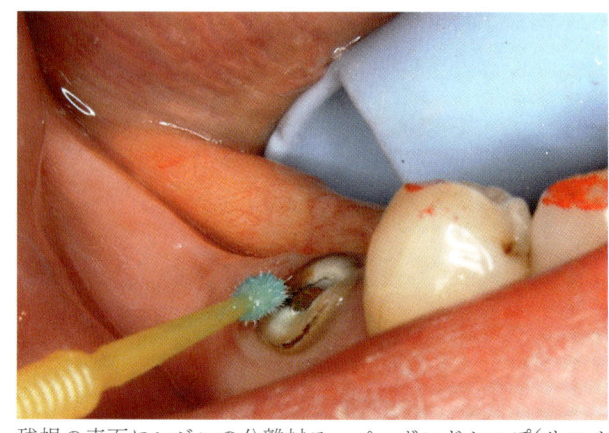

残根の表面にレジンの分離材スーパーボンドセップ（サンメディカル）を塗布しておく．

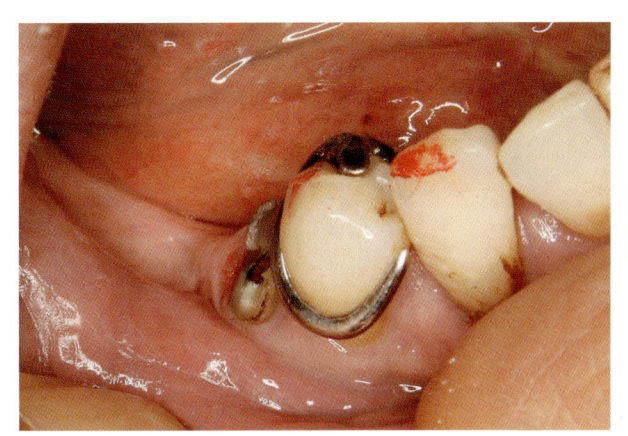

維持装置を口腔内に装着する．

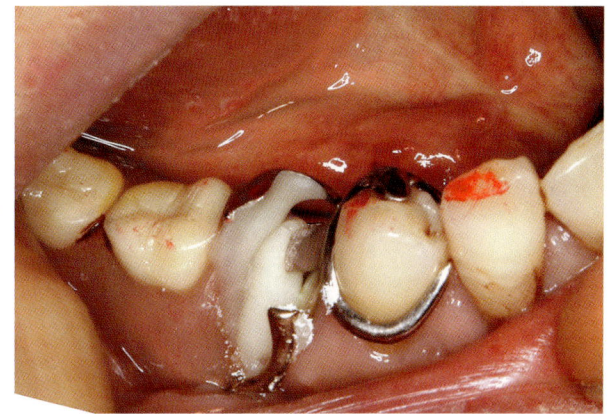

口腔内で義歯と維持装置を接着する．即時重合レジンを用いて少しずつ筆積みで接着していく．

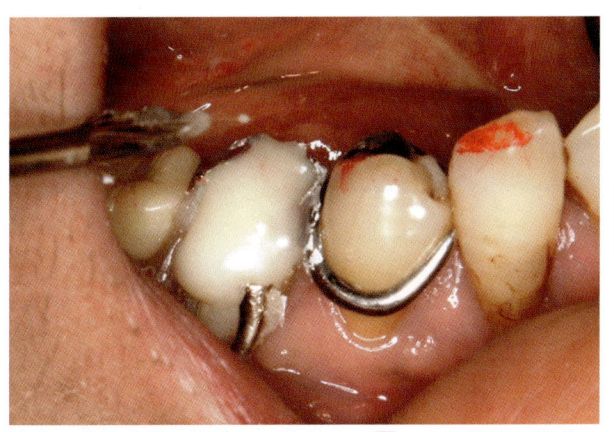

確実に維持装置を接着し，抜歯する 5| の人工歯をも築盛しておく．

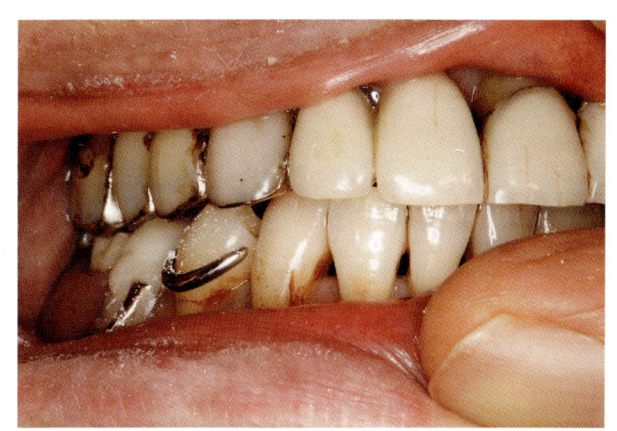

中心咬合位でレジン硬化まで口腔内で保持する．

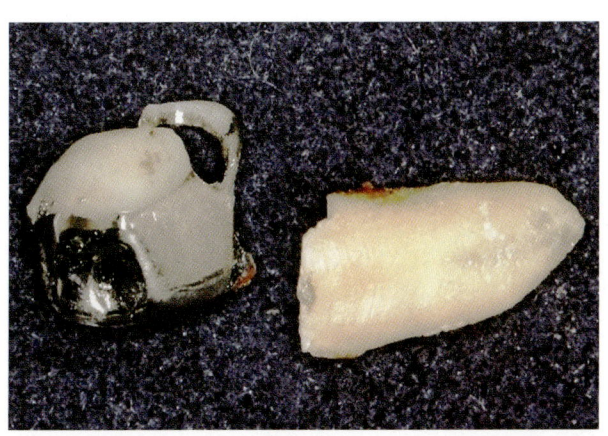

抜去した根とクラウン．即時重合レジンが硬化したら，口腔内から義歯を外し，残根を抜歯する．

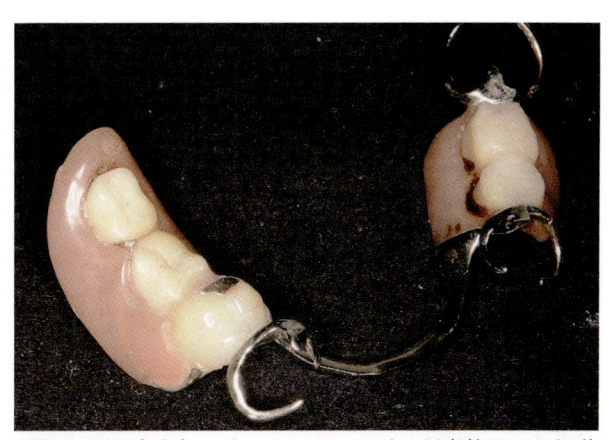

硬化した即時重合レジンをトリミングし研磨終了した旧義歯．

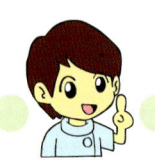

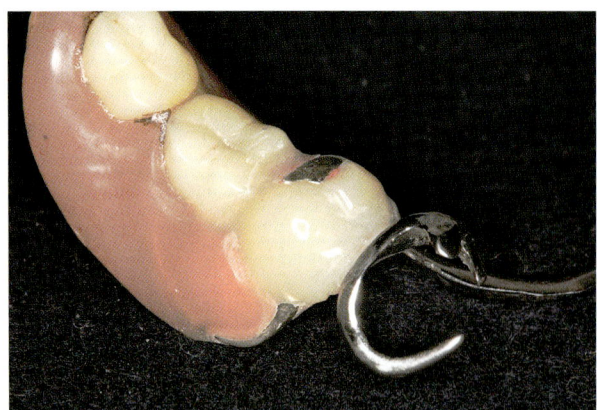

chapter 1 部分床義歯の修理法

確実に旧義歯のレストは咬合接触している．

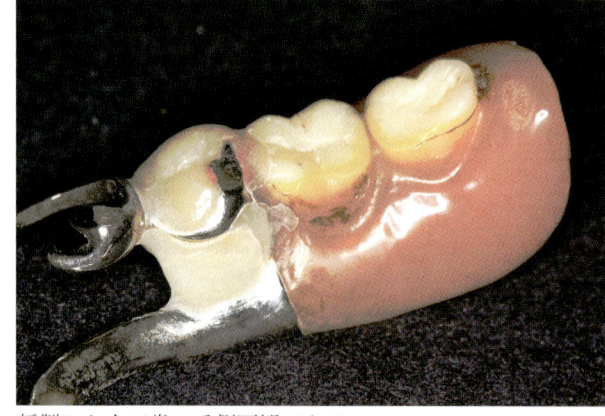

新製した人工歯の舌側面観である．

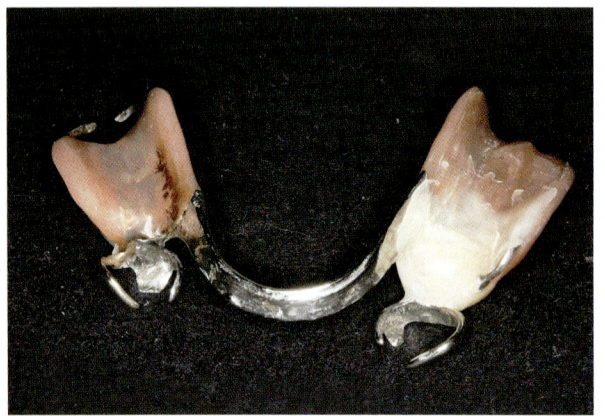

義歯粘膜面観．

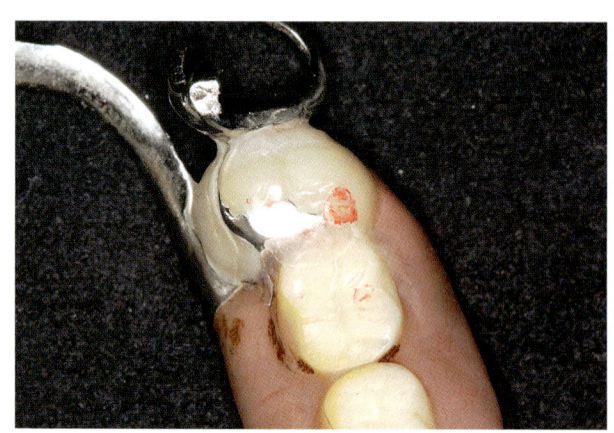

咬合調整を行う．

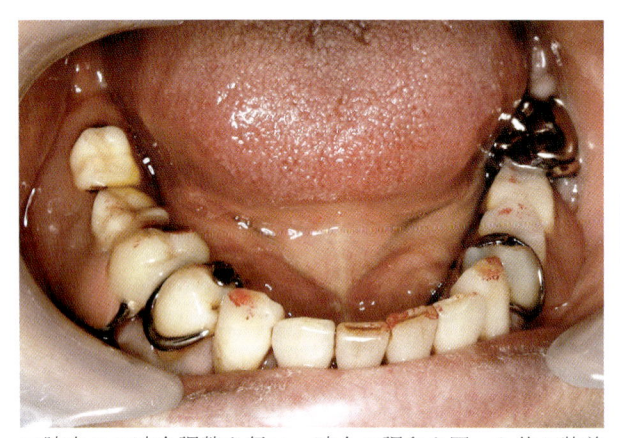

口腔内にて咬合調整を行い，咬合の調和を図った後に装着完了．

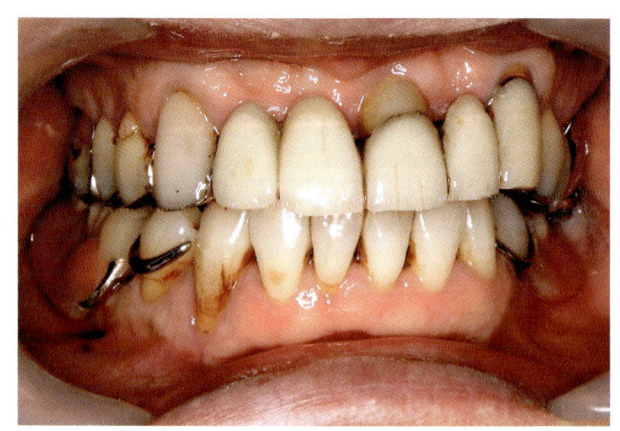

口腔内装着時の正面観．

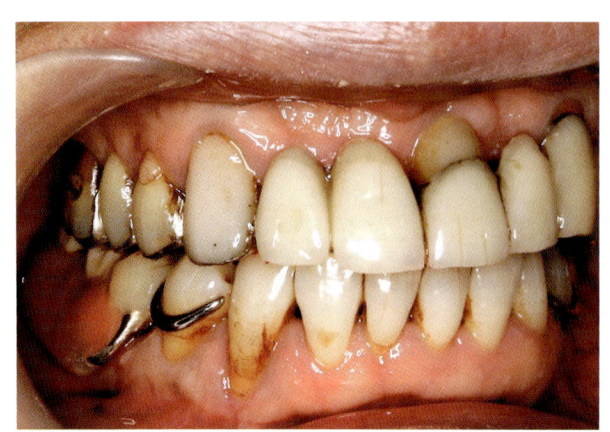

右側方面観．確実な咬合の回復が図られている．

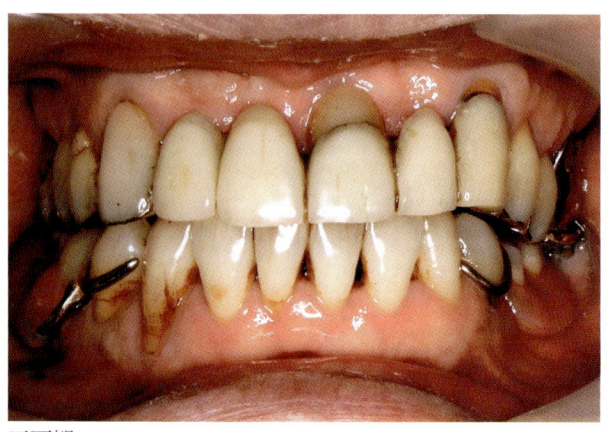

正面観．

69

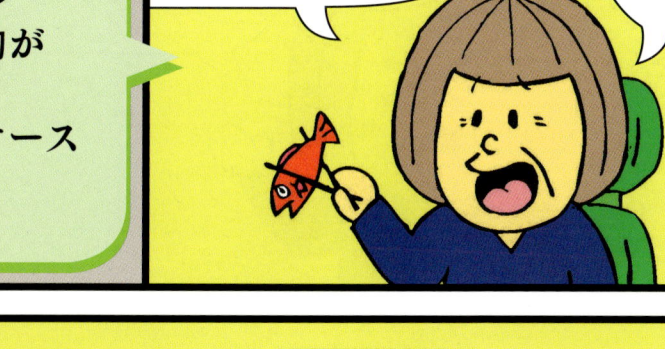

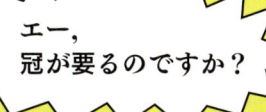

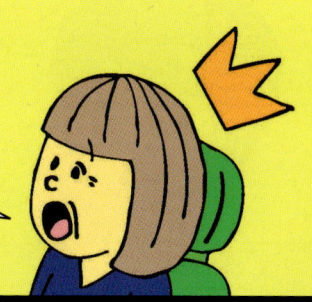

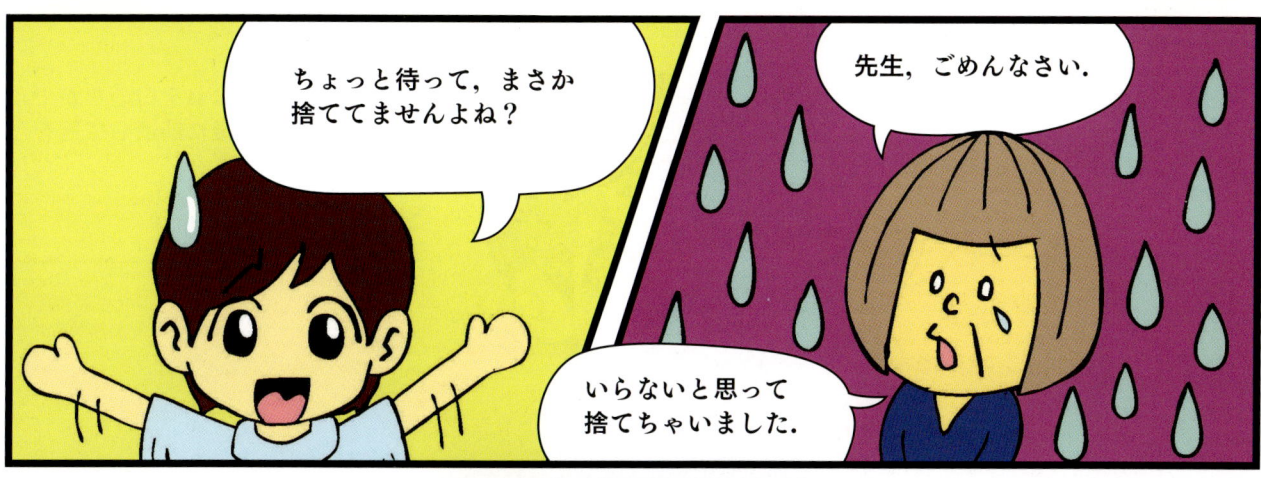

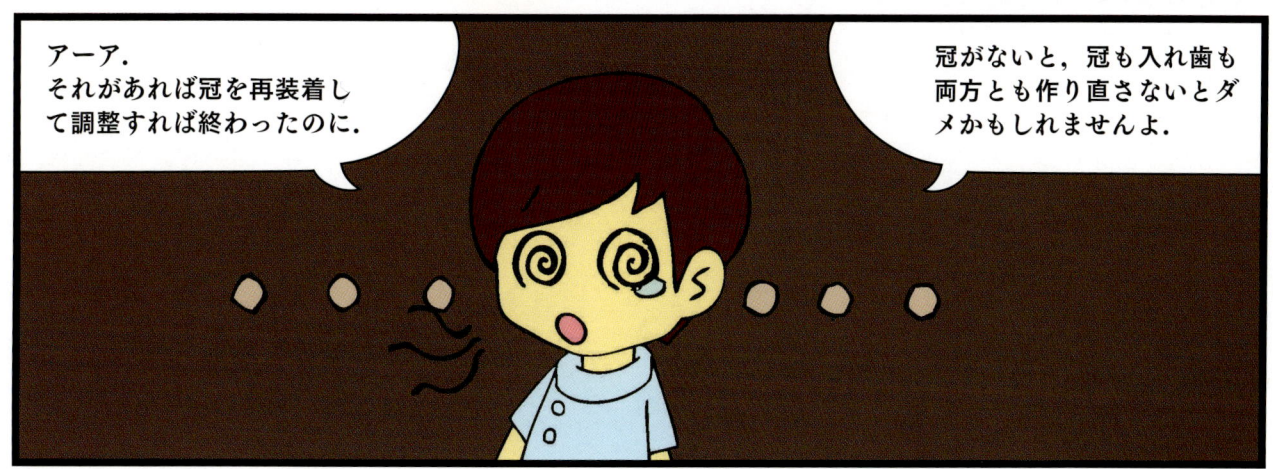

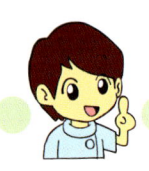

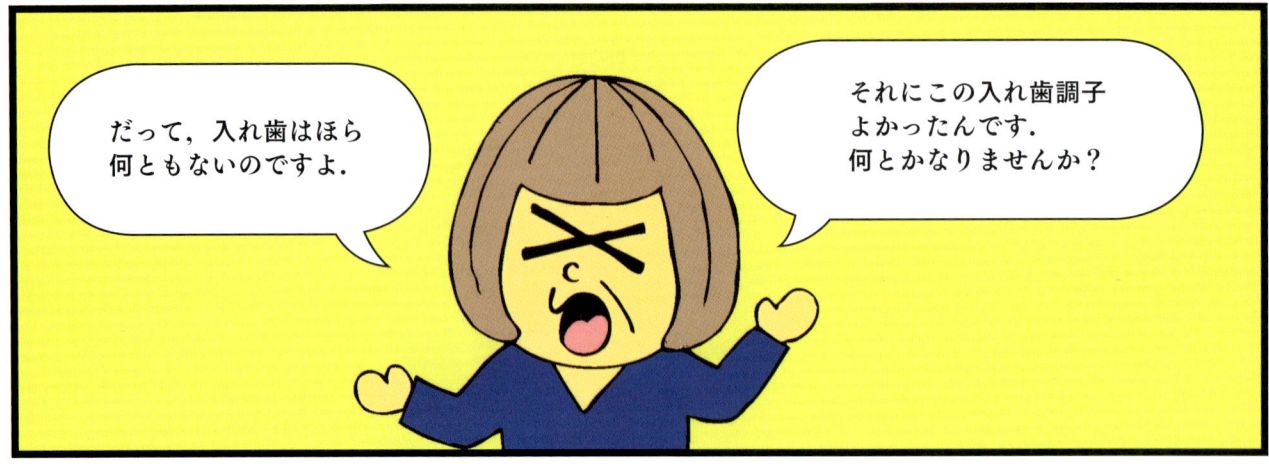

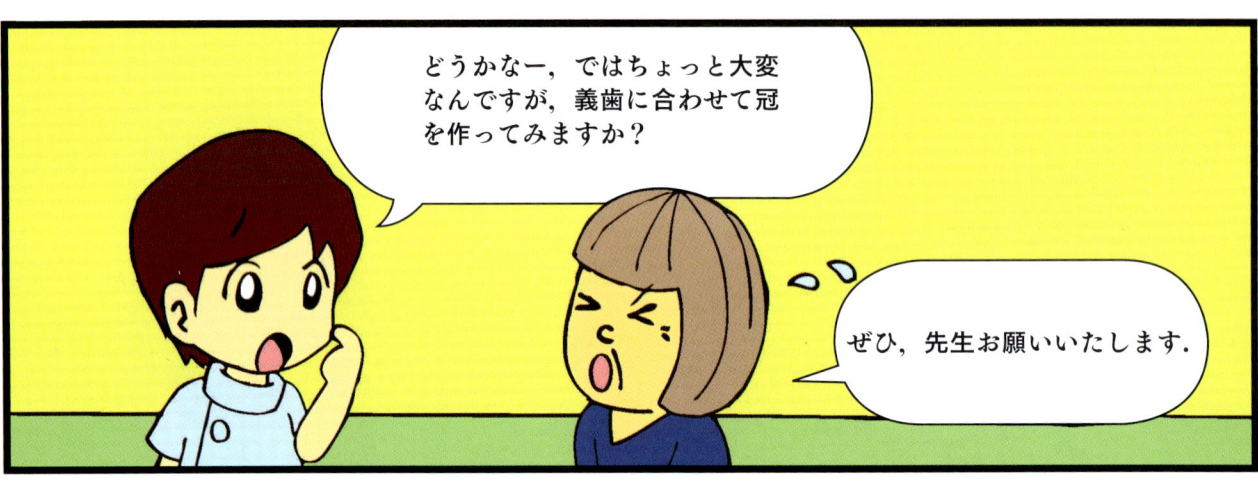

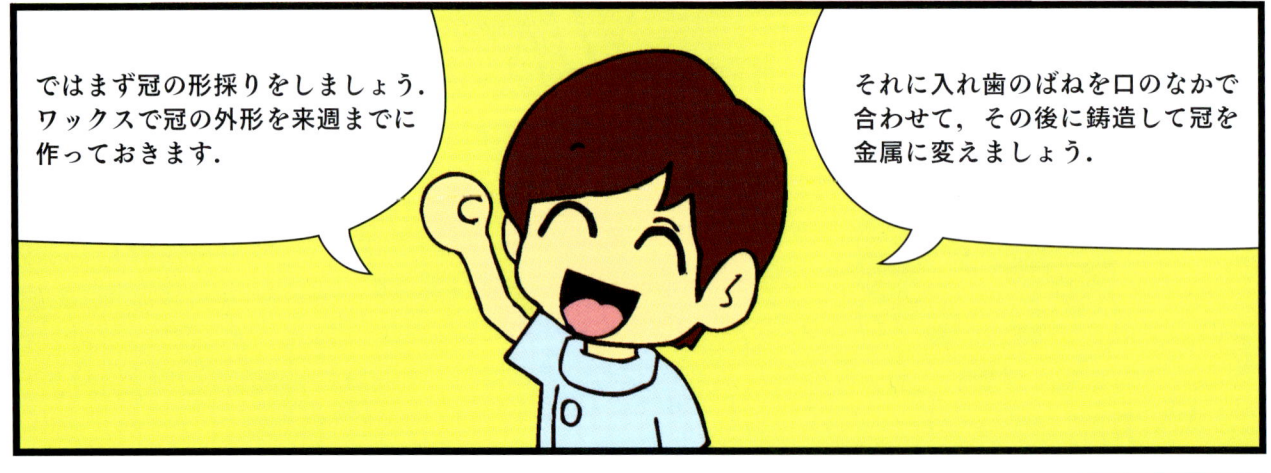

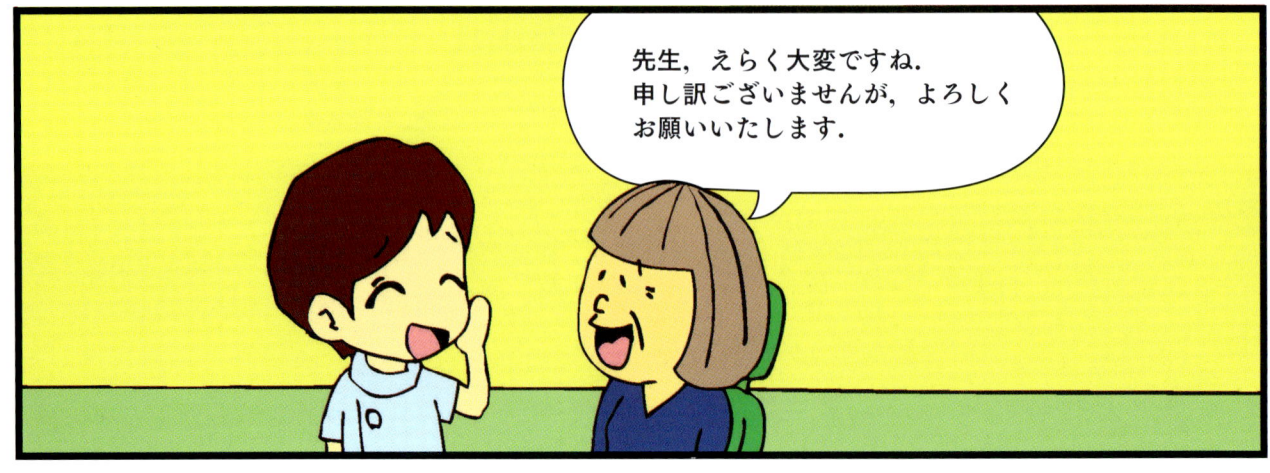

chapter 1 部分床義歯の修理法

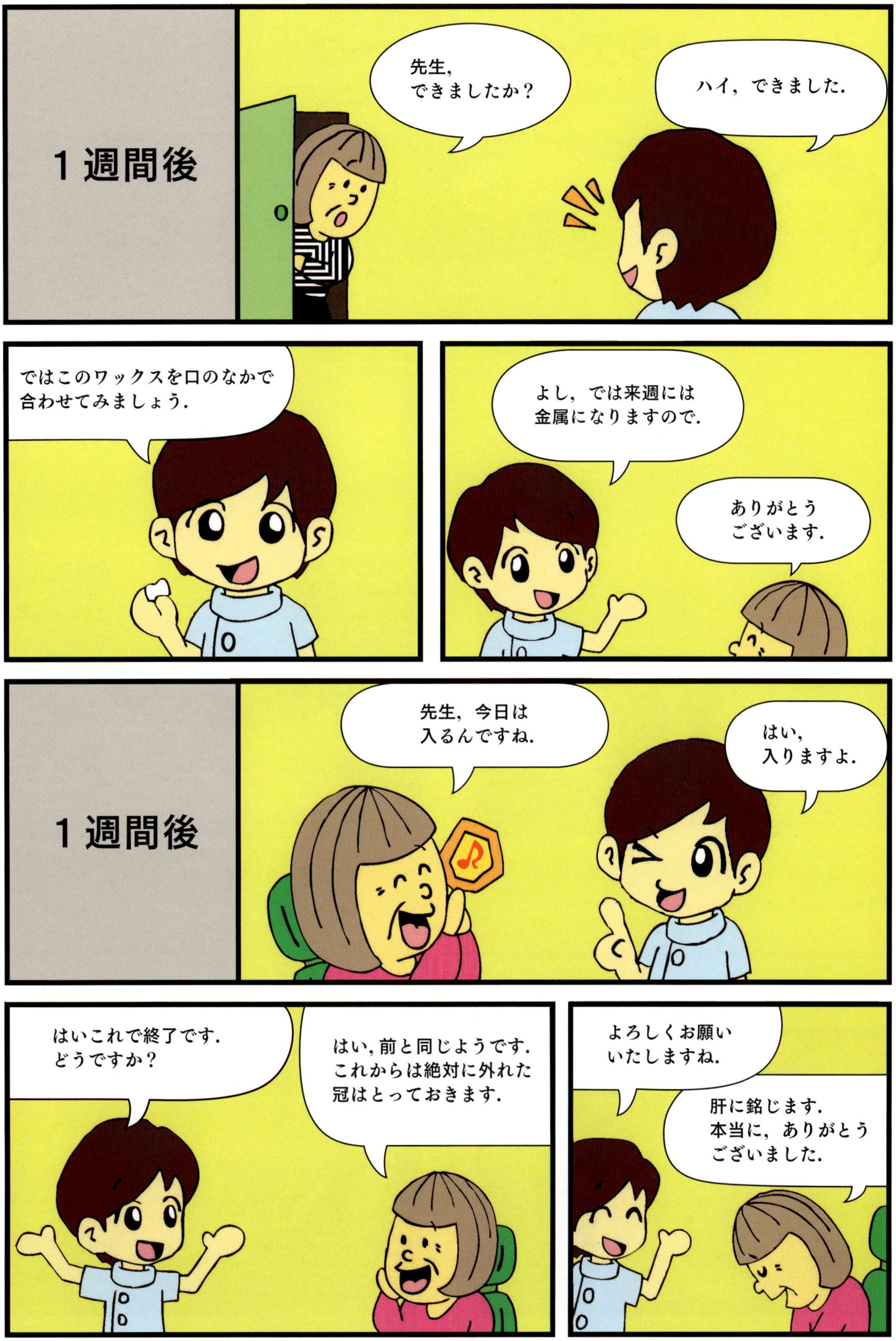
1週間後
先生，できましたか？
ハイ，できました．
ではこのワックスを口のなかで合わせてみましょう．
よし，では来週には金属になりますので．
ありがとうございます．
1週間後
先生，今日は入るんですね．
はい，入りますよ．
はいこれで終了です．どうですか？
はい，前と同じようです．これからは絶対に外れた冠はとっておきます．
よろしくお願いいたしますね．
肝に銘じます．本当に，ありがとうございました．

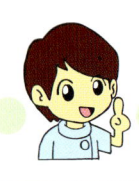

chapter 1　部分床義歯の修理法

維持歯のクラウンが外れたケース

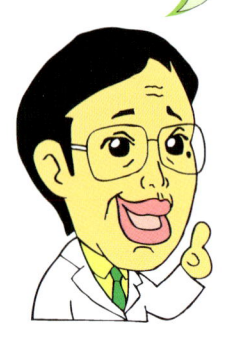

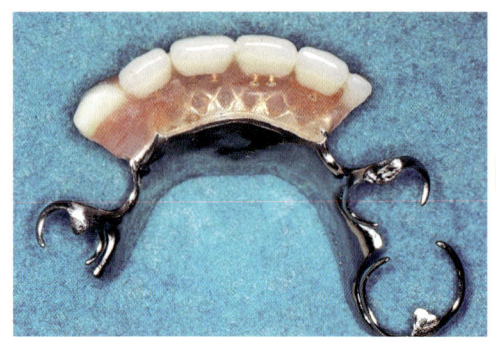

クラウン紛失時に装着していた前歯義歯の咬合面観である．維持装置が何しかあったため，紛失同時に重篤な機能障害は生じなかった．

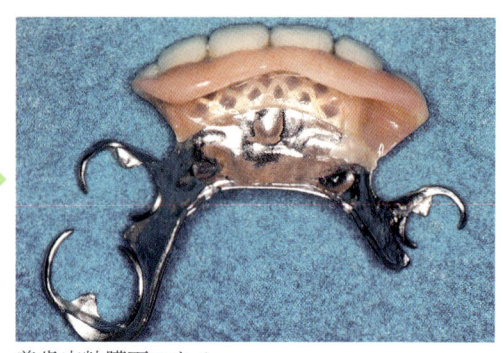

義歯床粘膜面である．

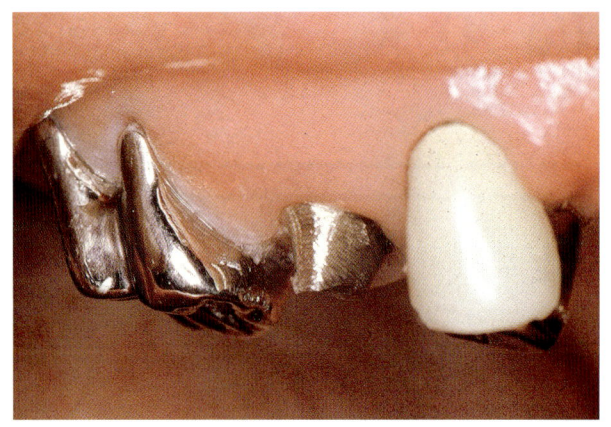

維持歯になっていたクラウンが脱離して，紛失してしまった．前処置としてレストシートやガイドプレーンがついている．

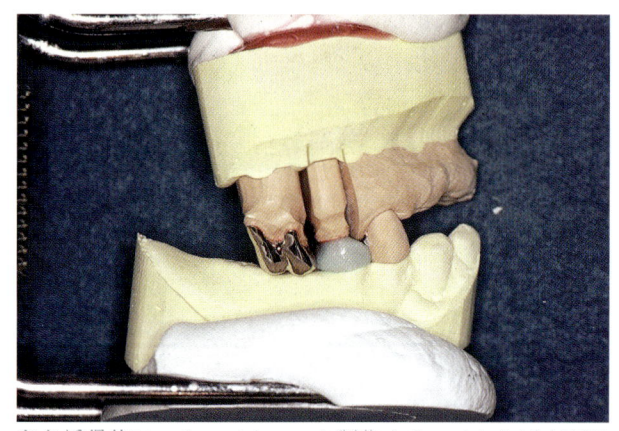

印象採得後ワックスパターンを製作する．できれば内面はパターンレジンを使用すると壊れにくい．

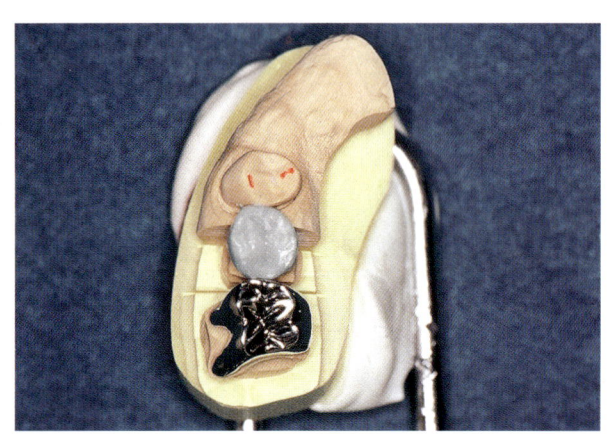

築盛終了後のパターンである．

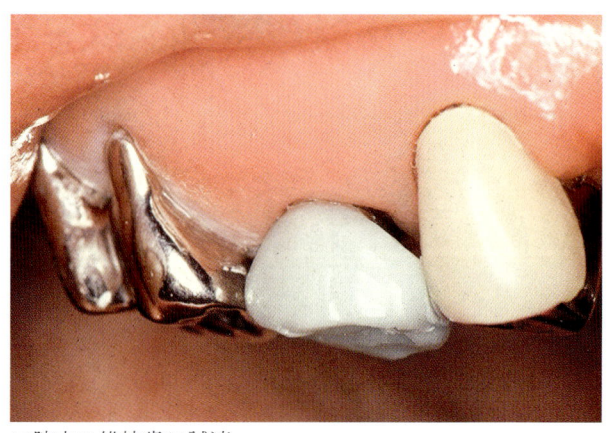

口腔内の維持歯に試適．

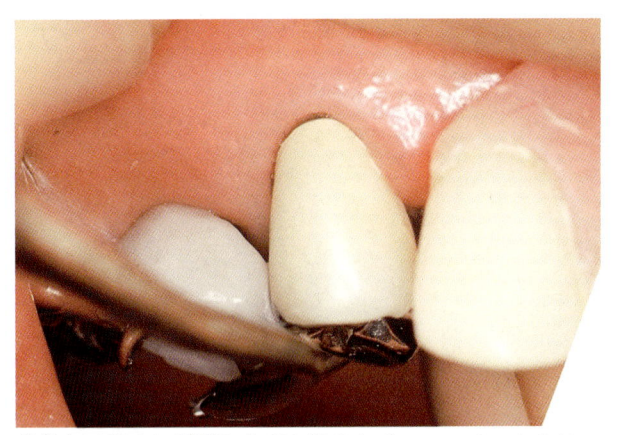

義歯を口腔内に試適しながら温めたインスルメントをワックスの付近に近づける．

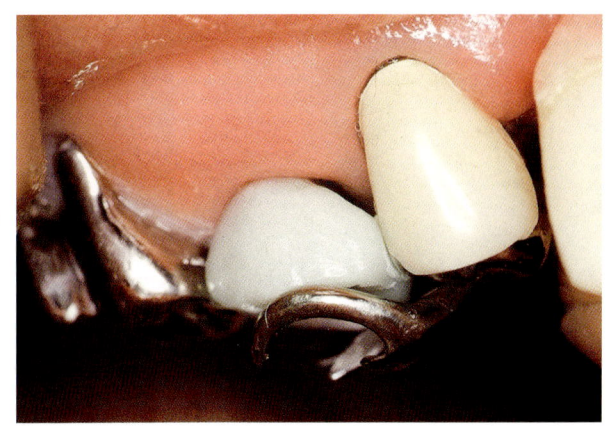

ワックスを温めながら少しずつ押し込んでいく．

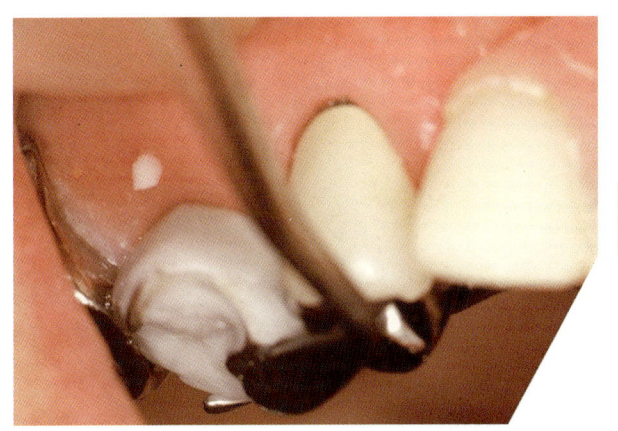

最終的にはレストの頭を温めてワックスを溶かしていく．

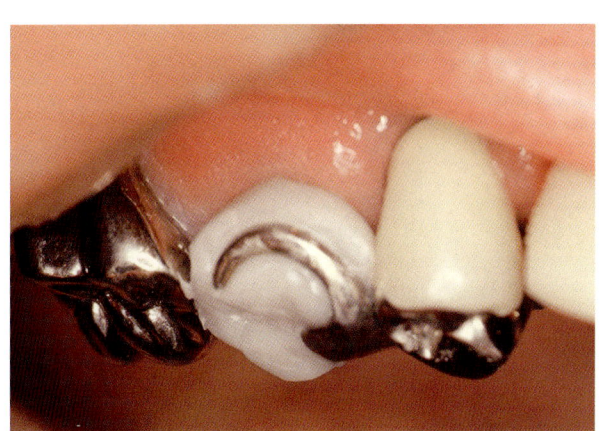

最終的に口腔内に戻った義歯と維持装置である．

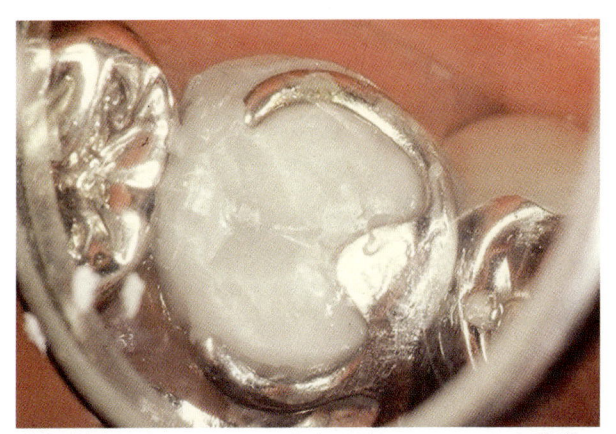

ここがポイント

これでアンダーカット量も調整できます．

咬合面観である．レストが完全に戻っていることを確認しておく．

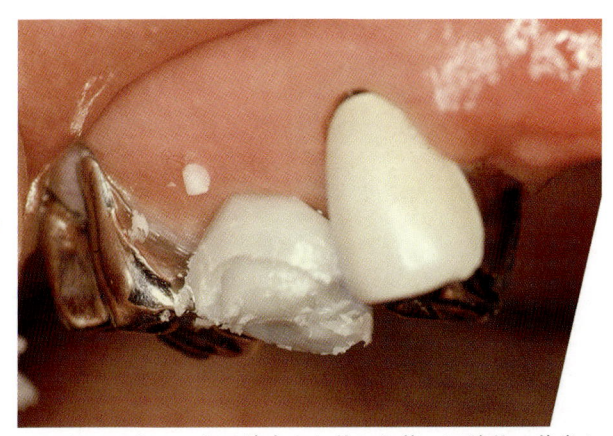

ワックスパターンを口腔内から外した後，口腔外で義歯をはずす．その後に口腔内に戻した状態．

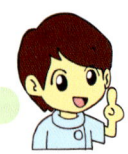

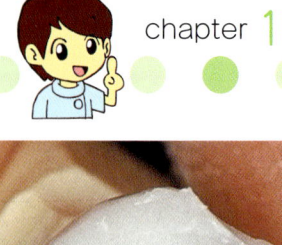

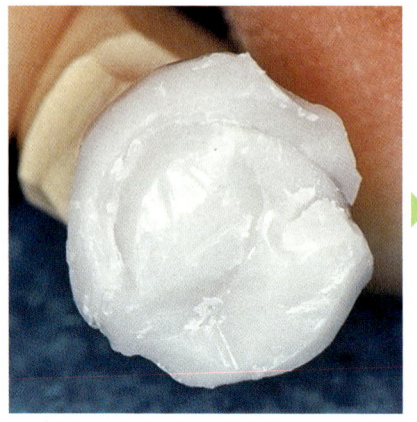

chapter 1　部分床義歯の修理法

口腔外に外した後，歯型模型に戻したワックスパターン．レストシートやクラスプの陰形が得られていることを確認する．

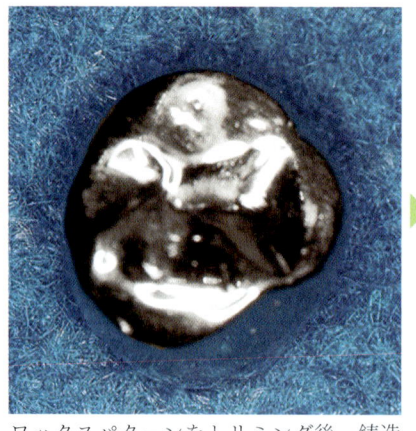

ワックスパターンをトリミング後，鋳造したクラウンである．

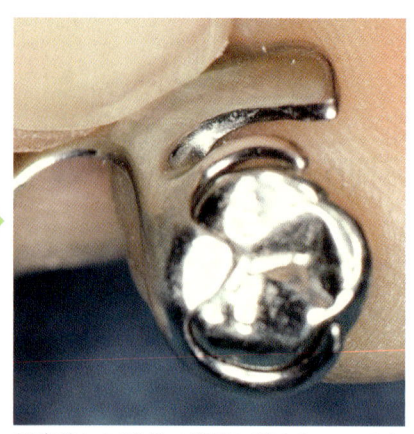

研磨後に口腔外で義歯に適合しているかを確認する．

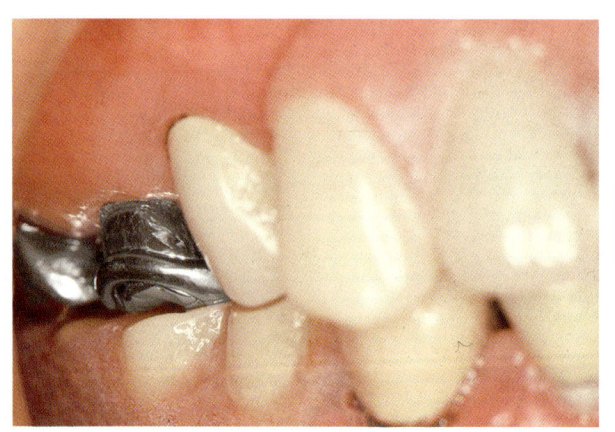

維持歯に装着後，義歯を試適する．

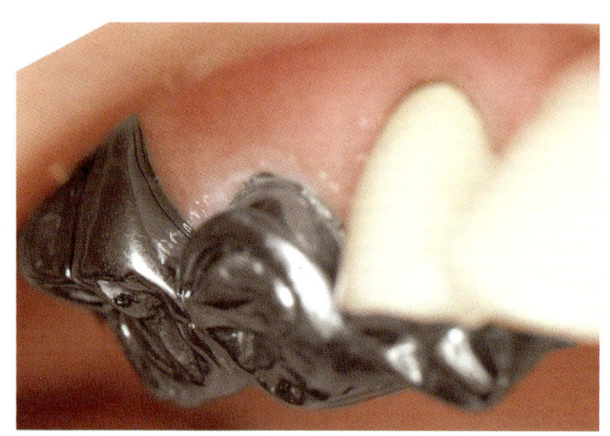

適切に維持装置が口腔内に装着されている．

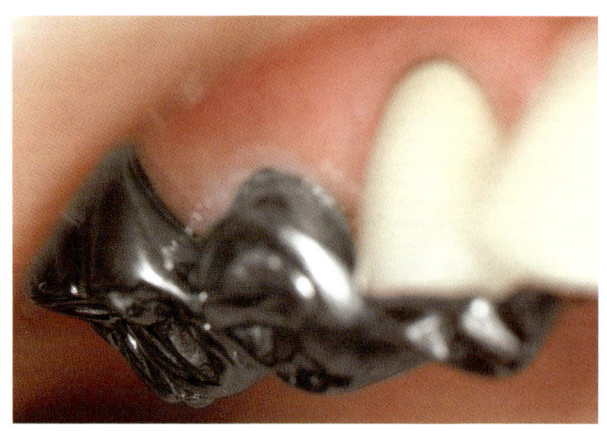

その際の側面観．

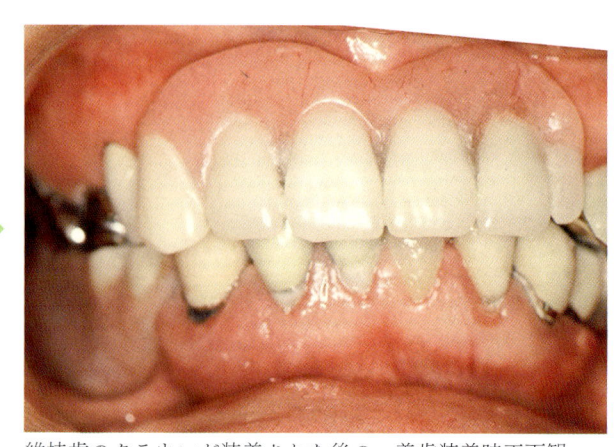

維持歯のクラウンが装着された後の，義歯装着時正面観．

case study

部分床義歯を初めて新製する患者

参照：P.94〜100
　　　P.116〜125
　　　P.148〜156

先生，下の一番奥の歯が咬むとき動いて痛いんです．

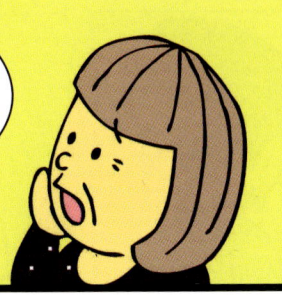

わかりました．ではちょっとお口を開いて見せていただけますか？

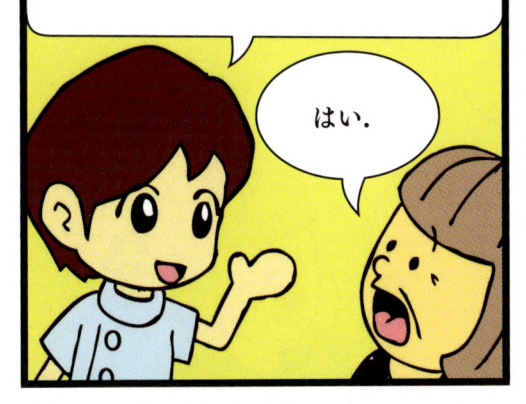

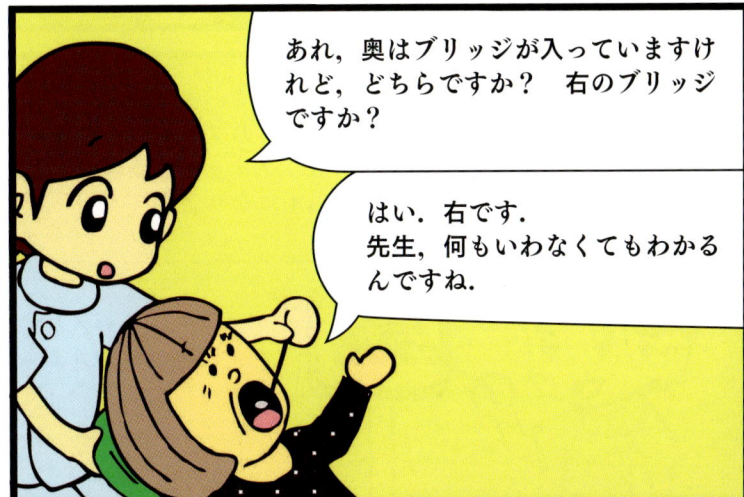

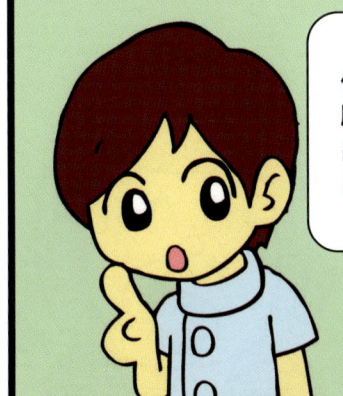

はい．

あれ，奥はブリッジが入っていますけれど，どちらですか？　右のブリッジですか？

はい．右です．
先生，何もいわなくてもわかるんですね．

何故かというと，右は奥の歯肉に腫脹がみられます．それと，少し出血もありますね．このブリッジは入れてもらって長いのですか？

はい，もうかれこれ20年ぐらいになります．

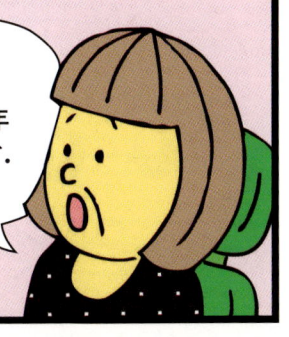

その間に歯石をとってもらったり，咬み合わせの調整に通っていたのですか？

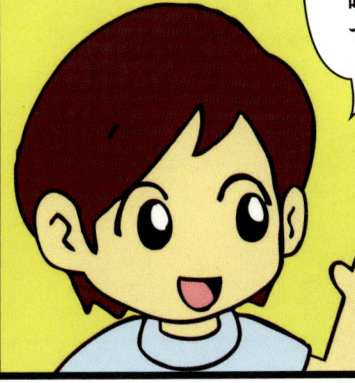

いいえ，入れていただいた先生がお年でやめられたので全然行っていません．そうですね，10年ぐらいになりますかね？

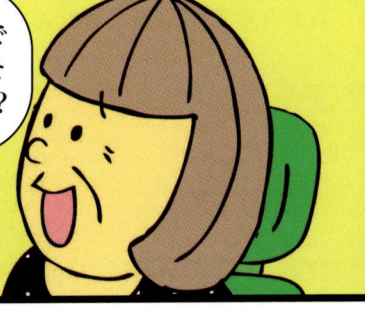

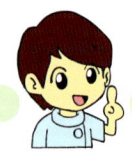

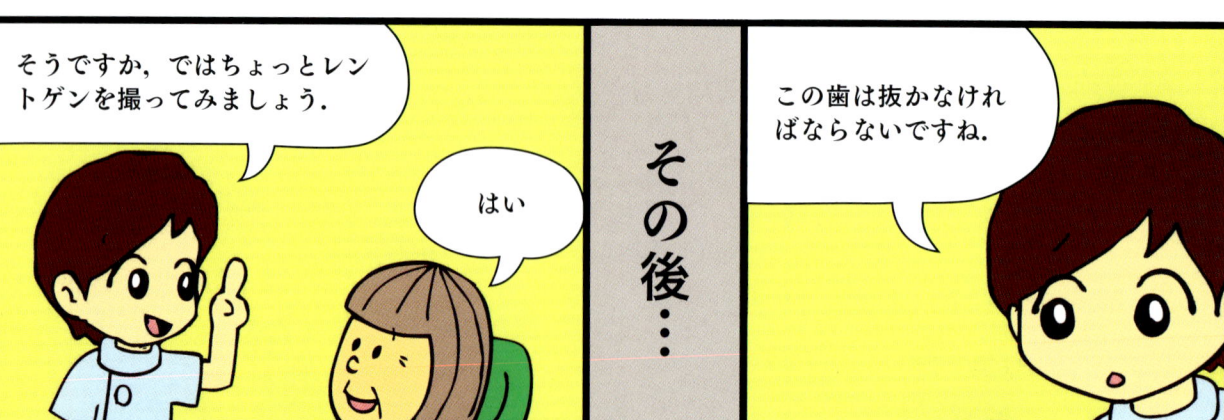

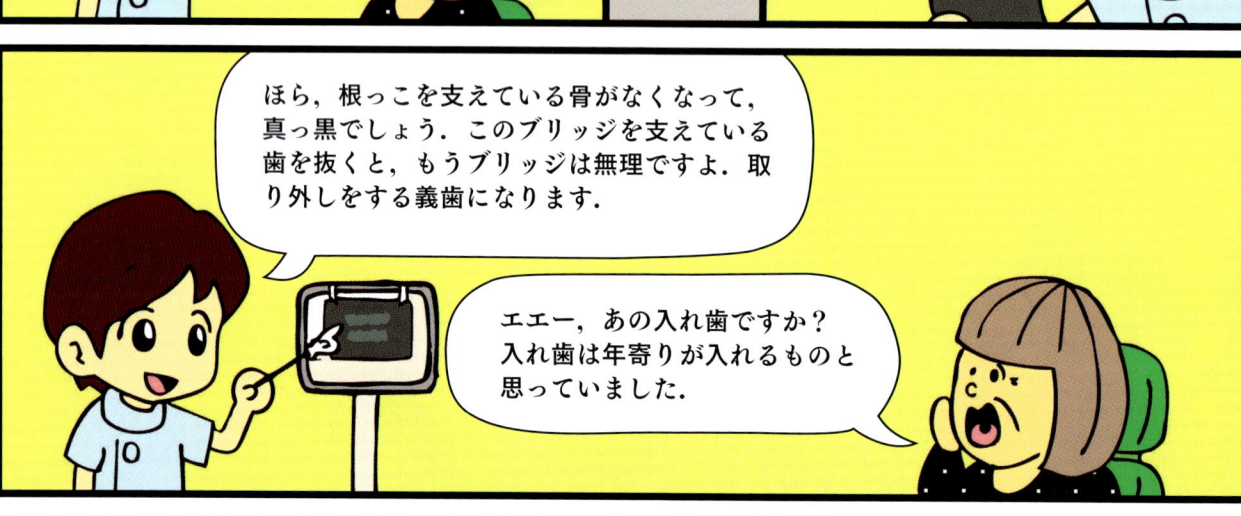

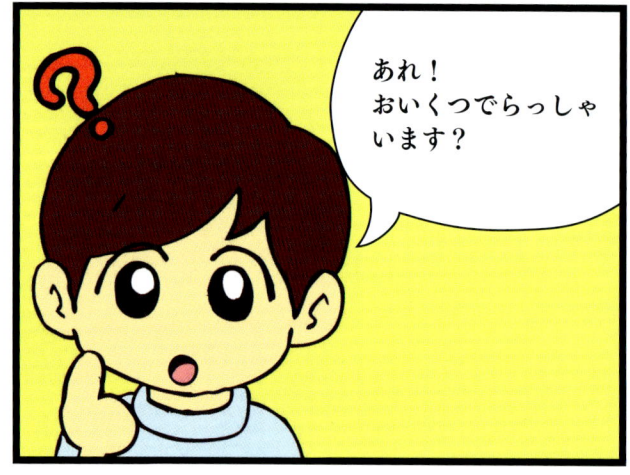

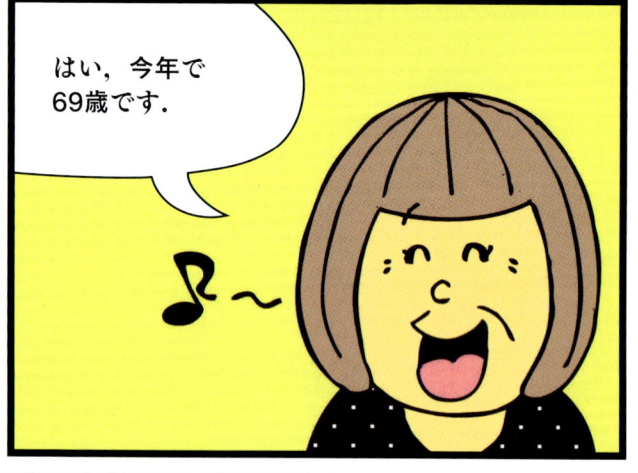

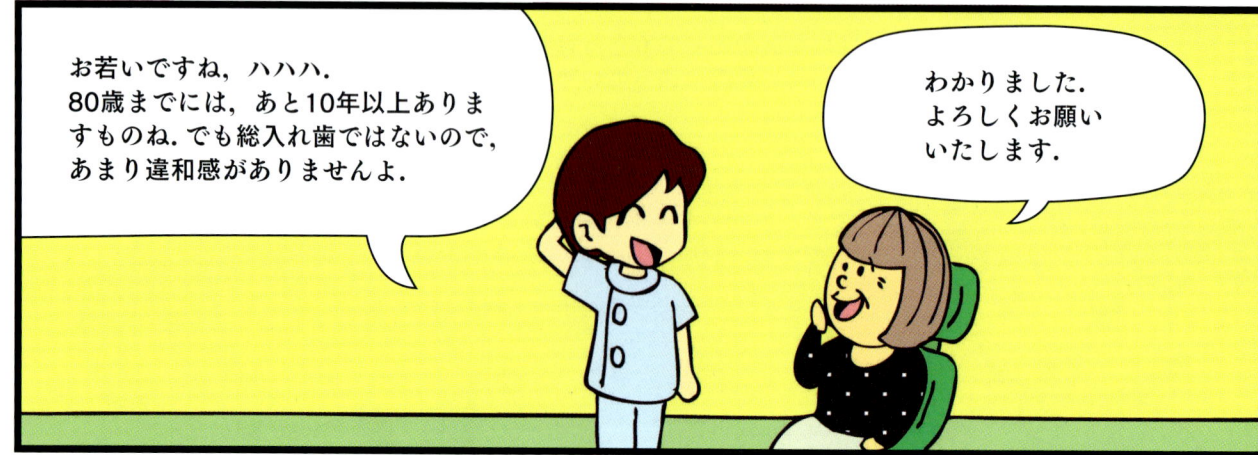

chapter 1 部分床義歯の修理法

そうですか，ではちょっとレントゲンを撮ってみましょう．

はい

その後…

この歯は抜かなければならないですね．

ほら，根っこを支えている骨がなくなって，真っ黒でしょう．このブリッジを支えている歯を抜くと，もうブリッジは無理ですよ．取り外しをする義歯になります．

エェー，あの入れ歯ですか？入れ歯は年寄りが入れるものと思っていました．

あれ！おいくつでらっしゃいます？

はい，今年で69歳です．

♪〜

お若いですね，ハハハ．80歳までには，あと10年以上ありますものね．でも総入れ歯ではないので，あまり違和感がありませんよ．

わかりました．よろしくお願いいたします．

1か月後

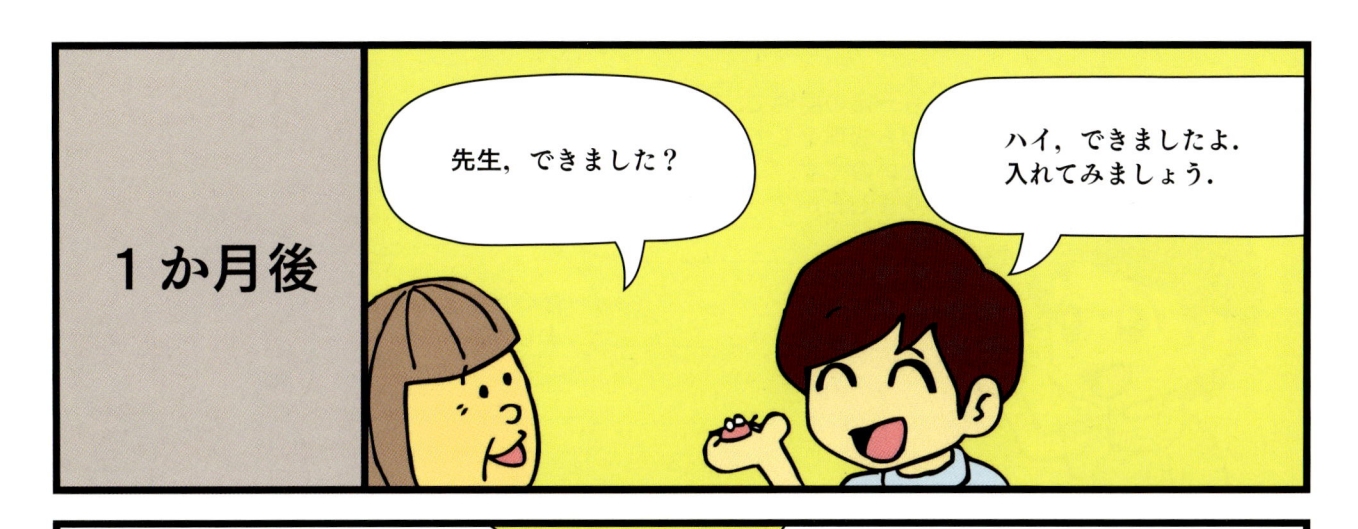

「先生, できました？」

「ハイ, できましたよ. 入れてみましょう.」

「本当ですね, あまり違和感がありませんね, でもやっぱりブリッジのときとは違いますね.」

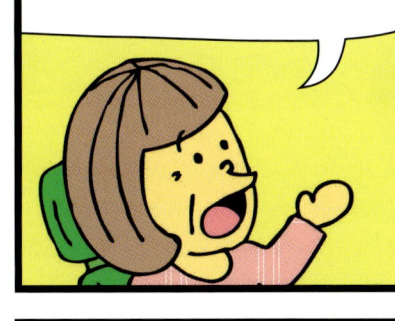

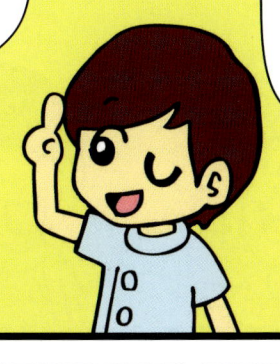

「それは, そうですよ. 義歯は自分の歯とは違いますから, 違和感は必ず最初あります. そして大事なことは, 義歯は, 道具だと思って使ってください.」

「エエー, それはどのようなことなんですか？」

「食事をとるときの道具ですから, 大事に使ってあげてください. 食べ終わったら必ずお掃除をして, きれいにして使用してください. こうすることで, 上の歯も下の方に降りてこないし, 上手に使えば, 残った歯も傷めることが少ないですよ. それと義歯は入れたら終わりではなく, 入れたときからが治療のはじまりだと考えてください. 入れ歯は変化することが少ないのですが, 自分の体は日々変化をしますので.」

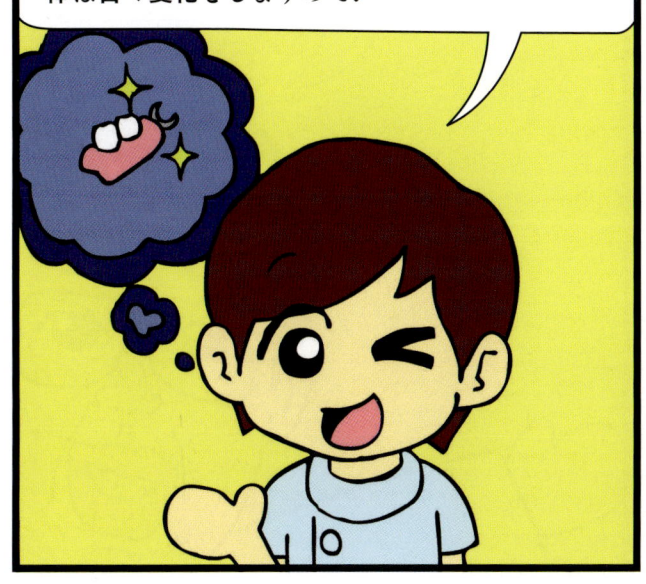

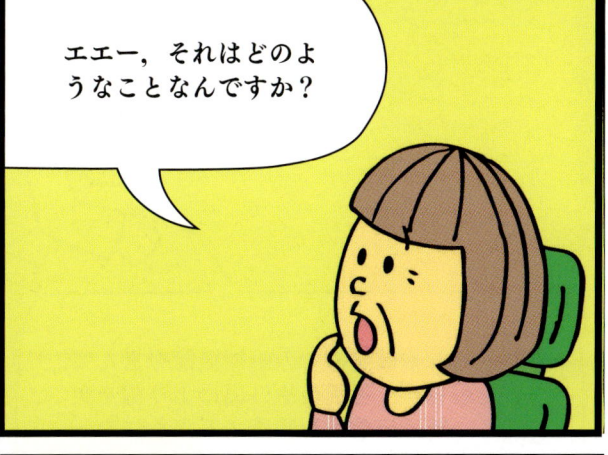

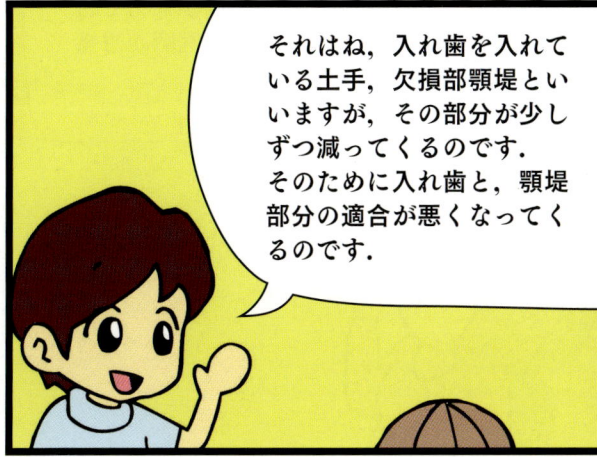

「それはね, 入れ歯を入れている土手, 欠損部顎堤といいますが, その部分が少しずつ減ってくるのです. そのために入れ歯と, 顎堤部分の適合が悪くなってくるのです.」

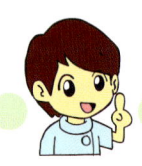

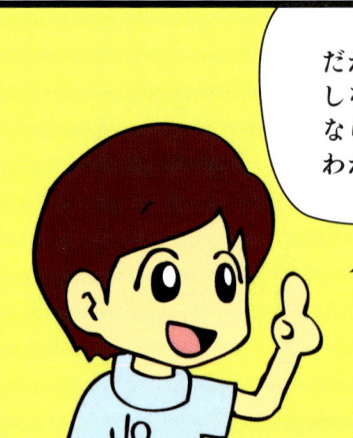

chapter 1 部分床義歯の修理法

だから一定の期間で、定期検診をしながら修理をしていかなければならないのです．わかりましたか？

はい，よくわかりました．

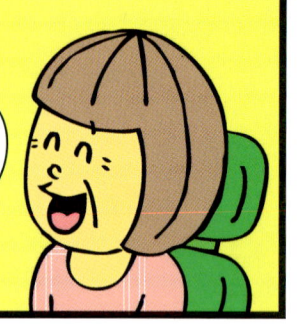

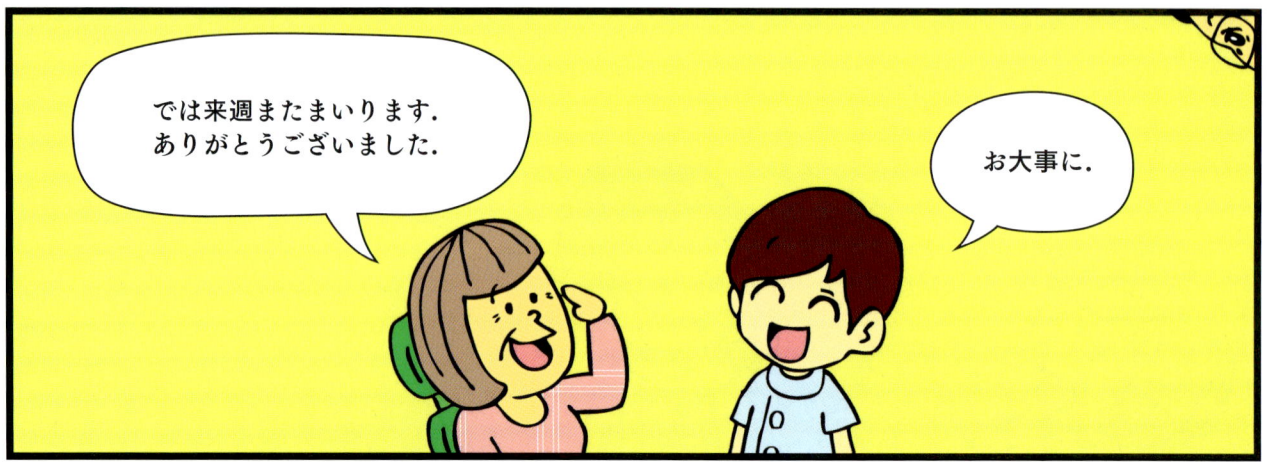

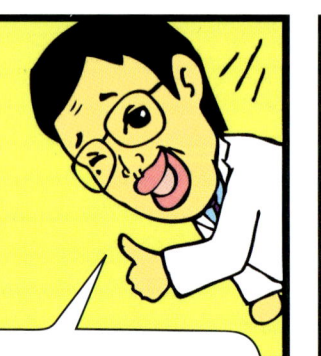

では来週またまいります．ありがとうございました．

お大事に．

歯周炎で歯を喪失した際には，口腔内に残存した歯の咬合調整を確実に行って，咬合平面の適正化や咬合の調和を図っておく必要があります．最初の義歯は片側遊離端義歯が多いのですが，これを両側処理することによる装着時の違和感によって，使用しない方も多くいます．そのような場合には義歯を使用してもらえるように，片側処理を行わねばならないかもしれません．

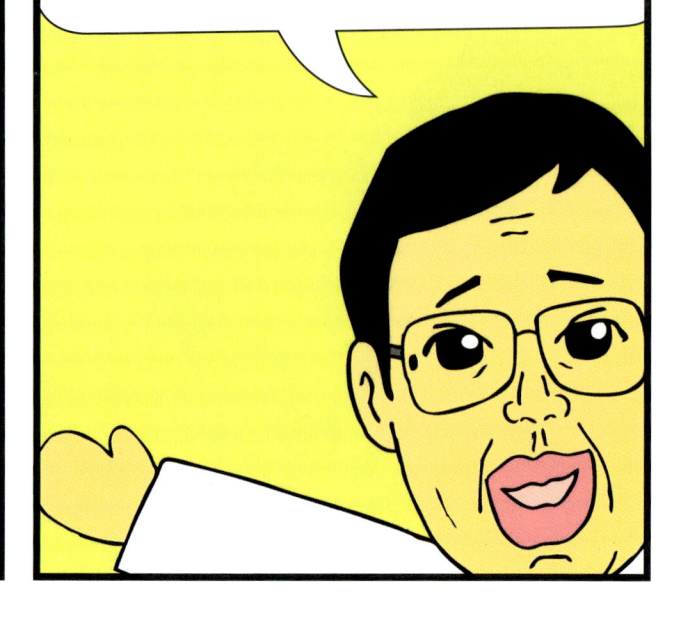

ブリッジや健全歯での咀嚼機能を営んでいた患者が，歯周炎や外傷により歯を欠損し，部分床義歯を装着するようになったとき，われわれ歯科医師側が考えておくことは，義歯床の違和感は医師が想像している以上に大きいのです．

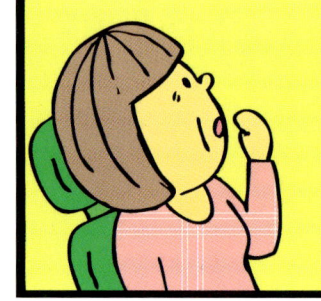

歯周炎でブリッジを喪失し，初めて部分床義歯を装着するケース

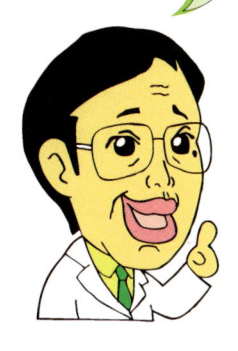

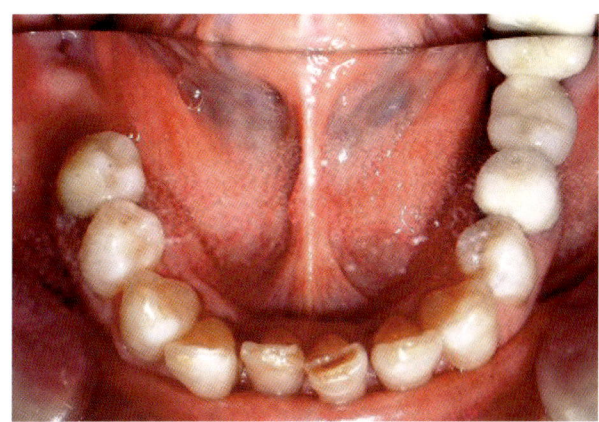

歯周炎で右下の最後方臼歯を喪失したため，ブリッジが使えなくなり，遊離端義歯での咀嚼機能の回復をはかる．

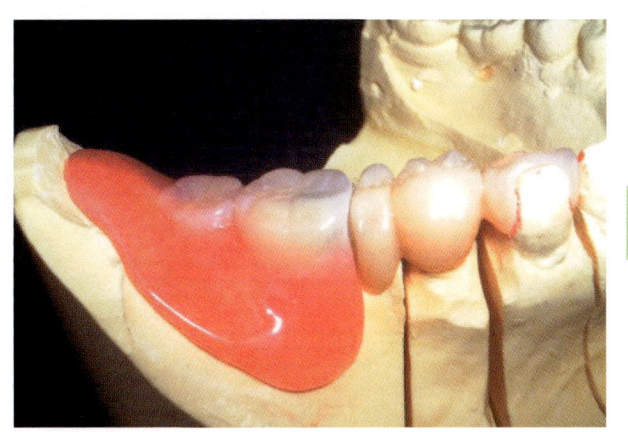

片側遊離端義歯を新製した．

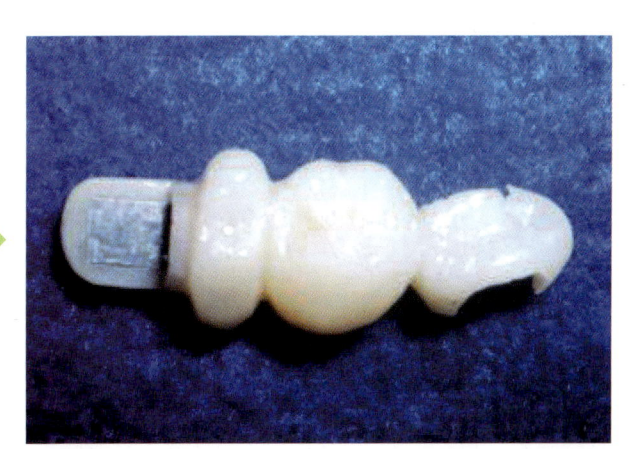

歯冠補綴物．

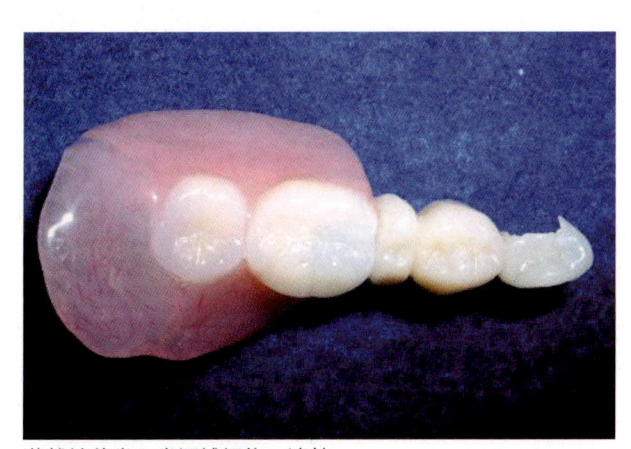

遊離端義歯と歯冠補綴物の連結．

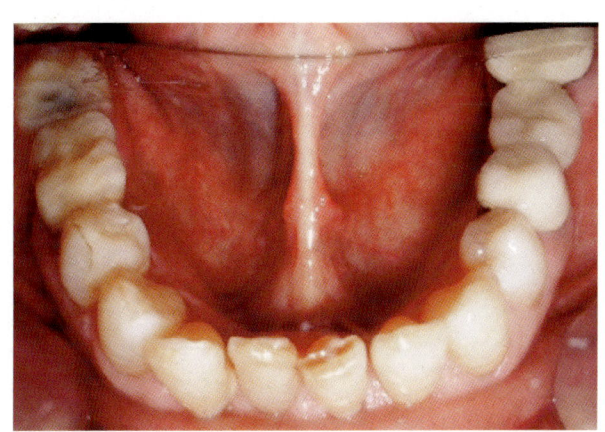

義歯装着時の口腔内咬合面観．

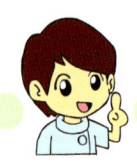

chapter 1 部分床義歯の修理法

部分床義歯を初めて入れる患者さんのケース

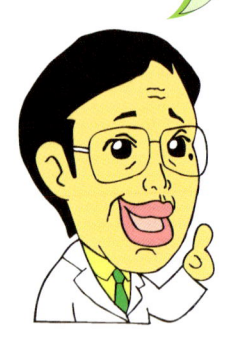

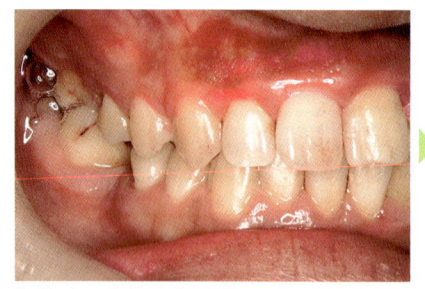

初診時の右側咬合面観.

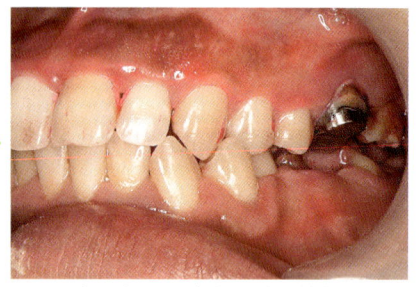

同,左側面観.臼歯部の咬合接触関係が正常ではないうえに,⎿5が舌側転移している.

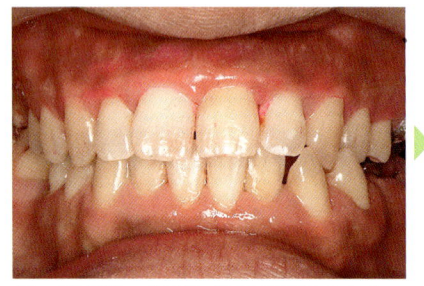

同,正面観.左下に欠損が確認できる.歯牙全体にプラークが付着している.

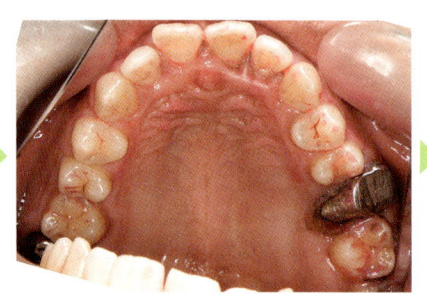

上顎咬合面観.

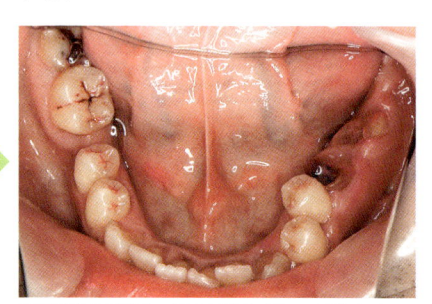

下顎咬合面観.⎿6は近心根のみ残存している.⎿7は残根状態である.

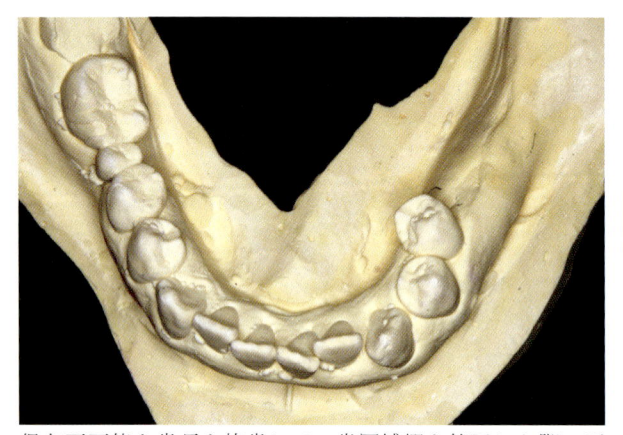

保存不可能な歯牙を抜歯して,歯冠補綴を終了した際の下顎参考模型.

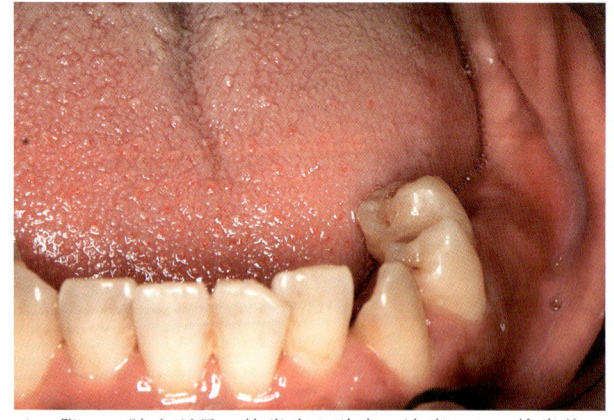

その際の口腔内所見.抜歯窩も確実に治癒した.抜歯後1か月経過.

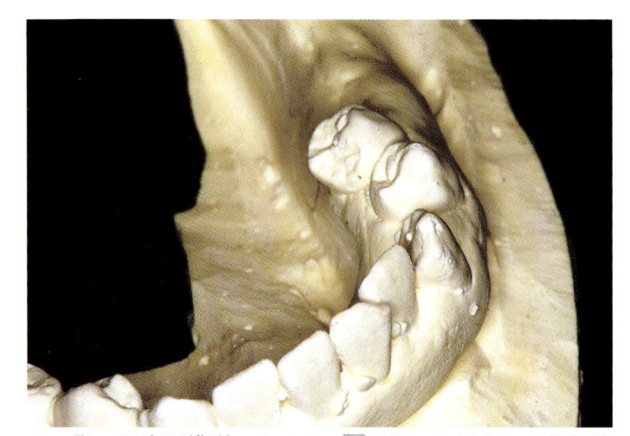

その際の研究用模型であるが,⎿5は思った以上に舌側転移している.

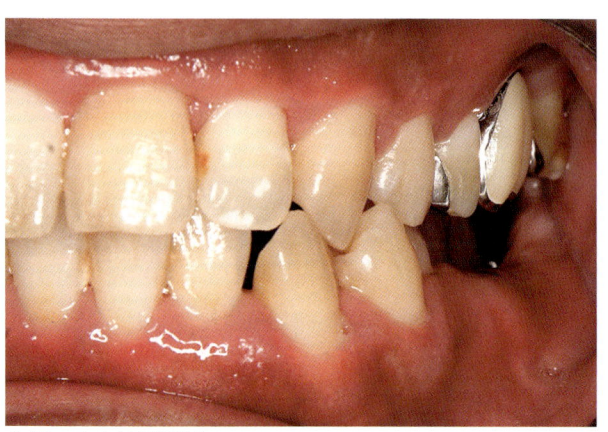

左側の咬合接触関係.

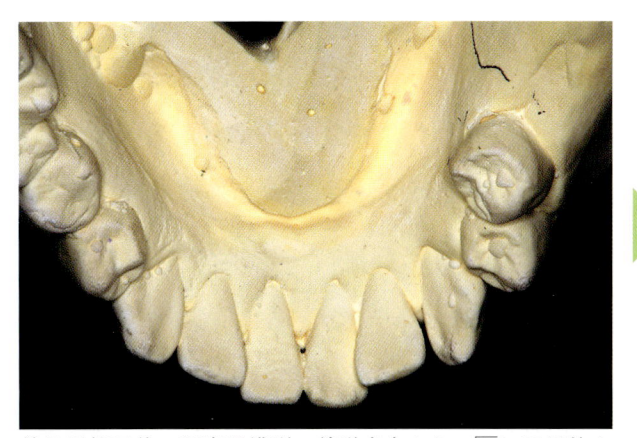

前処置終了後の研究用模型．着脱方向から，5|に双子鉤を選択した．

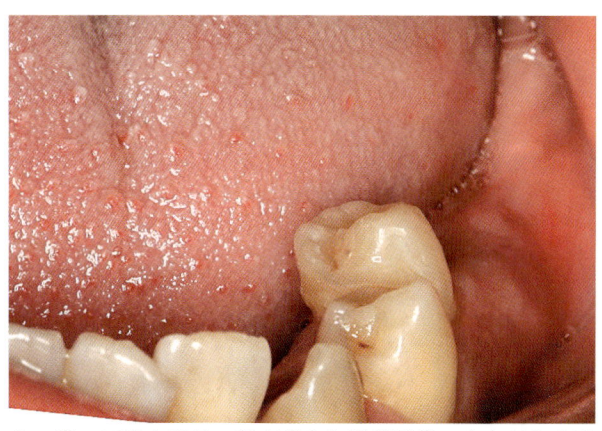

その際の口腔内所見．残存歯と欠損部顎堤の方向がちぐはぐになっている．

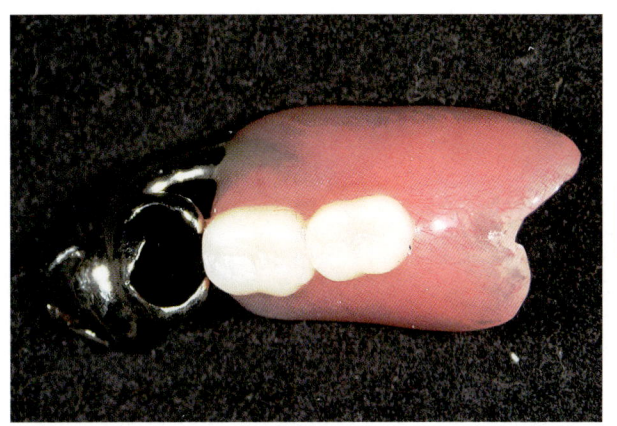

印象採得後に製作した部分床義歯咬合面観．人工歯の頬舌径は確実に狭くして，対合歯の頬舌径の6割としている．

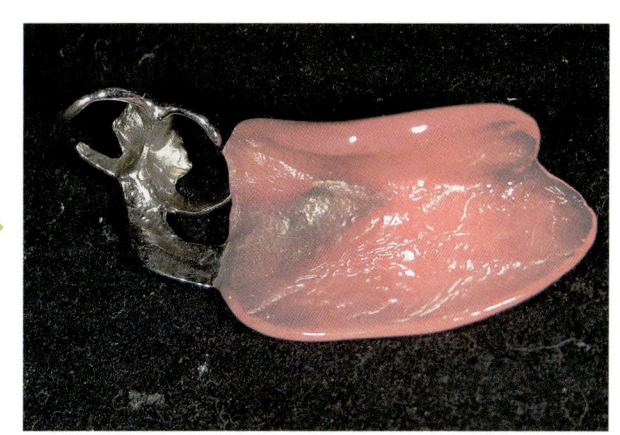

確実な機能印象を行っていないため，欠損部顎堤の粘膜の皺を床粘膜面に反映している．

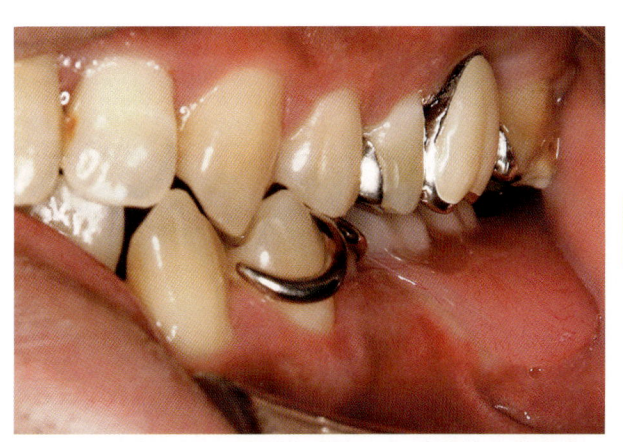

口腔内に試適した際の左側方面観．若干頬側部の義歯床が大きい．

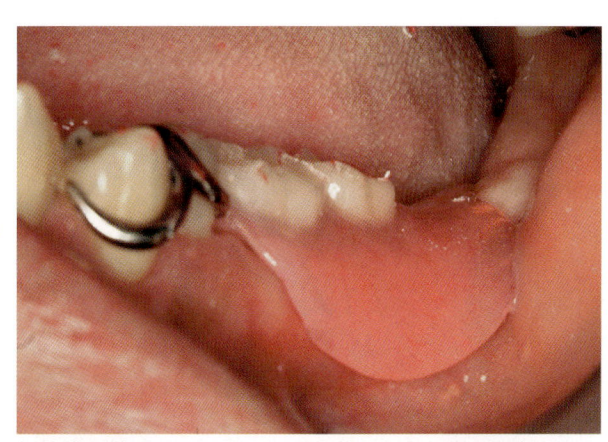

頬粘膜を動かしてみると，その動きを床が若干阻害していることが認められる．

81

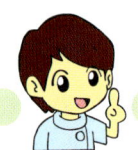

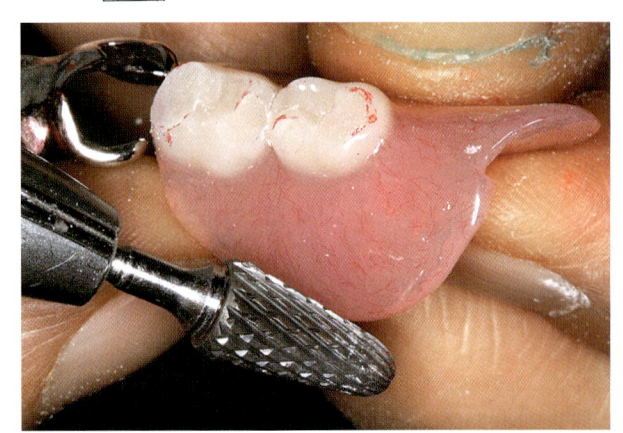

chapter 1 部分床義歯の修理法

義歯床の頰側部を削除して適正な大きさに調整する．

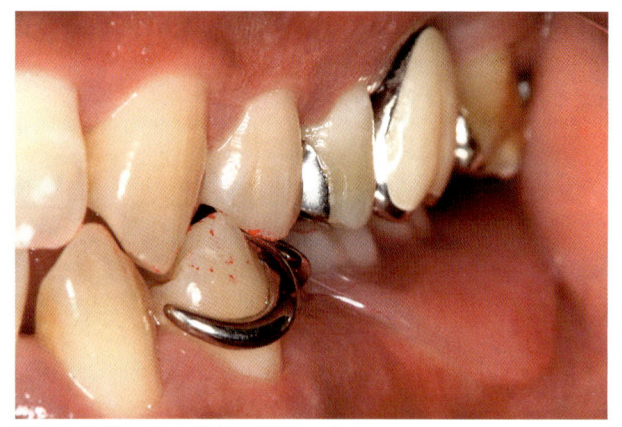

適正に調整された義歯床概形である．

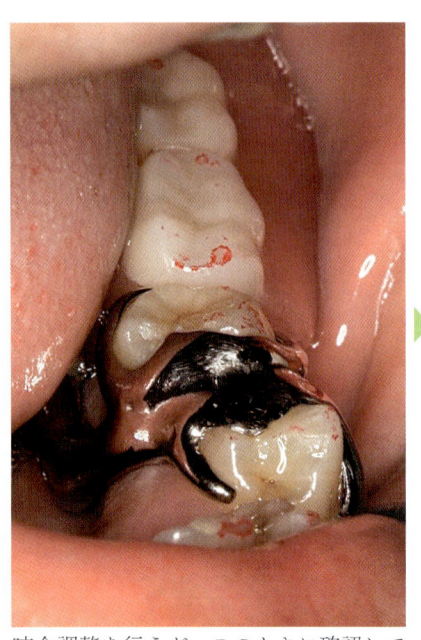

咬合調整を行うが，このときに確認しておくことは，確実なレストの咬合接触である．

人工歯の中心窩に上顎の機能咬頭が接触するよう調整する．

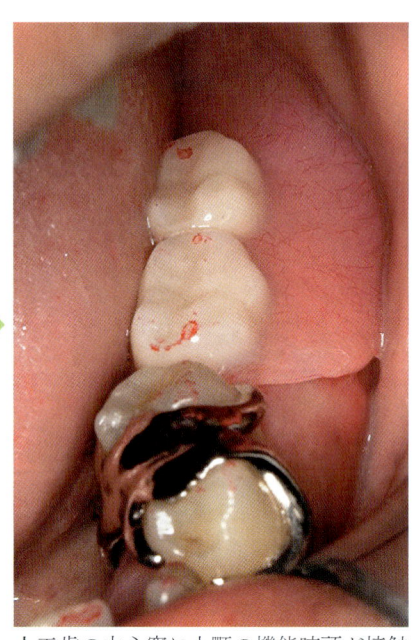

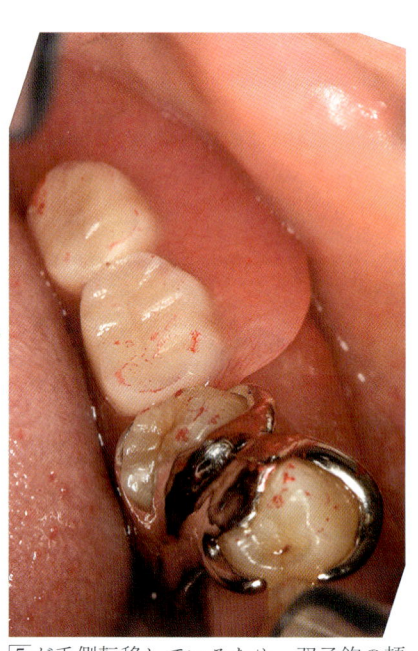

「5」が舌側転移しているため，双子鉤の頰側部に接触が強くでている．

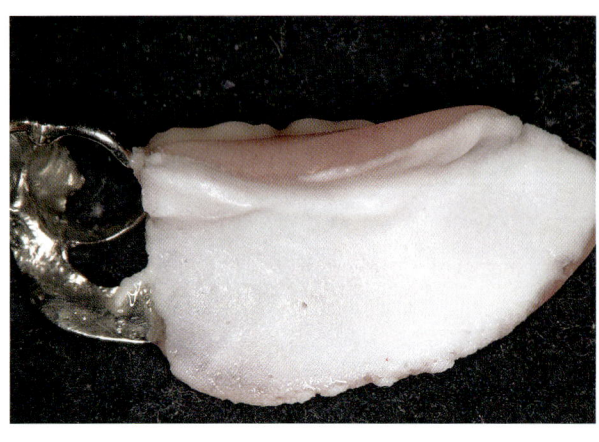

◀義歯床粘膜面が確実に機能印象が行われていないため，粘膜調整材を用いて動的印象を行う．

●82

アタッチメントのリベースや修理を口腔内で行うための工夫

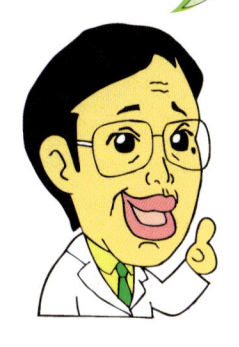

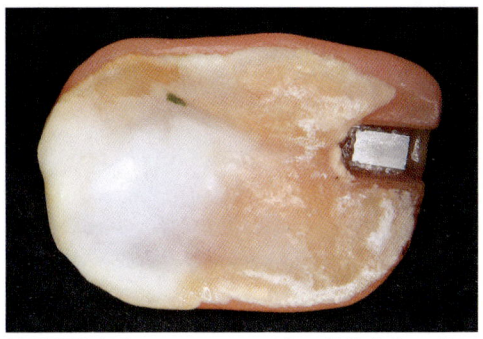

粘膜調整材(フィクショナー)で動的印象が終了したときの義歯粘膜面観. リベースは間接法でなければならないが, 患者の都合で義歯を預かることができない場合には, 直接法を採用する以外にない.

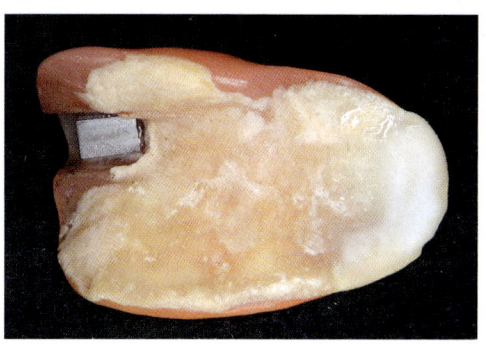

反対側の義歯粘膜面観.

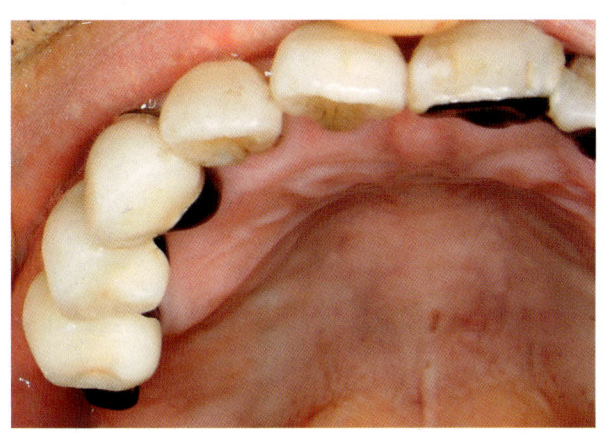

口腔内のメール部分である. 基底部の粘膜面側はレジンが回ってしまうと, 絶対に外れなくなってしまう.

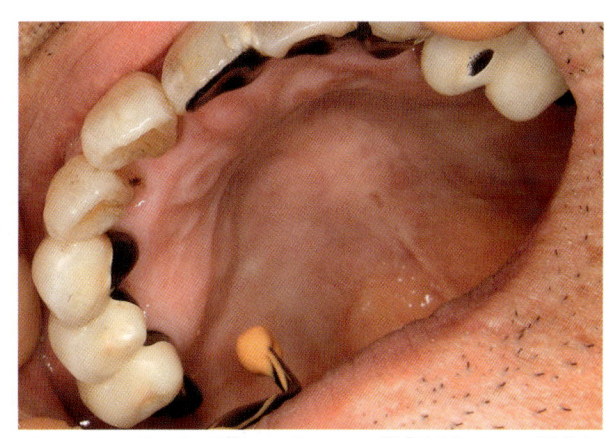

インスツルメントで薄いシリコーン印象材をメール部分に貼付していく.

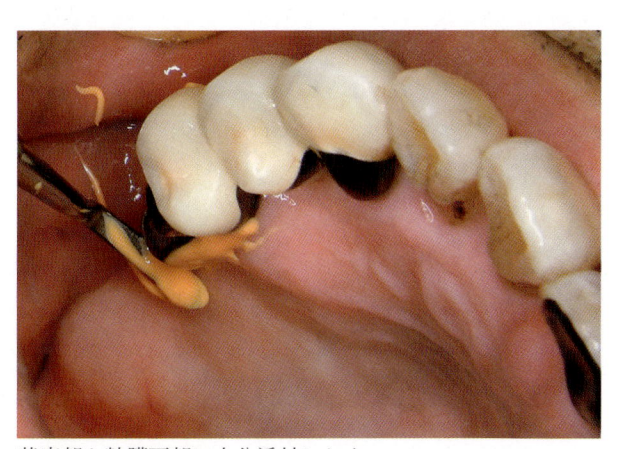

基底部と粘膜面部に十分添付しおく.

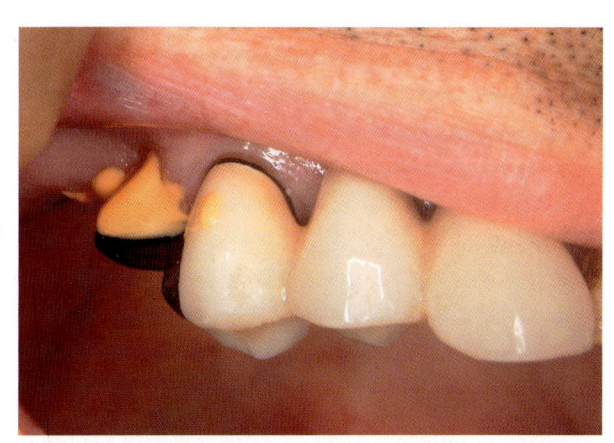

確実にメール部分を覆えたところで, シリコーン印象材が硬化する前に, リベース材を貼付した義歯床を口腔内に装着して中心咬合位にて保持する.

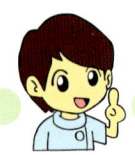

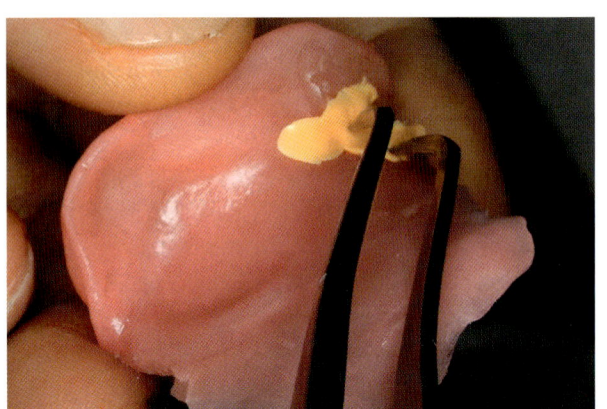

chapter 1 部分床義歯の修理法

確実にリベース材が硬化した後に, 口腔外にだしてシリコーン印象材を除去する.

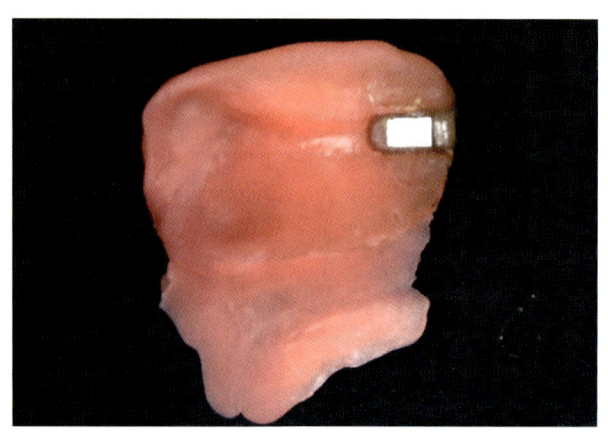

除去した義歯床粘膜面.

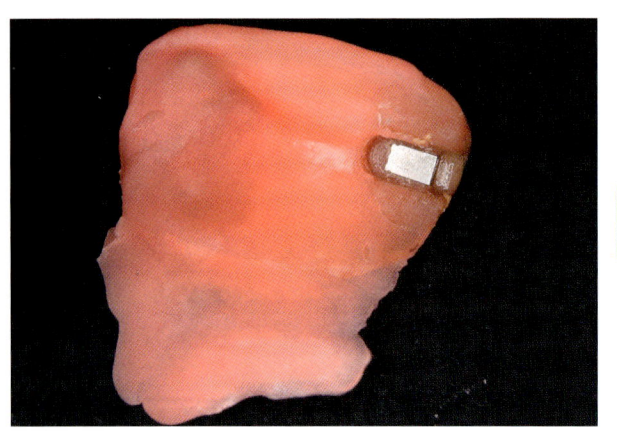

同様の反対側義歯床粘膜面.

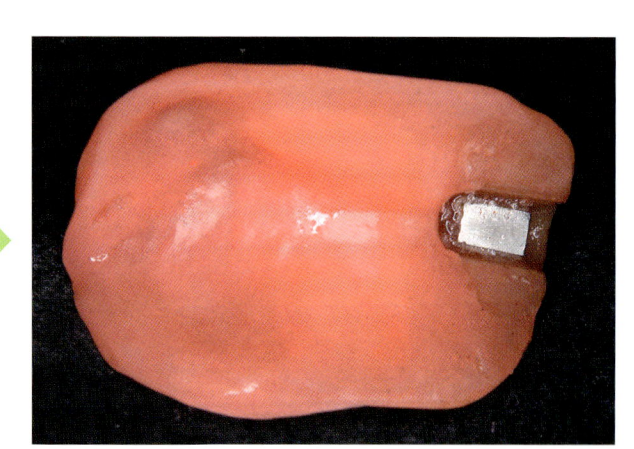

トリミング終了後のリベース義歯.

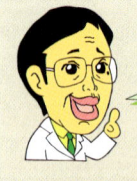

ちょっとひと工夫

機械的な歯冠外アタッチメントや, 歯根外アタッチメントのリベースや修理を口腔内で行うための工夫. アンダーカットにレジン泥が埋入して硬化しないようにすれば, 口腔内でリベースや, 修理が行える. 図に示すように, 被薄なシリコーン印象材をメール部分やフィメール部分に貼付した後に, リベースを行う.

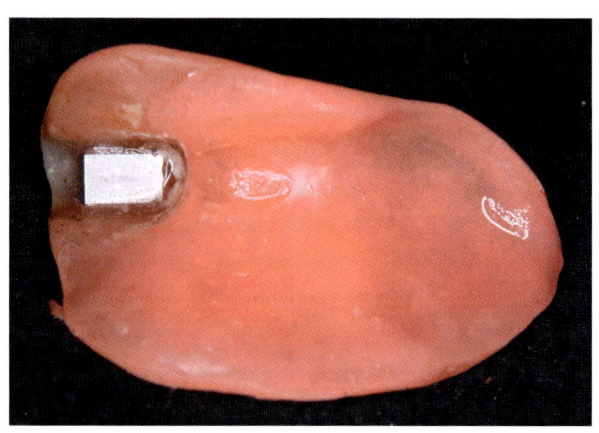

同様の反対側義歯床粘膜面. このようなひと工夫をすることで, 口腔内で確実にリベース材を硬化させることができ, 薄いシリコーン印象材を使用することで終了後に補正することがない.

case study

義歯のメインテナンス

参照：P.265〜276

患者の義歯が急激に汚れはじめたときには，義歯の清掃やメインテナンス方法を確実に指導しておきます．部分床義歯は維持歯が歯周疾患という重篤な病気にかかってしまうと，義歯による咀嚼機能の回復が図られていたとしても，急激に機能障害をきたす恐れがあります．

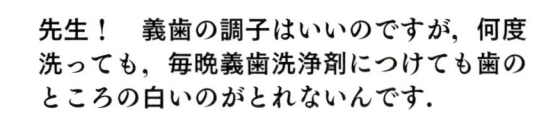

「先生！ 義歯の調子はいいのですが，何度洗っても，毎晩義歯洗浄剤につけても歯のところの白いのがとれないんです．」

「アレ！ この間いらっしゃったときは，そのような汚れはついていませんでしたよ．」

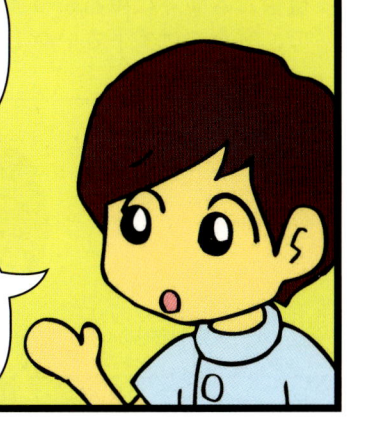

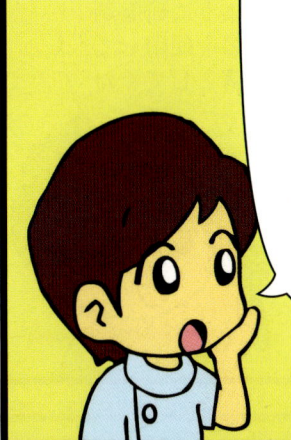

「3か月前の来院時には歯科衛生士さんが，オフィスクリーニングを行いましたよね？ 覚えてらっしゃいます？ そのとき歯科衛生士からは義歯の清掃不足という報告はありませんでしたね！」

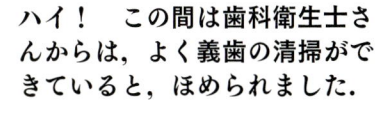

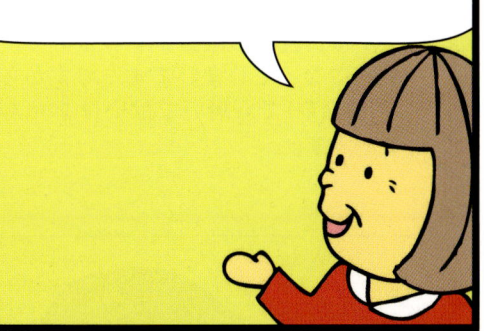

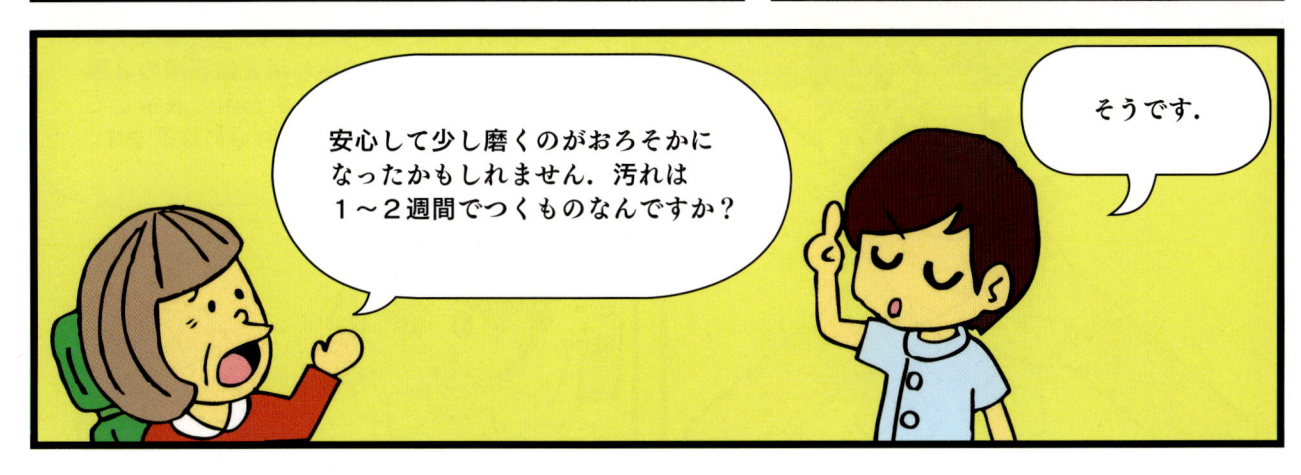

「ハイ！ この間は歯科衛生士さんからは，よく義歯の清掃ができていると，ほめられました．」

「安心して少し磨くのがおろそかになったかもしれません．汚れは1〜2週間でつくものなんですか？」

「そうです．」

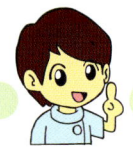

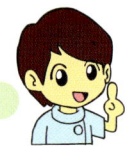

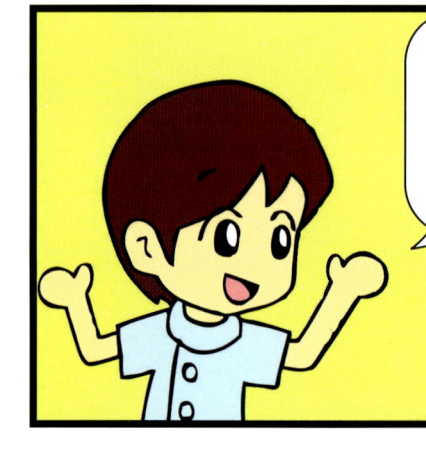

chapter 1 部分床義歯の修理法

歯石は，義歯についた汚れ（デンチャープラーク）が唾液の成分と反応して石灰化したものです．お口のなかのプラークが歯石に変化するのと同じメカニズムです．

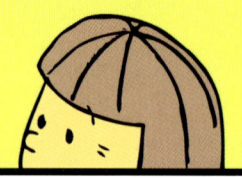

義歯にもすぐに歯石がつきますので，気をつけて下さいね！

わかりました．
でも先生，歯石はとれます？
削りとっちゃうんですか？

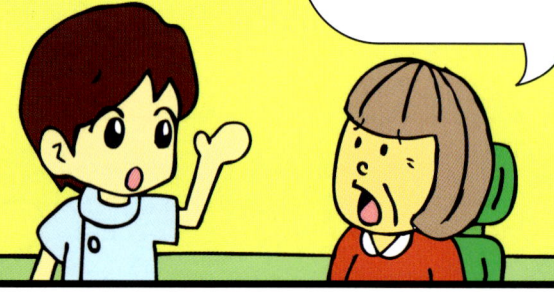

そんなことをしたら，義歯の赤い部分（床）に細かい傷がいっぱいつきます．その傷のなかに口腔内の細菌がくっついて，細菌の棲家になってしまいます．ですから歯磨き剤（歯磨剤）でも磨いてはいけませんといっています．

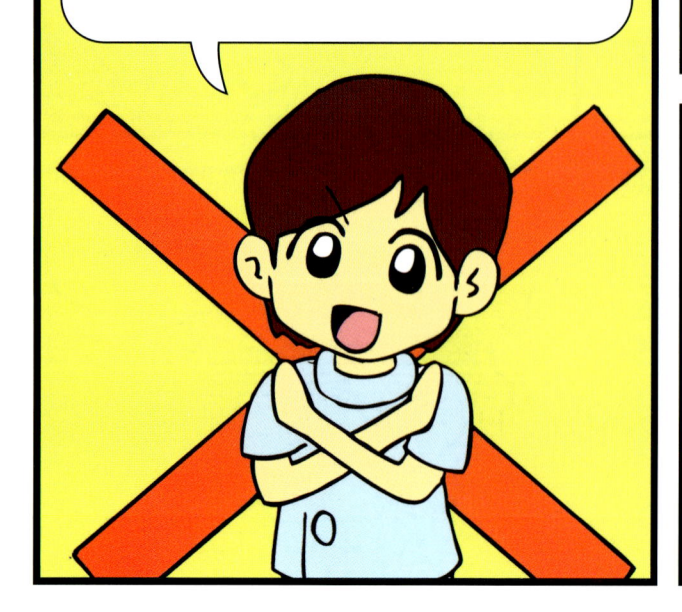

歯磨剤ではなく，中性洗剤のように研磨剤が一切入っていないようなものを使用して，義歯の専用のブラシで汚れを落としてください．

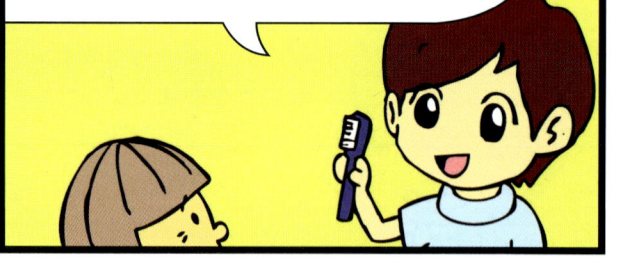

歯科医院では，専用の（プロフェッショナルケアー）洗浄剤として汚れ用と歯石用の2種類もっています．では，歯石用で洗浄してみましょう．5〜10分できれいになります．

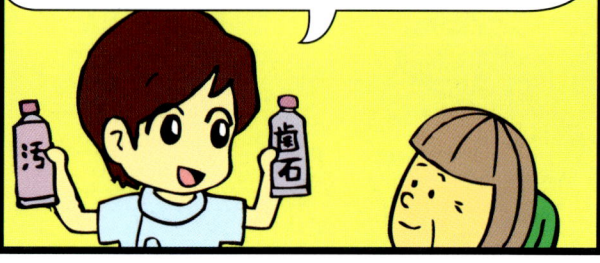

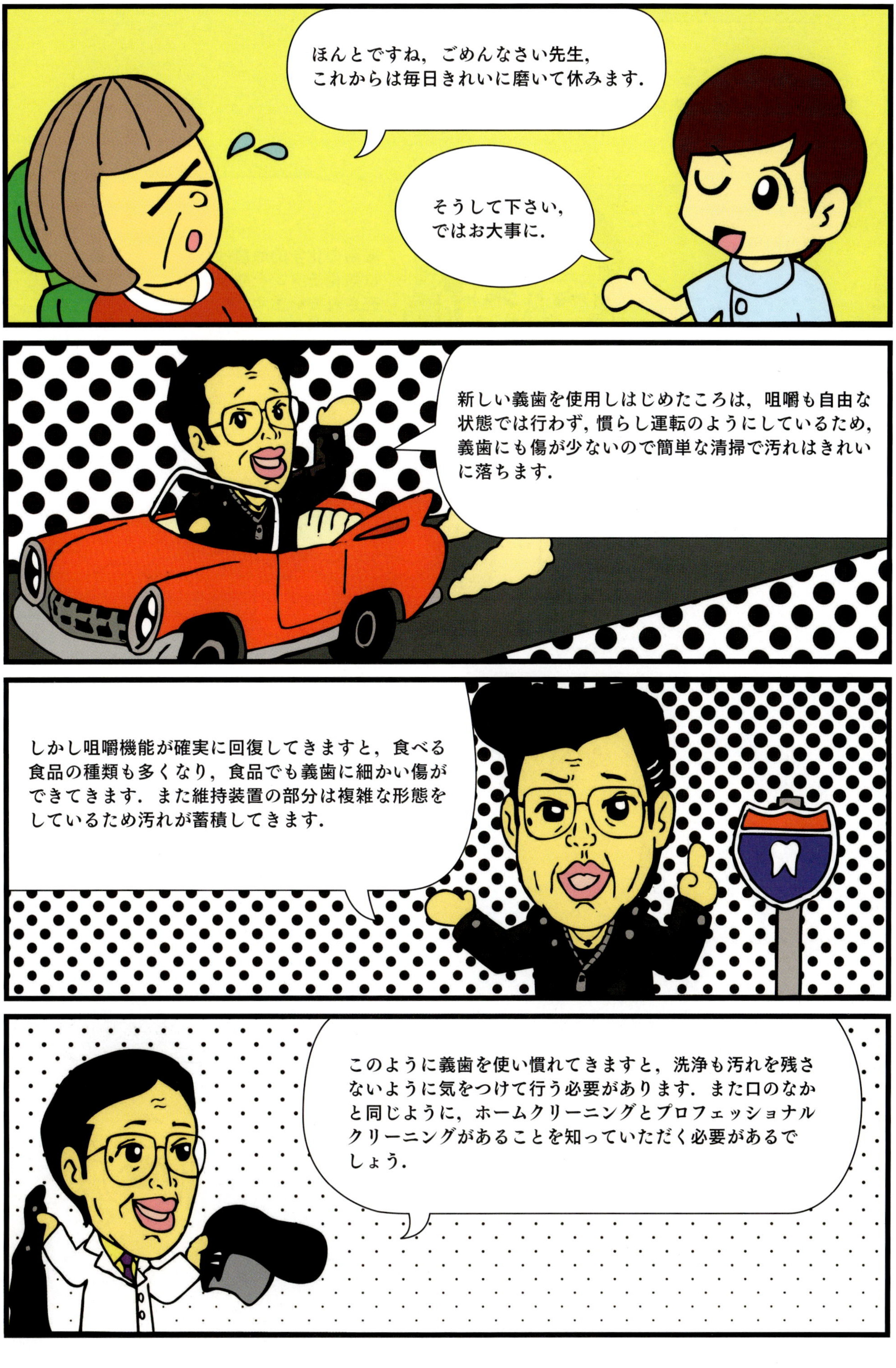
ほんとですね，ごめんなさい先生，
これからは毎日きれいに磨いて休みます．
そうして下さい，
ではお大事に．
新しい義歯を使用しはじめたころは，咀嚼も自由な状態では行わず，慣らし運転のようにしているため，義歯にも傷が少ないので簡単な清掃で汚れはきれいに落ちます．
しかし咀嚼機能が確実に回復してきますと，食べる食品の種類も多くなり，食品でも義歯に細かい傷ができてきます．また維持装置の部分は複雑な形態をしているため汚れが蓄積してきます．
このように義歯を使い慣れてきますと，洗浄も汚れを残さないように気をつけて行う必要があります．また口のなかと同じように，ホームクリーニングとプロフェッショナルクリーニングがあることを知っていただく必要があるでしょう．

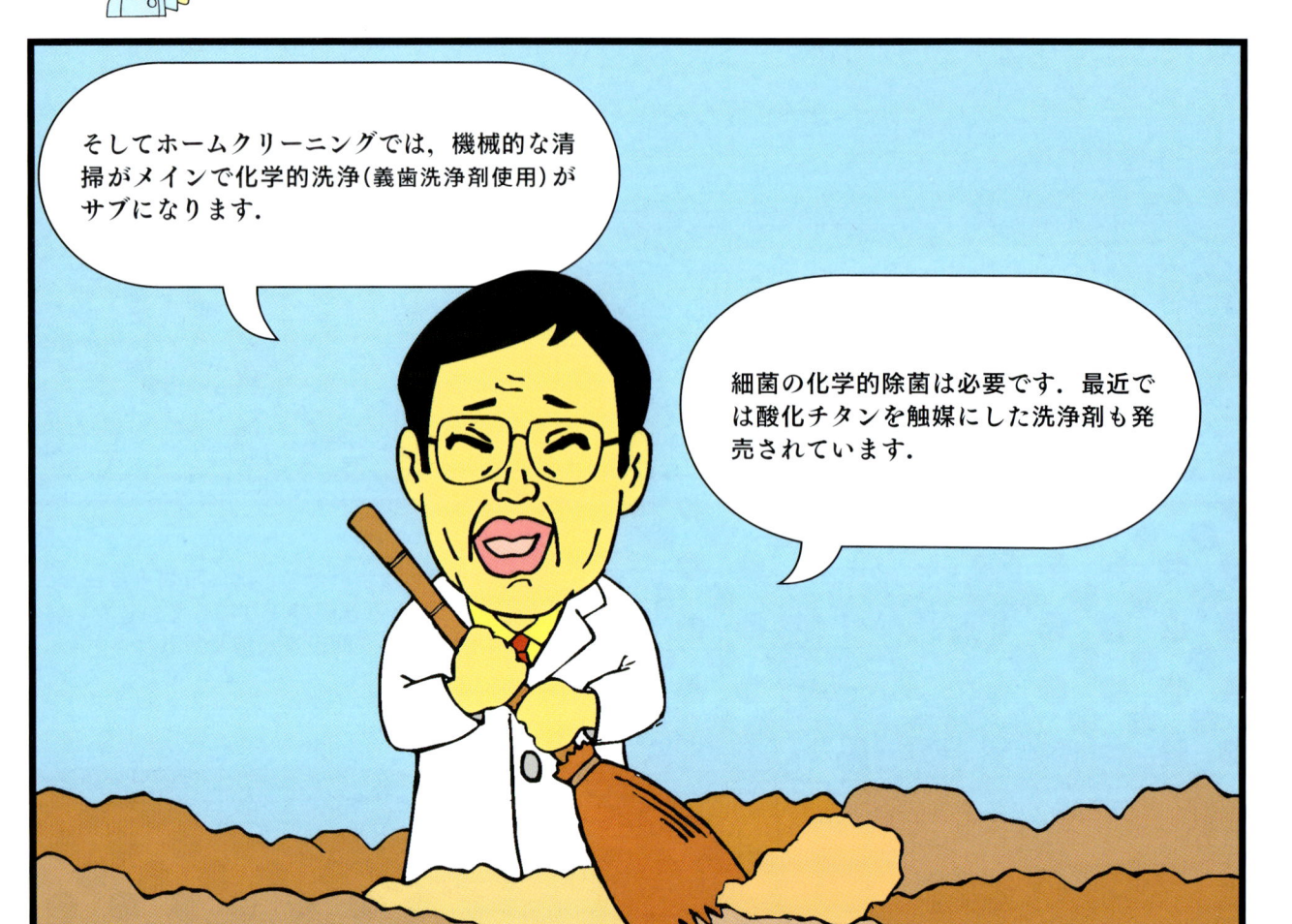

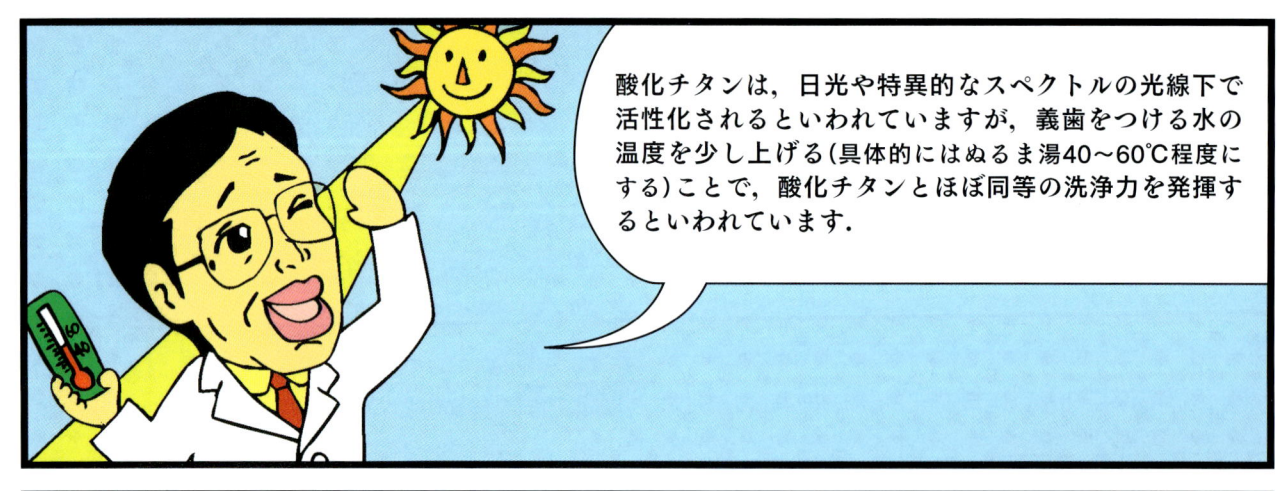

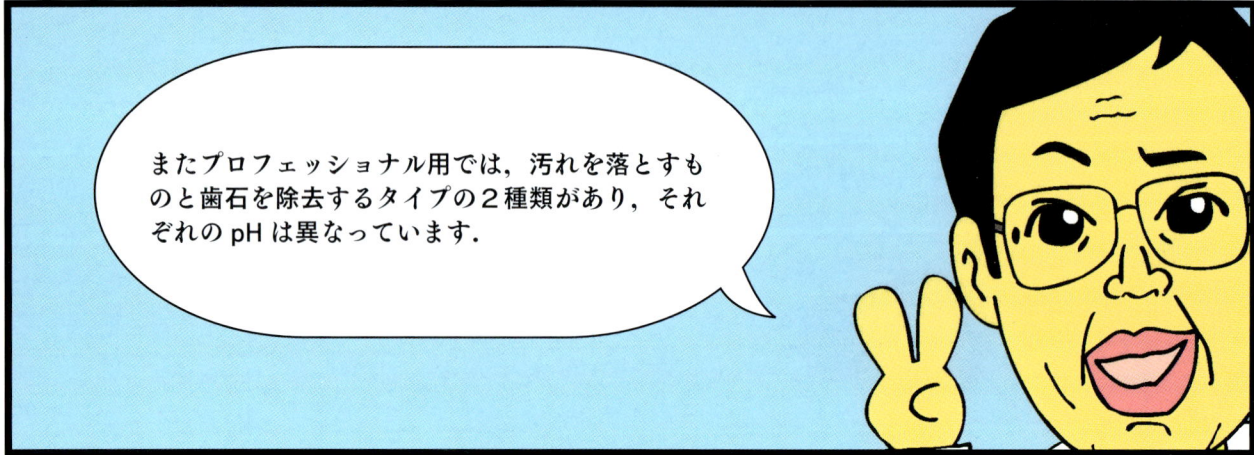

chapter 1 部分床義歯の修理法

そしてホームクリーニングでは，機械的な清掃がメインで化学的洗浄（義歯洗浄剤使用）がサブになります．

細菌の化学的除菌は必要です．最近では酸化チタンを触媒にした洗浄剤も発売されています．

酸化チタンは，日光や特異的なスペクトルの光線下で活性化されるといわれていますが，義歯をつける水の温度を少し上げる（具体的にはぬるま湯40～60℃程度にする）ことで，酸化チタンとほぼ同等の洗浄力を発揮するといわれています．

またプロフェッショナル用では，汚れを落とすものと歯石を除去するタイプの2種類があり，それぞれのpHは異なっています．

コーヌス内面の清掃

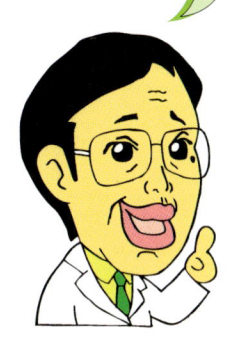

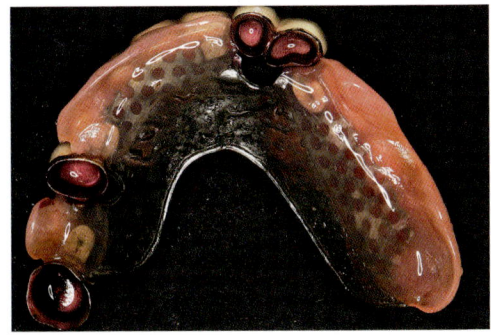

コーヌス外冠の内面の汚れを染めだした状態．かなりの汚れが確認できている．

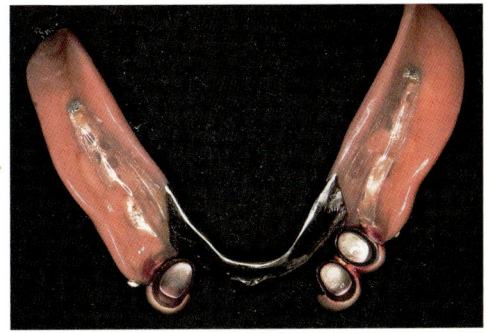

下顎のコーヌスはあまり汚れが確認できていない．

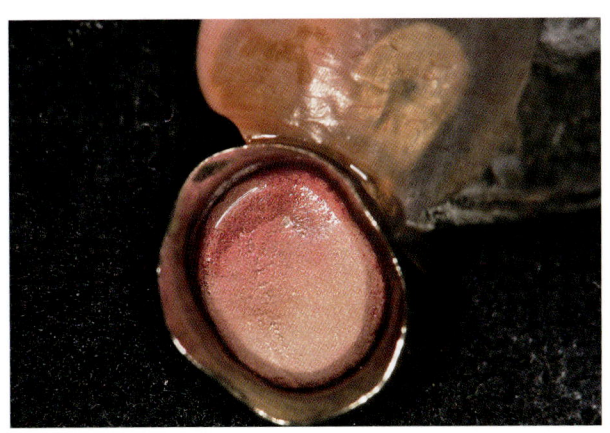

この汚れは確実に除去しておかなければならない．

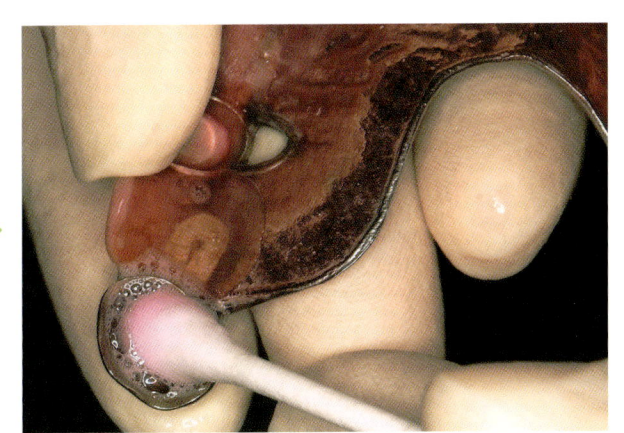

綿棒で内面を除去するとかなりよくとれる．そのうえ中性洗剤を使用すると汚れのとれ方が違う．

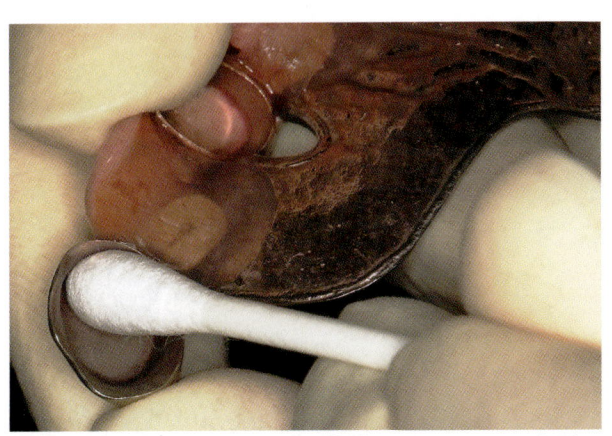

患者にもこの方法をしっかりと指導しておくことが必要であろう．

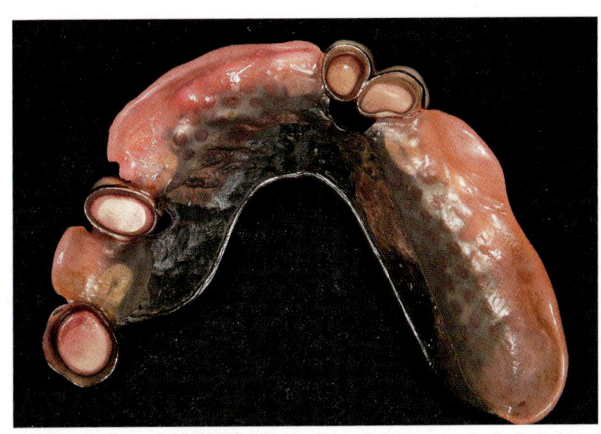

指導した後，1週間後の染めだしてみると，かなりきれいに清掃ができているのがわかった．

Chapter 2

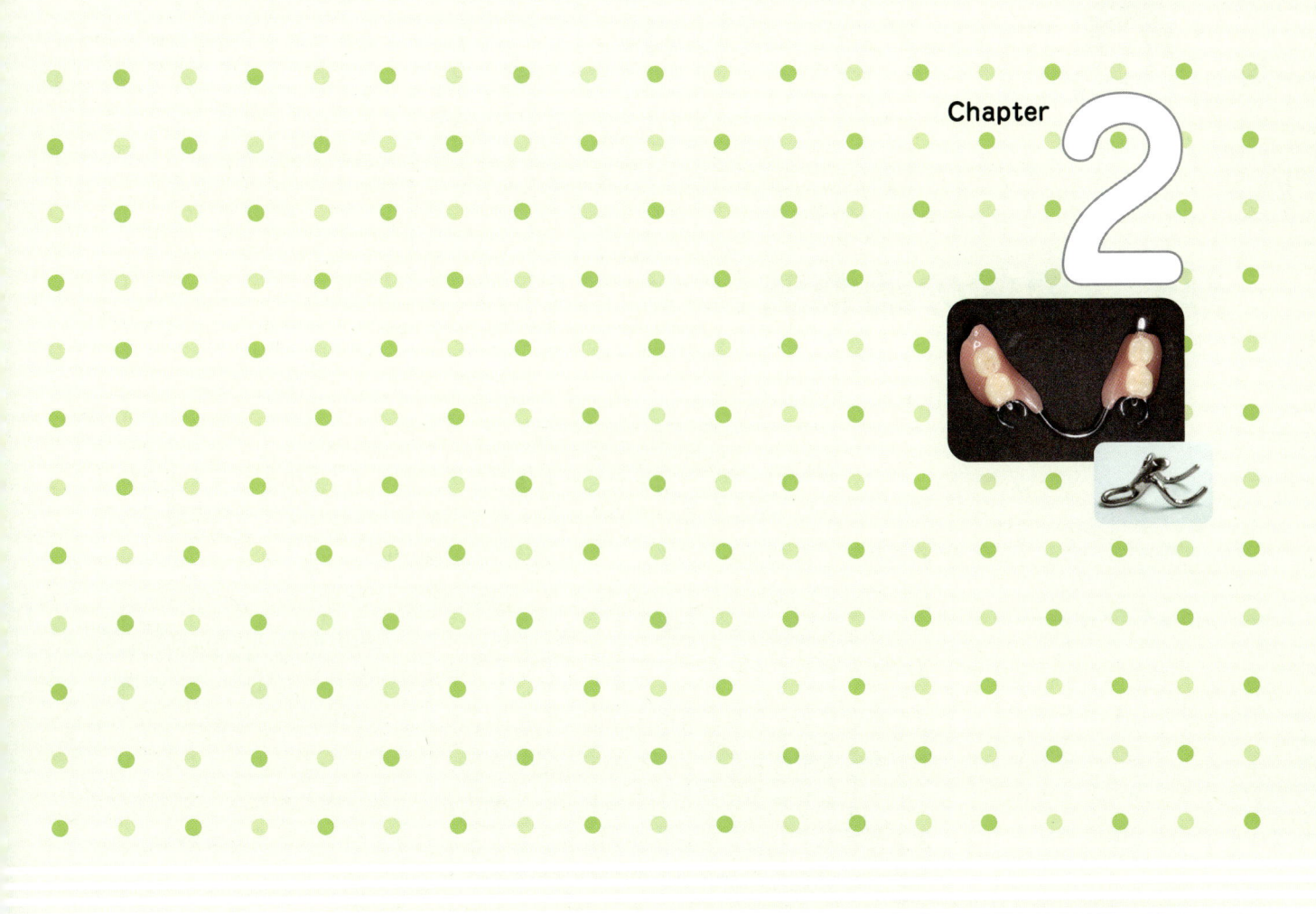

部分床義歯の製作法と注意点

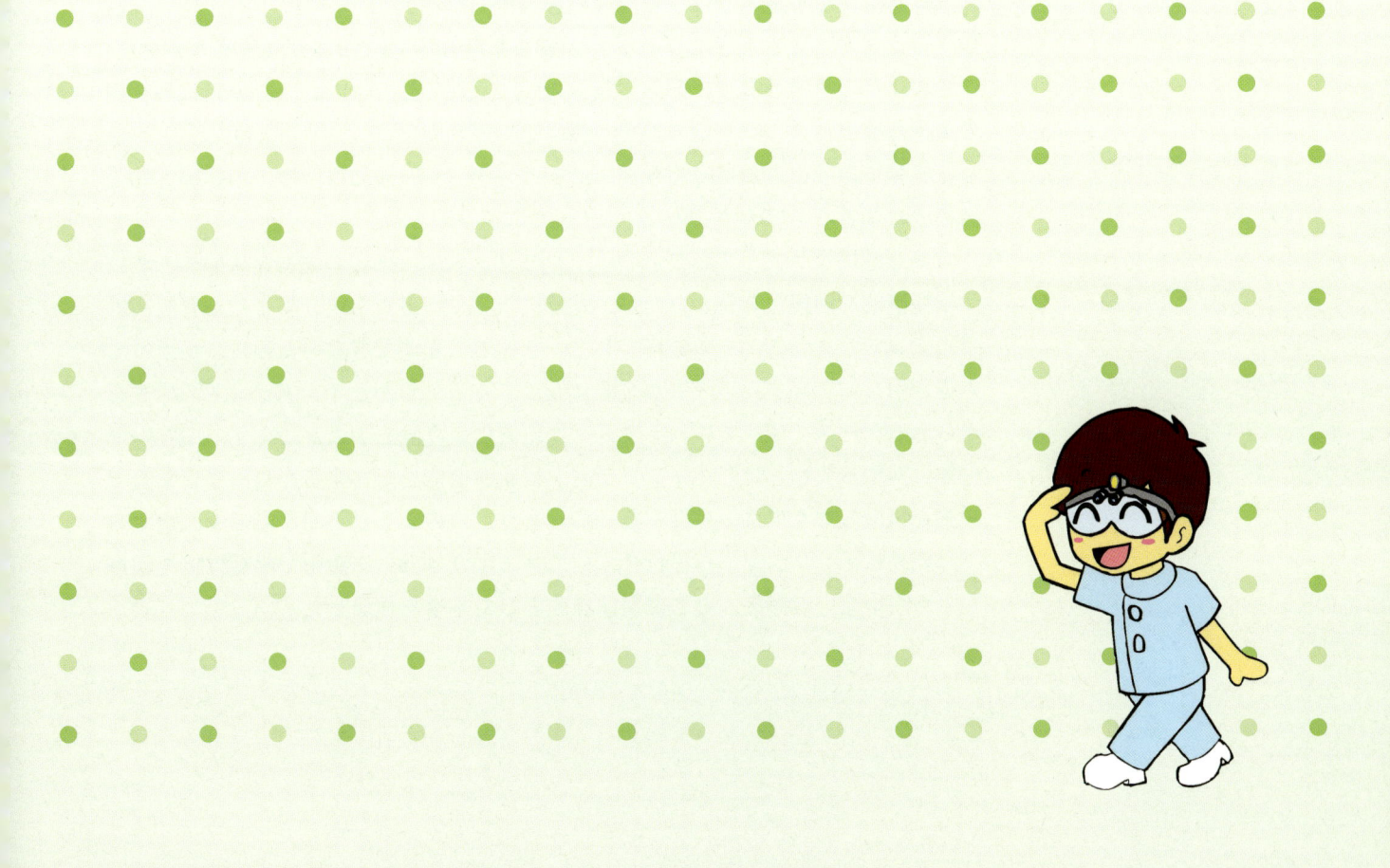

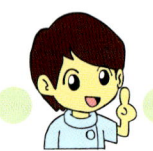

部分床義歯の調整法

　部分床義歯は，1口腔内において残存歯が存在する歯牙欠損症に対する補綴処置の一手法である．そしてこの手法は1歯欠損から1歯残存までの広範囲にわたる症例すべてに適応できる．しかし残存歯と欠損部顎堤という性質の違う(動き量)両者に咬合力を分散させて咬合力の均衡を保ち，その両者に為害作用を及ぼさないような設計をすることが非常に難しい．また義歯を新製した後に経時的変化が生体に生じてくる．その変化に追従する方法は総義歯と比較すると，パラメントの多さから非常に複雑になり，そのために部分床義歯の予後が悪いように思われることがある．

　しかし部分床義歯の不具合を適正に分析し，それに対応しておくと維持歯の喪失や義歯での咀嚼機能障害を回避することができる(上顎両側遊離端義歯の長期予後，P.93参照)．現在ではインプラントやフィックスドブリッジもそれらの欠損症における回復手法の一つであることは周知の事実であり，審美的な要因からこれらの手法がもてはやされるようになってきている．しかし部分床義歯の維持装置が審美性を阻害する要因を，機械的な維持力を有するアタッチメントや磁性アタッチメント，コーヌスクローネンテレスコープを用いることで解消できるし，クラスプですらも金属ではなく歯冠色を有するポリアセタールレジンを用いて製作することができるようになってきた(部分床義歯のさまざまな維持装置，P.94参照)．

　このような材料の進歩に部分床義歯の手法も進歩してきたが，いまだに残存歯と欠損部顎堤粘膜の動き量の差を，義歯咀嚼運動時にコントロールすることが難しく複雑であることには変わりない．そのコントロールには，多くの経験と知識が必要になることは否めない．

　しかし厳格なケアーを必要とするインプラントは，患者の健常な状態のときには咀嚼機能を回復し有益なのだが，高齢になっていったん要介護または有病高齢者になってしまうと，その厳格なケアーをすることができないために，かえって為害作用をおよぼすため除去が必要になってくる．しかしインプラントの除去を迫られるケースでは，そのハイリスクな処置により除去手術ができず，口腔内で生体に対する異物と化したインプラントは咀嚼機能を阻害するため，径管栄養で栄養を摂取しなくてはいけなくなってしまう．このような不幸な転帰を回避するため安易にインプラントへ移行せず，できる限りは部分床義歯で咀嚼機能を回復してもらいたいと考え，その調整法を主とした本書を執筆した．

上顎両側遊離端義歯の長期予後

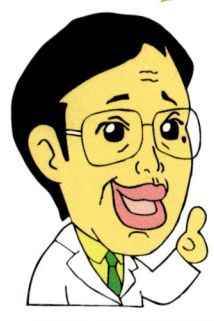

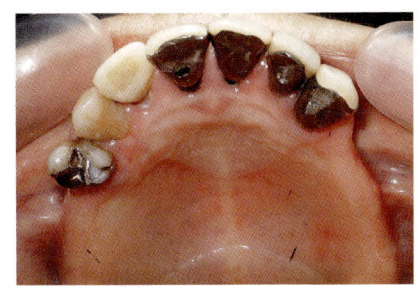

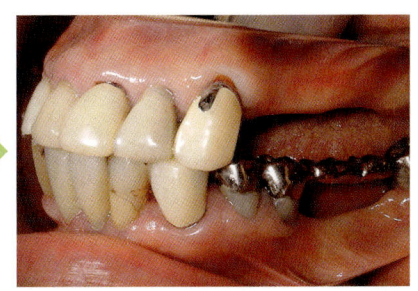

上顎咬合面観.

左側面観.

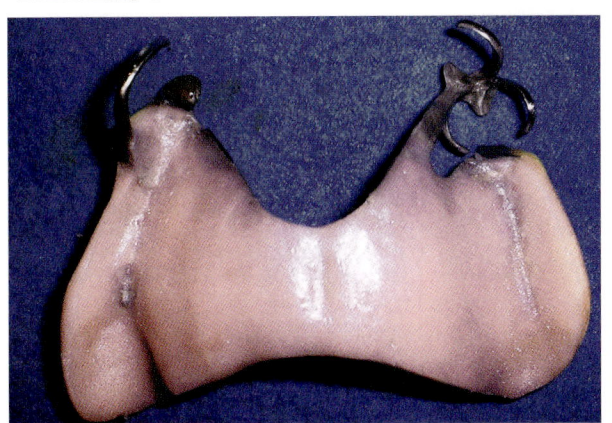

新製1年後に間接リベース.

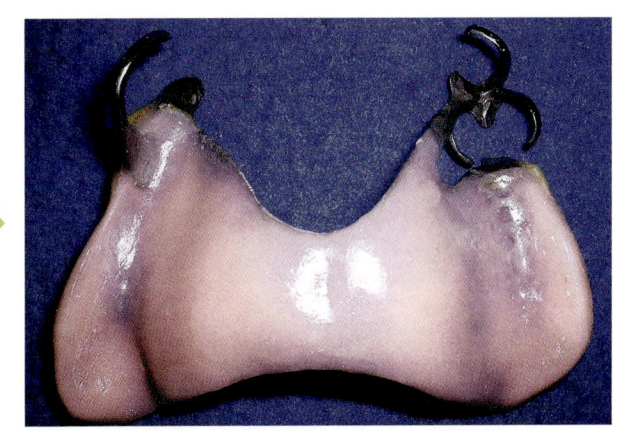

新製3年後，口腔内の経時的変化に応じて調整する.

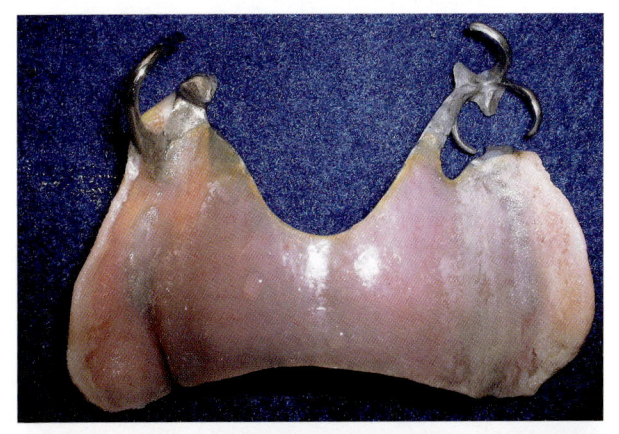

▶新製後4年目の粘膜面観.

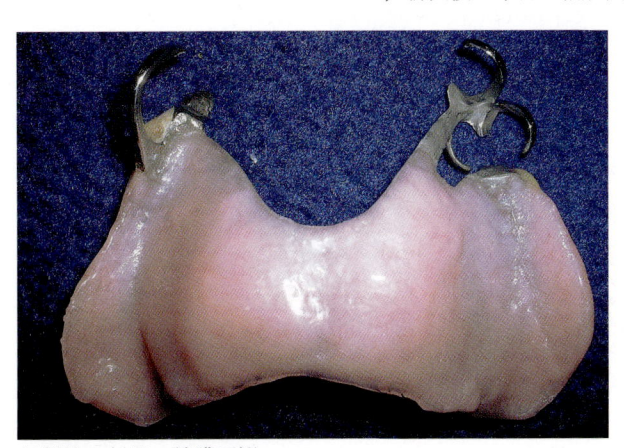

新製後5年目の粘膜面観.

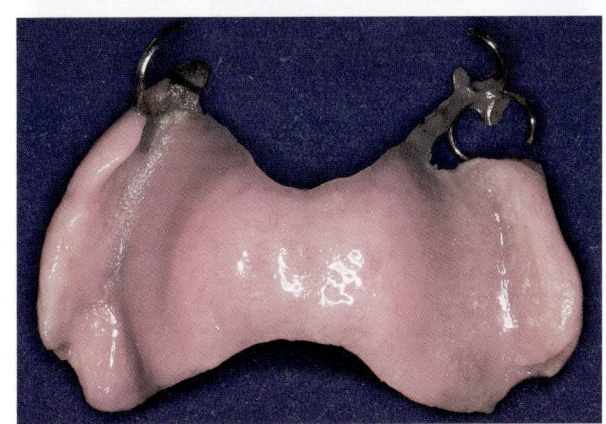

新製後7年目の粘膜面観．リベースの床内面．これにより長期予後が得られた症例.

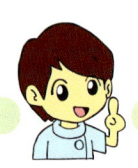

chapter 2　部分床義歯の製作法と注意点

部分床義歯のさまざまな維持装置

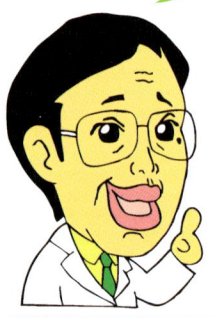

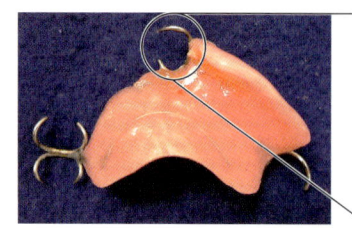

部分床義歯の維持装置の基本であるワイヤークラスプの双子鉤，単純鉤，二腕鉤．

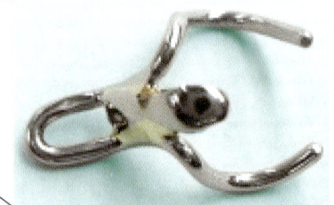

ワイヤークラスプ．

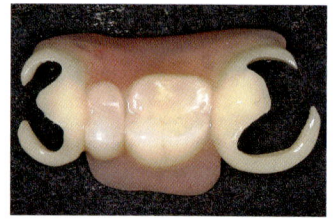

ポリアセタールレジンを用いたレスト付二腕鉤．

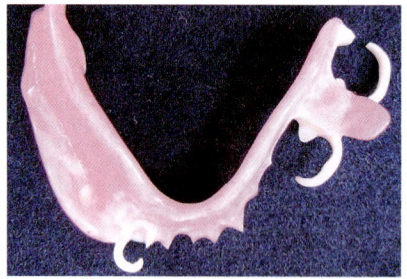

ポリアセタールレジンを用いた単純鉤を装備した下顎義歯床粘膜面．

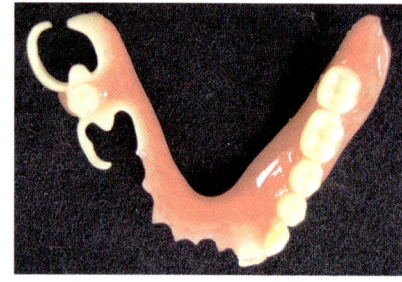

同，咬合面観．

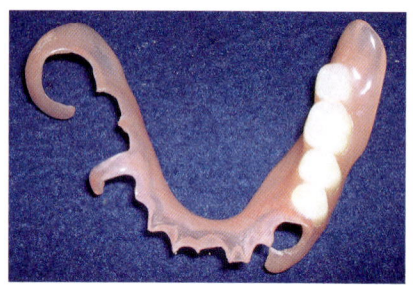

バルプラスト義歯でノンクラスプである．

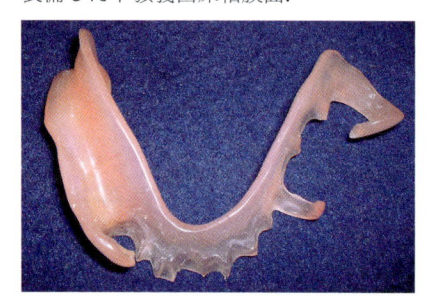

同義歯の咬合面観．残存歯のアンダーカットを維持としている．

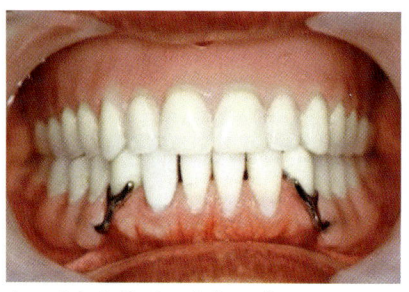

キャストのTバークラスプ．

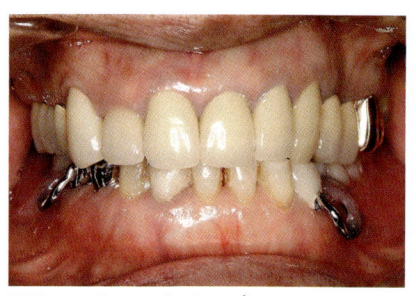

RPIでのIバークラスプ．

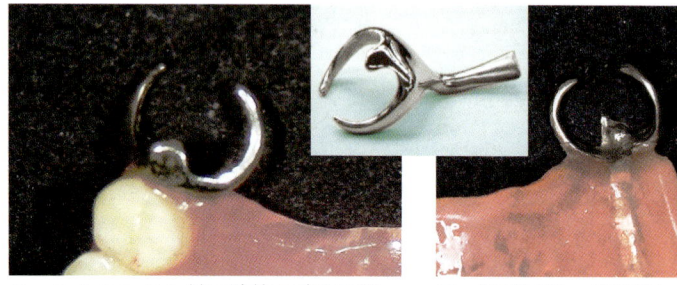

キャストのレスト付二腕鉤の咬合面観．

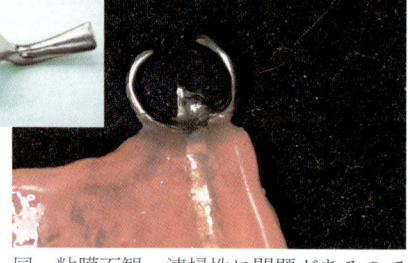

同，粘膜面観．清掃性に問題があるので十分に注意する．

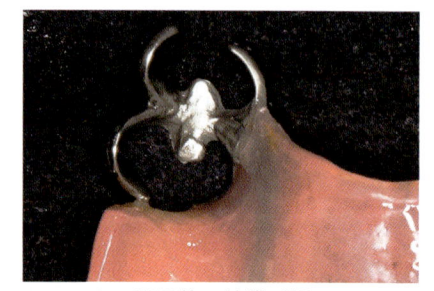

キャストの双子鉤．粘膜面観．

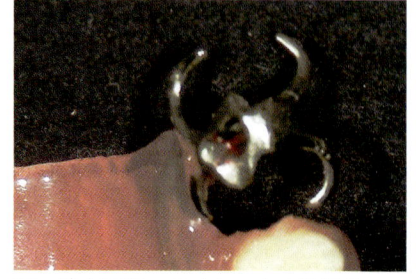

同，咬合面観．ワイヤーとの相違は，レストが装備されている点である．

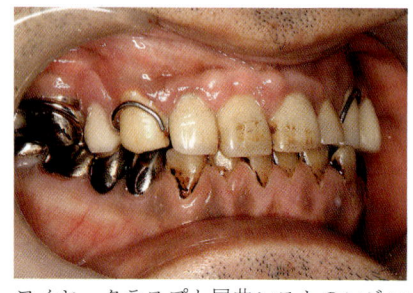

ワイヤークラスプと屈曲レストのレジン床の装着面観．

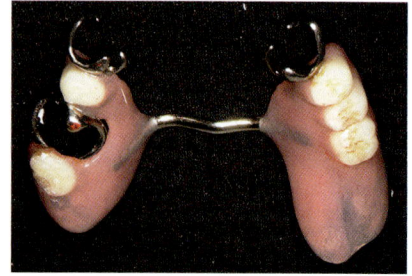

その際の義歯咬合面観．

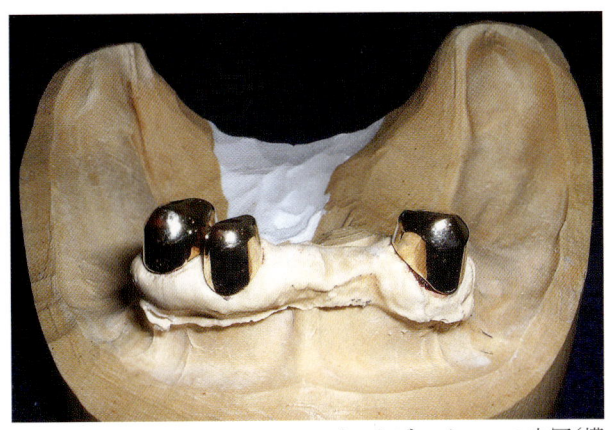

コーヌスクローネンテレスコーピックデンチャーの内冠(模型上).

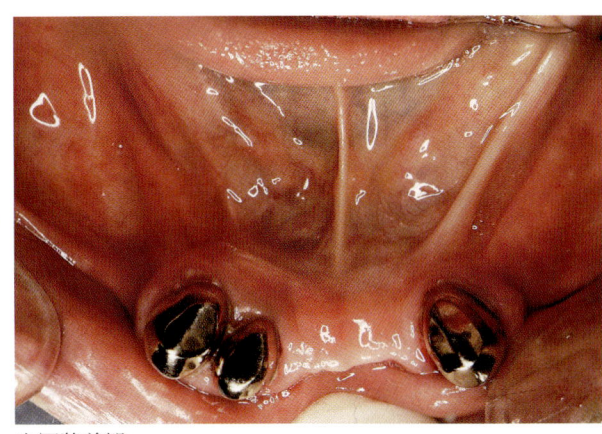

内冠装着観.

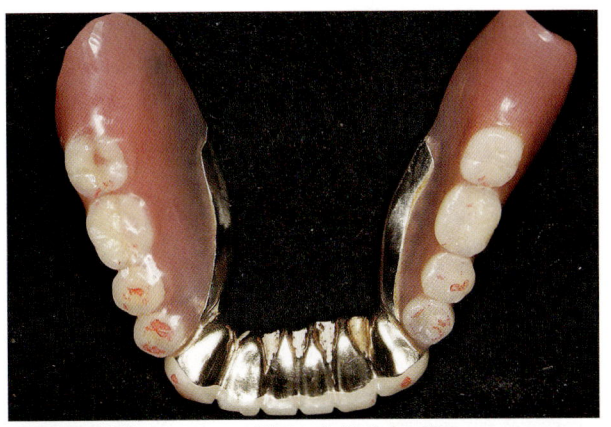

義歯側に装備されている外冠と義歯咬合面観.

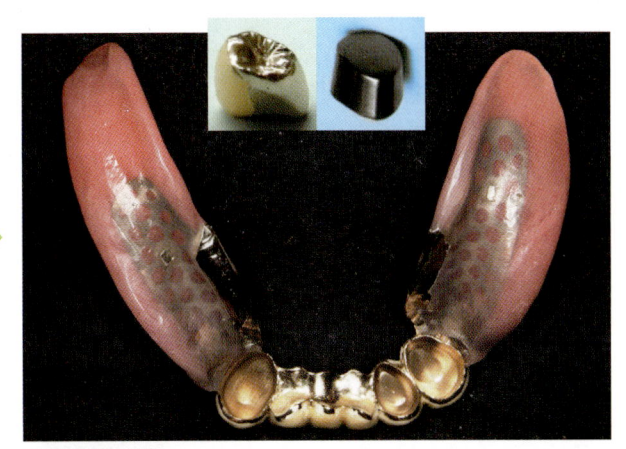

義歯粘膜面観.

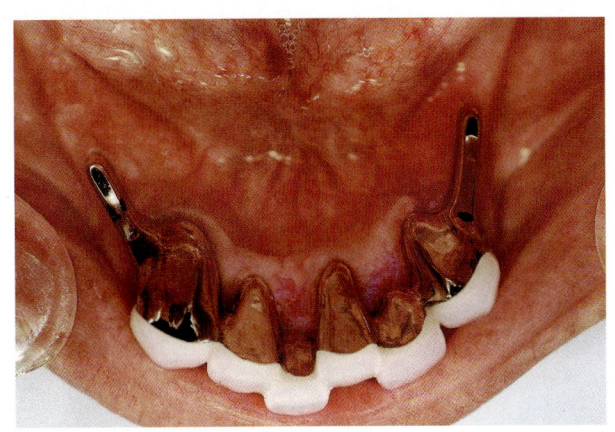

ミリングバーのメール部分.

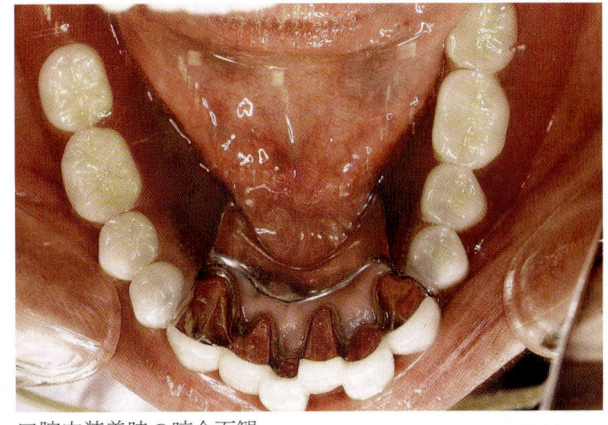

口腔内装着時の咬合面観.

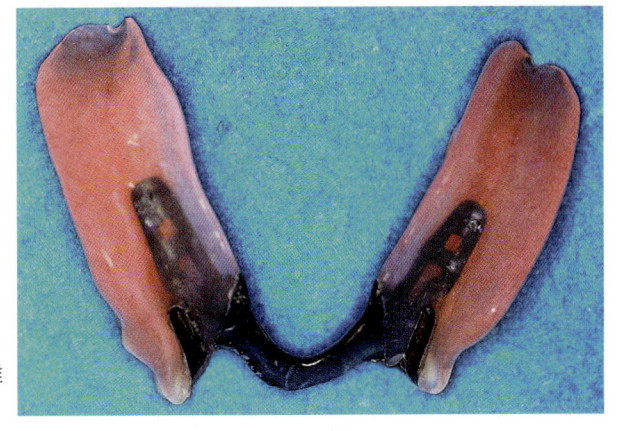

▶ミリングバーのフィメール部分の義歯粘膜面観. 下顎両側遊離端義歯の応用例.

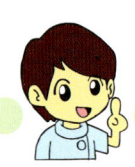

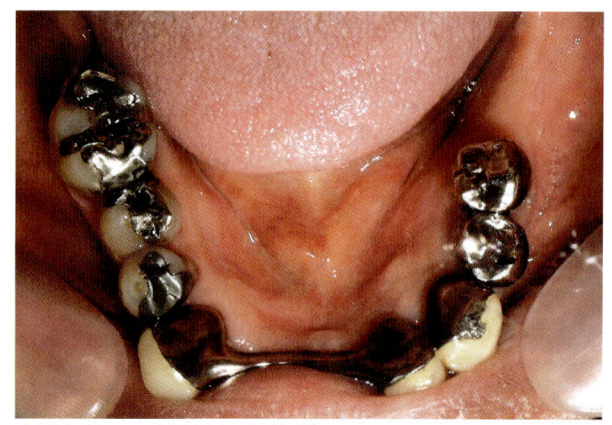

chapter 2 部分床義歯の製作法と注意点

中間欠損での応用例（下顎前歯）メール．

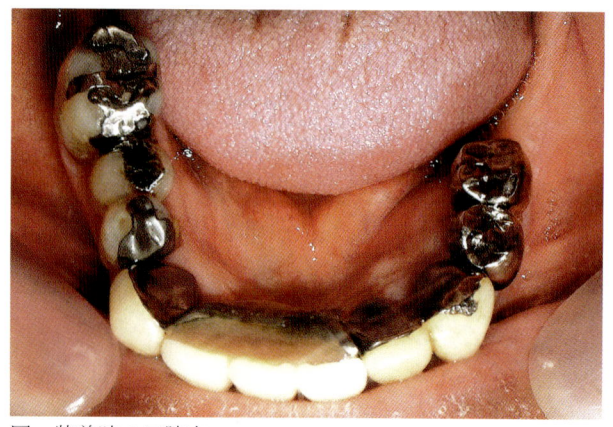

同，装着時の口腔内．

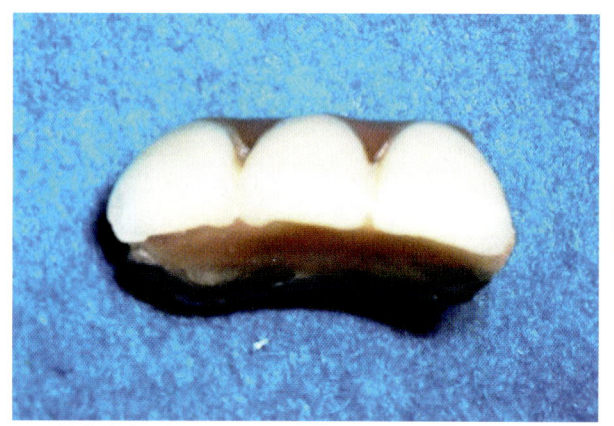

同，義歯咬合面観．

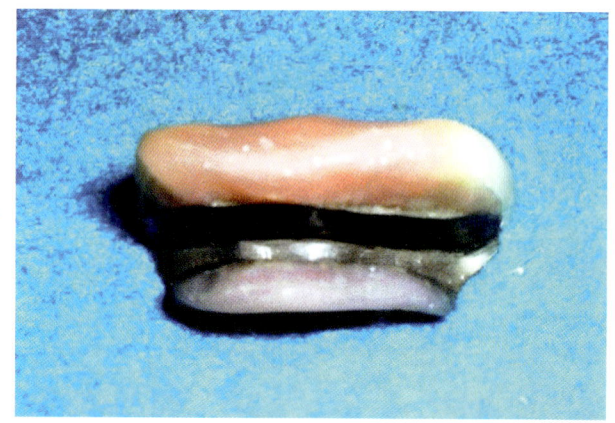

同，義歯内面フィメール部分．

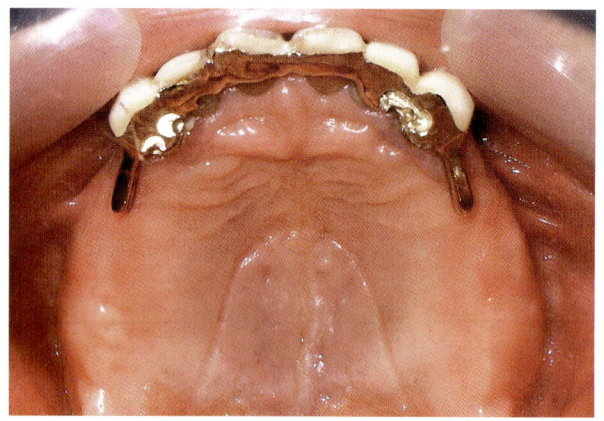

上顎両側遊離端義歯への応用．ミリングバーとミリングのパラレルウォール．口腔内咬合面観．

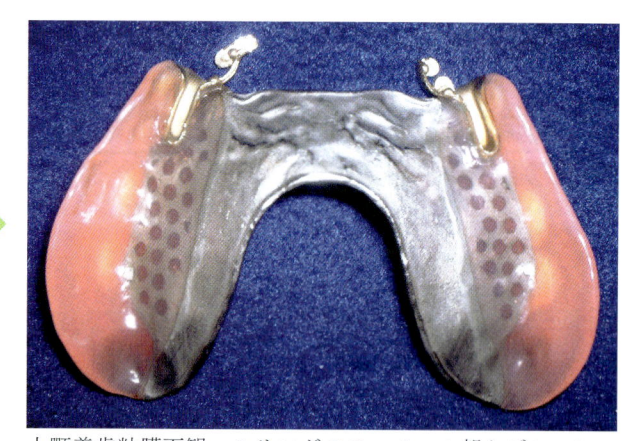

上顎義歯粘膜面観．ミリングのフィメール部とブレーシングが確認できる．

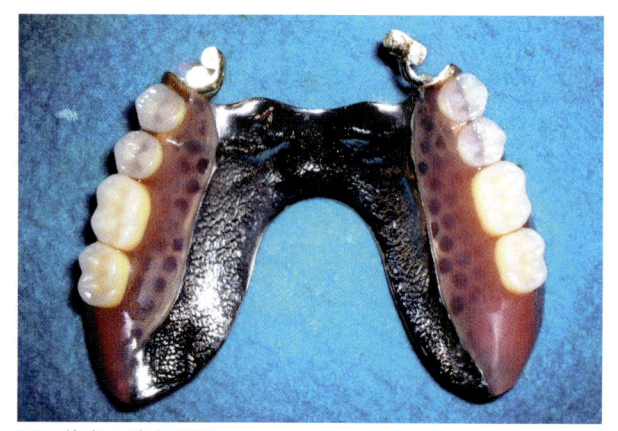

同，義歯の咬合面観．

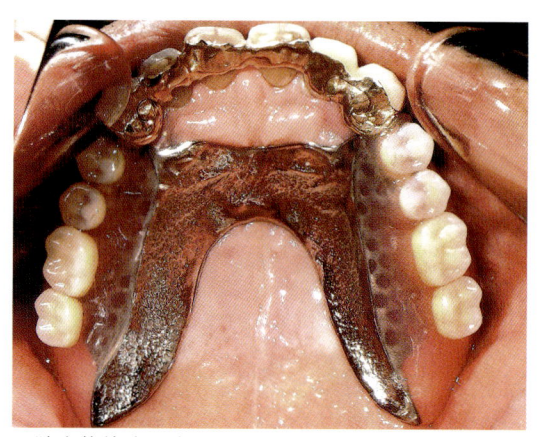

口腔内装着時の咬合面観．義歯の各パーツが装着されると，口腔内の歯冠補綴物が機能的な形態になる．

● RPI クラスプ

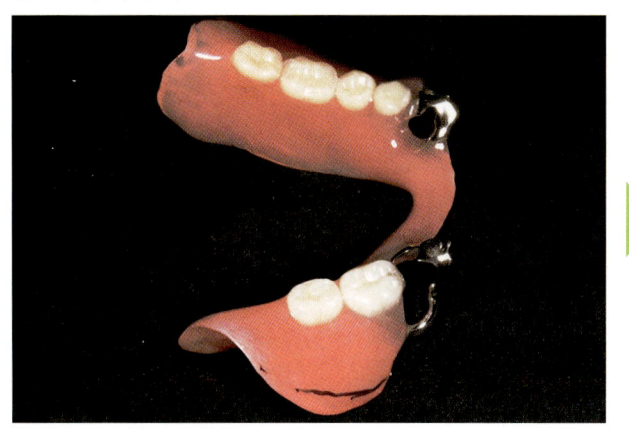

義歯床縁の長さを確認した後，マーキングする．その際に維持装置の着脱方向に対するアンダーカット部分も削除せねばならないので，それをも踏まえてマークしておくこと．

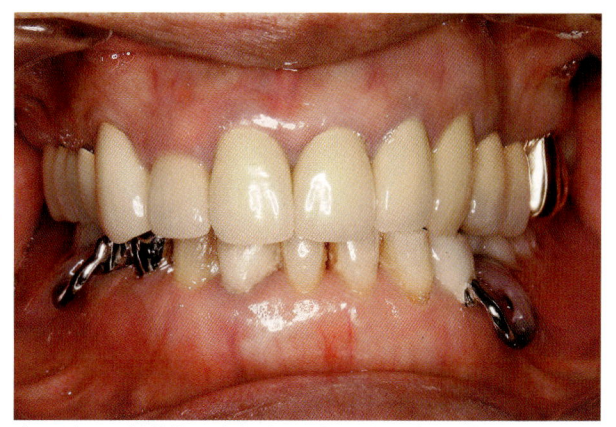

床の長さの調整後の咬合時正面観．次に咬合調整へとはいっていく．

● ワイヤークラスプ

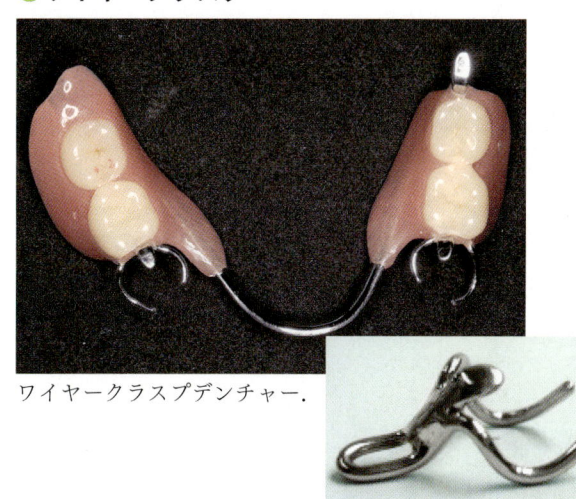

ワイヤークラスプデンチャー．

● エーカースクラスプ

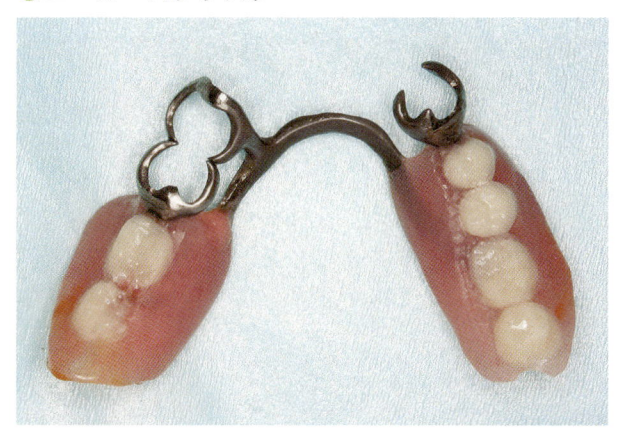

エーカースクラスプが維持装置に選択されている下顎部分床義歯．

● エーカースクラスプ，レスト付二腕鉤

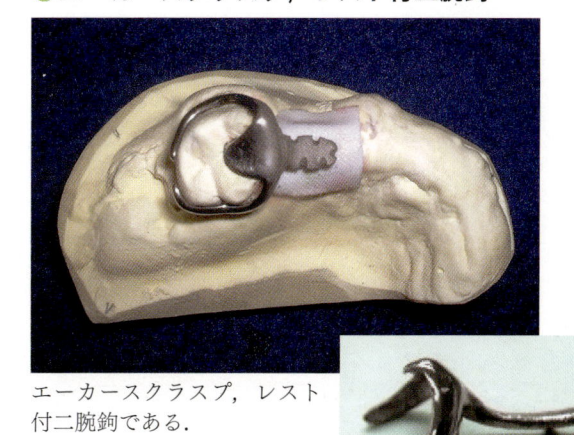

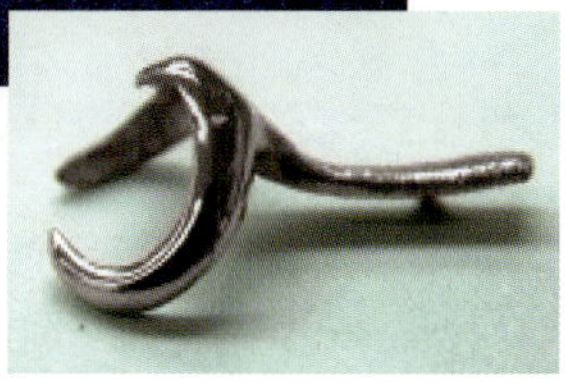

エーカースクラスプ，レスト付二腕鉤である．

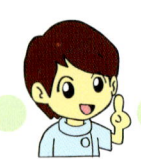

chapter 2 部分床義歯の製作法と注意点

● 双子鉤とレスト付二腕鉤

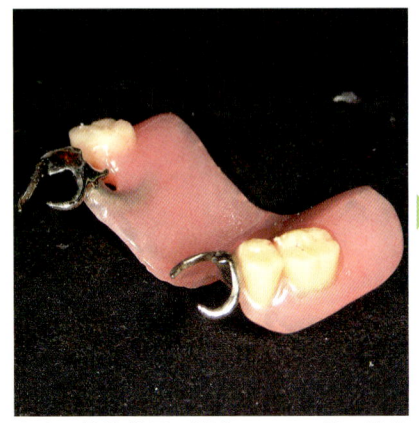

右上の維持装置は鋳造のレスト付二腕鉤である．

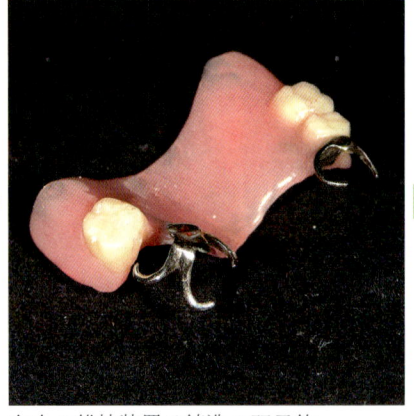

左上の維持装置は鋳造の双子鉤．

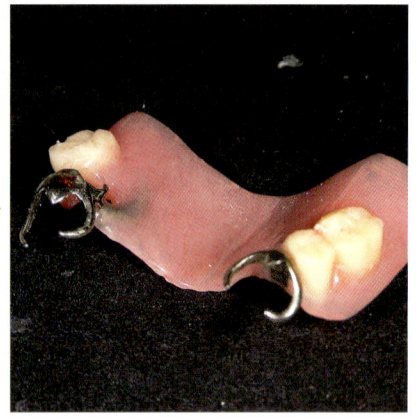

床はレジン床である．

● コーヌスクローネンテレスコープ

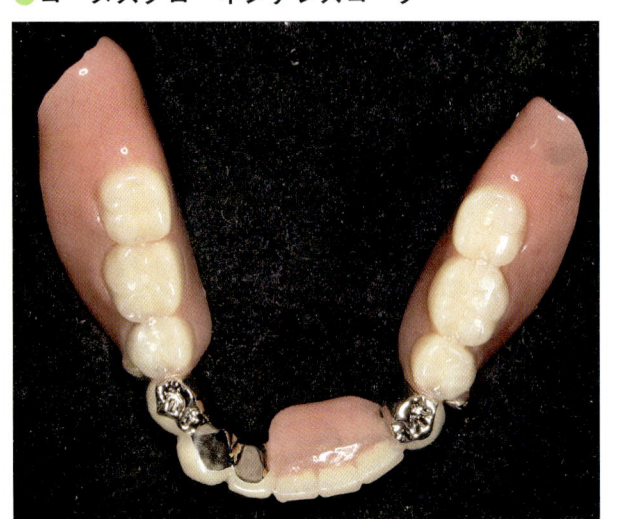

義歯の咬合面観．

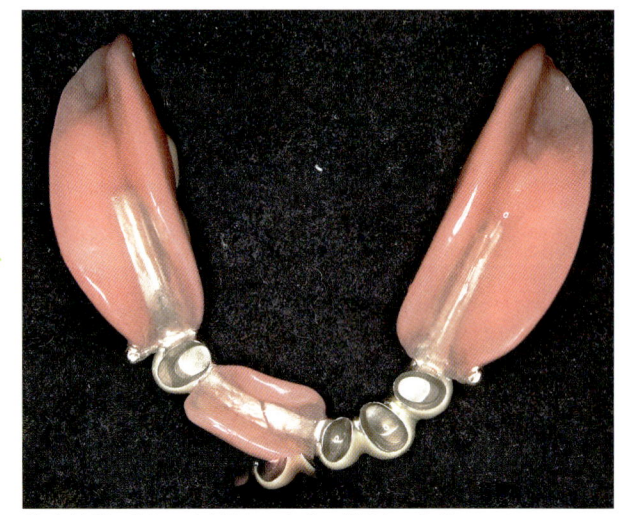

義歯粘膜面観．舌側部の舌感の問題を考慮してなくしてある．

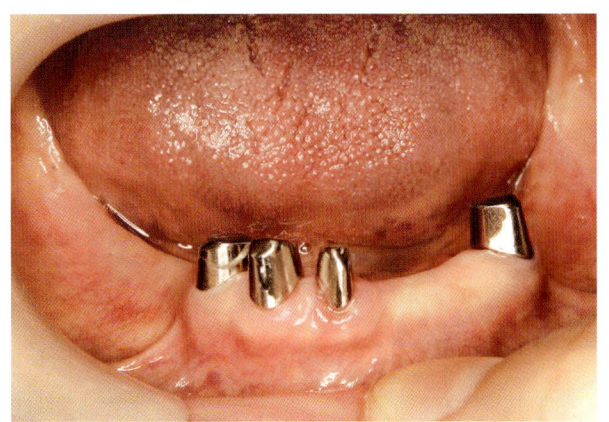

装着された内冠．確実に内冠が装着されているかを確認しなければならない．と同時に内冠内面のセメントの硬化を待たなくてはならない．

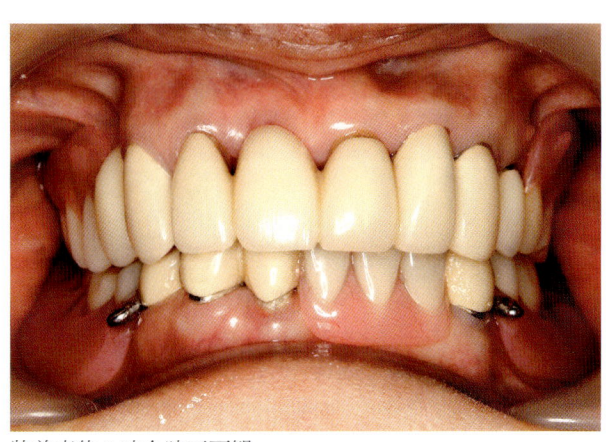

装着直後の咬合時正面観．

● ミリングバー

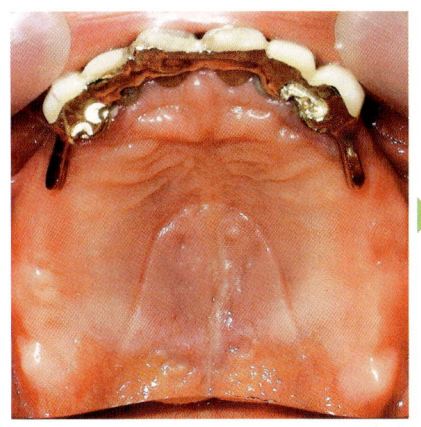

ミリングバーのメール部分である．歯槽頂の真ん中に平行な軸を有するバーが装備してある．

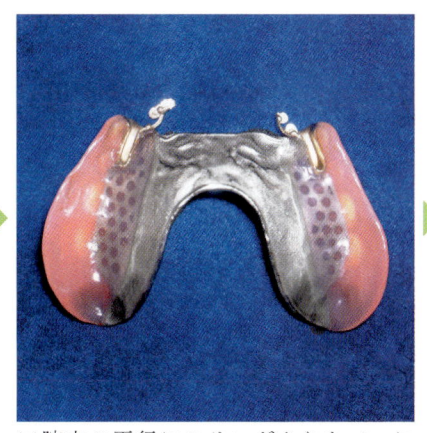

口腔内の平行にミリングされたバーに合ったフィメールが義歯内面に装備されている．

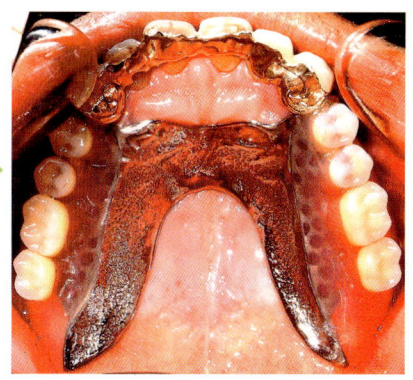

口腔内に装着したミリングバーアタッチメントの義歯．装着されてしまうと比較的シンプルな形態である．

● バルブラスト

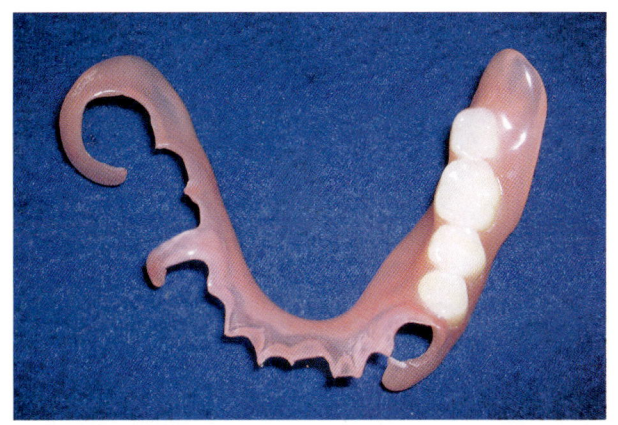

バルブラスト義歯の咬合面観．犬歯の頰側面のアンダーカットを利用して維持力としている．と同時にバルブラストの弾性を利用して維持歯を挟み込んでいる．

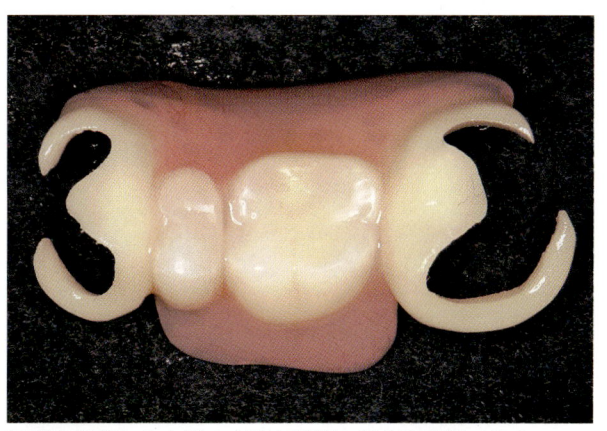

同様に製作した上顎の中間欠損部の部分床義歯である．

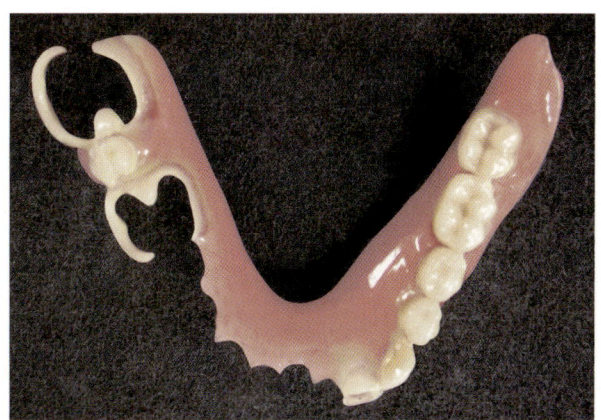

ポリアセタールレジンを使用して，クラスプを製作した下顎義歯である．このクラスプの長所は，金属ではないのでクラスプが金属色でないことである．

99

chapter 2 部分床義歯の製作法と注意点

● ワンピースキャストパーシャル

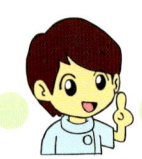

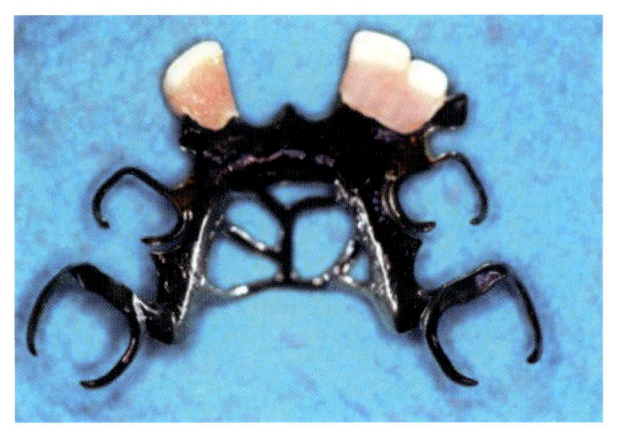

上顎のワンピースキャストパーシャル．

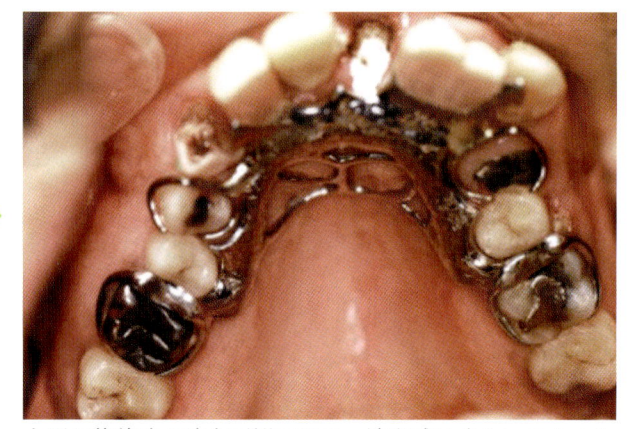

上顎に装着時の咬合面観である．違和感は少ないのかもしれないが，部分床義歯の構成要素であるレストが確実に装備されていないのが少し気になる．部分床義歯は，審美的要因や違和感がないようにすることも大事であるが，咬合圧を維持歯と欠損部顎堤で確実に負担する必要がある．機能面を確立しておくことが大事である．

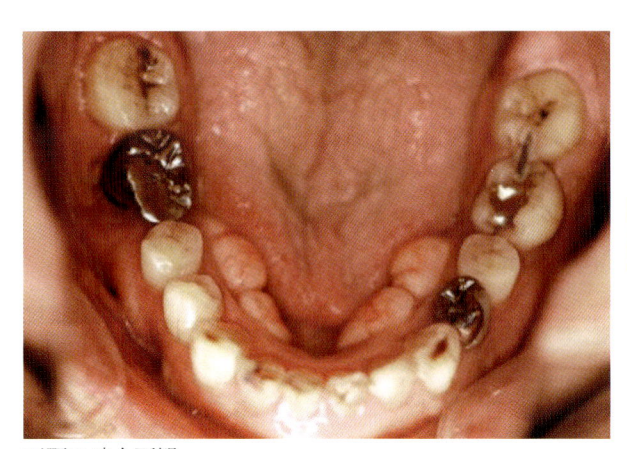

下顎の咬合面観．

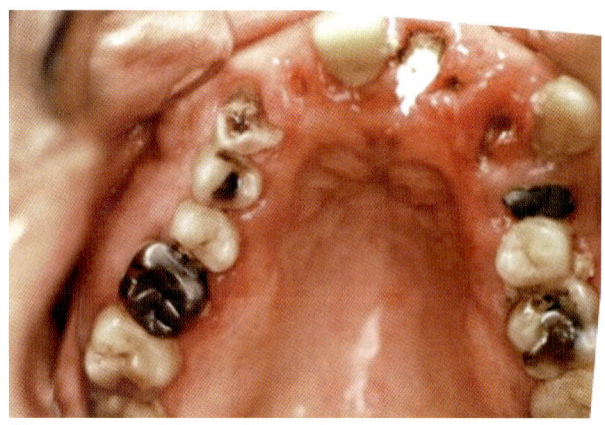

義歯を外した時点での上顎の咬合面観．カリエスの多さが少し気になる．部分床義歯はシンプルであるとともに清掃性の良さが必要な要素である．

部分床義歯の初診時診査

設計
- 口腔内所見
- 研究用模型
- レントゲン所見

前処置
- ペリオ，カリエスの処置
- 咬合平面の設定

義歯製作
- 印象，咬合採得
- 装着，咬合調整

欠損歯数を確認
- 口腔内所見（補綴顎，片顎だけでもよい）
- パノラマ撮影を行ったレントゲン

対咬関係の確認
- 口腔内所見（必ず全顎で確認，咬合接触部位）

歯周組織の確認
- EPP，触診（動揺度），PCR
- パノラマ撮影を行ったレントゲン

column

レストの重要性

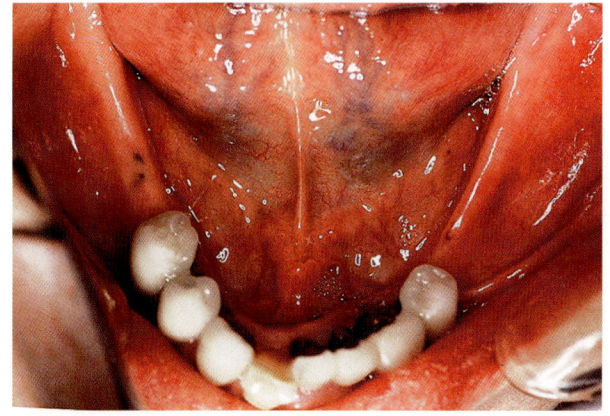

初診時の下顎咬合面観．

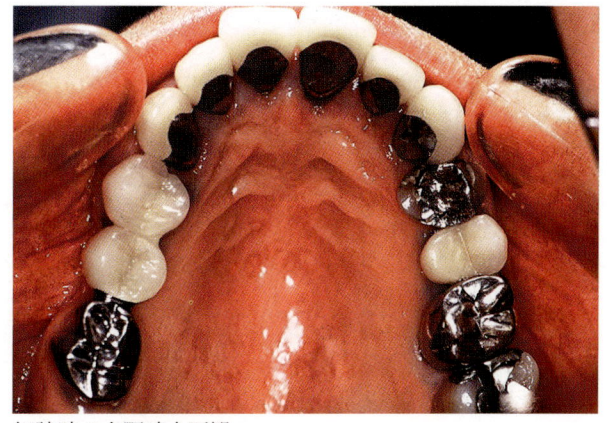

初診時の上顎咬合面観．

column

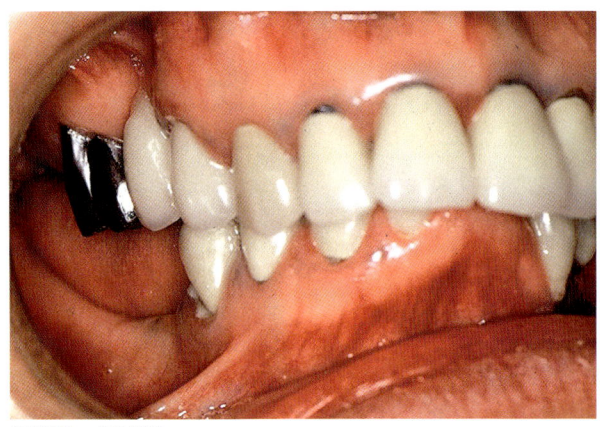

初診時の正面観.

初診時の左側方観.

下顎部分床義歯の新製

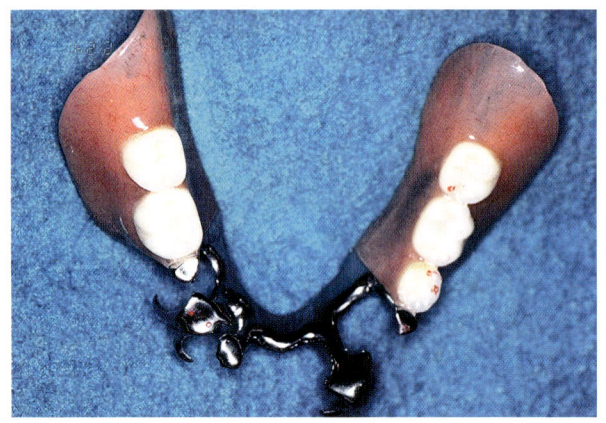

新製の下顎義歯. インサイザルレストを装備している理由は, 左右小臼歯部の歯周疾患がかなり進行していて, 歯牙の動揺があるためである.

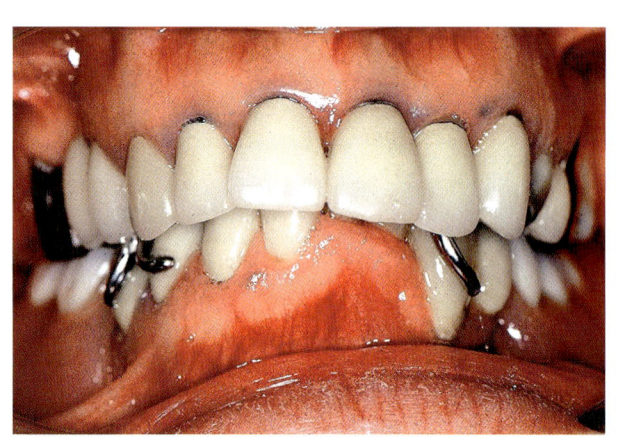

義歯装着時の正面観.

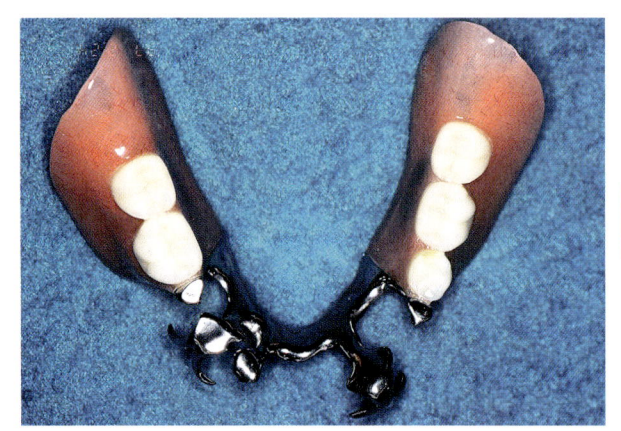

1年後の下顎義歯咬合面観. 新製時と大きな差はない.

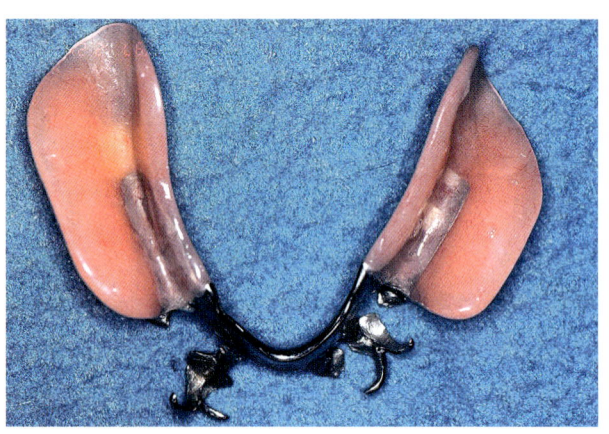

同, 義歯粘膜面観.

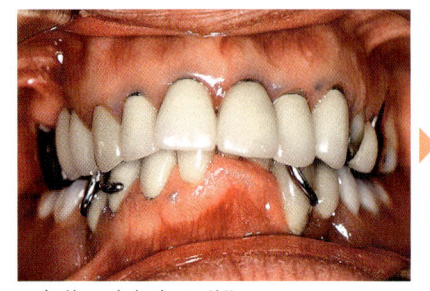

1年後の咬合時正面観.

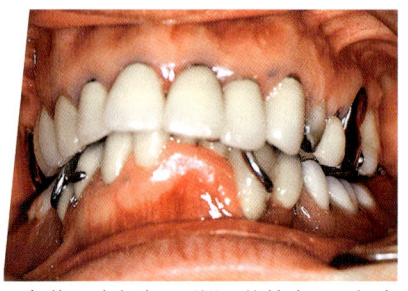

2年後の咬合時正面観. 維持歯の辺縁歯肉の腫脹が確認できる.

維持歯 4| の発赤腫脹

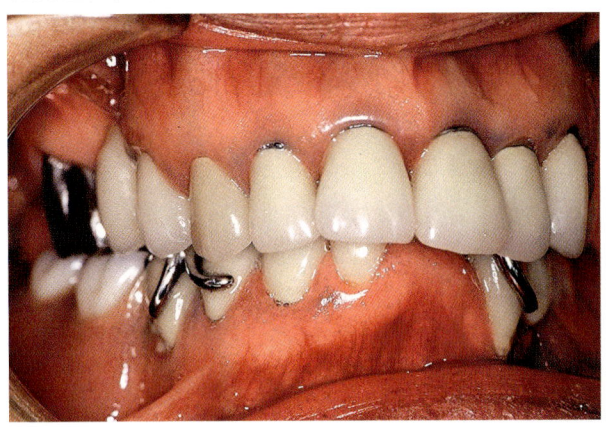

3年後に維持歯の咬合時の疼痛を訴えて来院．維持歯の発赤腫脹が確認できる．義歯の修理をする．

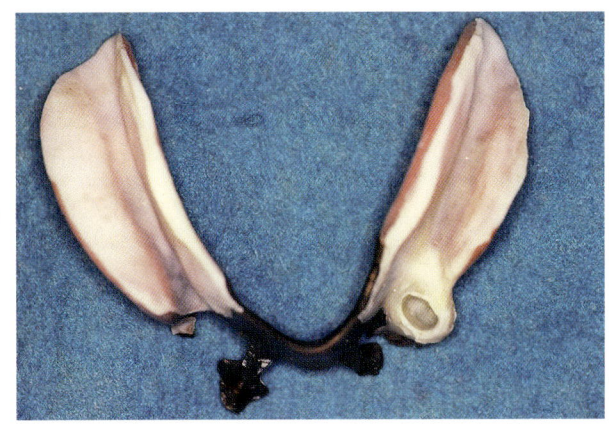

4| の歯冠‐歯根比を改善した．その際に維持装置は除去して，インサイザルレストのみを残した．その後に粘膜調整を行う．

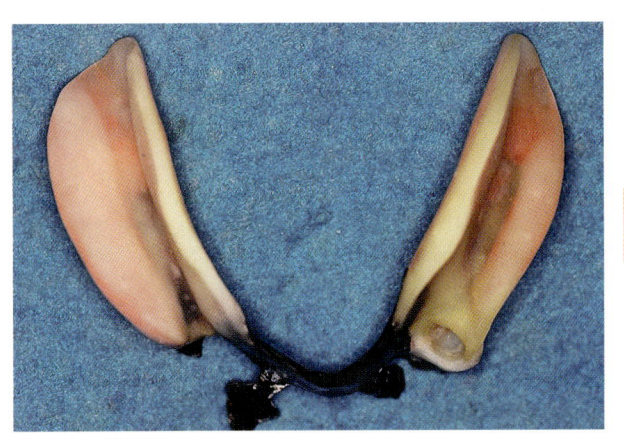

リベース終了後．

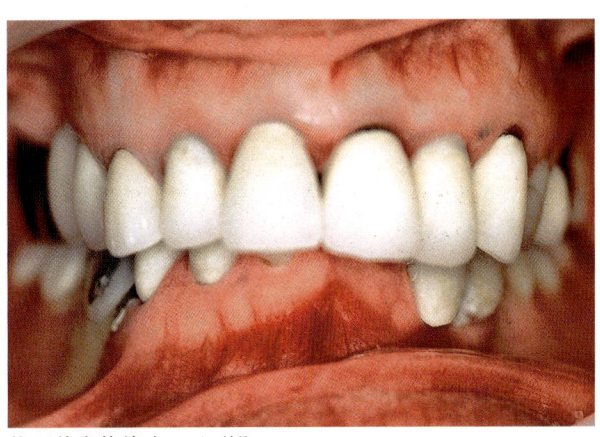

修理義歯装着時の正面観．

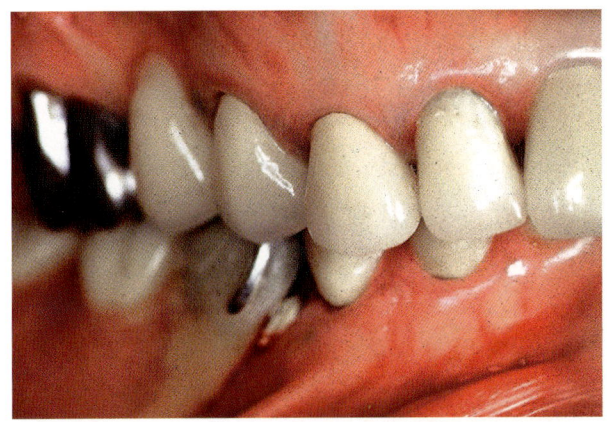

右側方面観．レストが存在するため，咀嚼時の違和感は訴えず，疼痛がなくなったことで咀嚼機能の回復が確認できた．

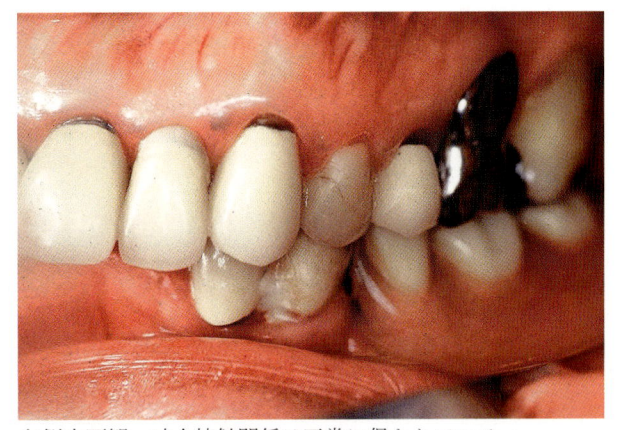

左側方面観．咬合接触関係は正常に保たれている．

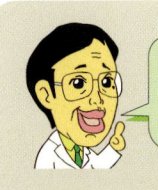

ポイント

インサイザルレストのみで咀嚼機能の回復を図ることができた．

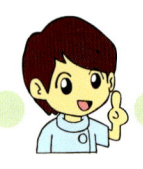

chapter 2 部分床義歯の製作法と注意点

　初診時には口腔内所見として，欠損歯数，咬合関係や歯周組織の状況を確認するが，その補足手段として，概形印象を採得して研究用模型を作製する．それによって顎堤の大きさや，欠損部顎堤の吸収度合などと同時に，残存歯の植立方向や残存諸組織との位置関係を確認することができるようになる．なかでも大事なことは，口腔内所見と同じように補綴側の残存歯だけではなく，対咬関係の確認が必要である．残存歯が多数あったとしても，残存歯同士の咬合接触が存在するかどうかに関しては，数の問題ではないので十分に診査をしなければならない．そして残存歯の歯周組織の状態をエックス線写真で精査確認し，維持歯として使用ができるか否かを判断することが重要になる．

　これらの診査に基づいて部分床義歯の咬合圧の負担様式を決定して，部分床義歯に付与する維持装置を決定することが大事なポイントである．決して，維持装置の選択だけが設計の大きな重要事項ではないことを認識しておかなければならない．

　また，これら確認事項のなかで見落としやすいのは，研究用模型での咬合平面の適正や維持歯の挺出なのであるが，これらの要件は義歯の設計には欠かすことができない要素の一つである．そして述べてきたように残存歯の咬合関係や，その歯数や歯周疾患の程度などを総合評価して，部分床義歯の負担様式が決定され，製作の段階へと入っていくことができる．

部分床義歯の種類

　部分床義歯の種類(バリエーション)は，維持装置の種類，欠損様式の違い，対咬関係，咬合圧の負担様式などによって大別することができる．それらをすべて網羅してしまうと，その数は多くなり大変複雑になる．そのため今回は，まず負担様式(咬合圧の支持域)の違いで大きく区別したうえで，それに維持装置の差異を加えて区別してみたい．

歯牙負担性義歯
①クラスプデンチャー
　キャストのレスト付二腕鉤に代表されるエーカースクラスプ，RPI．
②アタッチメントデンチャー
　歯冠外アタッチメント(ミニダルボ，エクストラテックミニ)，バーアタッチメント，歯冠内アタッチメント(スターン)
③磁性アタッチメントデンチャー
　２面吸着の磁性アタッチメント
④コーヌスデンチャー

粘膜歯牙負担性義歯
①クラスプデンチャー
　ほぼすべてのクラスプ(エイカース，RPI，ワイヤークラスプ)であるが，必ずレストは装備していること
②アタッチメントデンチャー
　歯冠外(ミニダルボ，ASC52，コネックス)，歯冠内アタッチメント(スターン)，バーアタッチメント(ミリングバー，ドルダーバー)
③磁性アタッチメントデンチャー
　１面吸着，２面吸着どちらでも可能であるが，１面吸着の磁性アタッチメントを使用する際にはブレーシング部分が必要と考える
④コーヌスデンチャー

粘膜負担性義歯
①クラスプデンチャー
　レスト付ワイヤークラスプの二腕鉤，RPI
②アタッチメントデンチャー
　ボナ604A,P．バテスティー．シーカーなどスタッドアタッチメント，バーアタッチメント(ドルダーバー)
③磁性アタッチメントデンチャー
　１面吸着性の磁性アタッチメント類……吸着力や大きさについては維持歯との兼ね合いで決定．キーパーについては，ルートキーパーのように根管維持部が装備している方が適しているであろう
④コーヌスデンチャー

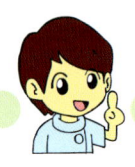

chapter 2 部分床義歯の製作法と注意点

粘膜負担性義歯の粘膜面に粘弾性レジンの貼布

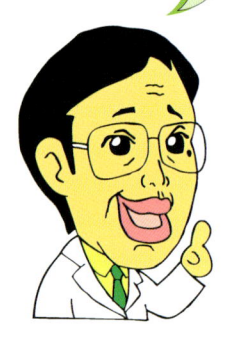

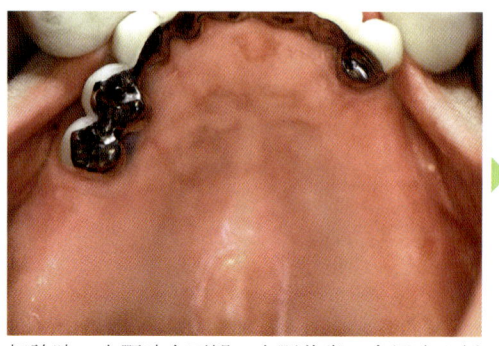

初診時の上顎咬合面観．上顎義歯に金属床を採用したが，下顎との対合関係がすれ違いになっているため，上顎の欠損部顎堤に大きな咬合力が加わり，顎骨の吸収が多くならないように粘弾性レジンを床粘膜面に装備することにした．

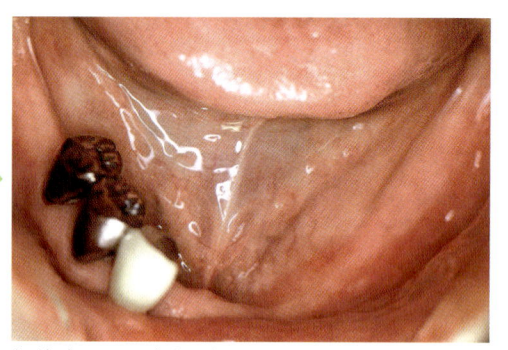

初診時の下顎咬合面観．

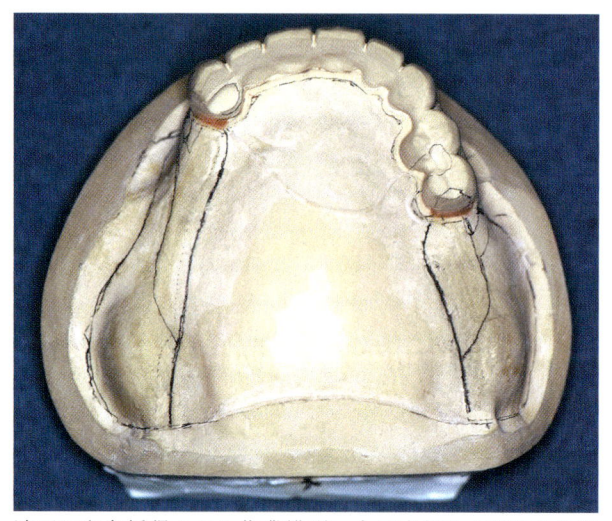

適正に印象採得された作業模型．金属床部分の設計を鉛筆でていねいに描いておき，咬合圧の加わる床概形も記入しておく．

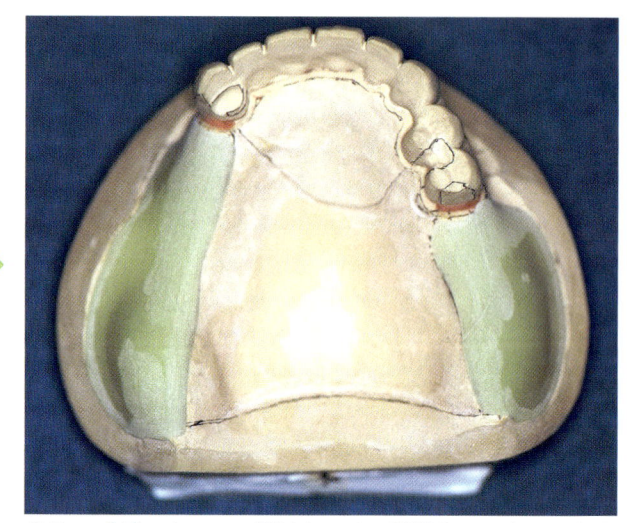

クラスプデンチャーの設計なので，確実なレストシートやガイドプレーンを前処置として設計した．また咬合圧を負担する粘膜支持部にスペーサー（フィジオスペース）を切って貼りつけ光照射をして重合しておく．

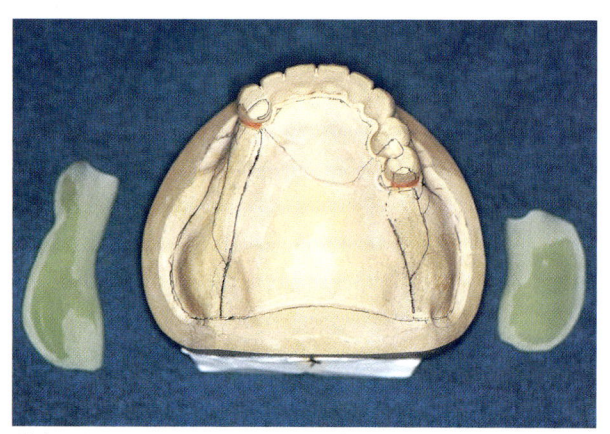

重合されたスペーサーで，その厚みは1.2mmとする．この厚みは粘弾性レジンが装備される厚みである．

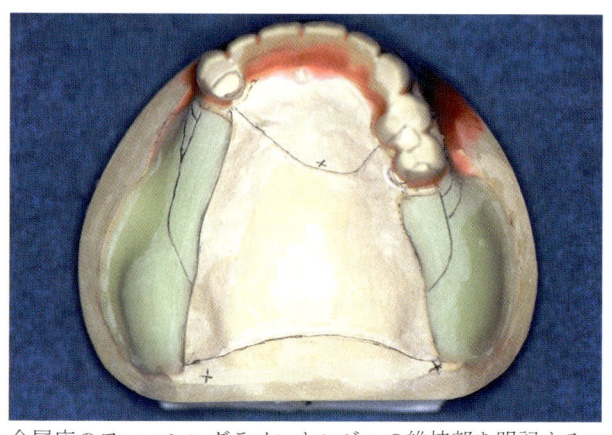

金属床のフィニシングラインとレジンの維持部を明記する．

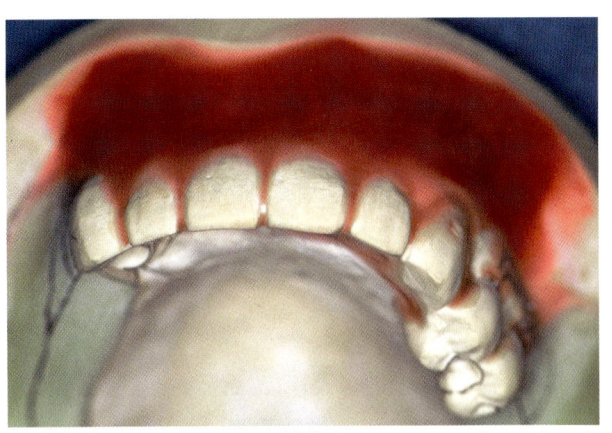

作業模型のアンダーカット部分をワックスでブロックアウトしておく．

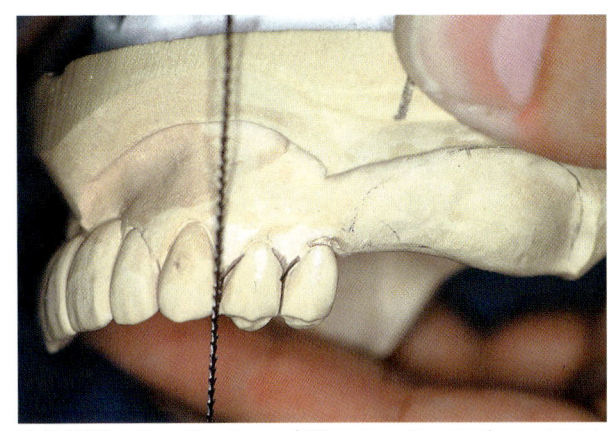

作業模型のアンダーカット部分をワックスでブロックアウトしておく．

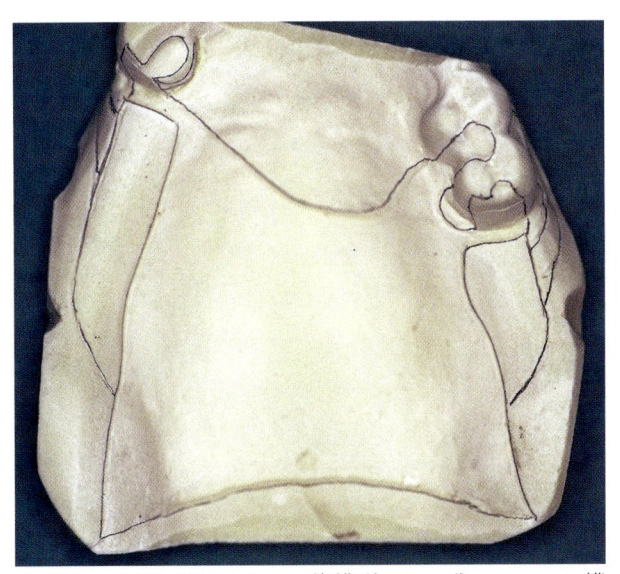

維持装置は金属床部分のみが複模型として残った．その模型上に適切に床，維持部を明記してワックスアップの準備を行う．

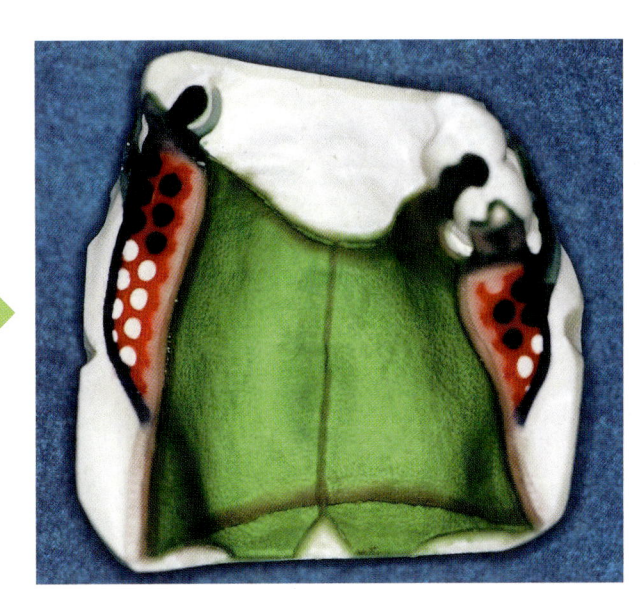

ワックスアップ終了．

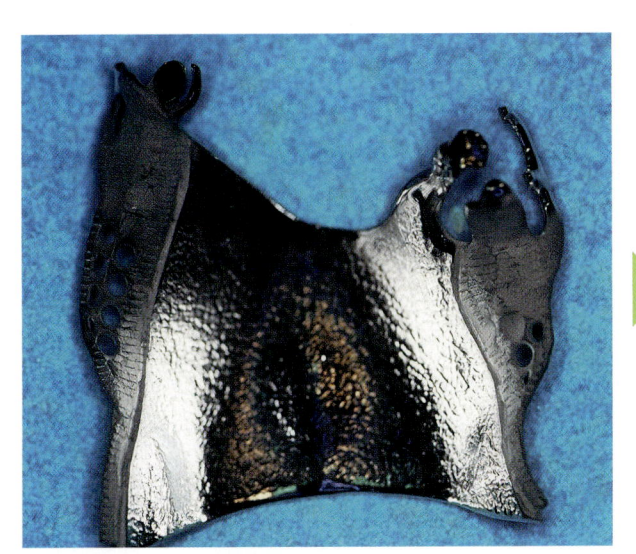

床の鋳造終了後，研磨を通法どおり行う．

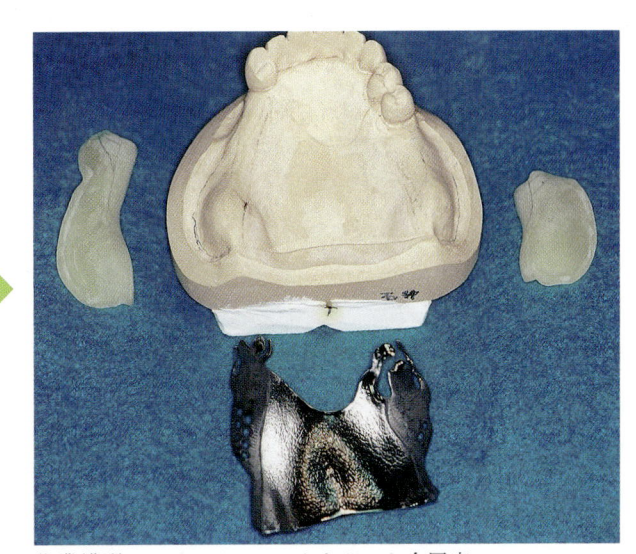

作業模型とスペーサー，できあがった金属床．

107

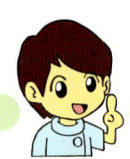

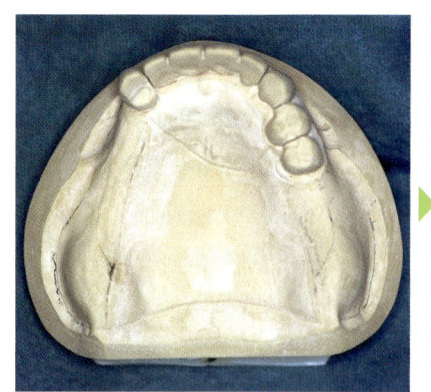

chapter 2 部分床義歯の製作法と注意点

重合用の作業模型．

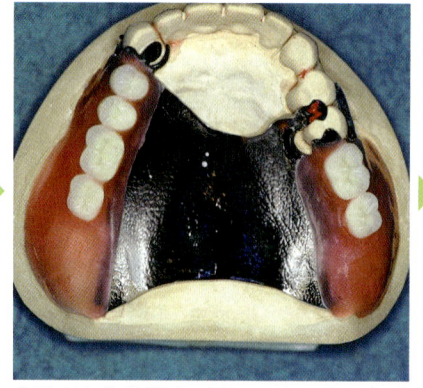

金属床を作業模型に戻し，人工歯を配列した．咬合器上で咬合調整終了時．

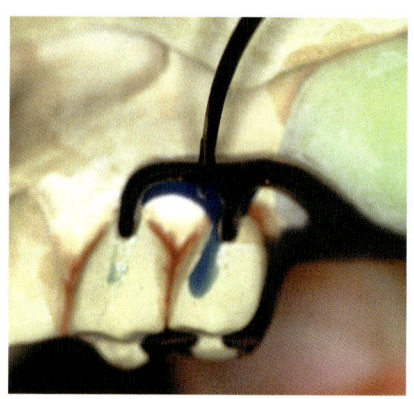

維持部の内面に粘弾性レジンが回りこまないように，キサントプレーン(シリコーン印象材)を塗布して隙間を埋めておく．

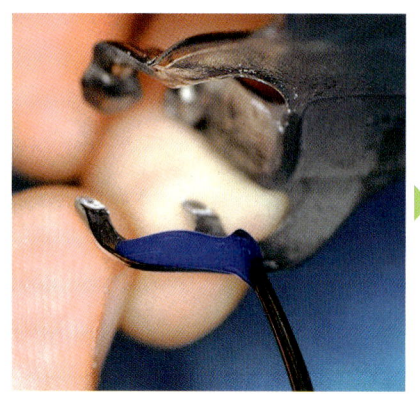

金属床維持部内面に塗布されたシリコーン印象材．

咬合器に戻したワックスデンチャー．

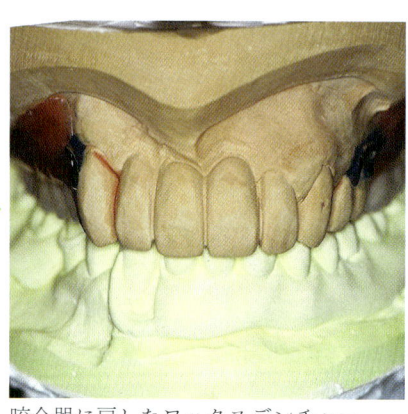

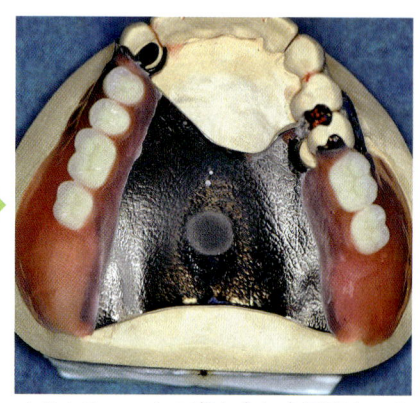

メタルフレームの真ん中に金属床をフラスコ上部に取りだすためのノブをつけるため，レジンが接着できるように金属の処理を行った．

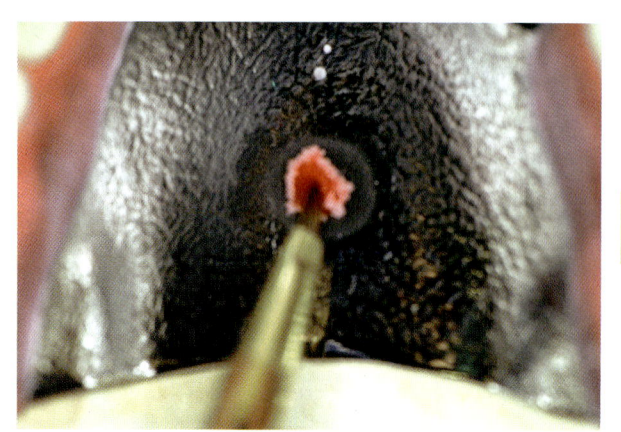

キャスタブルレジン(パラピット)を塗布する．

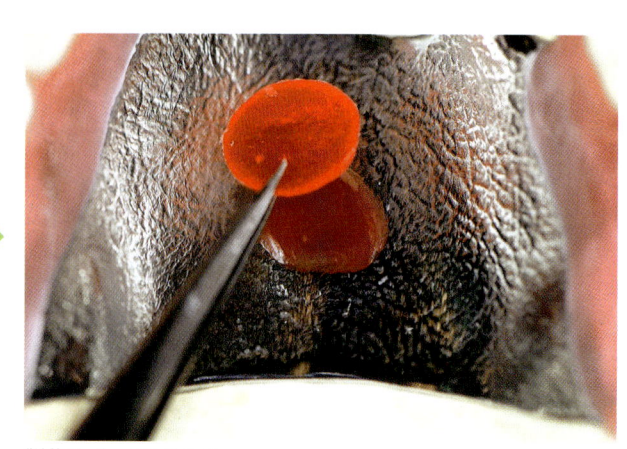

製作したノブである．

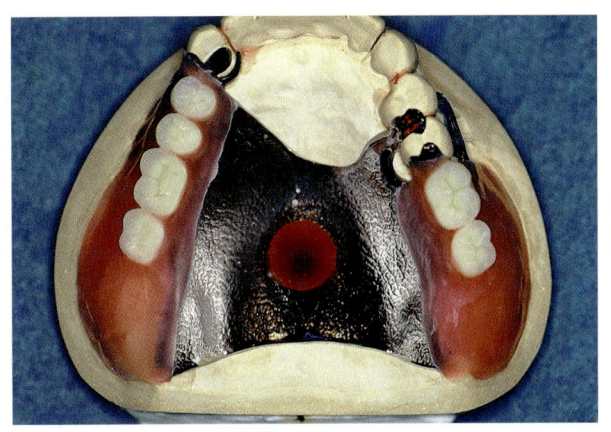

フラスコ埋没を行う準備終了．

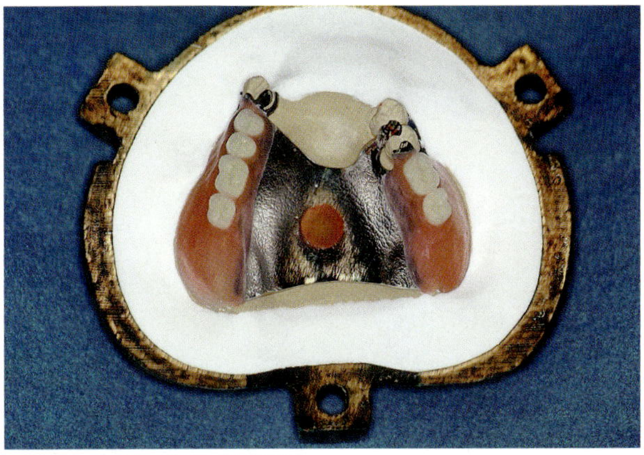

フラスコ埋没を行う準備終了．

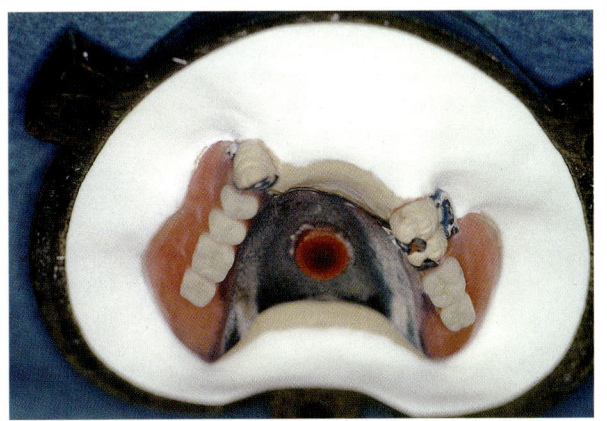

作業模型の前歯部を削除して，アンダーカット部がないようにトリミングしておく．

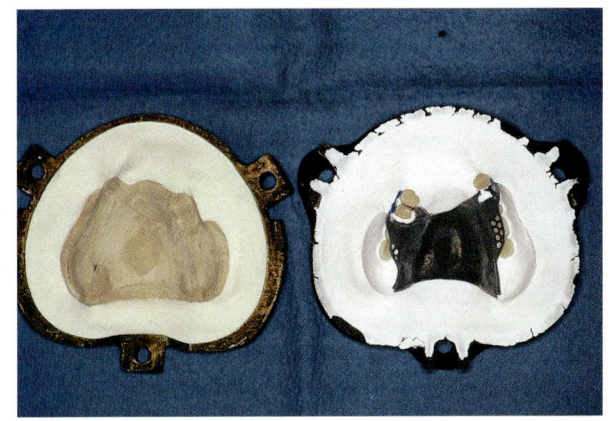

フラスコ上部に石膏を流し，流蝋終了後フラスコ上下を開いた．

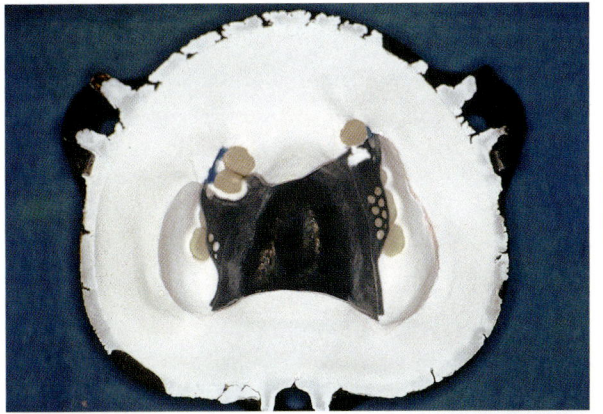

金属床がフラスコ上部にとれている．

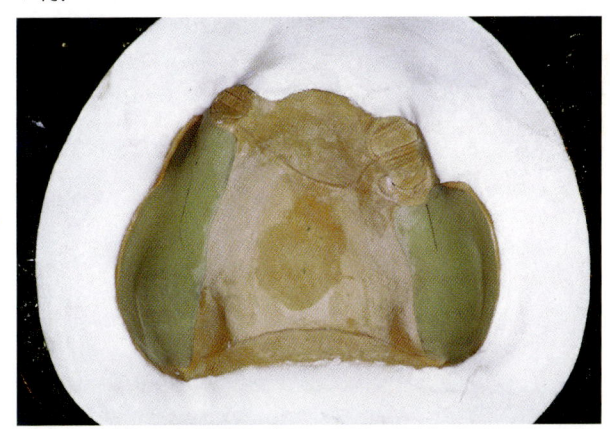

フラスコ下部には，スペーサーが残っている．

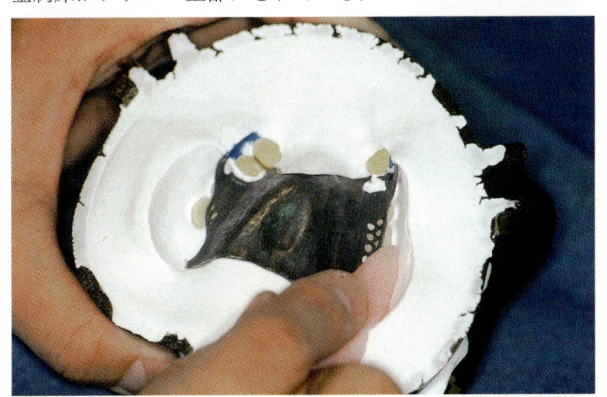

まず硬性レジン（床用レジン）を填入する．

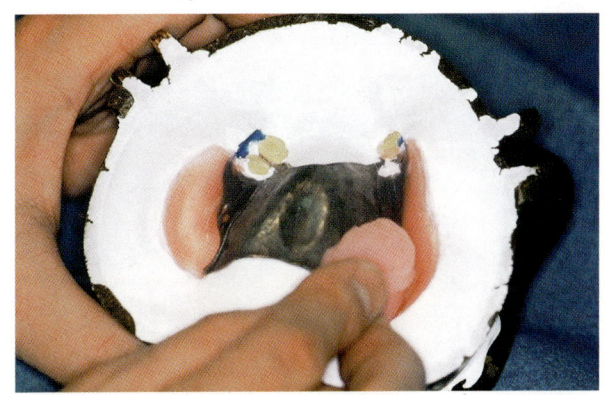

フラスコ下部の作業模型上にスペーサーを残したまま試圧．その後，粘弾性レジンを填入しスペーサーを外してフラスコを戻した後，床用レジンの重合時間に合わせて加熱重合する．

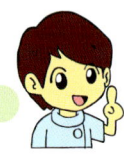

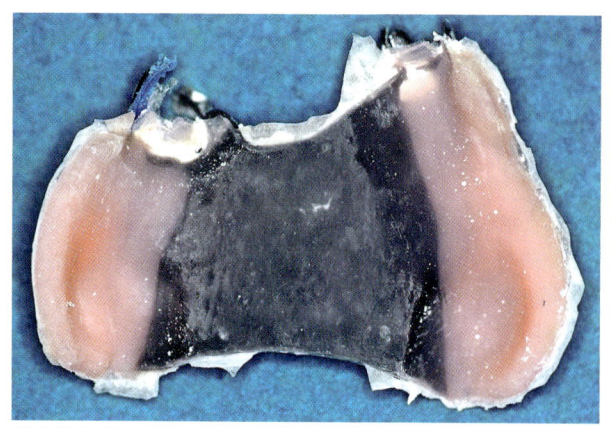

chapter 2　部分床義歯の製作法と注意点

重合終了後に割りだした義歯床粘膜面.

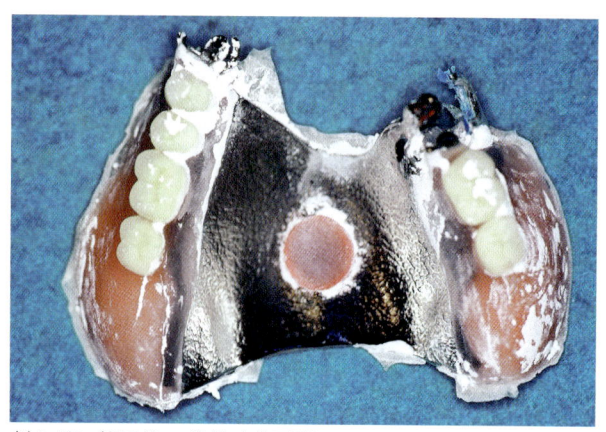

割りだし終了後の義歯咬合面観.

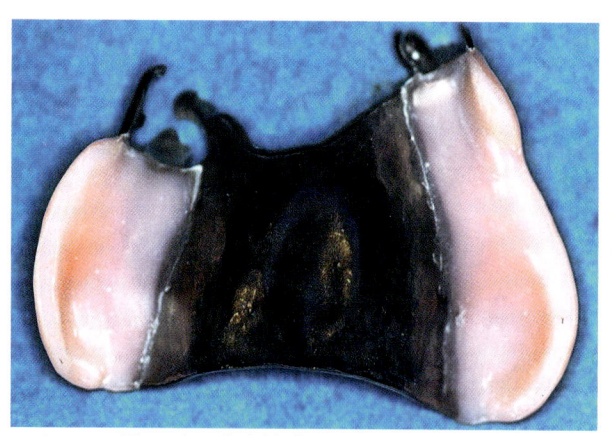

トリミング終了時の義歯粘膜面. これで粘弾性レジンを床粘膜面に装備した義歯が製作できた.

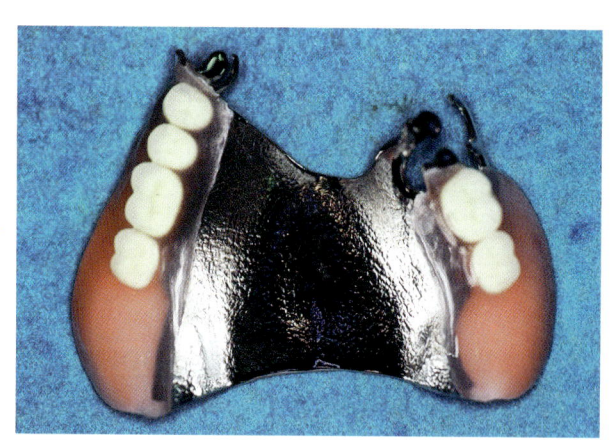

研磨終了時の義歯床咬合面観.

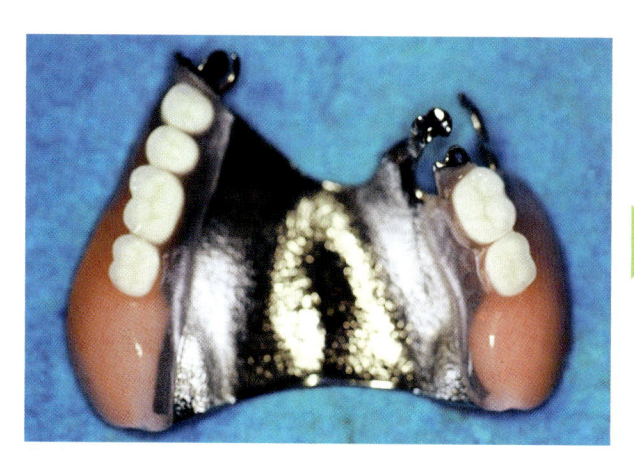

装着前の上顎義歯咬合面観.

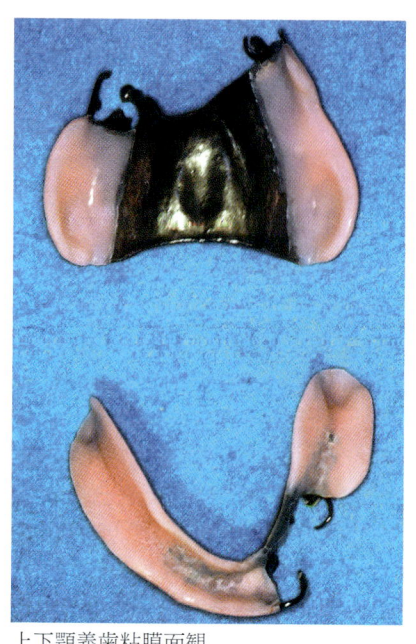

上下顎義歯粘膜面観.

以上で維持装置と，咬合圧の負担様式(欠損様式)を組み合わせて種別ができるのだが，それぞれの負担様式に適切だと考えられる維持装置はあるが，この様式にはこの維持装置というような決まった方式はない．それゆえ術者の考えでそれぞれの維持装置の長所をどのように取り入れるかが大事な決定要素となるのである．設計していて維持装置の長所を利用できない重要な理由があれば，他の維持装置を選択しなければならないが，その短所を補うのに他の要素(たとえば咬合様式，床概形の形体など)で，工夫を凝らして製作し咀嚼機能を回復することもできる．したがって維持装置の長所を生かす義歯の他の構成要素や，短所を補う義歯の構成要素を把握しておく必要もある．

　なかでも維持装置や義歯の床概形を決定したうえでないと，前処置としての冠橋義歯の補綴処置や歯周処置ができない．よって初診時から欠損歯数だけで義歯は設計できず，補綴処置終了時の最終形態が術者の頭のなかでイメージできていないと，ひとつ一つのカリエスやペリオの処置や治療が進められないということになる．

　しかし急性症状，たとえば歯牙がカリエスで疼痛があるとか，歯周炎で歯肉の腫脹や発赤があるというような場合には，とりあえずその急性症状を除去しなければならない．その後に欠損補綴処置をはじめる段階では，もう一度冠やインレーを再製作しなければならないケースも多々ある．現実問題として，そのようなことがルール上できない現在の保険制度は，欠損補綴の前処置の重要性をどこまで考えているのか疑問視しなければならないが，今回は学術的な視点で問題を考えていこうと思う．

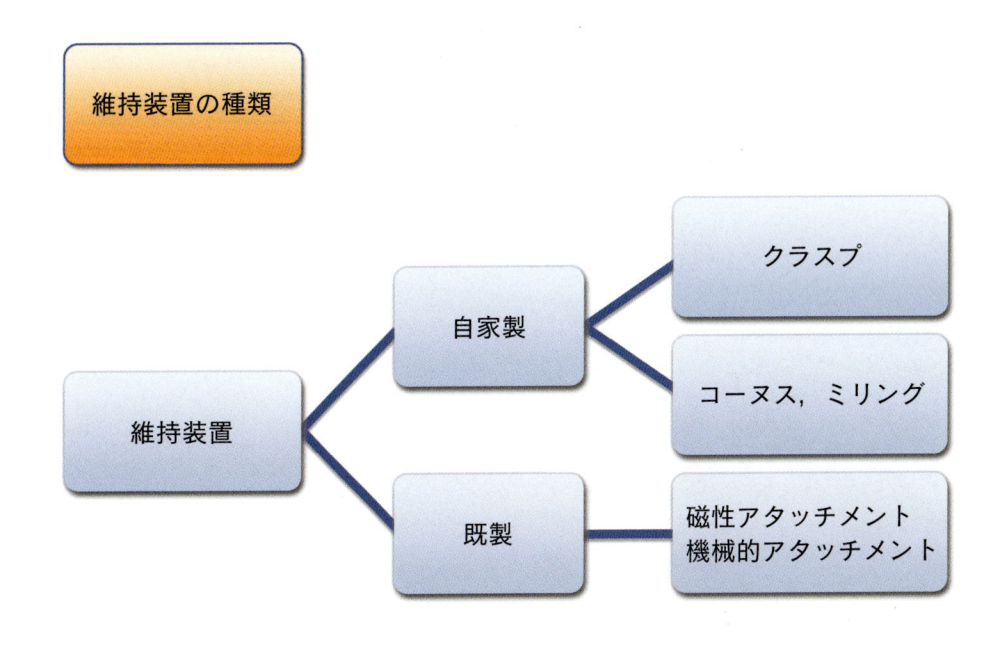

維持装置の種類

維持装置
├─ 自家製
│　├─ クラスプ
│　└─ コーヌス，ミリング
└─ 既製
　　└─ 磁性アタッチメント
　　　　機械的アタッチメント

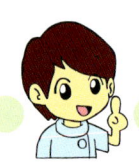

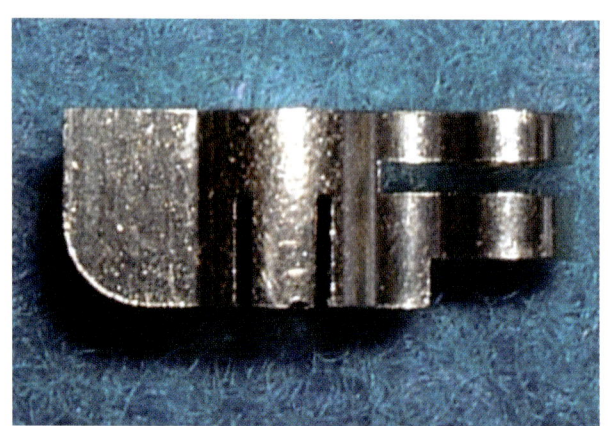

chapter 2 部分床義歯の製作法と注意点

ミニダルボ．片側，または両側の遊離端義歯に採用する．

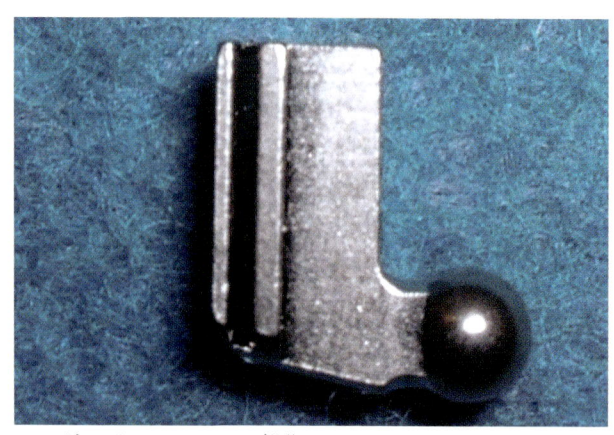

ミニダルボのフィメール部分．

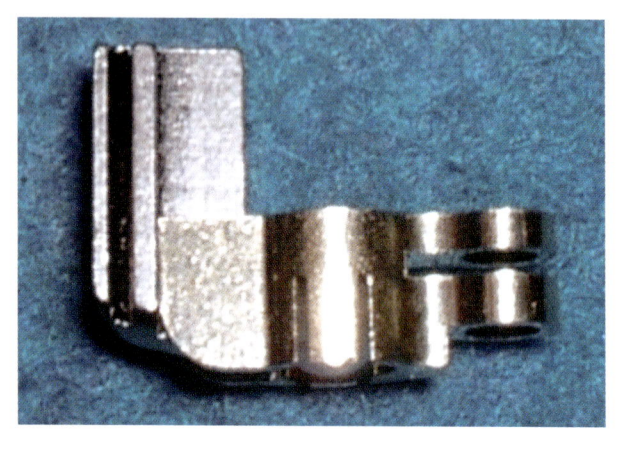

◀ミニダルボのメール部分．

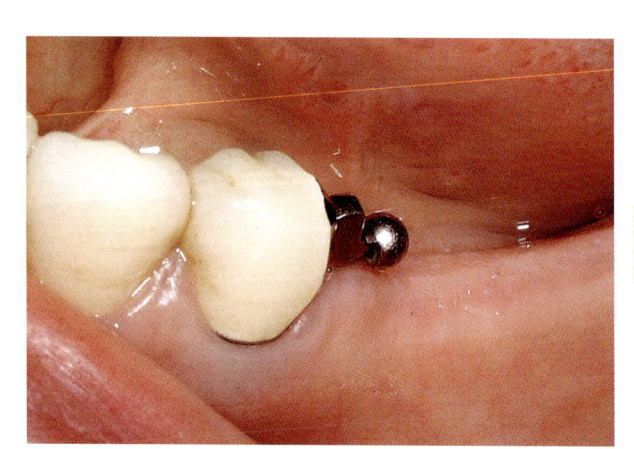

片側の遊離端症例に応用した．

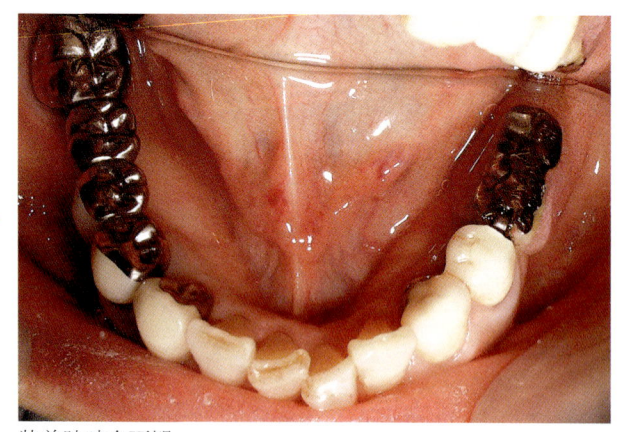

装着時咬合面観．

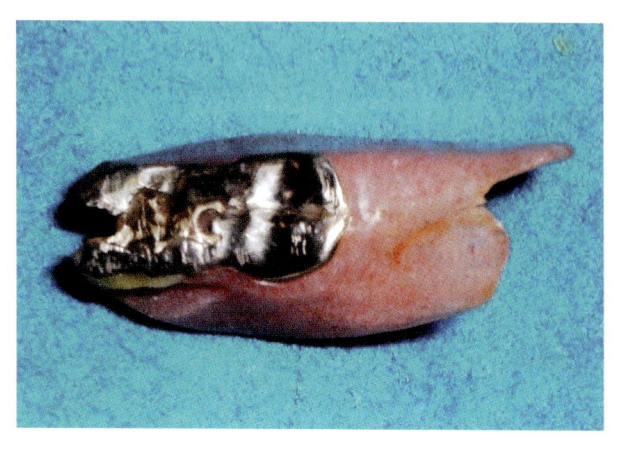

◀20年経過時点での遊離端義歯．

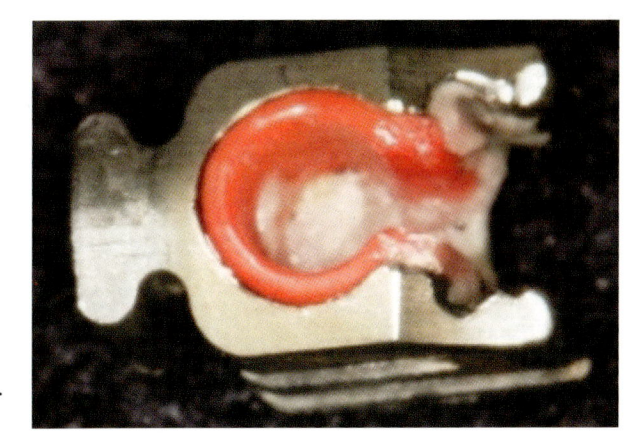

▶エクストラテックミニ（Degussa 社製）．両側遊離端義歯に応用．維持力の異なるプラスティックインサートが用意されている．

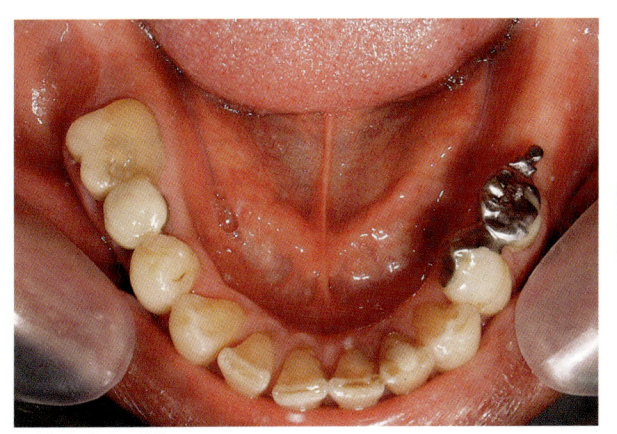

口腔内咬合面観．

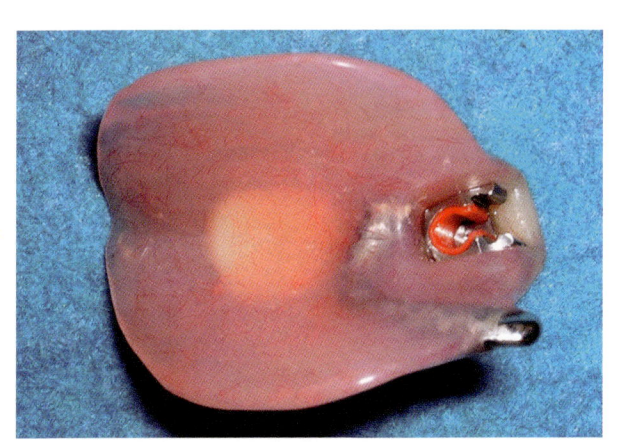

義歯粘膜面観．

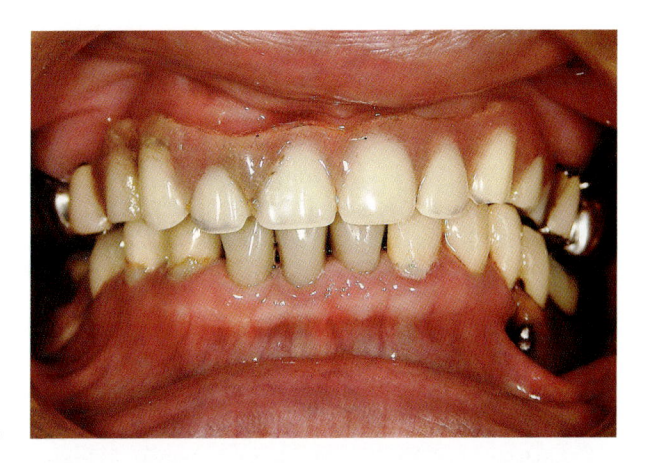

▶装着正面観．

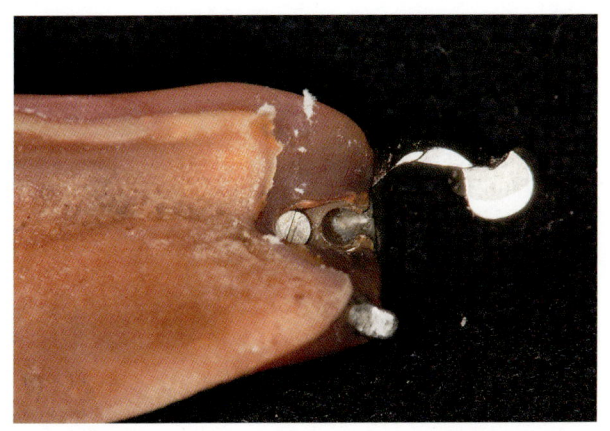

義歯粘膜面観．グレーシングアームをつけてある．

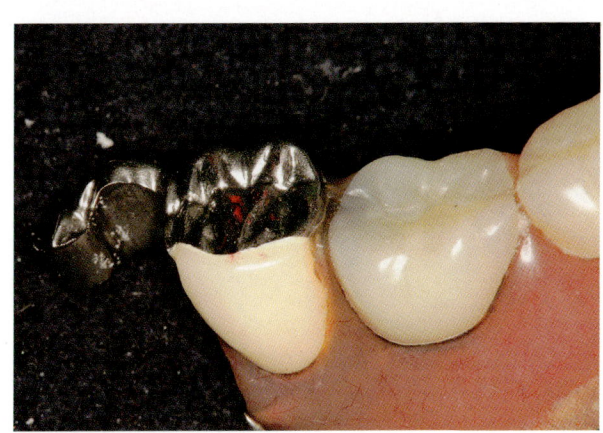

同咬合面観．

115

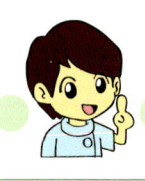

chapter 2　部分床義歯の製作法と注意点

多数歯欠損ケース／下顎は1歯残存

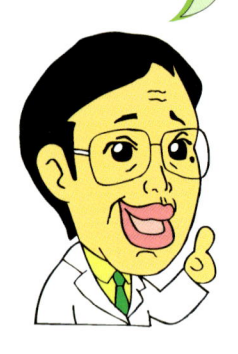

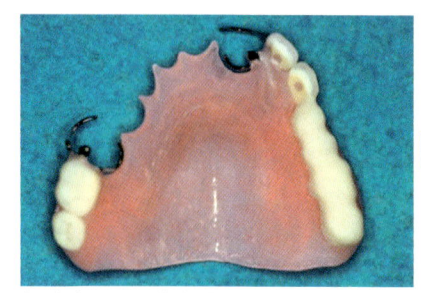

初診時の上顎義歯咬合面観．

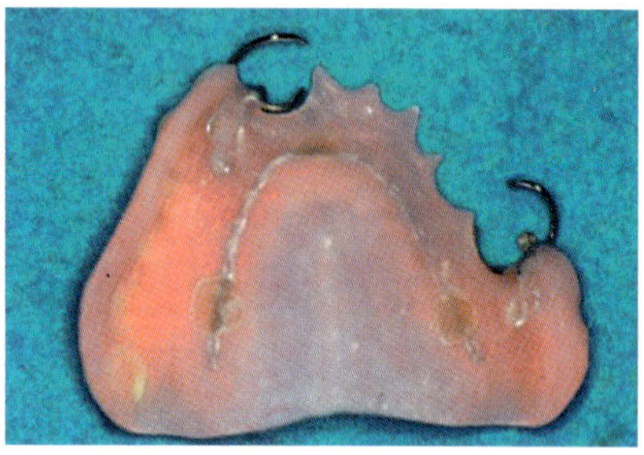

上顎義歯粘膜面観．

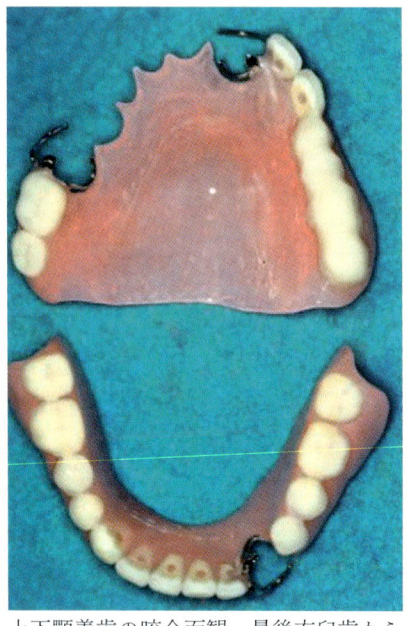

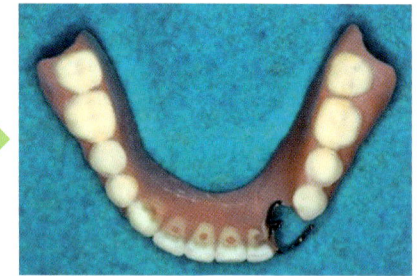

下顎義歯の咬合面観．

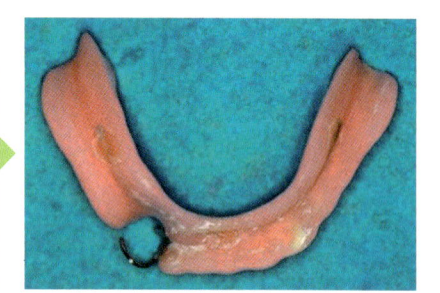

下顎義歯の粘膜面観．

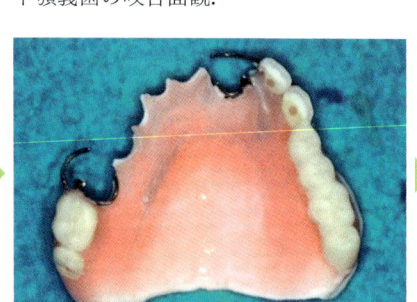

上下顎義歯の咬合面観．最後方臼歯から義歯床後方縁端までの距離はあまりとれていない．また人工歯の頬舌径が大きいことが認められる．

初診時の主訴が義歯の動揺と，咀嚼機能障害（食物を摂取するときに疼痛がある）であったため，粘膜調整材にて粘膜調整を行った．

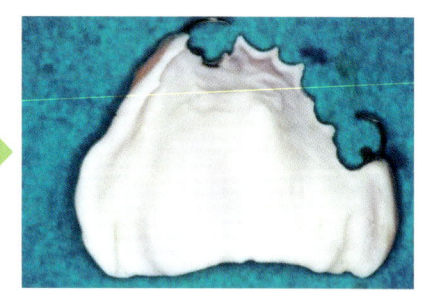

調整時後の義歯床粘膜面観．

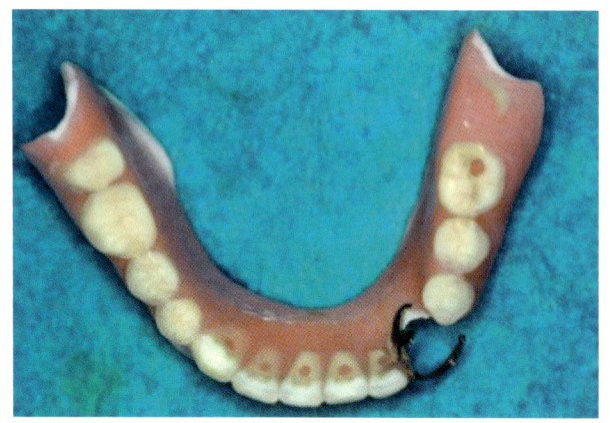

粘膜調整材使用後の下顎義歯咬合面観．

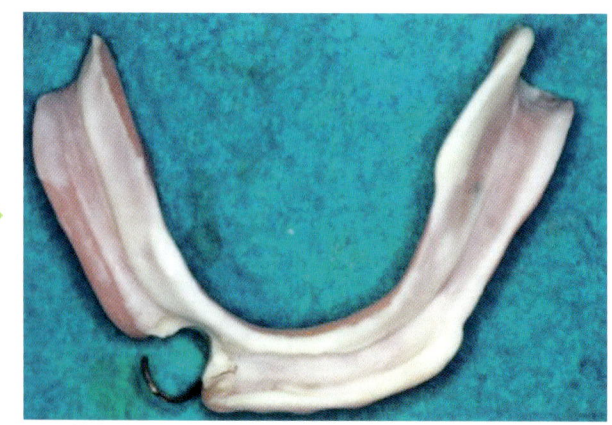

下顎義歯粘膜面観．粘膜調整材の量がまんべんなく床粘膜面に貼付されている．義歯床と欠損部顎堤との適合性のなさが確認できる．このため義歯が動揺したのであろう．

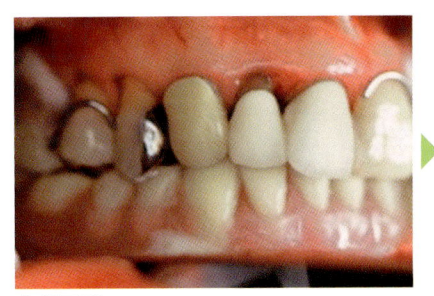

右側面観．

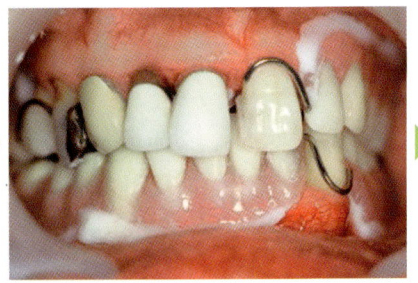

粘膜調整材を貼付しているときの咬合時正面観．

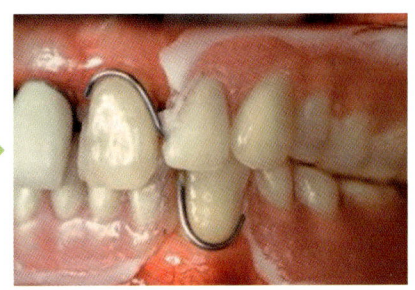

左側面観．

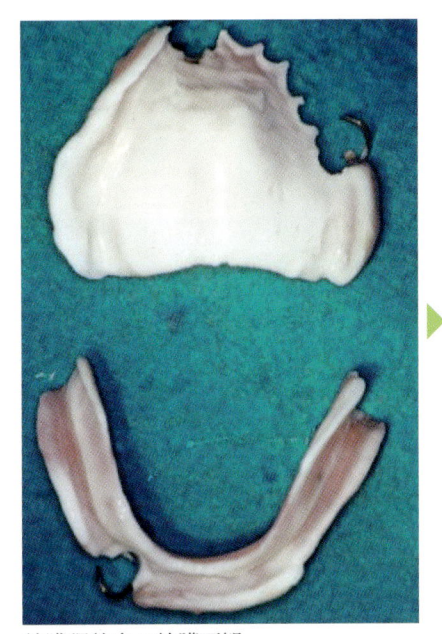

粘膜調整中の粘膜面観．

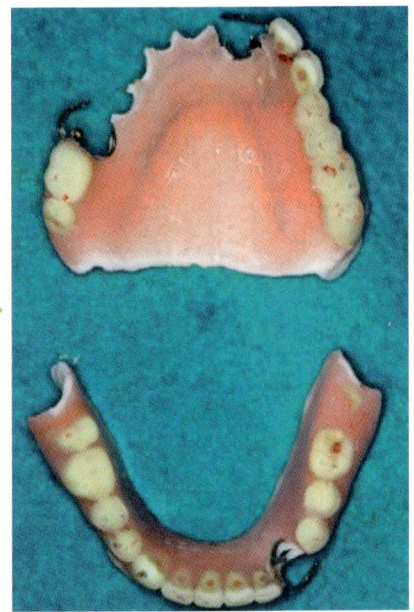

粘膜調整中の咬合面観．

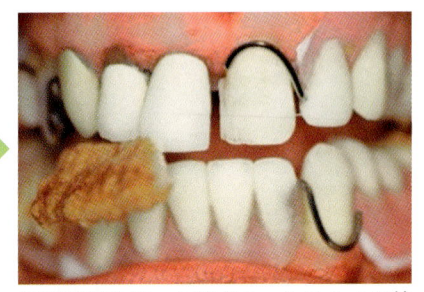

粘膜調整を行った時点で，おせんべが前歯で嚙めるようになった．

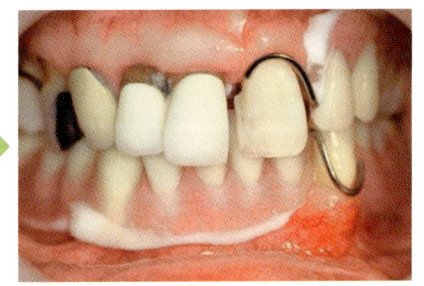

粘膜調整終了後の咬合時正面観．確実なすれ違い咬合である．この状態ではワイヤークラスプだと義歯が動揺してしまう．

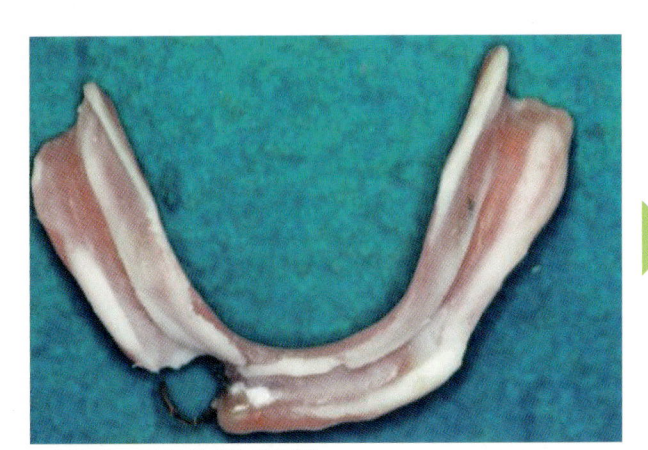

1週間後の下顎義歯粘膜面観．

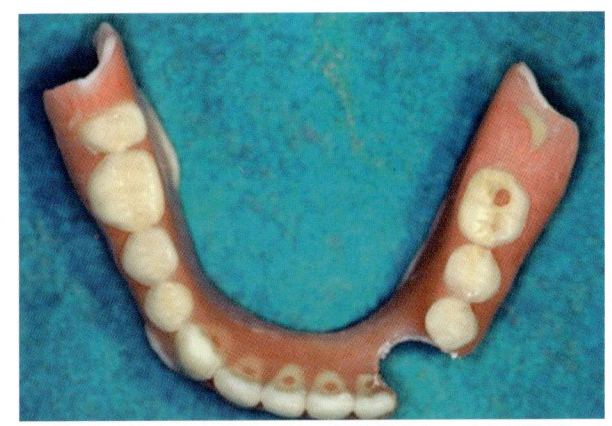

1週間後の義歯咬合面観．前週，粘膜調整後の咬合調整時に，下顎義歯の最後方臼歯を半歯分，1歯分削除して義歯床後方縁端までの距離を確保した．

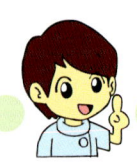

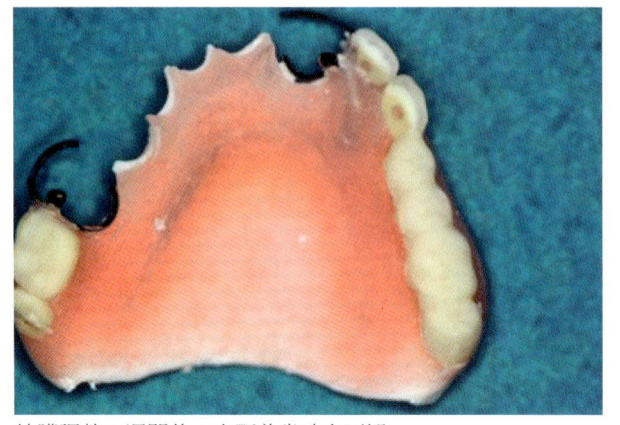

chapter 2　部分床義歯の製作法と注意点

粘膜調整1週間後の上顎義歯咬合面観.

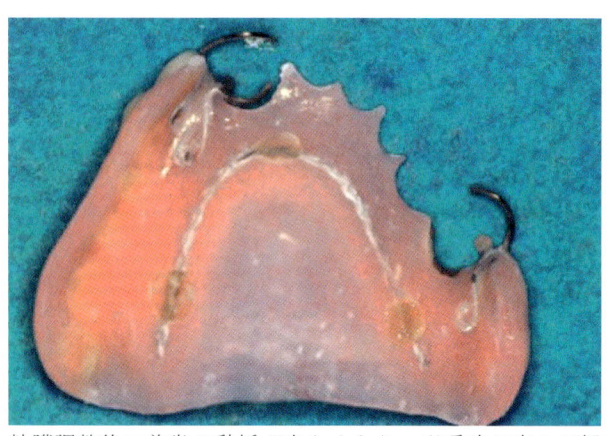

粘膜調整後に義歯の動揺が少なくなり，咀嚼時の痛みが軽くなったため，粘膜調整材を除去して直接リベースを行うことにした．下顎からはじめることにした．その理由としては，前処置として手をつける歯牙が少ないことと，理想的な咬合平面を確立しやすいためである.

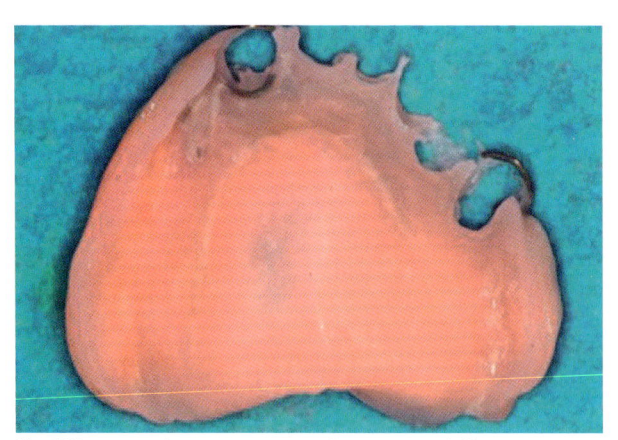

粘弾性レジン(バイオライナー)を用いて直接リベースを行った.

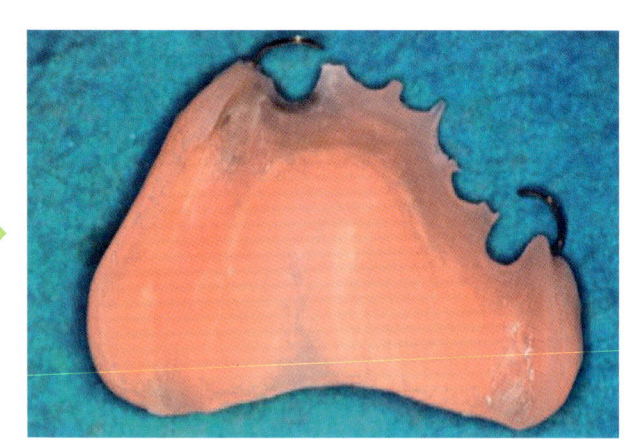

トリミング終了後の上顎義歯.

下顎はコーヌステレスコープでオーバーデンチャーの形に修理

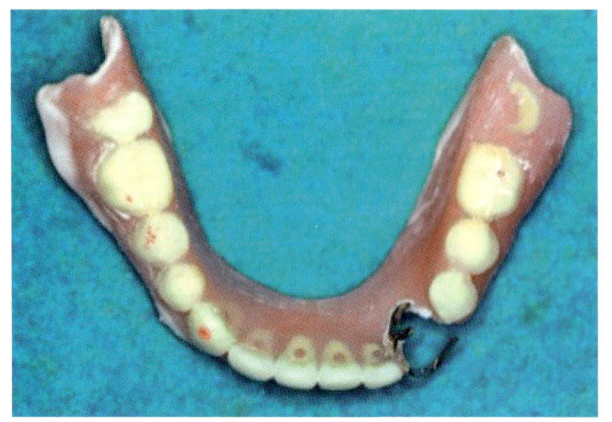

下顎義歯は粘膜調整の状態で，維持歯の前処置として歯冠形成へ移る.

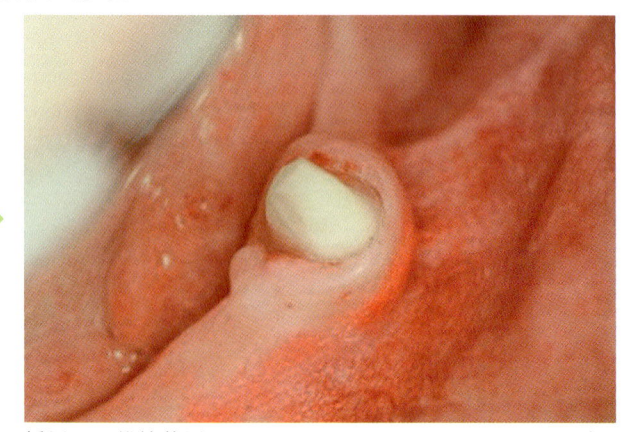

採用する維持装置は，コーヌスクローネンテレスコープである．採用理由は，残存歯がすれ違い咬合の状態であるため，下顎は確実にオーバーデンチャーの形をとって，人工歯での咬合の再構成を行いたいことと，リジッドサポートの様式を採用することで義歯の動きを最小限にしたいためである.

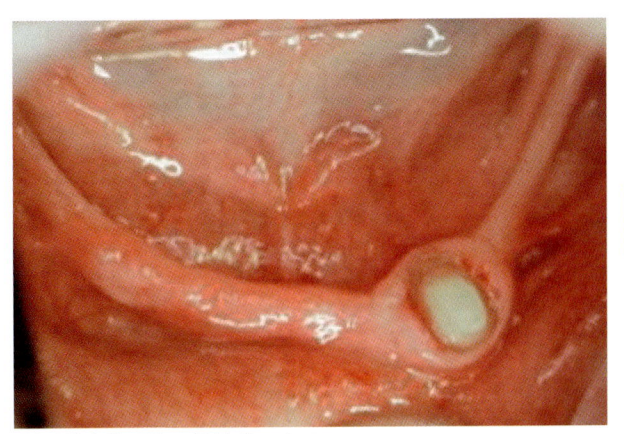

歯冠形成終了時の維持歯である．

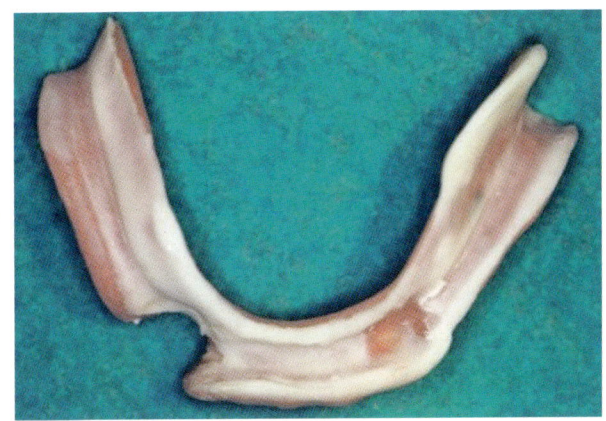

旧義歯の粘膜面観．クラスプは除去して，人工歯の咬合接触を頼りにテンポラリークラウンを製作し，旧義歯に装着して，オーバーデンチャーに修理する．

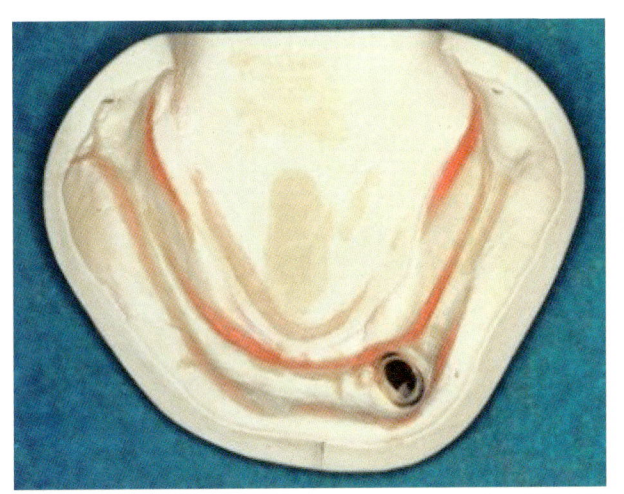

外冠製作用に製作されたトランスファーコーピング後の作業模型である．

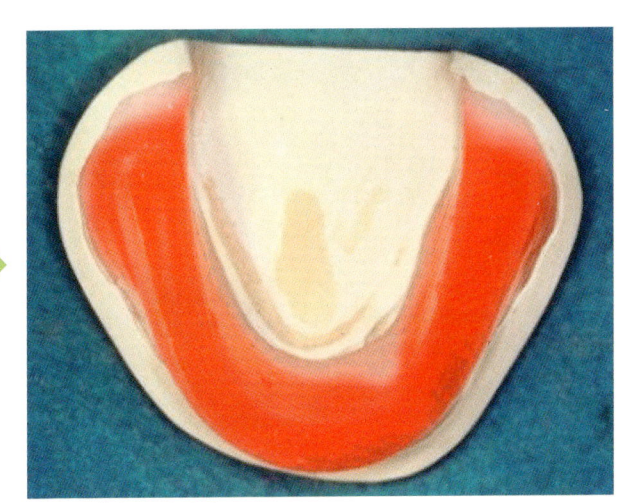

義歯製作用の咬合床．

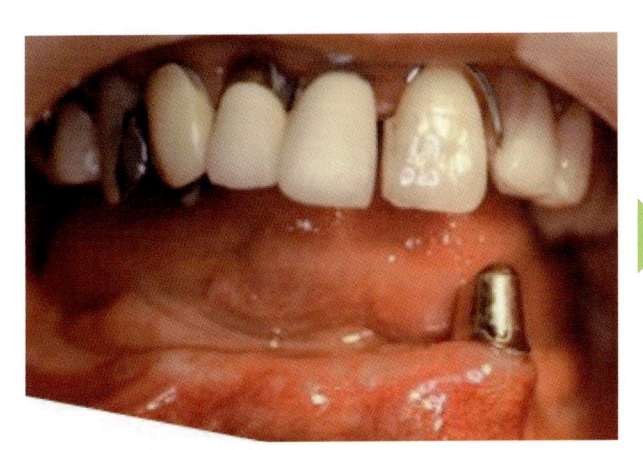

口腔内に装着された内冠．

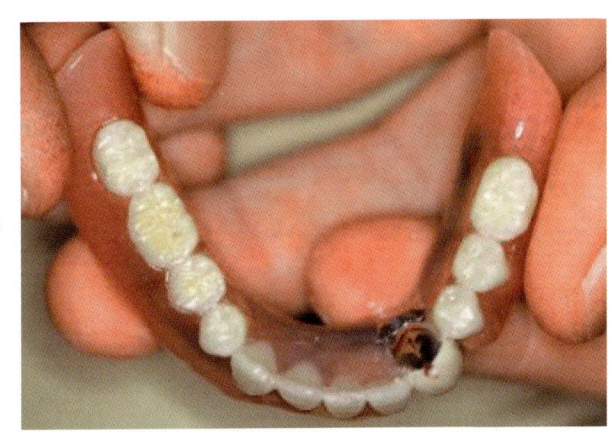

製作された下顎義歯咬合面観．

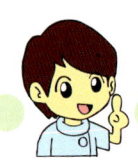

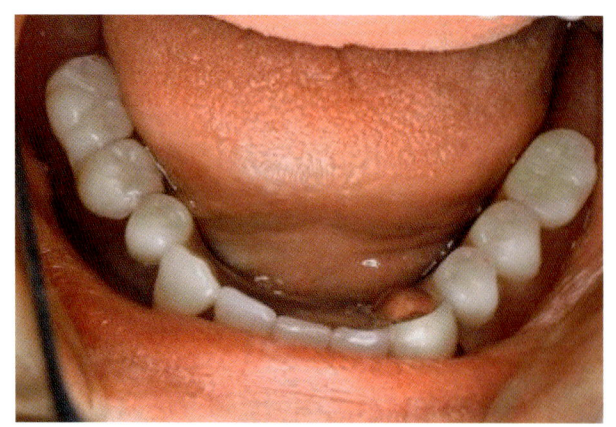

chapter 2 部分床義歯の製作法と注意点

装着された口腔内での下顎義歯咬合面観.

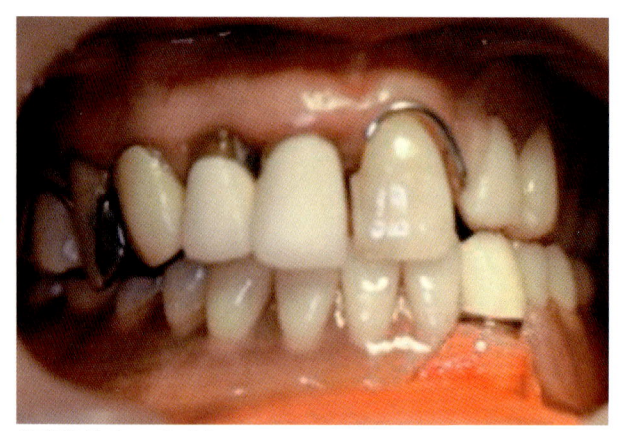

義歯装着時の正面観.

上顎はミリングで新製義歯を製作

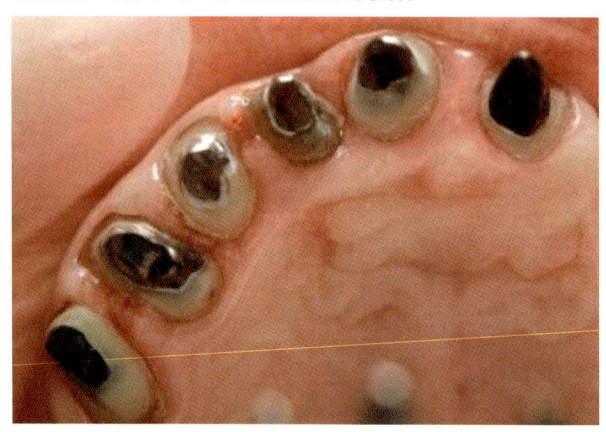

上顎の維持歯の歯冠形成終了時.できる限り平行に形成しておく.

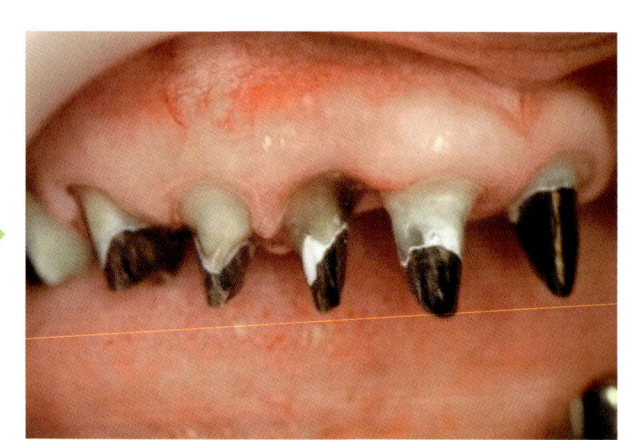

並行性の確認もしておく.

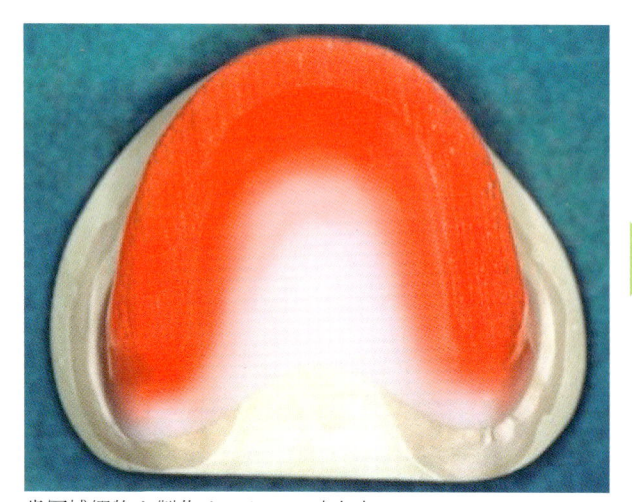

歯冠補綴物を製作するための咬合床.

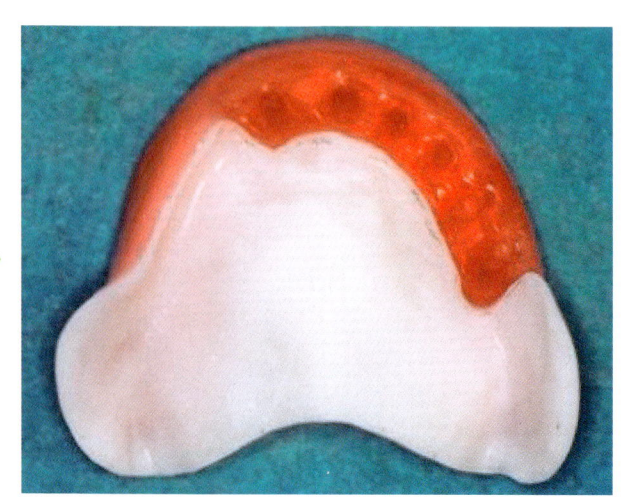

咬合床内面.

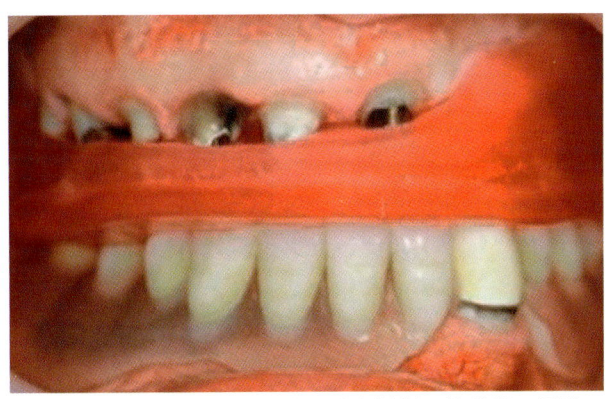

咬合採得時の正面観．この際の咬合採得は総義歯と同様に中心咬合位で保持する．

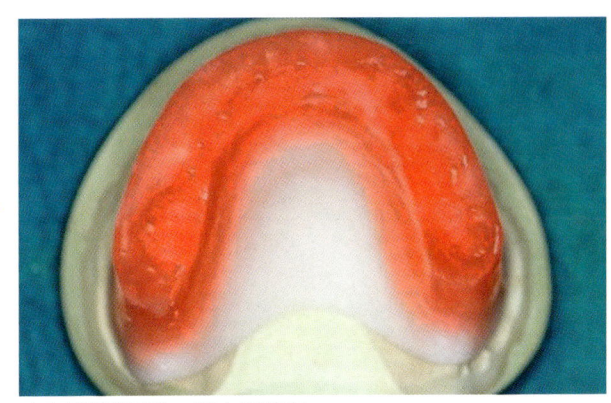

咬合採得終了時の咬合床咬印．

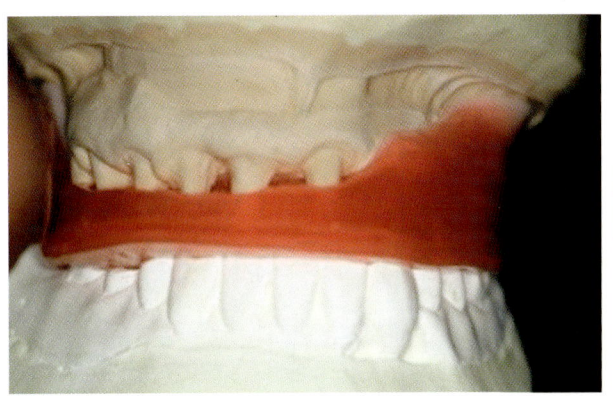

作業模型に戻し，咬合器に装着．

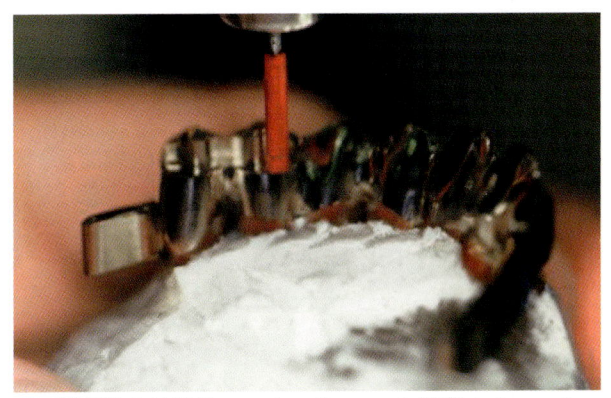

歯冠補綴物を鋳造後，ミリングマシンに装着する．ミリング部およびバー部分のミリング．

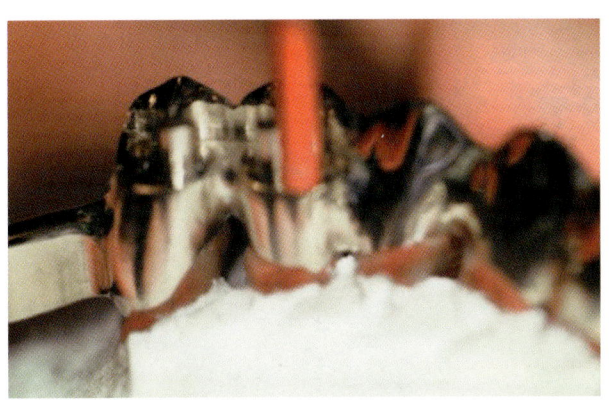

各部分のパラレルウォールはすべて並行でなければならないため，十分注意する．

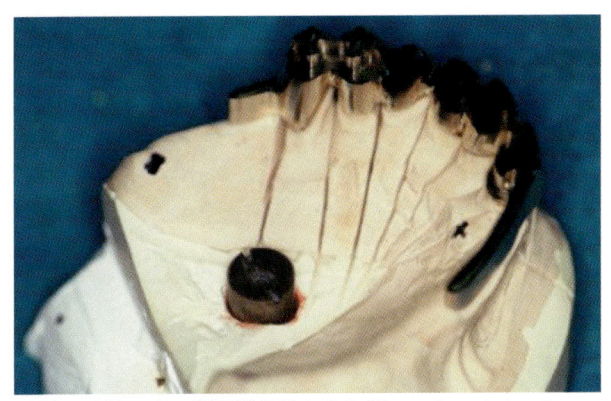

ミリング終了時の歯冠補綴物と自家製のアタッチメント．

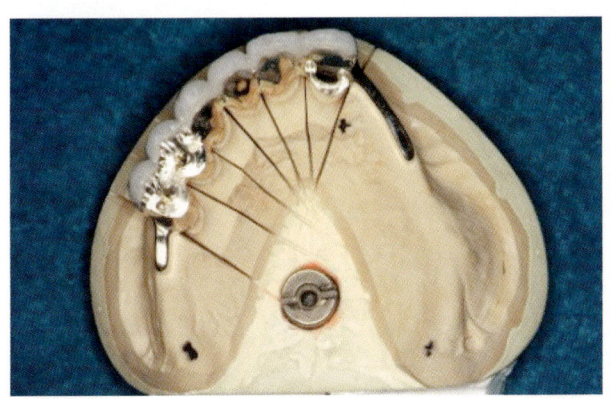

前装部を仕上げた後，作業模型に再度試適する．欠損部顎堤の歯槽頂部分にバーが装備されているか確認する．

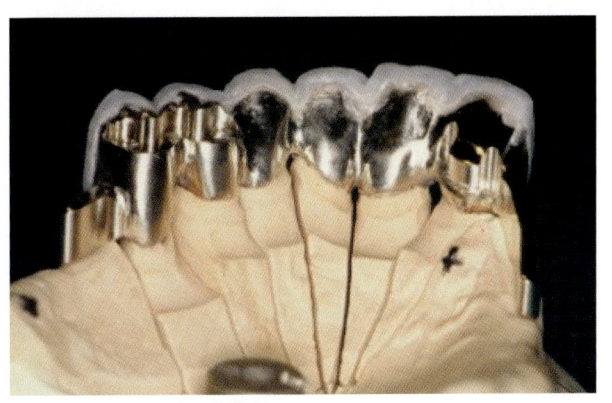

右部分のグルーブ研磨終了．

121

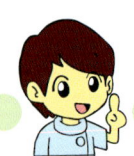

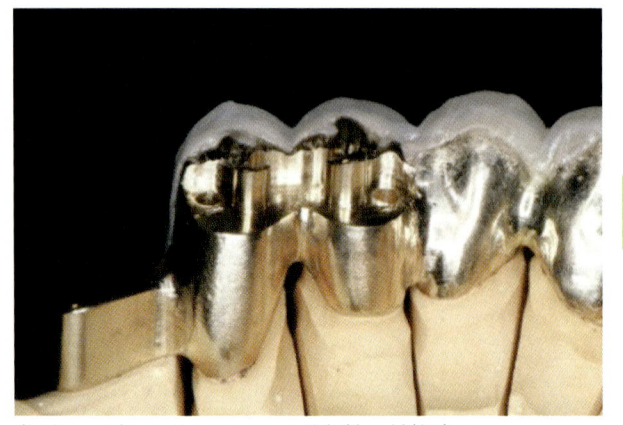

chapter 2 部分床義歯の製作法と注意点

各グルーブとミリングバーの並行性の最終確認.

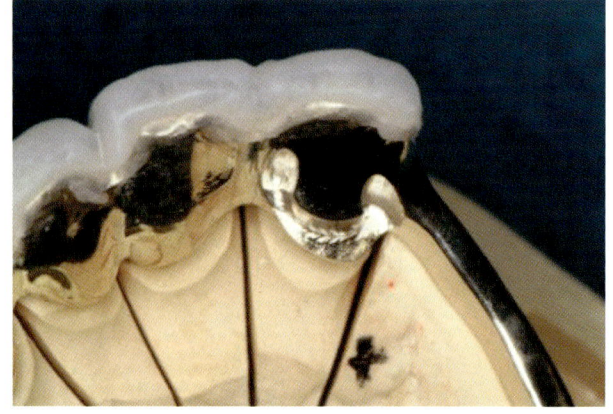

左ミリングバー部と歯槽頂との関係を再確認.

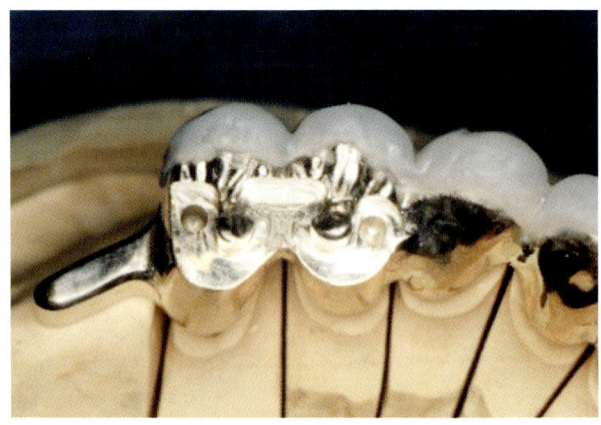

右のミリングバーの厚みはそれほど厚いものではなく1.5mm程度である.

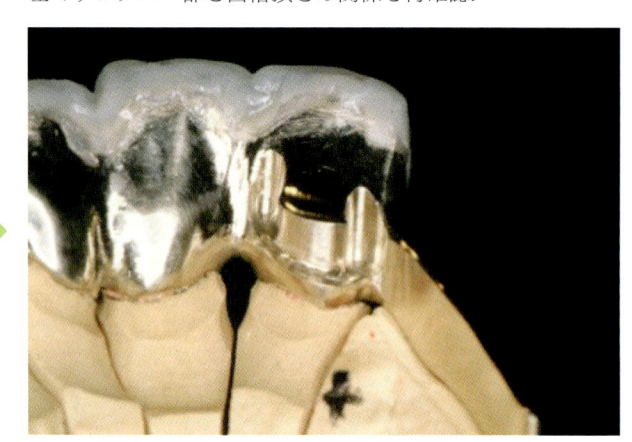

左も同様である.

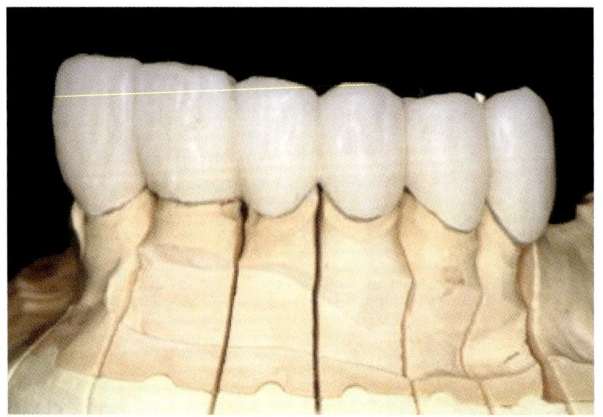

頬側面観.

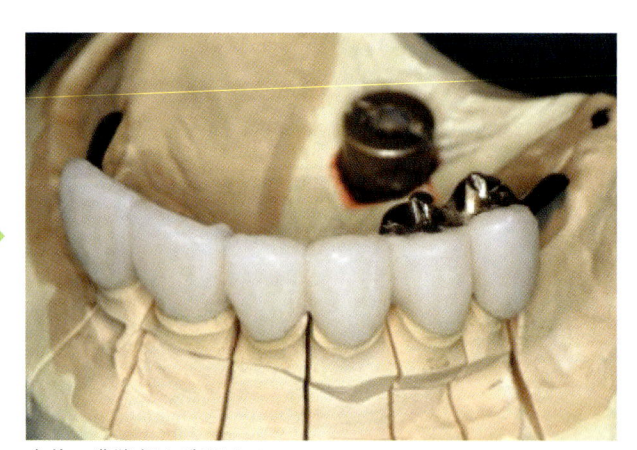

全体の豊隆部も確認する.

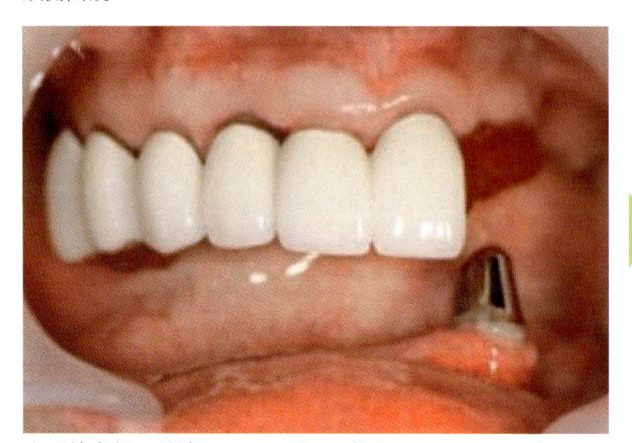

上顎前歯部の試適. ミリングバー部分にはコーピングキャップをつけてある.

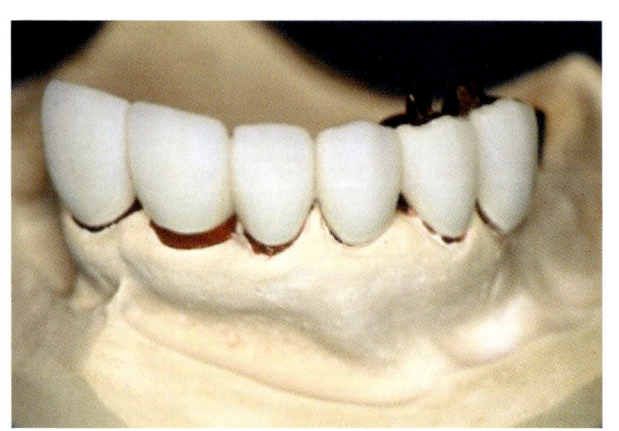

歯冠補綴部分およびミリングバーをトランスファーコーピングする.

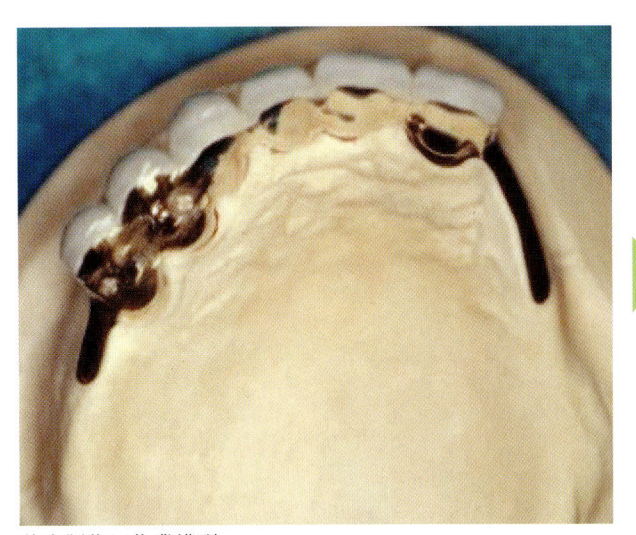

義歯製作用作業模型.

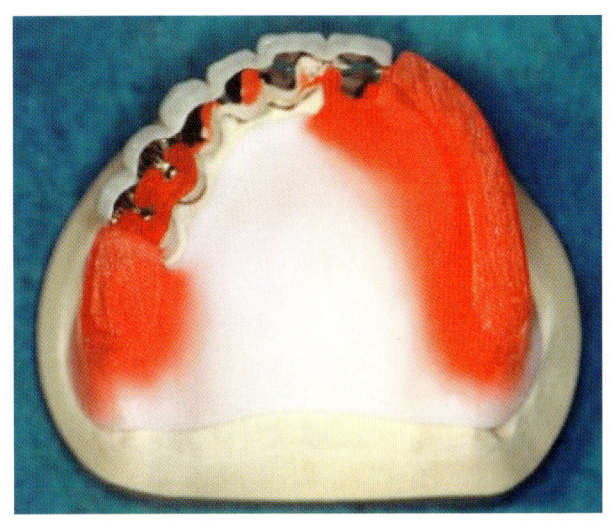

グルーブにも模型用レジン（パラピット）でメール部分を製作してある咬合床.

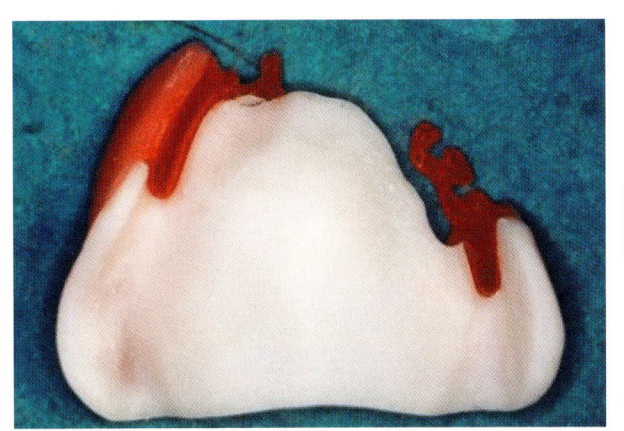

咬合床内面.

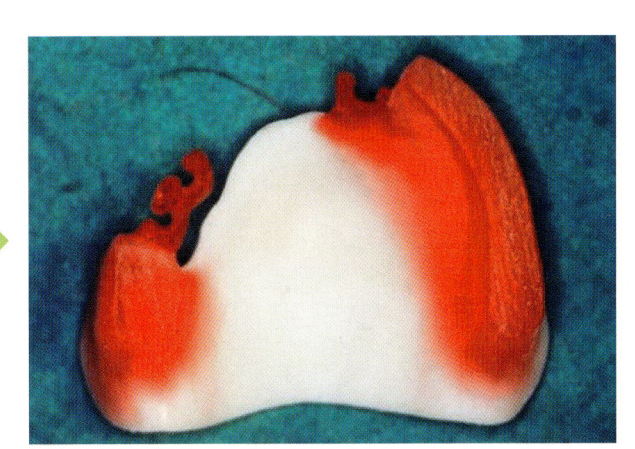

咬合床である.

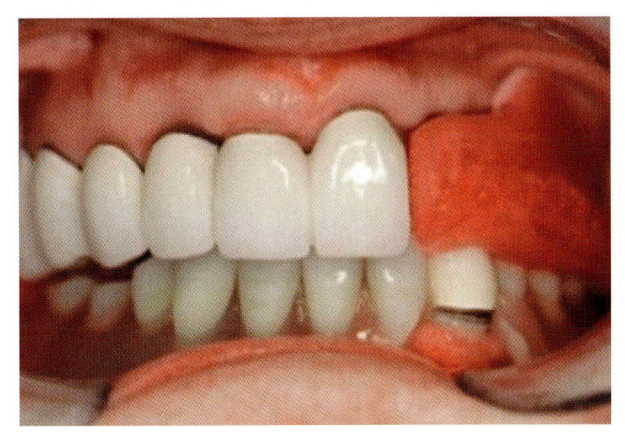

咬合採得.

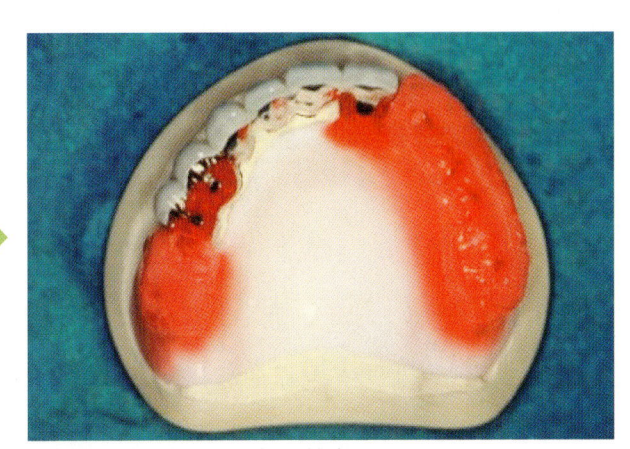

咬印のついた咬合床．咬合採得終了.

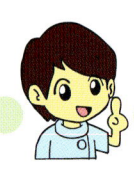

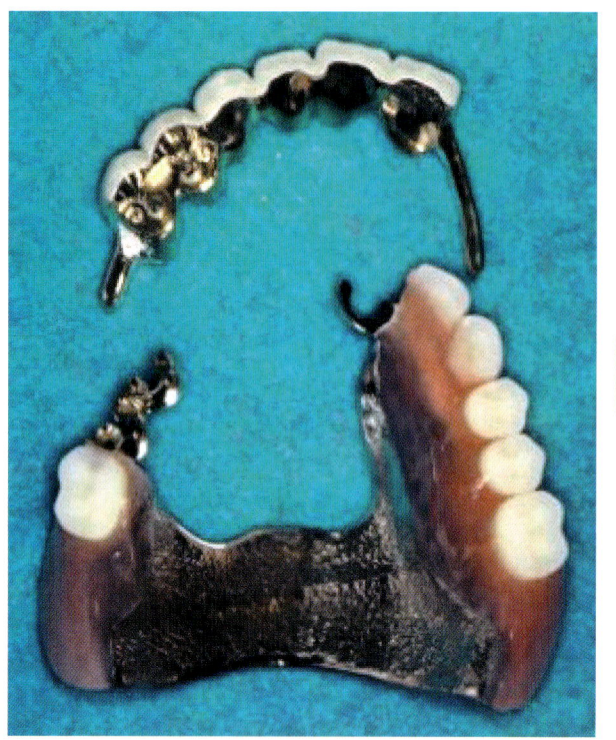

chapter 2 部分床義歯の製作法と注意点

製作された義歯咬合面観と歯冠補綴とミリング部.

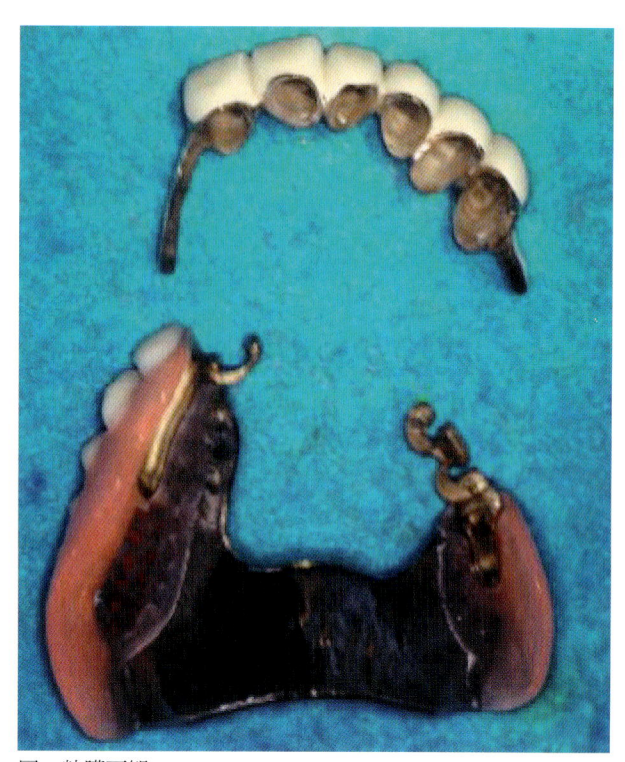

同，粘膜面観.

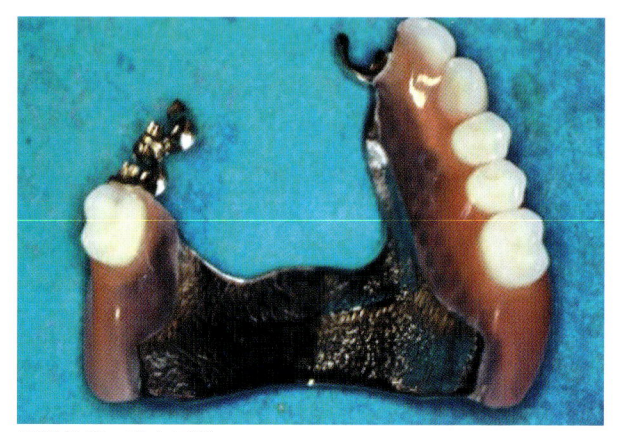

新製義歯の咬合面観.

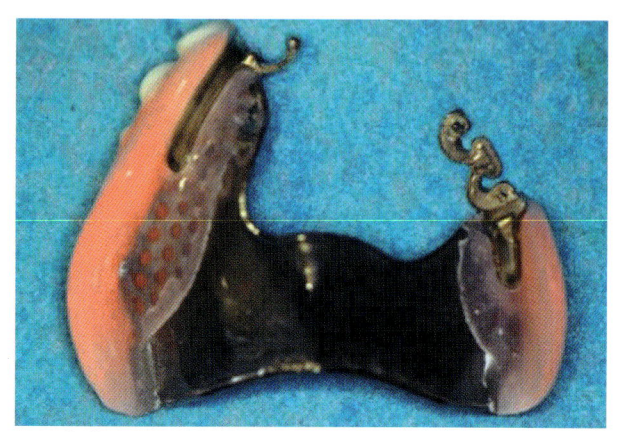

同，粘膜面観.

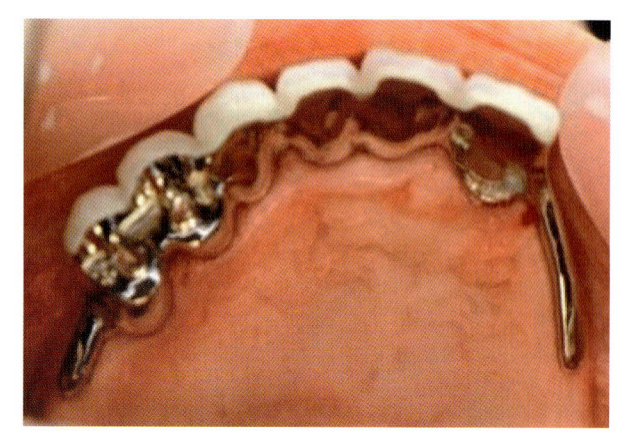

歯冠部ミリング部の口腔内装着.

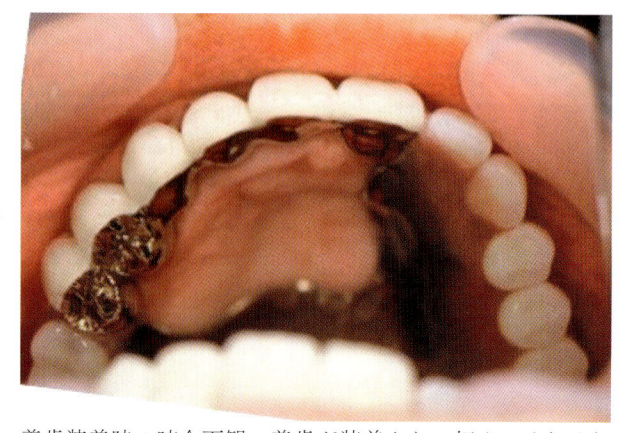

義歯装着時の咬合面観．義歯が装着されて初めてそれぞれの維持歯の歯冠形態が正常になり，清掃性にも富む．このような精密義歯の場合にはそれぞれの適合精度が予後の結果に大きく関連する.

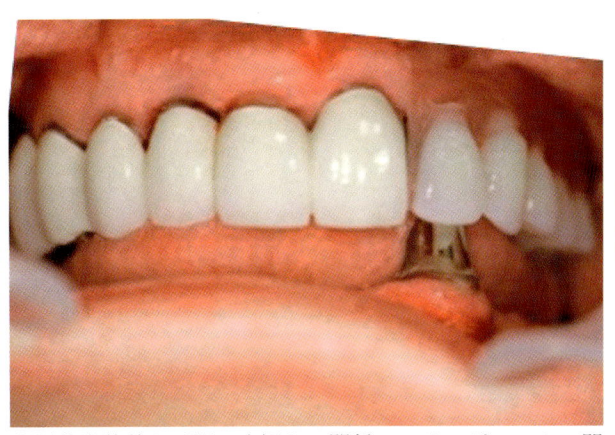

上顎義歯装着と下顎の内冠との関係．ミリングバーとの関係を確認する．

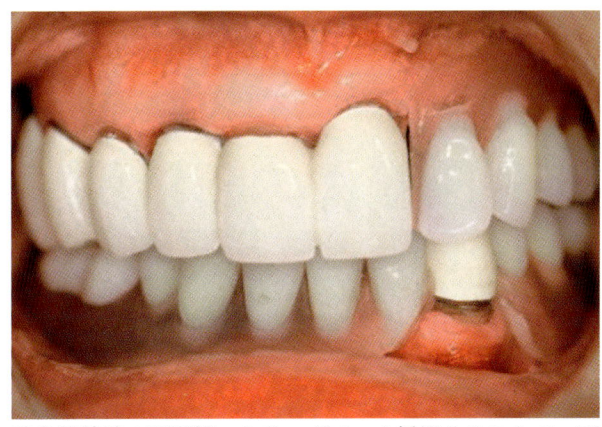

義歯装着時の正面観．ミリングバーを採用することで，下顎のコーヌスで咬合した上顎の人工歯から受けた咬合圧が，上顎歯冠補綴物にバーから伝達され，歯冠補綴物の歯根膜内の感覚受容器に直接伝達される．

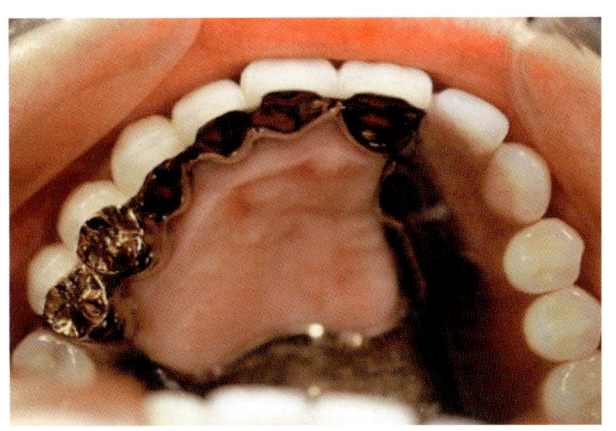

上顎義歯装着時の咬合面観．

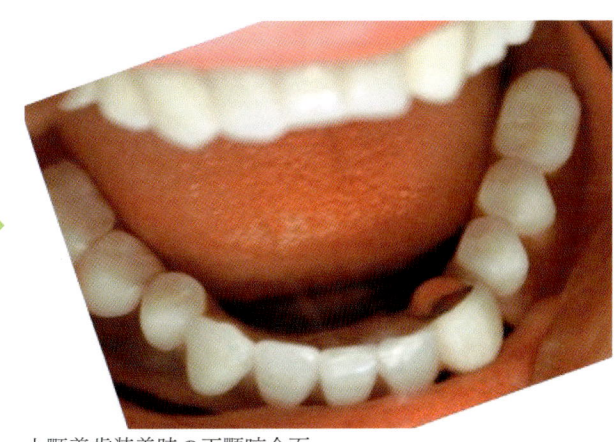

上顎義歯装着時の下顎咬合面．

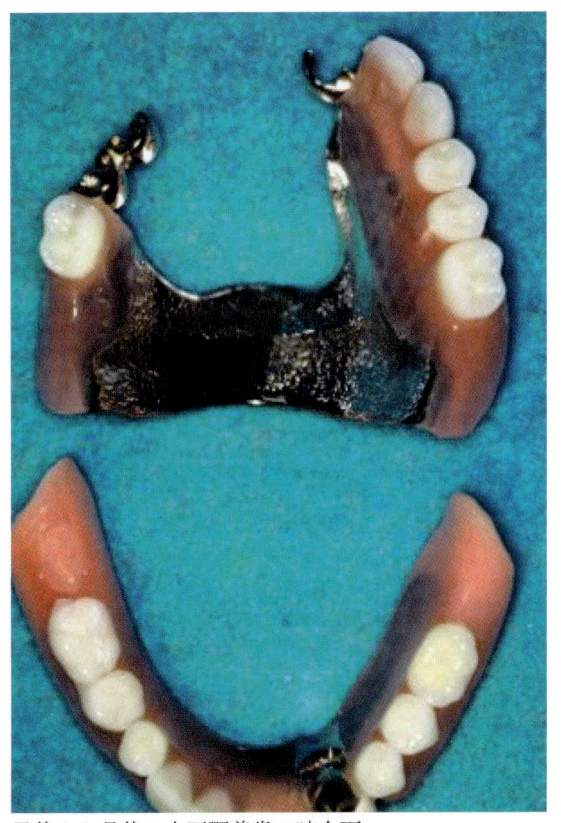

予後1か月後の上下顎義歯の咬合面．

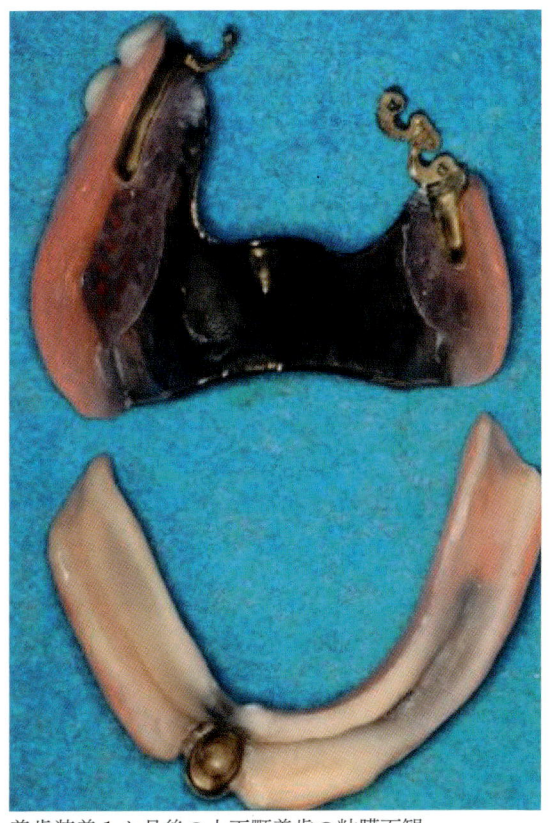

義歯装着1か月後の上下顎義歯の粘膜面観．

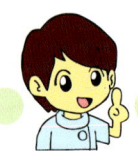

chapter 2 部分床義歯の製作法と注意点

部分床義歯の印象採得法

　総義歯の印象採得は，欠損部顎堤だけの印象採得で，咬合圧を加えた機能印象が主体である．部分床義歯においては，残存歯の硬組織と欠損部顎堤の軟組織とを一つの作業模型に同時に再現しなければならないので，精密印象と機能印象を同時に行わねばならない．すなわち硬組織と軟組織の変位量はまったく違うし，量だけではなく異質な被印象体である2つの組織に，機能圧(咬合圧)が同時に加わった状態を印象採得しなければならないので，その印象採得法に工夫をしなければならない．

　個人トレーを用いて加圧しながら筋形成を行う加圧印象法が通法として広く用いられている．しかし硬化する印象材を用いて印象採得を行うと，顎堤粘膜部分の加圧時の変化が不正確に再現されている可能性がある．なぜならば，印象材が硬化してしまうと機能圧が加わった欠損部顎堤粘膜面の変化を再現できず，印象材の硬化した時点での顎堤粘膜の変化が印象面に再現されているにすぎない．われわれがほしいのは，機能圧(咬合圧)が硬組織である維持歯と，軟組織である欠損部顎堤に加わった状態のそれぞれの違った変位量を同じ印象面に再現できる印象採得方法である．

　粘膜調整材を使用して行った動的印象は欠損部顎堤粘膜(軟組織)に対しては非常に質の高い機能印象であると考えている．よってそれと同様の方法は，硬組織と軟組織を別々に印象採得した後，それぞれの模型を合成して一つの作業模型を製作する，アプリゲートが推奨した床置換法(アルタードキャスティングメソッド)がある．

部分床義歯の主な咬合負担域別印象採得の特色

　欠損様式によって部分床義歯の印象採得は，その採得する印象方法や，材料が異なることがある．

少数歯欠損
①欠損歯数が1～2歯の少数歯中間欠損で，歯牙同士の咬合が存在している．歯牙負担性義歯の場合は，フィックスドブリッジと同様に付加重合型シリコーンなどの印象材を使用した印象採得法で十分に対応できる．
②少数歯中間欠損でも，歯牙同士の咬合接触関係がない場合には，欠損部顎堤部分への咬合力負担割合が多くなる．それゆえ顎堤部への加圧が必要になり，個人トレーを使用しての印象採得がよいと考えられる．
③少数歯欠損でも遊離端の場合は，遊離端部の咬合力は確実な粘膜負担であるの

で，確実に機能印象を採得しなければならない．よって個人トレーを使用した加圧印象を行うか，咬合床を利用したコレクターワックスによるアルタードキャスティングメソッドが適していると考えられる．

多数歯欠損
①多数歯欠損の場合には，残存歯同士の咬合接触があれば，その部分にいくばくかの咬合負担があるため，個人トレーでの加圧印象を選択してもよいと考えているが，多くの咬合負担域が顎堤粘膜であるため，コレクターワックスによるアルタードキャスティングメソッドが，最良の印象採得法であろう．
②残存歯の歯冠‐歯根比を改善して，オーバーデンチャーを設計しなければならない症例では，個人トレーでの加圧印象採得法よりは，咬合床を利用した咬座印象の方が適していると考える．

しかし最良の方法はコレクターワックスによる印象採得であり，この際にはアルタードキャスティングメソッドは，模型上で残存歯に維持装置を戻すことが不可能なので使用できない．よってコレクターワックスを咬合床内面に添付したワックスウォッシュ法を選択する．

少数歯から多数歯欠損にいたるまでの間，および両側性遊離端欠損
①両側性遊離端欠損の場合には，両側の遊離端部の咬合圧負担は顎堤粘膜に依存するため，確実な機能印象採得が必要になる．よって個人トレーでの加圧印象よりは，咬合床を利用したコレクターワックスによるアルタードキャスティングメソッドが第一選択になる．
②中間欠損の場合は，残存歯同士の咬合接触があれば個人トレーでの加圧印象でもよいが，ない場合にはコレクターワックスによるアルタードキャスティングメソッドが最適である．

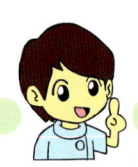

chapter 2 部分床義歯の製作法と注意点

印象採得から作業模型の製作

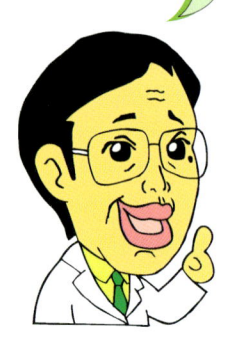

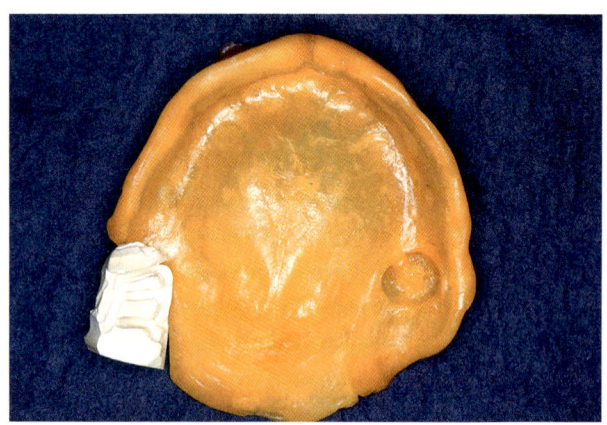

維持装置を装備した咬合床を，咬合採得後コレクターワックスにて印象採得．その模型に支台部分を戻す．

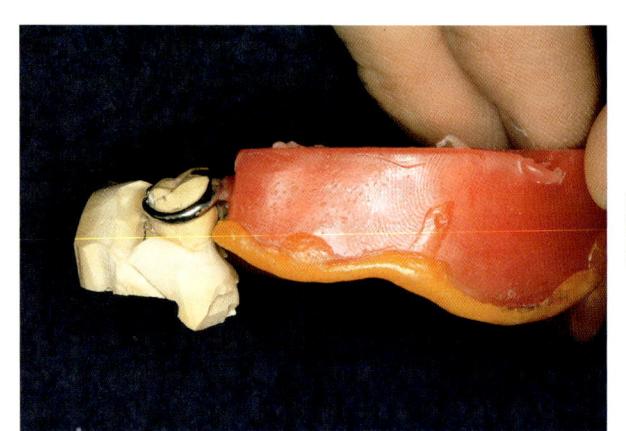

その際の側方面観．

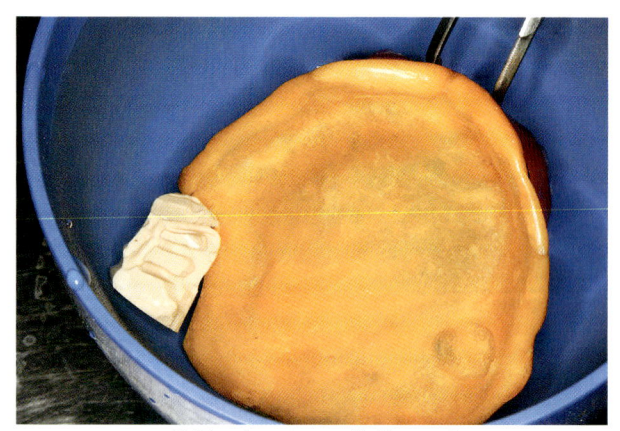

ラバーボールに常温の水を入れて模型をはずす．

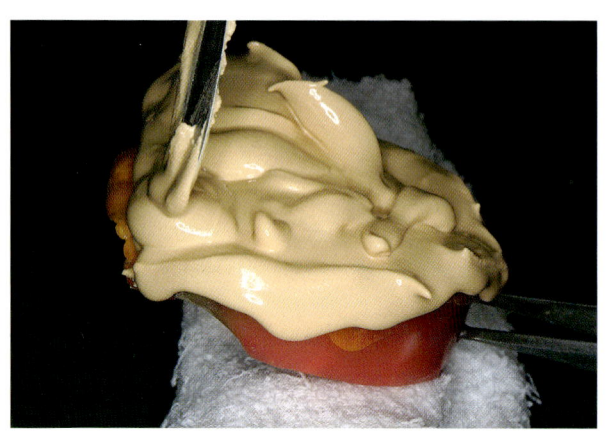

印象面に石膏を流し，作業模型を製作する．

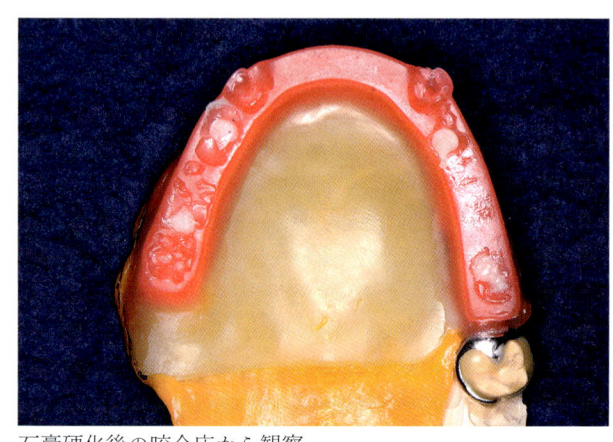

石膏硬化後の咬合床から観察．

128

さまざまな印象採得法

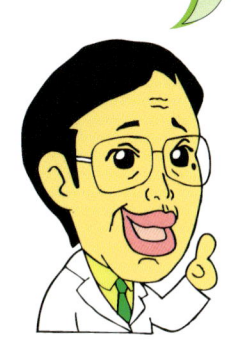

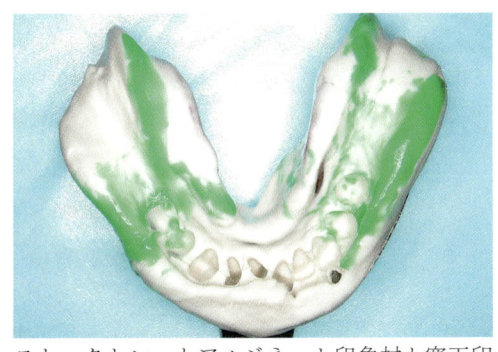

ストックトレーとアルジネート印象材と寒天印象材．

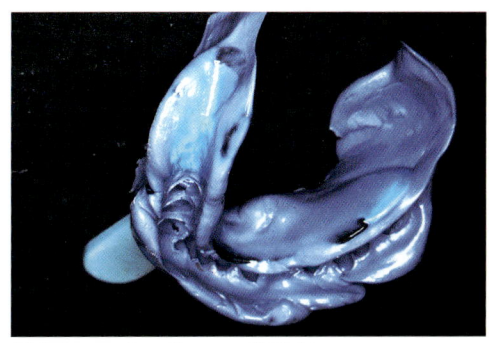

個人トレーとシリコーン印象材．

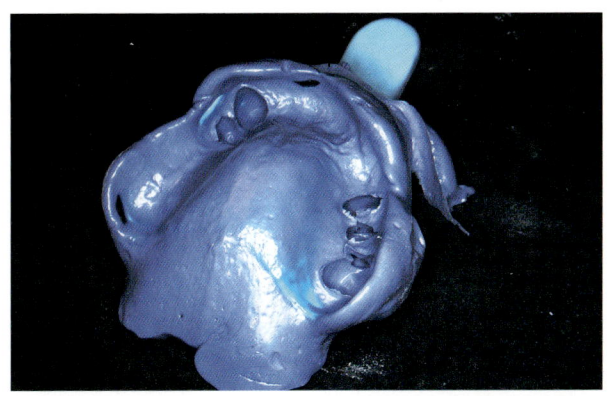

個人トレーとシリコーン印象材．上顎部分床義歯．

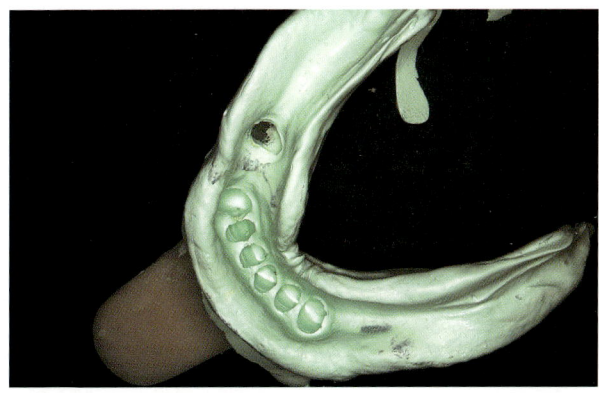

個人トレーとラバー印象材．

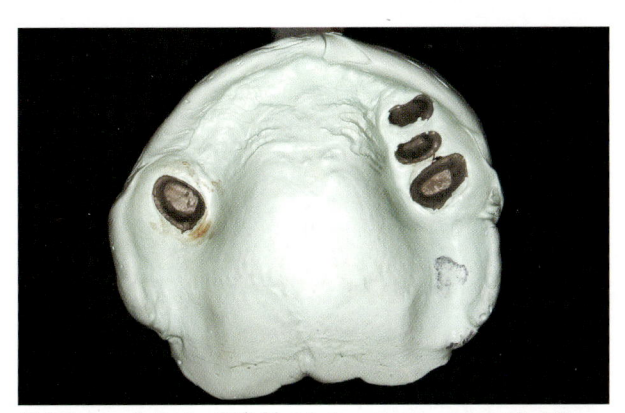

個人トレーとラバー印象材でトランスファーコーピング．

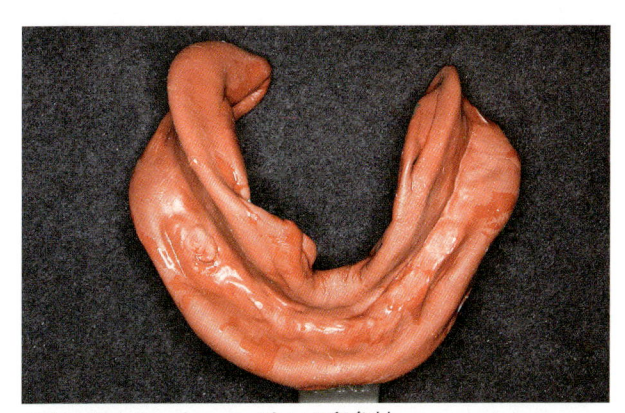

ストックトレーとコンパウンド印象材．

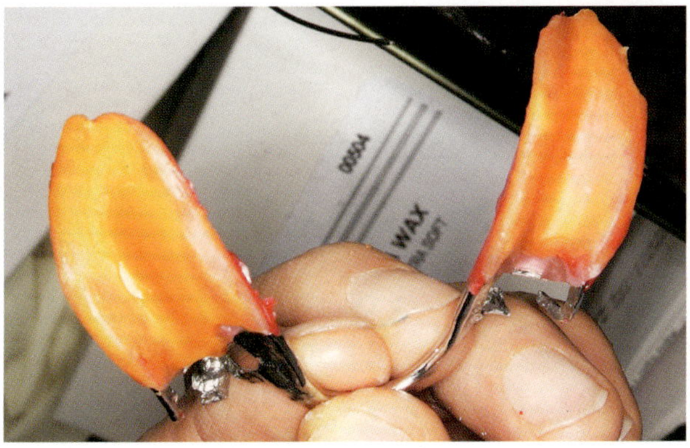

コレクターワックスでのワックス印象．

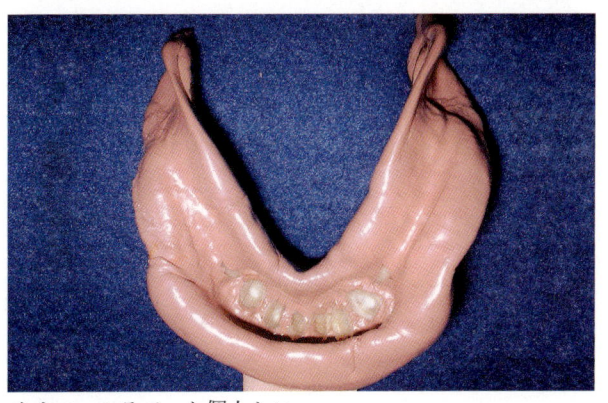

チオコールラバーと個人トレー．

アルタードキャスティングメソッド（床置換法）

アプリゲートによって推奨されたコレクターワックスを使用する部分床義歯の印象採得方法を，その作業手順にそって述べる．

概形印象採得
通法にしたがいストックトレーを用いて，欠損部のある口腔内の概形を印象採得する．

技工操作
- 採得された概形印象で作業模型を製作し，個人トレーを製作する．個人トレーの外形は，模型の欠損部顎堤の適正な外形よりも1〜2mm程度小さめに設定しておく．

　もし前処置が終了していて，その維持歯が正確に印象採得され次の精密印象を行わなくてもよいと判断できたら，この模型上で咬合床を製作することも可能である．咬合床の製作時の注意点を次に述べる．

精密印象採得
前処置が終了している口腔内を，個人トレーを用いて通法にしたがい印象採得を行う．この際に使用する印象材は，硬化する印象材で十分である．

技工操作
- 作業模型上で維持装置を製作しておく．
- 咬合床を製作する．
- 咬合床に製作した維持装置を設置する．維持装置が設置された咬合床は，確実に作業模型に戻るかを確認しなければならない．そのため維持装置の適合精度は保つ必要がある．また設定した義歯の維持装置がアタッチメントやコーヌスクローネンテレスコーピッククラウンなどクラスプでない場合には，その維持装置ではなく咬合床にだけクラスプを設計して設置しなければ模型に戻らない．
- 欠損部顎堤の咬合床の大きさは，最終的な義歯床の大きさより1mm程度小さめにしておく．

咬合採得
製作された咬合床を前処置済みの口腔内に試適する．次に通法にしたがって咬合採得を行う．この際，必要ならば咬合床の蝋堤についた咬印の機能咬頭部に基礎床まで円柱状にラウンドバーで穴をあける．そこに即時重合レジンを挿入して，中心咬合位でレジンが硬化するまで口腔内で保持する．この硬化したレジンのところで咬合することで，咬合圧が基礎床まで緩衝することなく伝達することができる．また対合歯の模型が咬合床に戻るかどうかを確認する．

技工操作
- 咬合採得終了時に咬合床を作業模型に戻し，戻ることが確認できたら，模型がばらばらにならないよう維持歯だけを残して欠損部顎堤の軟組織部分を削除しておく．

機能印象採得
咬合採得が終了した咬合床の基礎床の内面に，あらかじめウォーターバス内で溶かしておいたコレクターワックスを筆で塗布していく．適正に塗布できたら口腔内にその基礎床を戻し，中心咬合位で咬合させコレクターワックスが咬合圧で適正に伸び，欠損部顎堤の変化した形に変化していく．コレクターワックスにはハード，ミディアム，ソフト，エクストラソフトと融点の違う4種類があるが，通常は融点が62℃のソフトか52℃のエクストラソフトを使用する．

技工操作
- コレクターワックスで印象採得された咬合床を，予め削除しておいた作業模型に戻したうえで，欠損部顎堤の部分に石膏を流して，硬組織部分に新たに採得した軟組織部分の床置換を行った模型を

作製する．

義歯装着

　新製の部分床義歯の試適時は必ず，レストが確実にレストシートに適合しているかを確認する．その後に床概形を確認する．この作業模型で製作された部分床義歯は，欠損部顎堤の適合精度がとくに優れている．

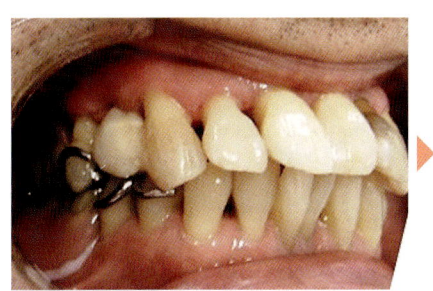

初診時の右側面観．

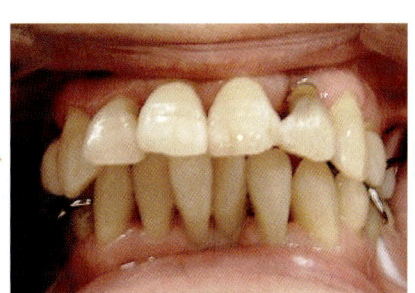

初診時の正面観．

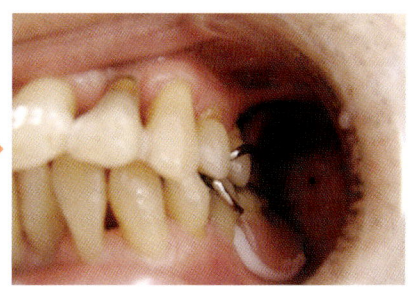

初診時の左側面観．

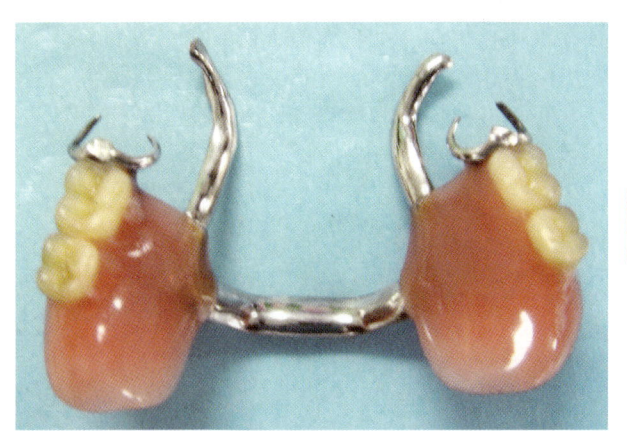

上顎義歯咬合面観．

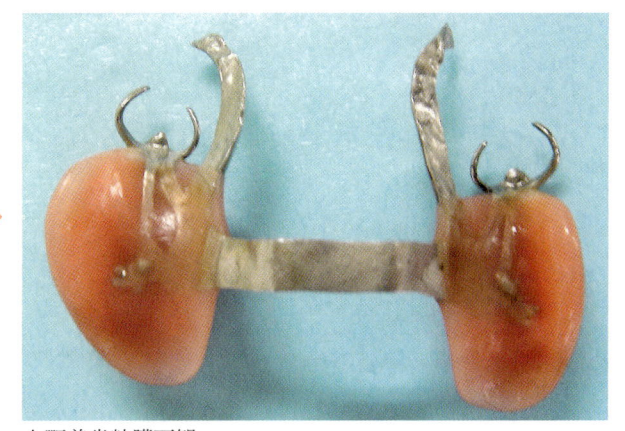

上顎義歯粘膜面観．

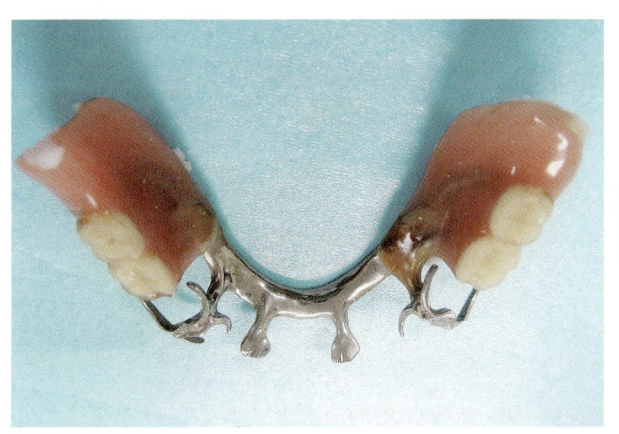

下顎義歯咬合面観．

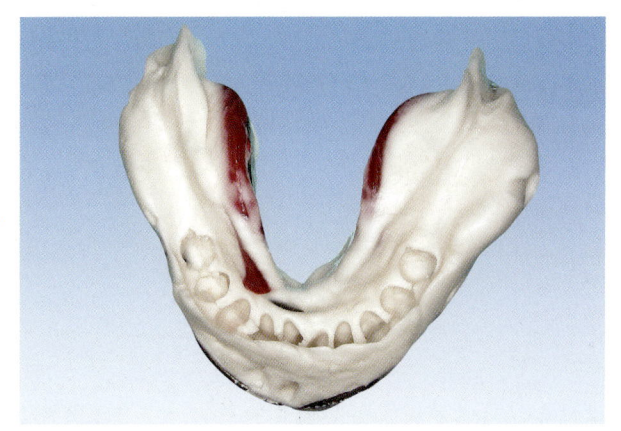

研究用模型のためのストック印象．

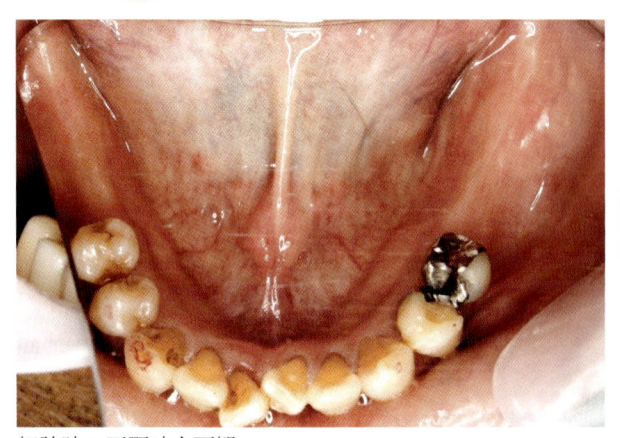

column

初診時の下顎咬合面観.

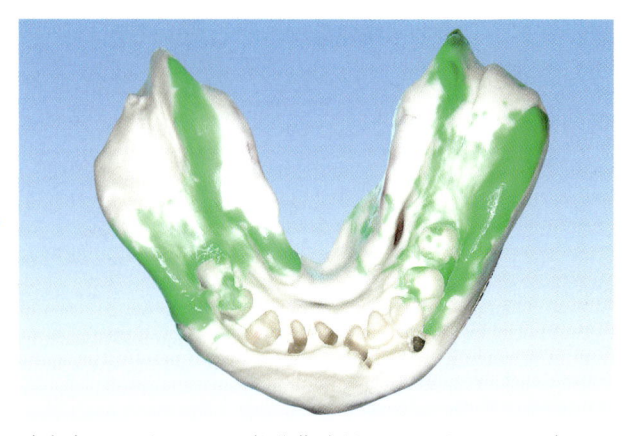

咬合床およびフレーム部分作成用のアルジネートと寒天の連合印象.

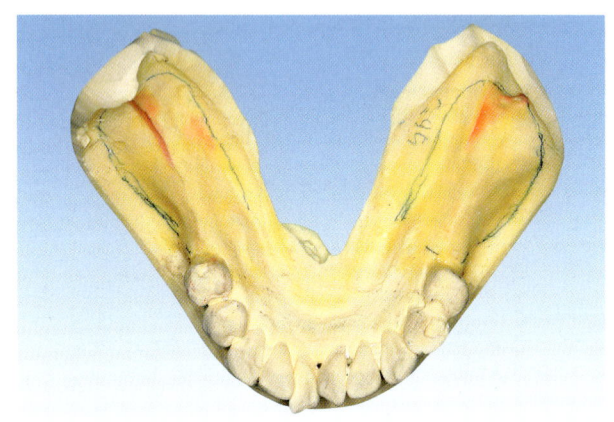

作製された作業用模型.

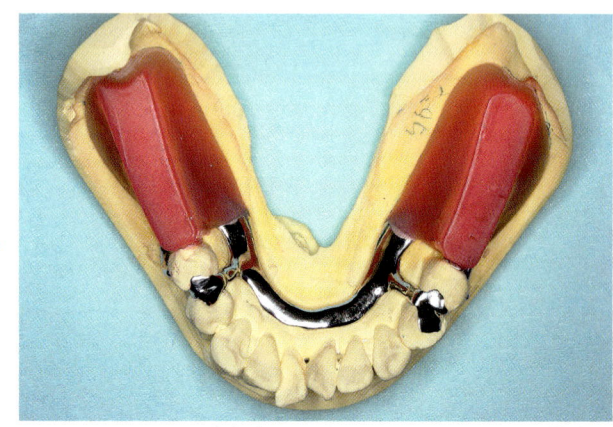

メタルフレームと咬合床．設計はRPIなので，その構成要素はすべて装備されていることを確認する．

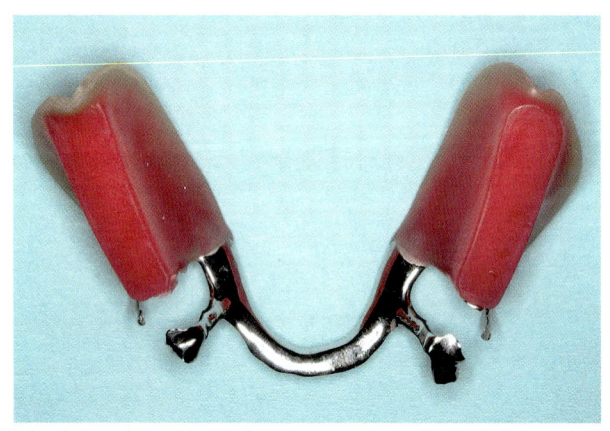

蝋堤部分の幅，長さを確認しておく．

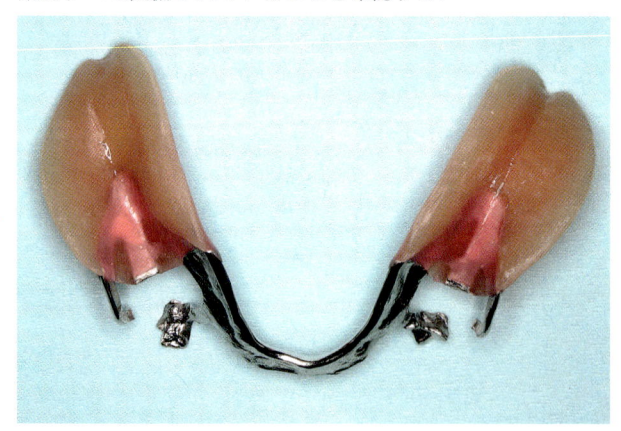

蝋堤の粘膜面観．

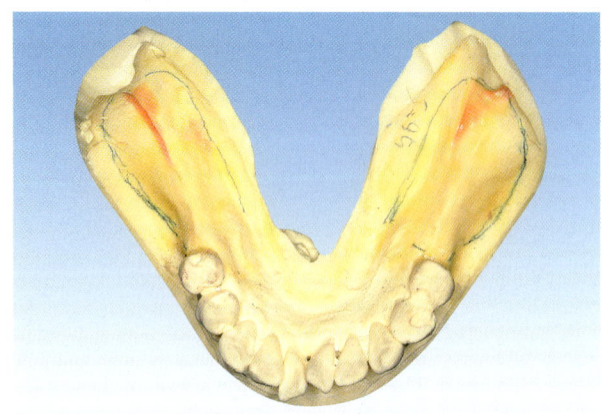

硬組織を除いた軟組織の部分を削除するため，作業模型に鉛筆で線を入れ目安をつけておく．

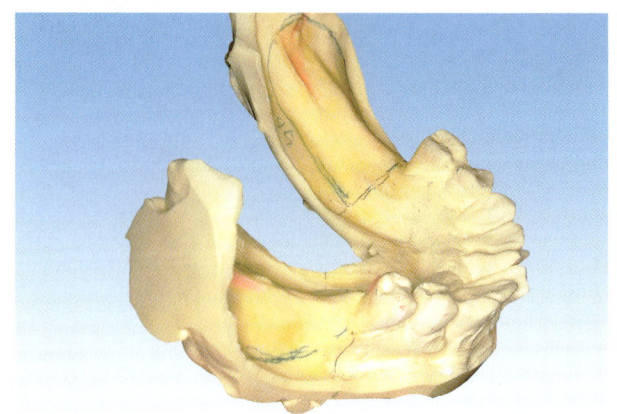

削除部分が決められた作業模型．

削除用のディスク．

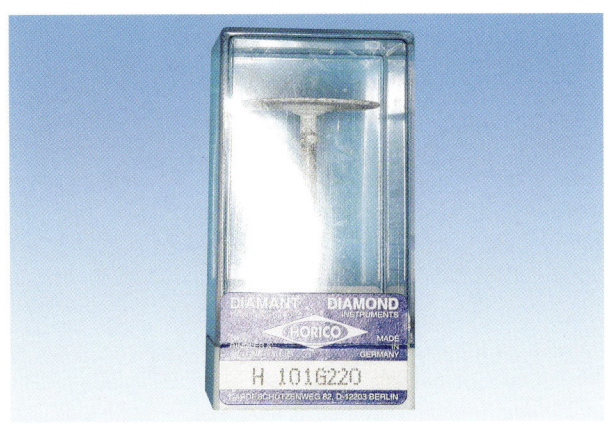

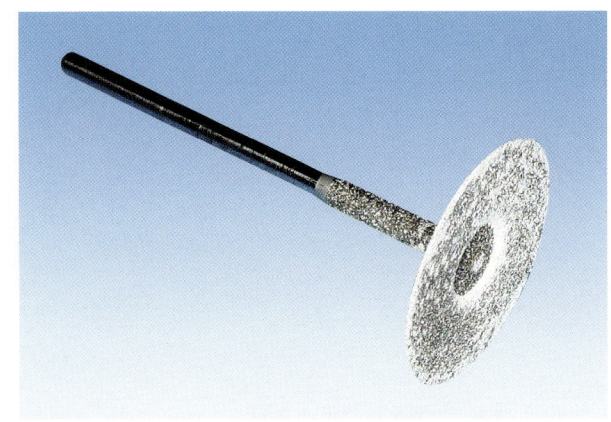

そのディスクのなかでも薄いものを選択しておく．

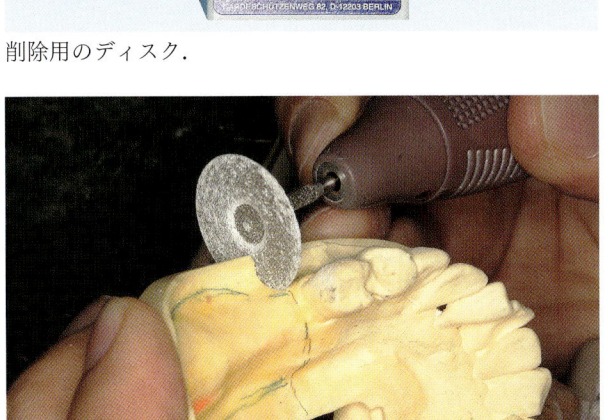

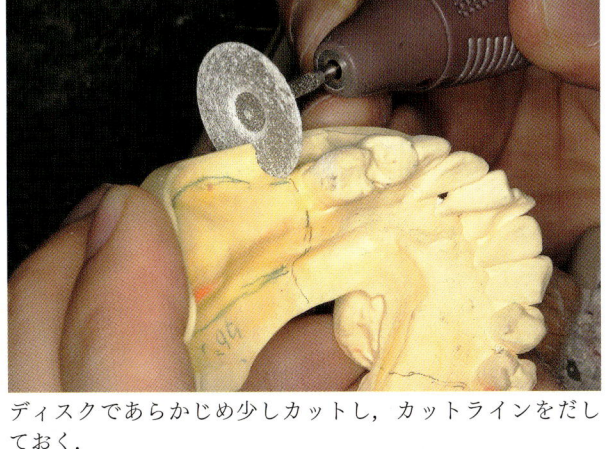

ディスクであらかじめ少しカットし，カットラインをだしておく．

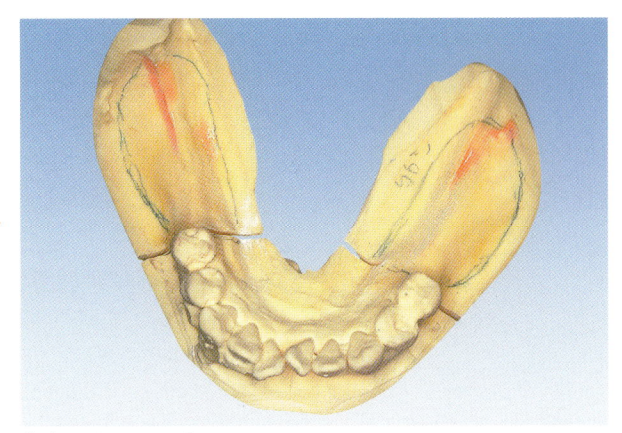

左右のカットライン．

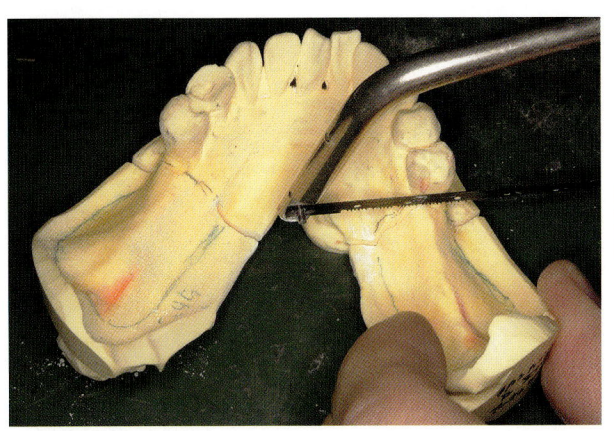

右の顎堤部を糸鋸でもう少しカットする．

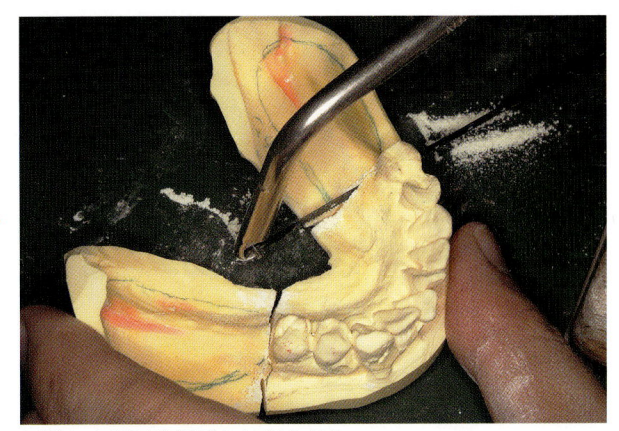

同様に左側顎堤模型も処理を行う．

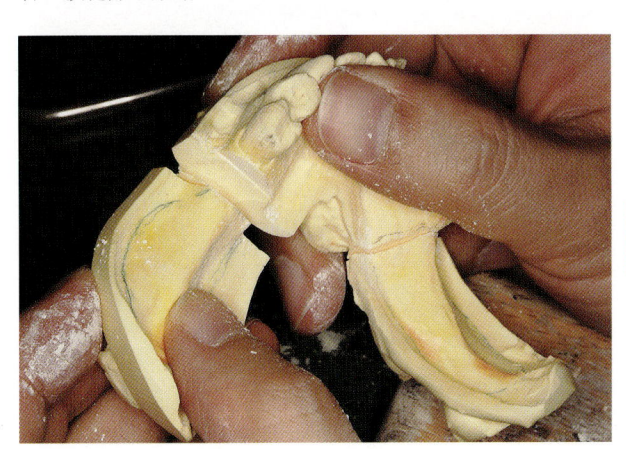

切りおわったら，手で割る．

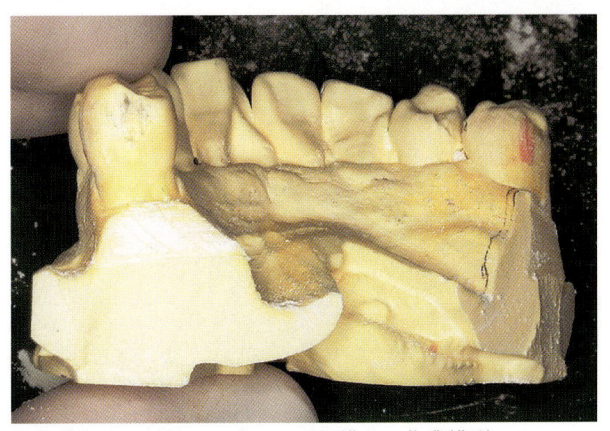

軟組織部分を削除して残った硬組織分の作業摸型．

column

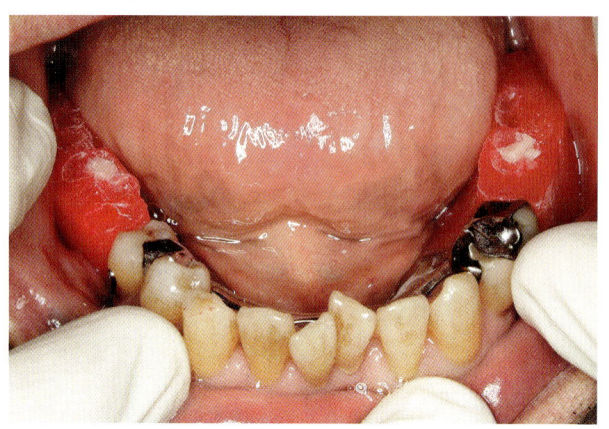

咬合採得が終了したら，蝋堤部の咬印部の機能咬頭部に直径2mm程度の円柱状の穴をあける．その後，そこに即時重合レジンを過不足なく流し込み，口腔内に戻す．

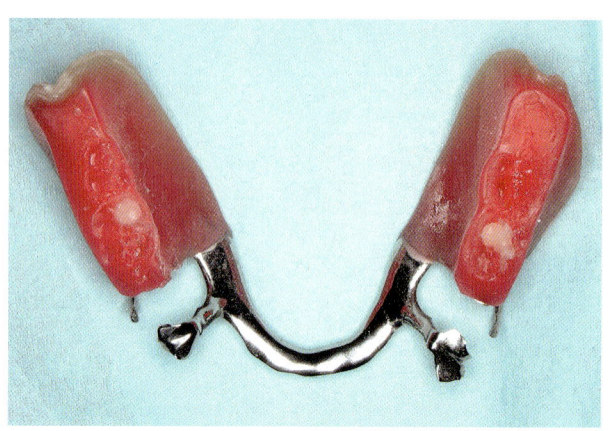

硬化した即時重合レジンを装備した義歯製作用の咬合床．

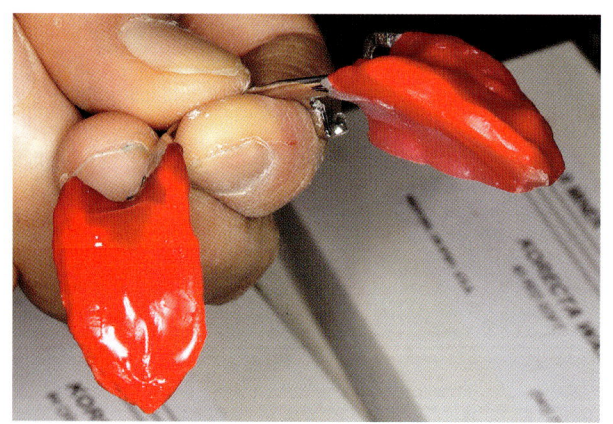

その咬合床の粘膜面にコレクターワックスのソフトを筆で塗布する．

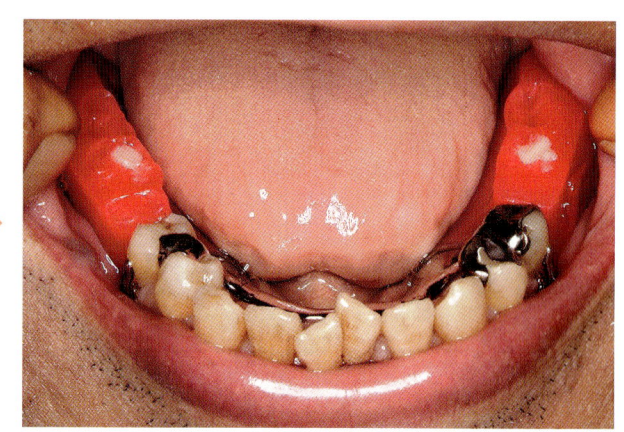

口腔内に戻し，中心咬合位で保持する．

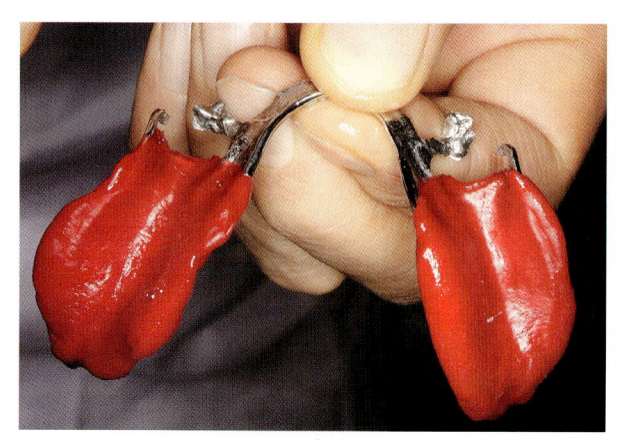

コレクターワックのソフトで採得された1回目の機能印象面．

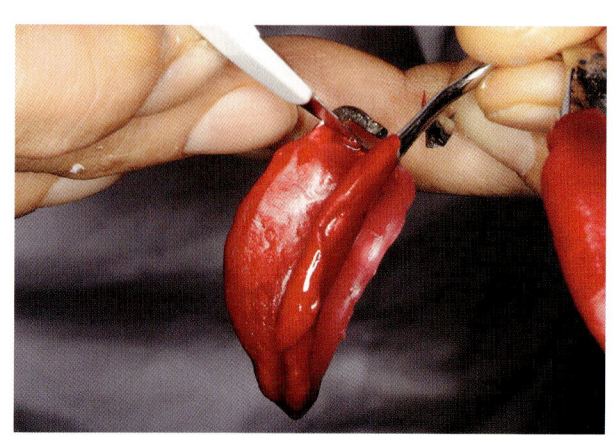

維持歯側にはみだした余剰部分をナイフでていねいに除去しておく．

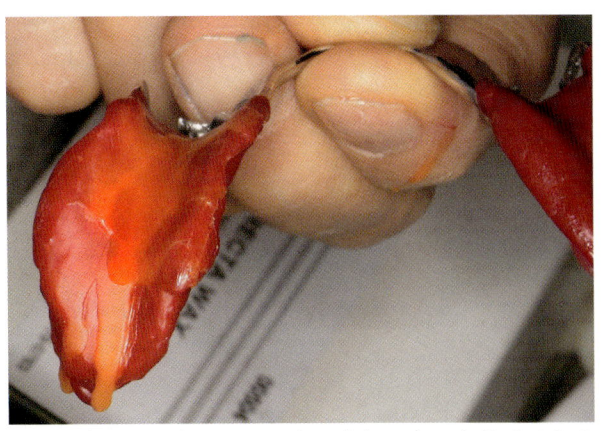

コレクターワックスのソフトの上にエクストラソフトのワックスをウォッシュする．

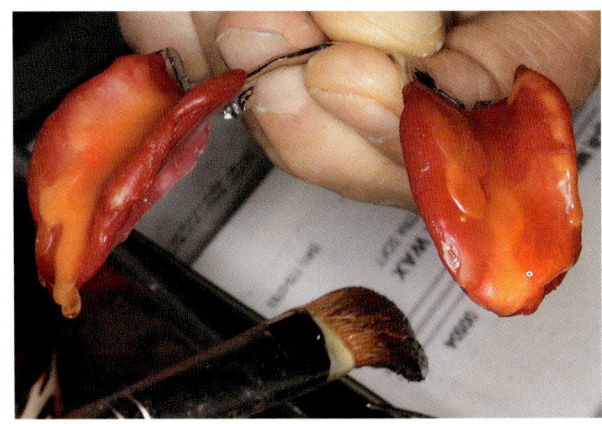

左右ともウォッシュし終えた基礎床内面．

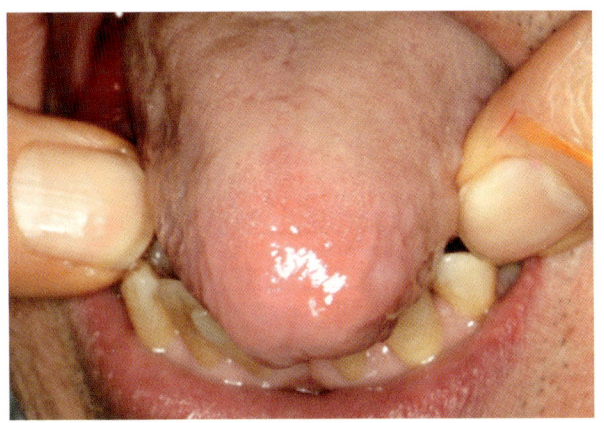

口腔内に戻し，中心咬合位で保持する．

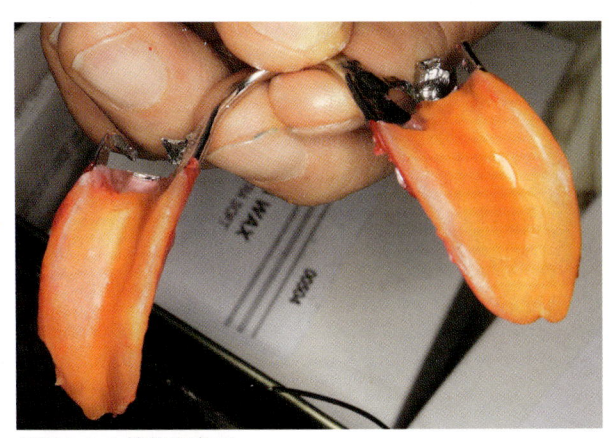

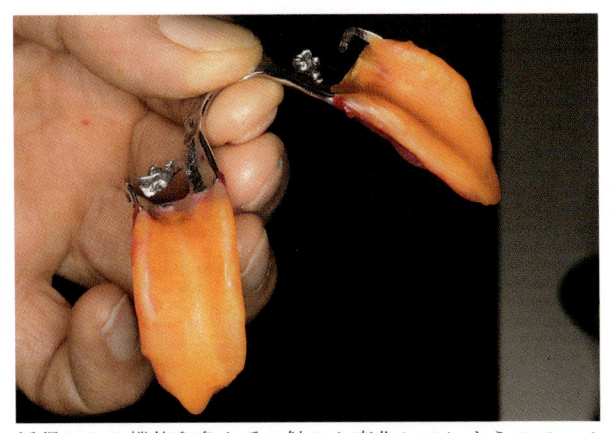

採得された機能印象面．

採得された機能印象を手で触ると変化してしまうので，メジャーコネクター部分を持つ．

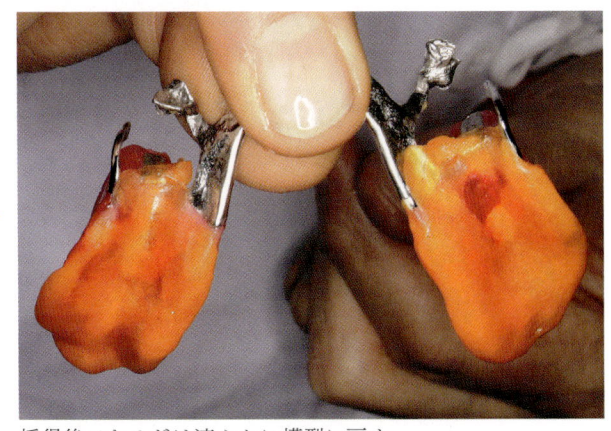

採得後できるだけ速やかに模型に戻す．

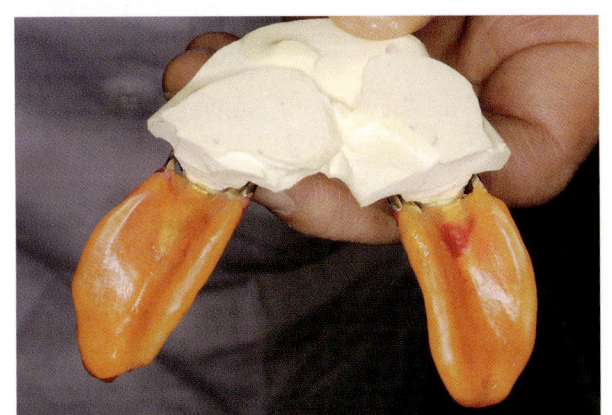

作業模型に維持装置部分を頼りに正確に戻す．

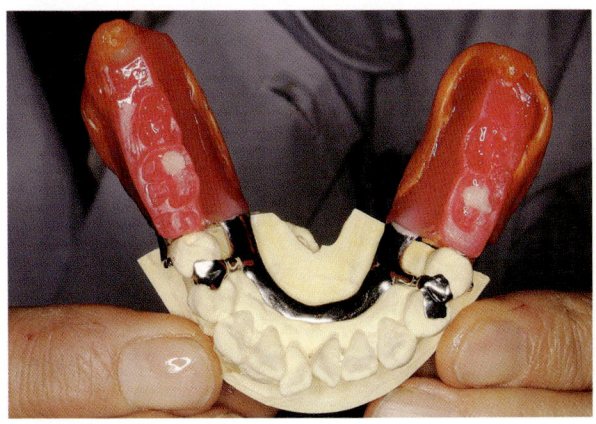

模型に戻した後の咬合床の咬合面観．

column

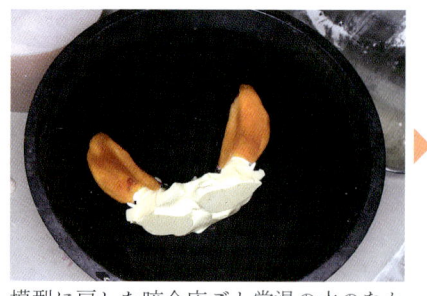

模型に戻した咬合床ごと常温の水のなかにつけて，採得した機能印象面に盛ると，超硬石膏と馴染みやすくなる．

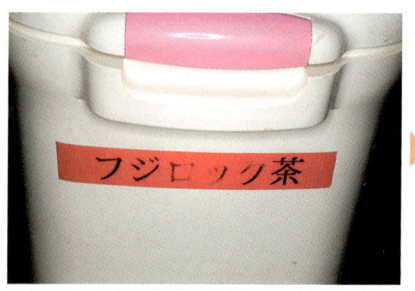

粘膜面の作業模型に使用する超硬石膏である．

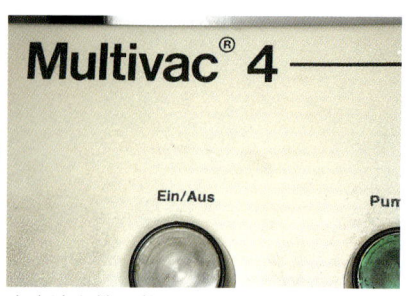

真空連和機を使用して連和時に気泡を混入させないようにする．

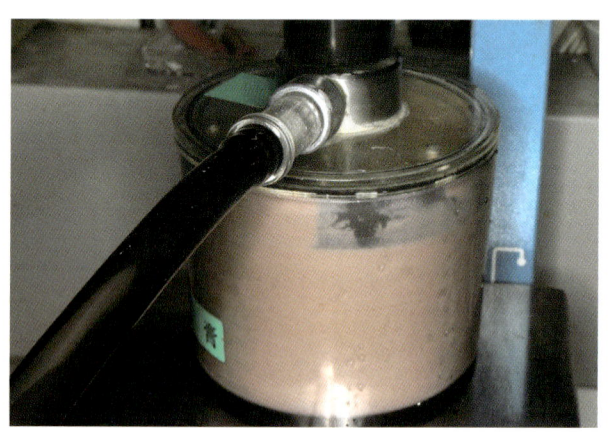

空気を抜きながら真空連和機で連和する．

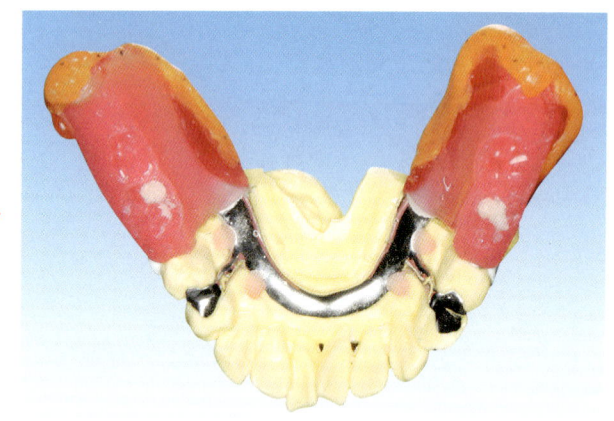

維持装置とメジャーコネクターが確実に削除した模型に戻っているか最終確認をしておく．

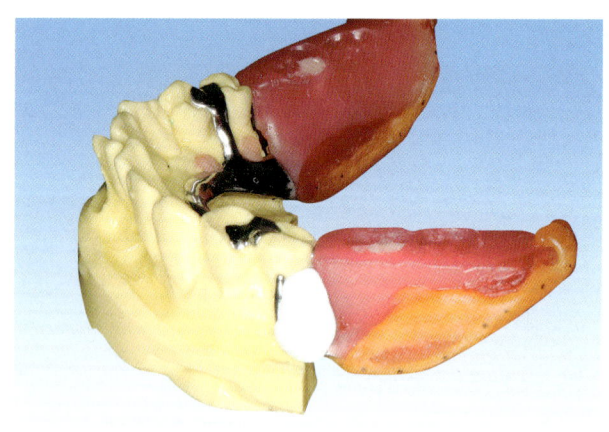

その際の側方面観．

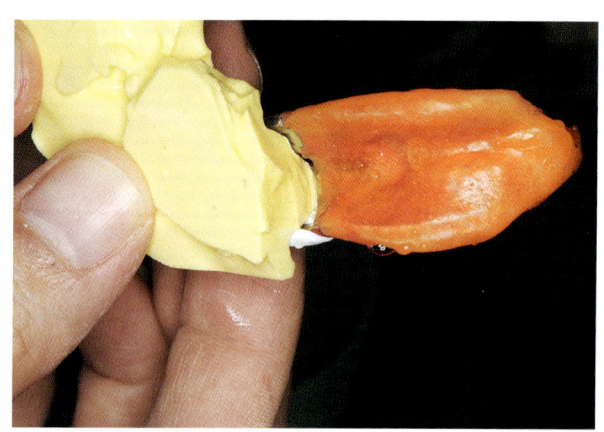

咬合床の粘膜面観．

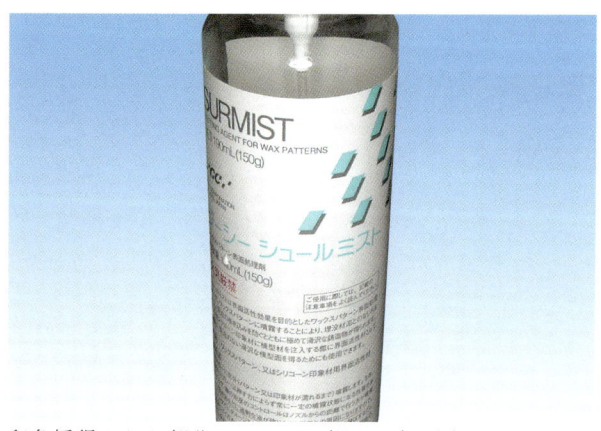

印象採得された部分のワックス部に石膏の濡れをよくするためにシュールミスト（ジーシー）を塗布する．

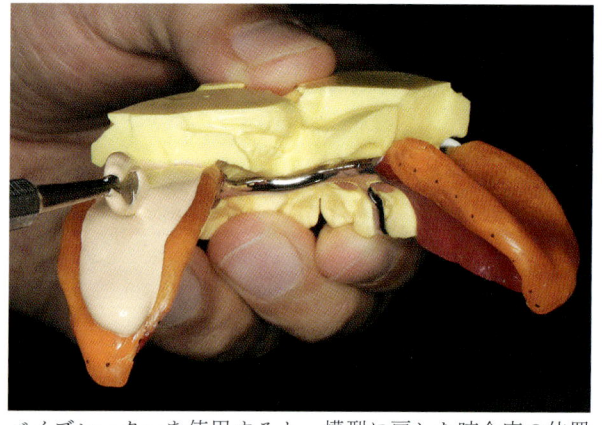

バイブレーターを使用すると，模型に戻した咬合床の位置が微妙にずれることがあるので，使用せずに石膏を流していく．

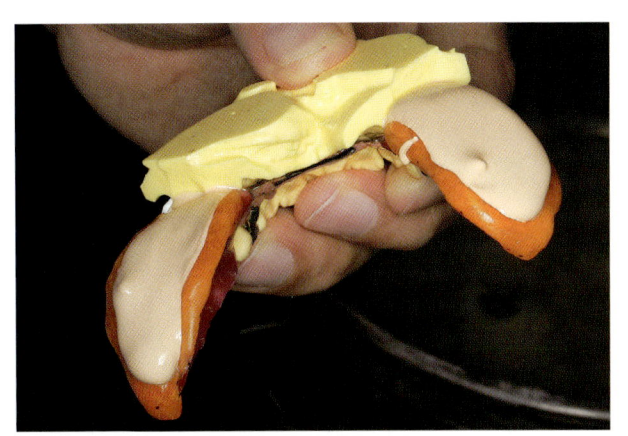

少しずつていねいに石膏を流していく．

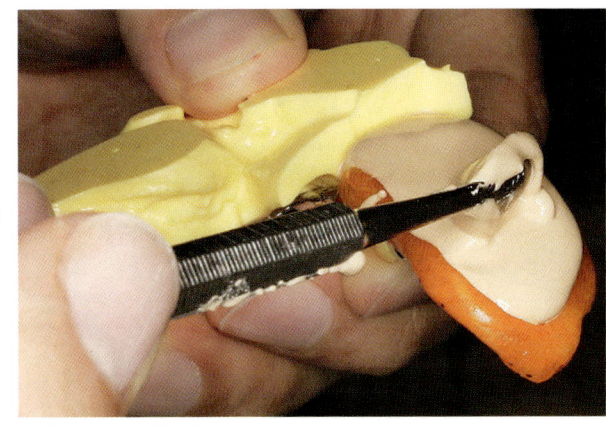

全体に石膏を流し終えた．

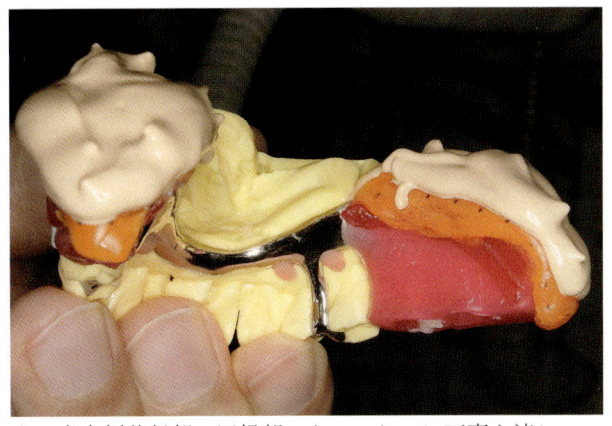

次に歯肉頬移行部の辺縁部にもていねいに石膏を流していく．

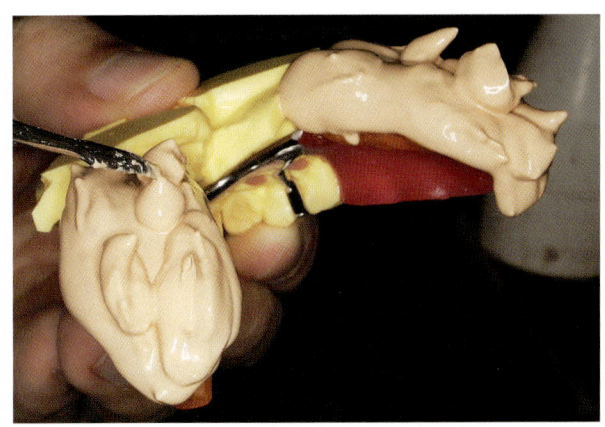

この石膏を流すところが床置換法では一番大事な処置である．

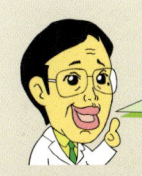

ポイント

石膏を流すときにバイブレーターを使用しないこと．

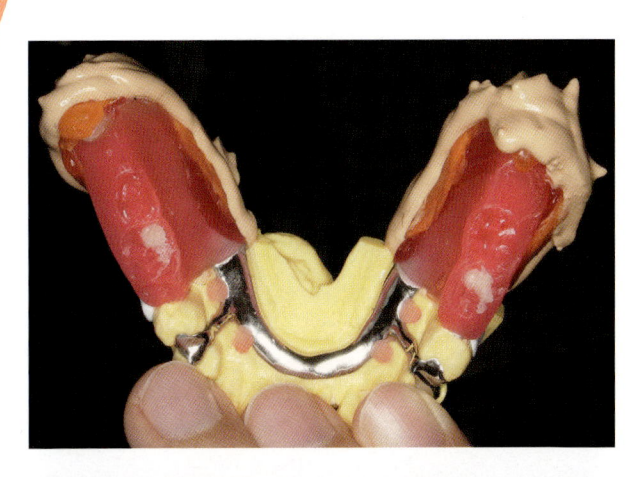

▶流し終えたときの咬合面観．

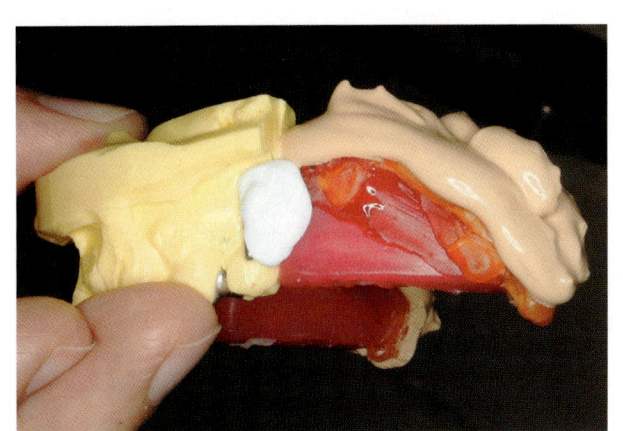

右側面観．

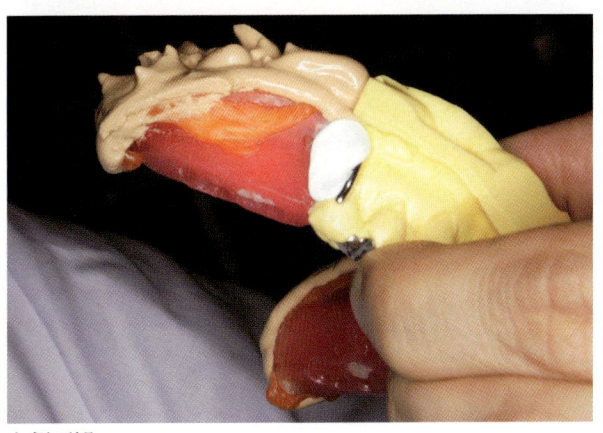

左側面観．

column

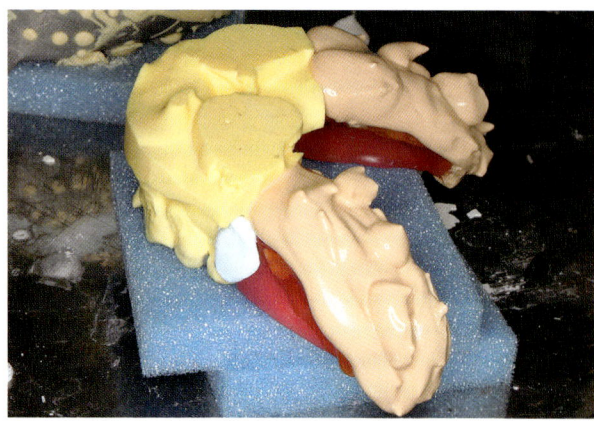

咬合床部が床に触れないようにスポンジなどの上で石膏の硬化を待つ.

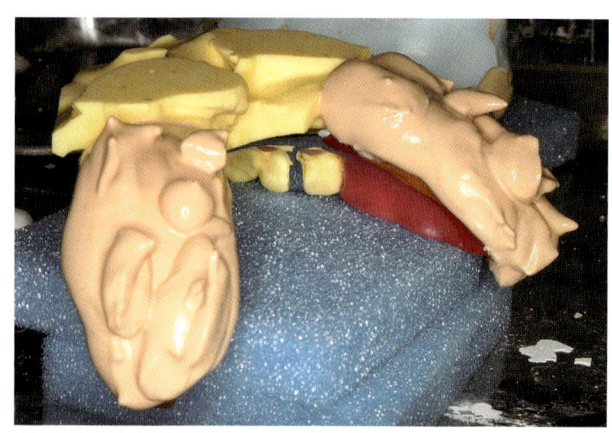

硬化終了後の石膏面.

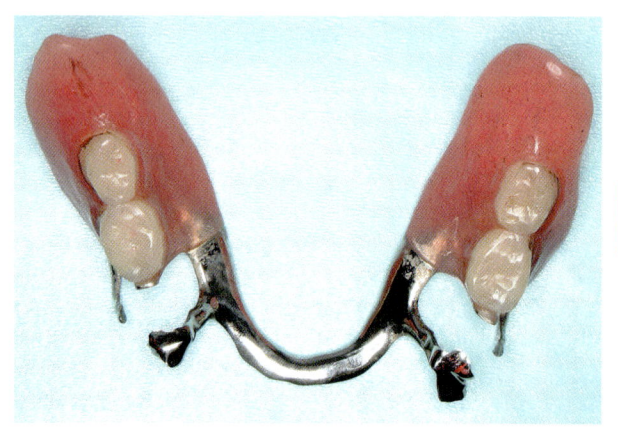

床置換法にて作成した作業模型上で作成された新製義歯咬合面観.

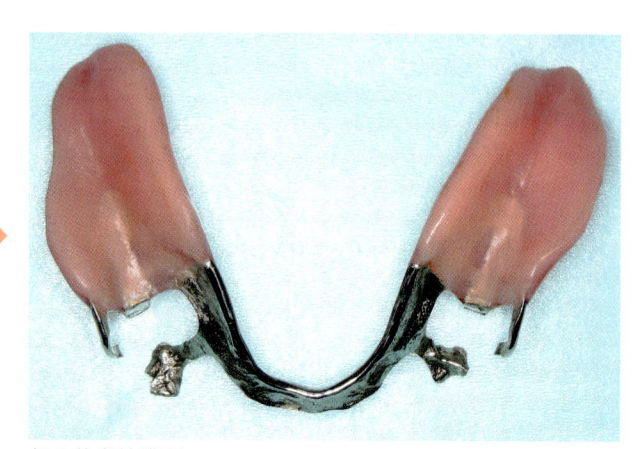

部分義歯粘膜面.

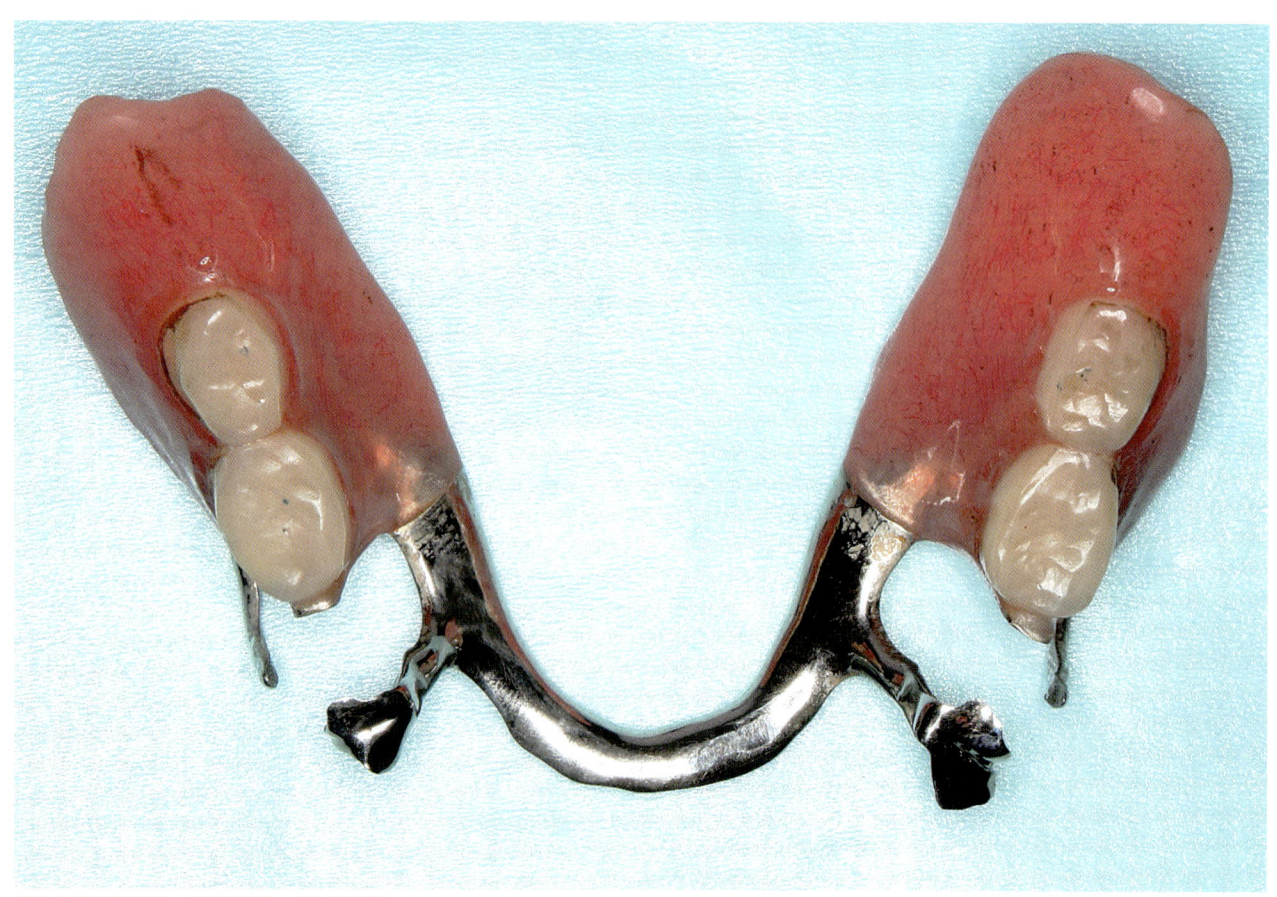

咬合調整終了時の新製義歯の咬合面観.

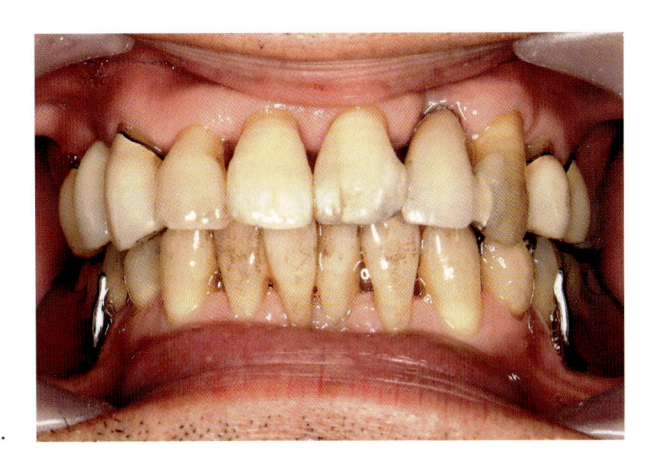

▶義歯装着時の口腔内正面観.

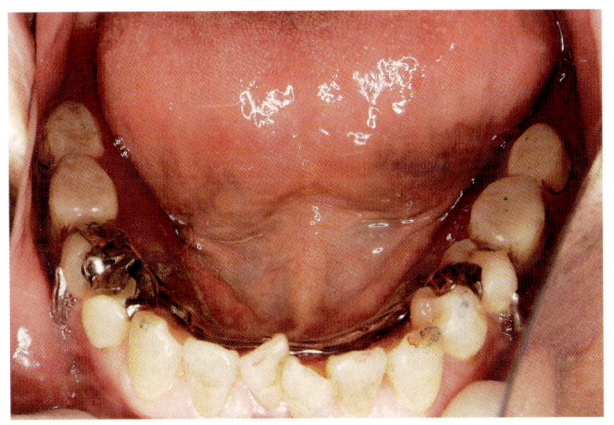

装着時の下顎咬合面観.

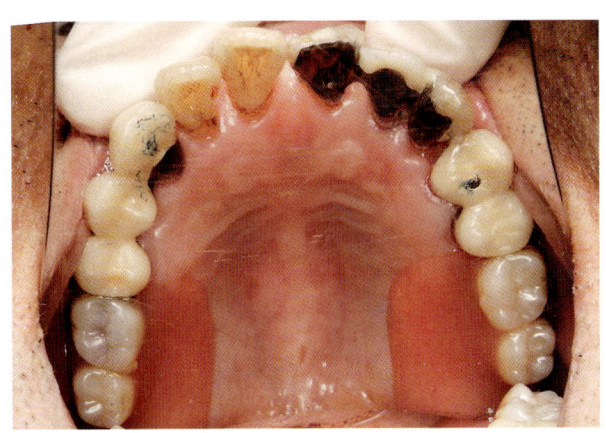

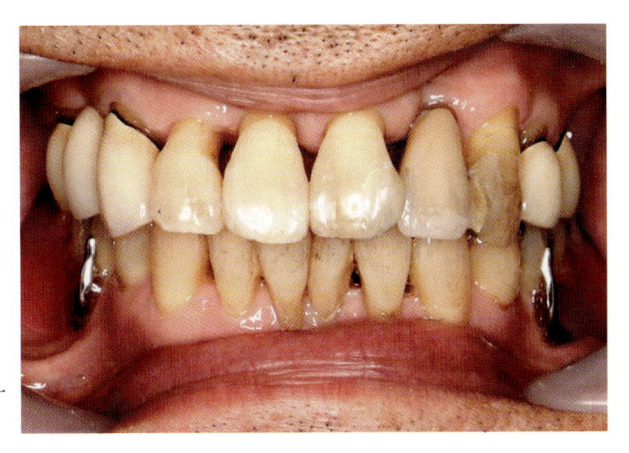

装着時の上顎咬合面観.

▶予後1年目の正面観. 下顎義歯の床と顎堤粘膜との適合性も十分維持されている.

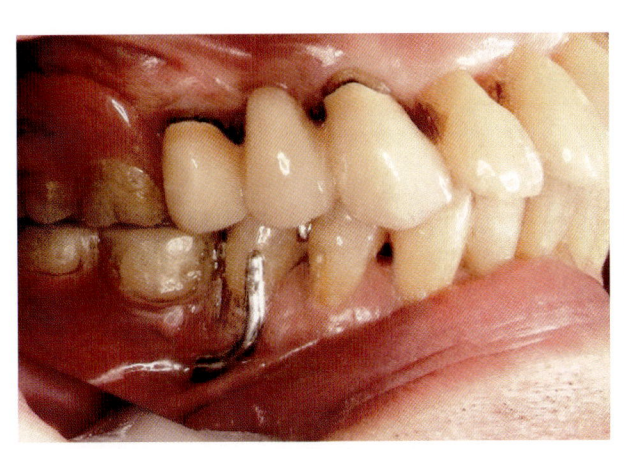

右側方面観.

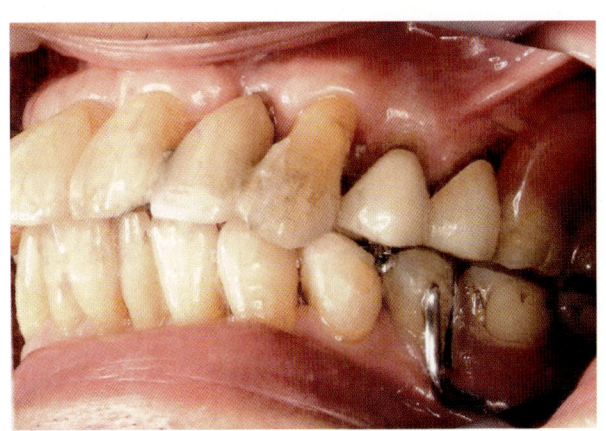

左側方面観.

部分床義歯の咬合採得法

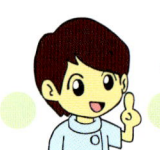

　部分床義歯の咬合採得法は，残存歯同士の咬合接触が存在する場合は，その咬合接触を確認しながら行う必要がある．しかしすべて歯牙同士の咬合接触が，適正な咬合高径を決定する要因であるとは限らず，それを確実に決定するのは咬合平面に対してほぼ垂直に植立している歯牙同士の咬合接触であろう．具体的には，小臼歯部同士または切端咬合位での切端部の咬合接触である．また咬合高径を残存歯同士で決定できない場合には，総義歯と同様の方法をとる以外に方法がない．とくに上下顎でのすれ違い咬合(前歯，臼歯や左右側での)オーバーデンチャーの症例ではほとんど同様であろう．

　よってもし上下顎どちらかの歯牙欠損を，フィックスドブリッジにすることで小臼歯部のオクルーザルストップを確立することができるのならば，前処置として積極的に行うことが必要であると考える．このような考え方で咬合調整を行うのであるが，必ずレジンの基礎床を有する咬合床を製作しなければならない．

　ここから考えられることは，残存歯同士の咬合接触がある場合には，その咬合接触を基準として咬合採得を行う．残存歯の咬合接触が存在しない場合には，総義歯と同じように咬合採得を行うが，残存歯による仮想咬合平面を仮設することが可能なので，それを利用して蝋堤を設定するとよい．

さまざまな咬合採得法

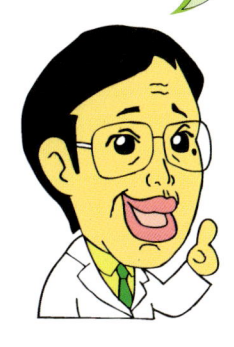

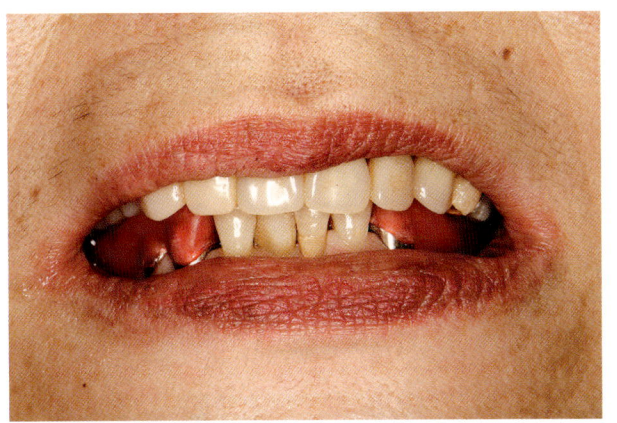

咬合採得時の正面観，コーピングキャップが確認できる．同時にその狂いがないことを確認する．

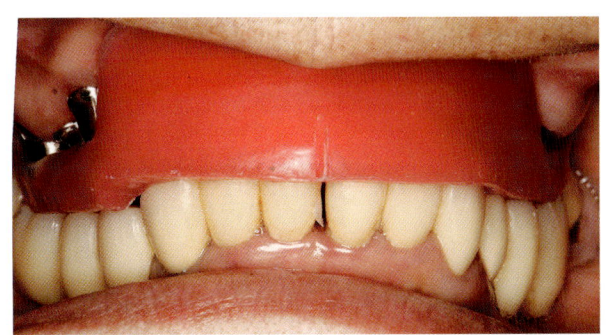

上顎クラスプデンチャー用の咬合採得．

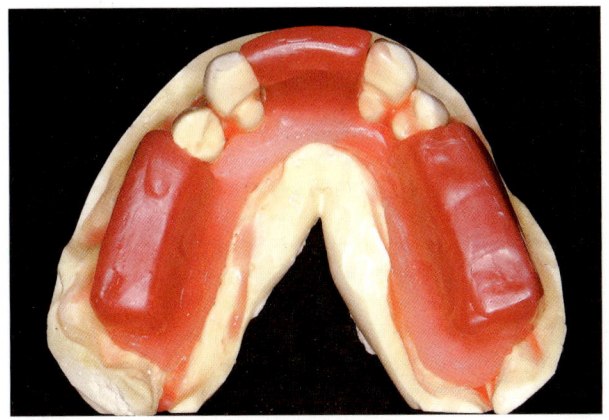

上顎の中間欠損と遊離端欠損の混合歯列で，同時に小臼歯の咬合接触がある部分床義歯の咬合床．

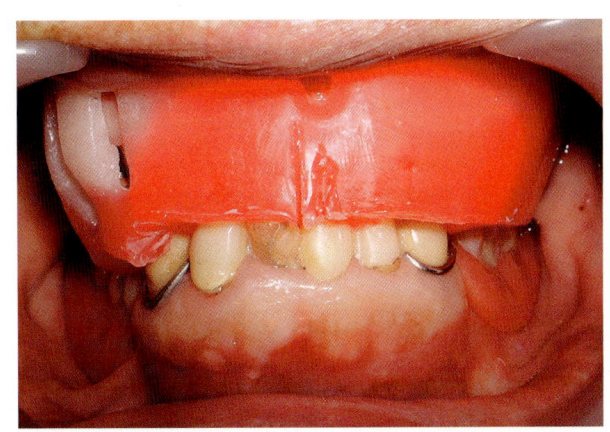

上顎の部分床義歯咬合採得．この際に正中線は入れておく．

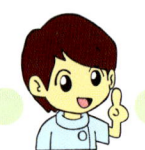

部分床義歯の試適

　部分床義歯の試適には，人工歯の試適と維持装置の試適がある．クラスプデンチャーの維持装置やメタルフレームにも試適が必要になる．メタルフレームや維持装置の試適では，クラスプの鉤尖や鉤体の適合の確認とともに，レストの適合状態の確認が大事なポイントになる．

　それと同時にレストが数歯に及んで設定されている場合には，それぞれの適合状態は維持歯との関係で，カリエスや歯周炎との関連性も大事ではあるが，レストの特色から考えると，その歯牙との関係のみならずメタルフレームが口腔内での安定性があるか否かは重要な要素である．また，下顎部分床義歯のメジャーコネクターと粘膜部との適合状態は，咬合圧が加わった際に，疼痛となって現れてくることがあるので十分確認しておかなければならない．上顎のメジャーコネクターは，粘膜部との適合状態のみならず，舌の動きを阻害しないかを確認する必要がある．義歯のフレームの適合や，その位置関係を確認した後に，人工歯の配列されている部位やその大きさが適切であるか否か，そして人工歯の豊隆具合が口腔内の残存諸組織である口唇や頬部と均整がとれているかどうかを確認し，顔貌との調和や発音機能を阻害していないかを観察し確認する．

　この操作で不具合が生じた場合に，人工歯の配列やその大きさに関して，口腔内で術者が修正することができる．しかしフレームでの不具合は大半が再製作になってしまう．そのため義歯の印象採得は，正確性が当然ながら求められる．義歯とくに部分床義歯では，欠損部顎堤（軟組織）と維持歯（硬組織）が混在するため，前項で述べたように十分注意して印象採得を行わなければならない．

　もう一つ注意することは，維持装置の維持力（とくにクラスプデンチャーでのクラスプ）はその前処置または着脱方向の決定によっては，強すぎたり弱すぎたりすることが起きる可能性を含んでいる．維持力の強すぎる場合には，その着脱が困難であるだけでなく，維持歯が咀嚼運動中に義歯の動揺に伴って動揺が強くなってしまうことがあるので，十分試適の際には注意しなければならない．

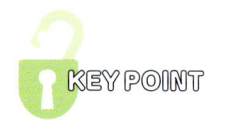

KEY POINT

　この段階で何らかの不具合が生じた場合には，最低限やり直しや修理で済む．よってこのステップはどんなに面倒に思えても，確実に行っておく必要がある．その順序としては，最初に口腔内の維持歯と維持装置との適合性の確認，次にメジャーコネクターと欠損部顎堤や残存諸組織との関係，そして人工歯と口唇，頬粘膜との適正な関係と進んでいく．

部分床義歯の試適の重要性

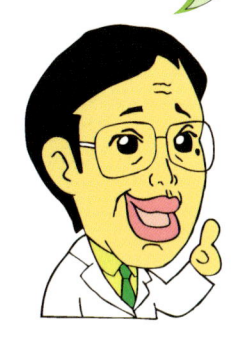

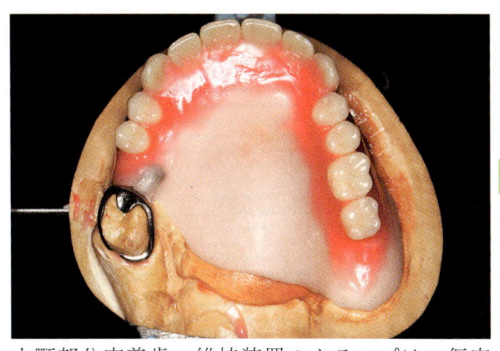

上顎部分床義歯．維持装置のクラスプは，仮床義歯（ワックスデンチャー）に装備しておいて試適する．

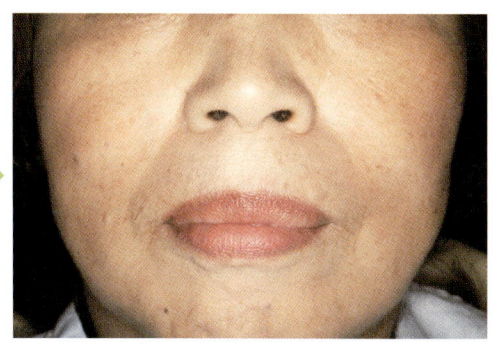

その際に口腔内に装着したら，その顔貌も確認しておく．

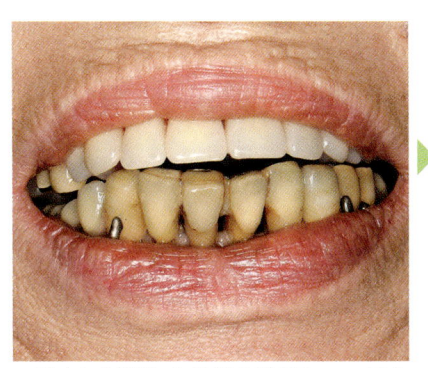

口腔内に試適した状態を確認して，咬合器上と変わりがないことを確認する．

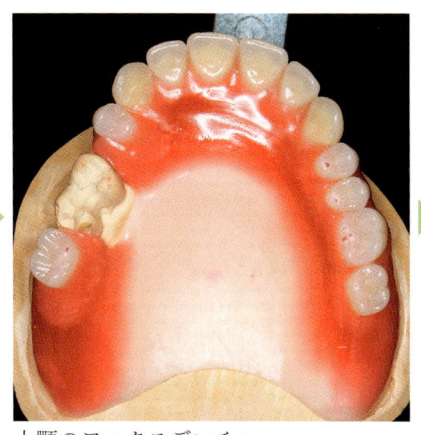

上顎のワックスデンチャー．

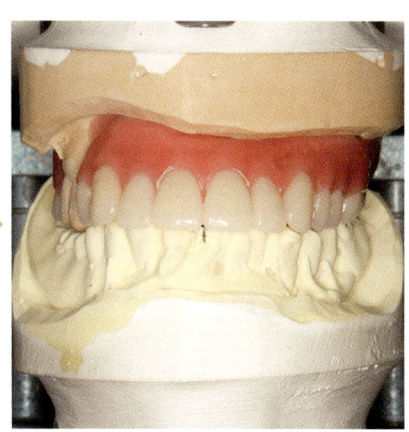

咬合器での上下顎を確認しておく．

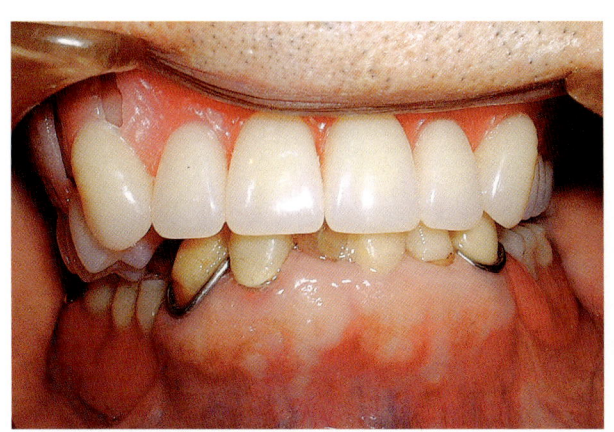

口腔内に試適した状態の正面観．

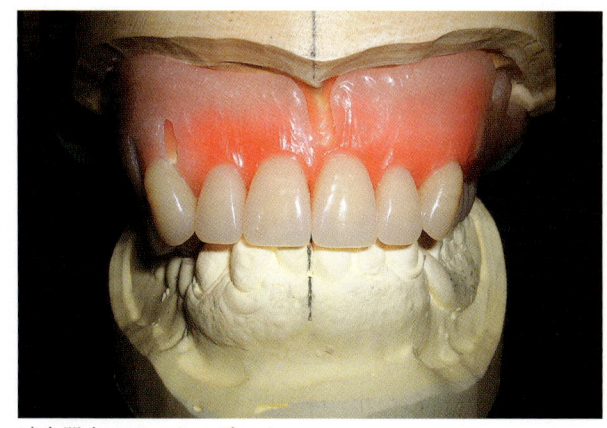

咬合器上のワックスデンチャー．

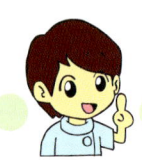

chapter 2 部分床義歯の製作法と注意点

● 試適の段階で人工歯の咬合関係のチェックが確実にできている場合

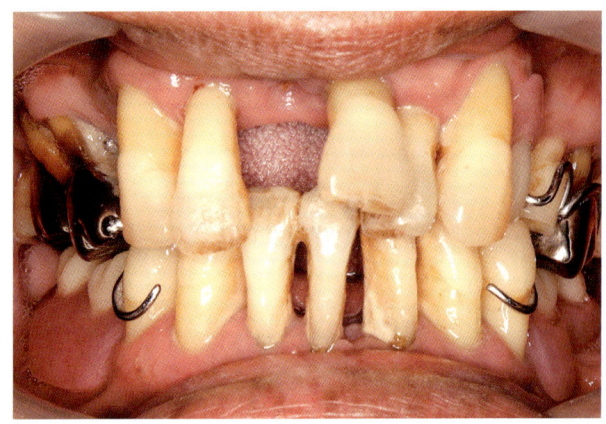

初診時の口腔内所見.
　部分床義歯と残存歯での咬合接触が確立されているが，残存歯同士では前歯部のみ咬合接触がある.

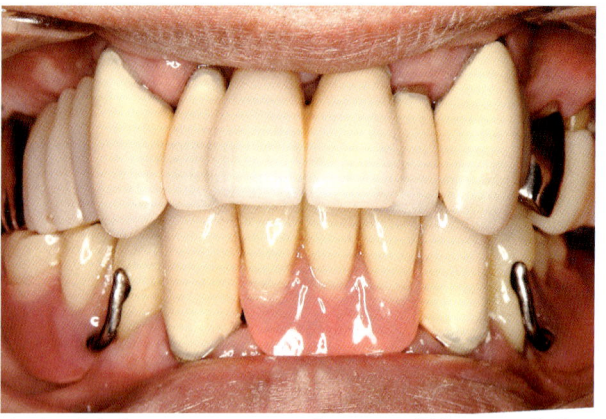

上顎の残存歯にフィックスドブリッジを製作して，装着することで小臼歯部に咬合接触を確立できた．その接触部を利用して咬合高径が確立できた．

● 試適の段階で人工歯の咬合関係がチェックできていない場合

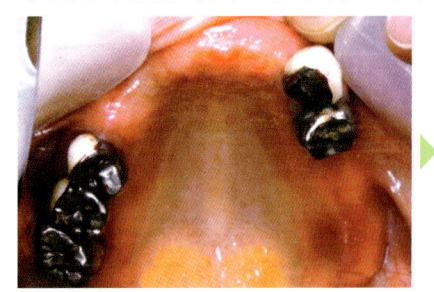

上顎咬合面観.

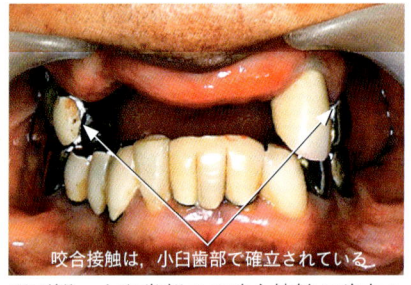

正面観．小臼歯部での咬合接触が確立されている．
咬合接触は，小臼歯部で確立されている

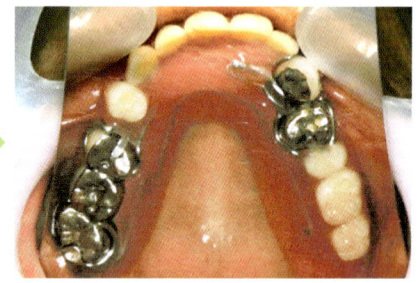

義歯装着時の咬合面観.

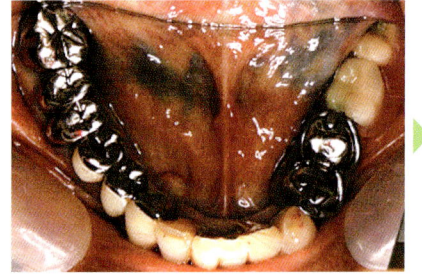

義歯装着時の下顎咬合面観.

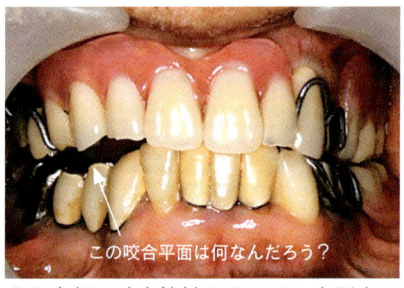

小臼歯部の咬合接触はあるが，上顎人工歯との咬合接触がない．
この咬合平面は何なんだろう？

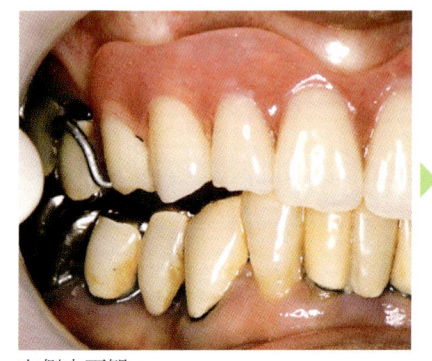

右側方面観．

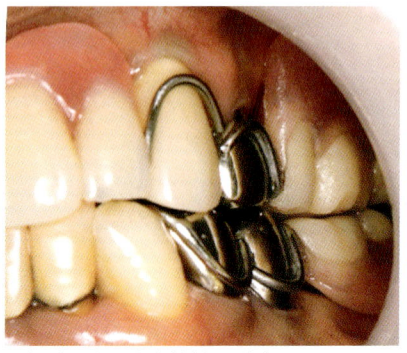

左側方面観．咬合接触が確立できている．

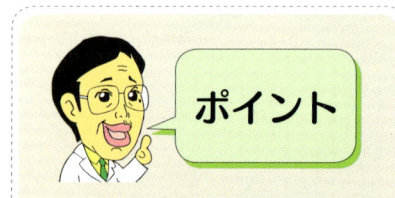

ポイント

試適の段階で人工歯の咬合関係がチェックできていれば，このようなケースにはならなかったのではないか？

144

部分床義歯の装着

装着できないときの原因

　部分床義歯の装着時に，まず考えることは口腔内に装着できるか否かである．試適時には何の問題も生じていなかったケースでも，装着時には口腔内に装着できないケースも多くある．これは義歯床を構成する床用レジンが重合時に変形することと，残存歯のアンダーカットに入り込んで，重合硬化してしまうこととが一番多くの原因である．このようなトラブルを避けるためには，支台歯側面に正確なガイドプレーンの確立が必要になる．

　維持装置にアタッチメントやコーヌスクローネテレスコープを使用した義歯には，それぞれの維持装置の位置関係が床用レジンの変形などで狂いが生じたり，フラスキング時に位置が狂ってしまったりして不正確になってしまうと，装着ができなくなってしまう．

装着時の確認ポイント

　では，装着時に確認しておかなければならないポイントについて考えてみよう．
- クラスプデンチャーでは，装着時にレストが確実にレストシートに適合しているかを確認する．
- 義歯の人工歯部分を指で押してみて，義歯の動揺がないことを確認する．
- その後，装着時に維持装置の維持力が適正であるかを確認し，その装着方向が設定した着脱方向と一致しているかを確認しておく．
- 装着後に咬合させてみて，適正な咬合関係が再現されているかを確認しておく．たとえば口唇部が閉じないぐらい高い高径であったり，低位で鼻唇溝が深くなっていたりすることがないかを確認する．
- 残存歯同士の咬合接触が存在している場合には，その咬合接触が再現されているかを確認する．
- それらの確認作業の後，審美的な要因である人工歯と口唇の関係や頰粘膜との関係を確認する．
- 磁性アタッチメントを用いたオーバーデンチャーの場合には，装着時に磁性アタッチメントの磁石構造体とキーパーが吸着するカチャという音が確認できなくてはならない．その音を確認した後，人工歯部分を指で押さえた際に，義歯の動きが確認できないことを観察しておく必要がある．もし義歯が動くようであれば，磁石構造体の再装着が必要になる．

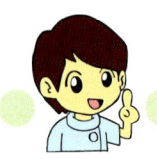

部分床義歯の装着時調整

　部分床義歯の装着時の調整には，咬合調整のみならず義歯床の概形や床の構成要素の適合性も確認して調整を行う．レストはレストシートに適合しているかを最初に確認する．適合性が悪い場合には，擦り合わせを行って適合性を調整する．維持装置の維持力が強すぎる場合には（クラスプならば），鉤尖部をプライヤーで少し開くことも可能なのだが，維持歯との適合精度が損なわれる可能性がある場合には行うべきではない．また，コーヌスクローネンテレスコープの内外冠で維持力が強い場合には，外冠の内面に生じるシャイニングライン（シャイニングスポット）を少しずつ，細いシリコーンポイント（松風）などで削除して，調整を行うとよい．

　床概形の調整では，床概形が大きければ，残存諸組織の限界運動を行い，その運動を阻害しないように調整する．総義歯の床概形の調整と大きな相違点は，維持装置の着脱方向に対して，アンダーカットになる床の概形部は確実に除去しておかなくてはならない．したがって機能印象採得で得られた概形をそのまま再現はできないということである．よって総義歯と部分床義歯を同じ欠損部位で比較

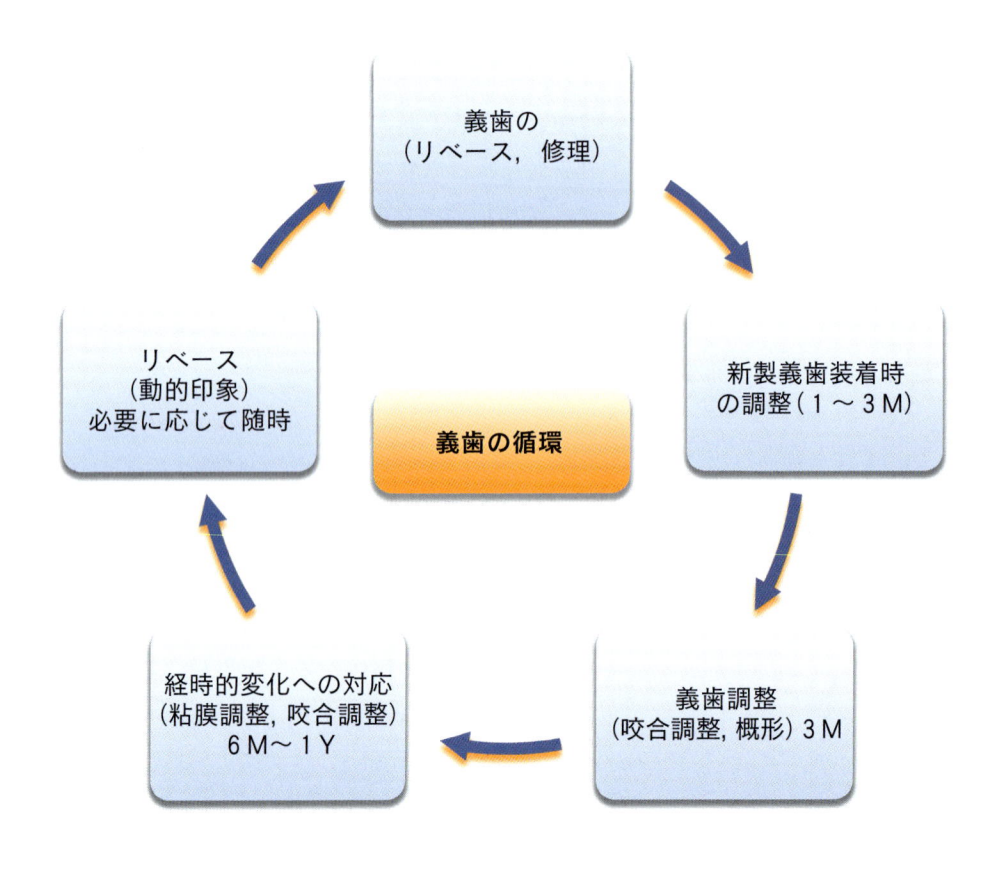

義歯の循環

- 義歯の（リベース，修理）
- 新製義歯装着時の調整（1〜3M）
- 義歯調整（咬合調整，概形）3M
- 経時的変化への対応（粘膜調整，咬合調整）6M〜1Y
- リベース（動的印象）必要に応じて随時

すると，部分床義歯の方が絶対に小さくなる．

　片側または両側遊離端義歯の床粘膜面と欠損部顎堤との不適合が生じた場合には，ティッシュコンディショナーなどを用いて適正に適合性を図らねばならない．ティッシュコンディショナーで適合性を図った後，その部分は間接リベースを行い義歯床の修理を行う．

　まず歯根膜支持部の適合性，維持装置の維持力調整，粘膜支持域の適合性と調整したら，最後は咬合調整へ移行する．咬合調整時は，人工歯の咬合接触の確認は咬合紙を用いて行うが，与えた咬合様式を確認しておくことが必要である．筆者は片側，両側遊離端やその部位を含んだ混合型の部分床義歯でも，リンガライズドオクルージョンを採用している．この咬合様式の利点は，コラム（P.180参照）にて説明することにする．

　次に人工歯の咬合接触が適正に図られたら，レストまたはレストに値する部位が人工歯より若干強く咬合していることを確認する．このことにより部分床義歯は咀嚼時に義歯が動揺することを抑えて，なおかつ維持歯の歯根膜にある感覚受容器を正常に働かせることが可能になる．

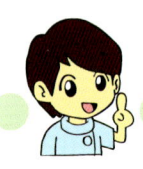

chapter 2 部分床義歯の製作法と注意点

クラスプデンチャーの製作手順

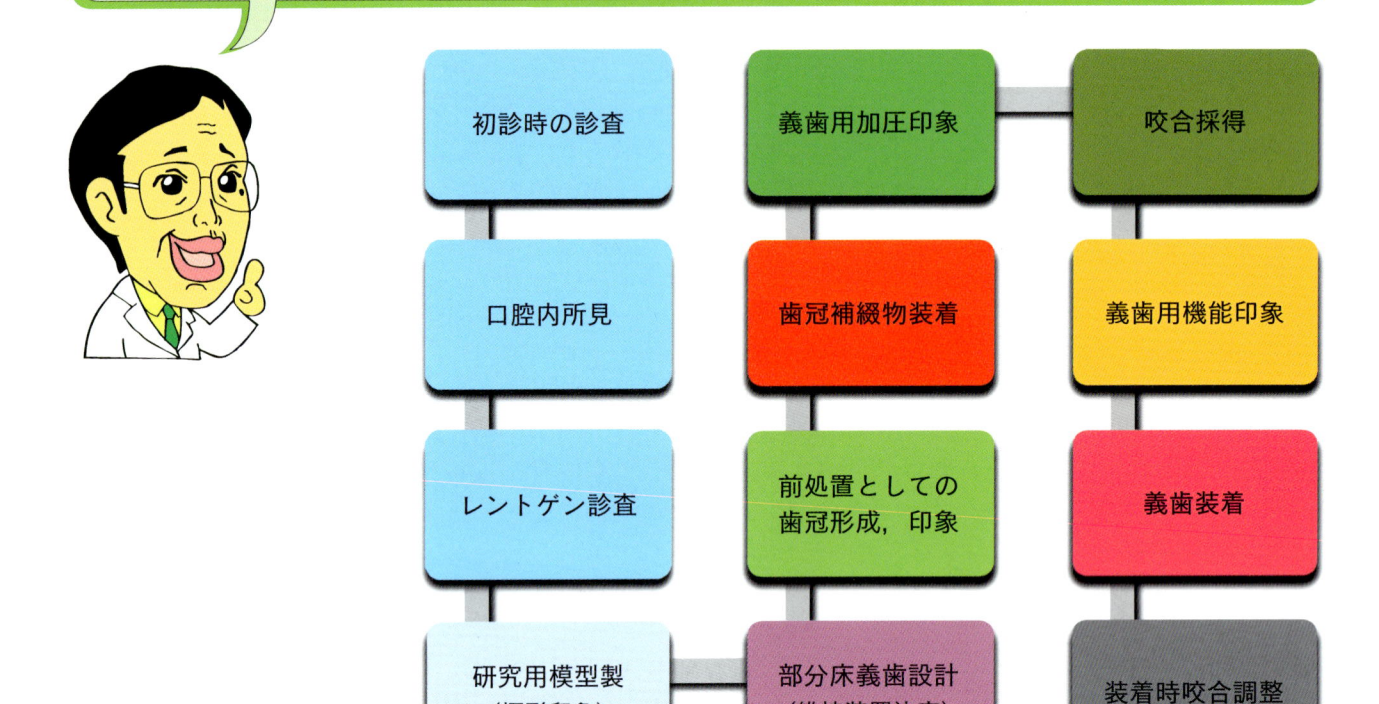

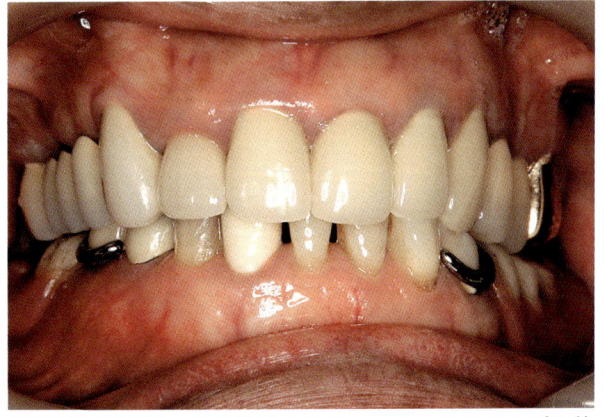

初診時の診査 → 口腔内所見 → レントゲン診査 → 研究用模型製作（概形印象） → 部分床義歯設計（維持装置決定） → 前処置としての歯冠形成，印象 → 歯冠補綴物装着 → 義歯用加圧印象 → 咬合採得 → 義歯用機能印象 → 義歯装着 → 装着時咬合調整

初診時の正面観．維持装置であるエーカースクラスプの鉤腕部の幅が太いことと，走っている部分が不適正と感じられた．

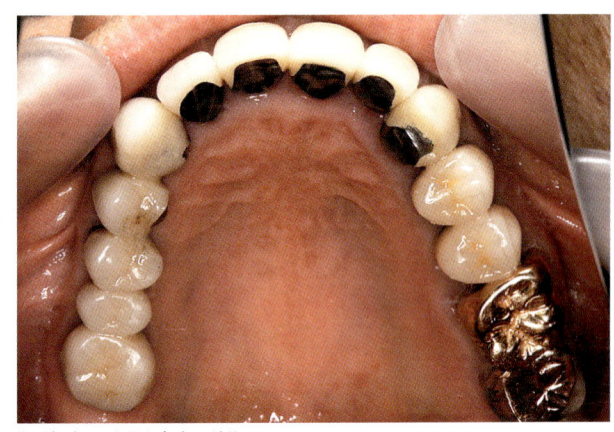

初診時の上顎咬合面観．

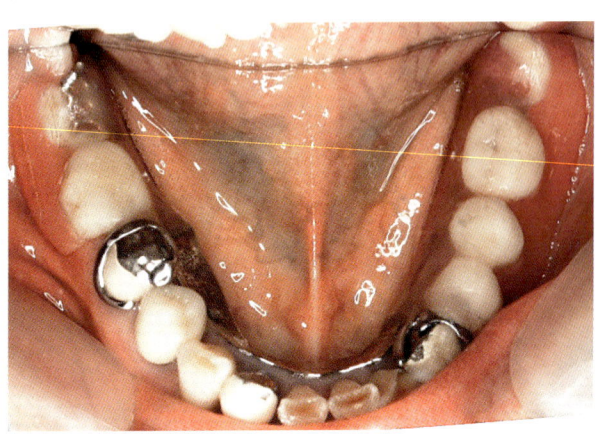

◀初診時の下顎咬合面観であるが，現在使用している部分床義歯床概形の不適正と維持装置のレストがない．

148

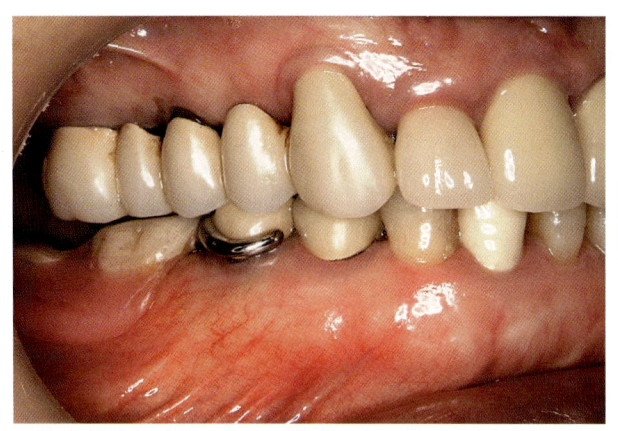

初診時右側方面観．後方臼歯群の人工歯は咬合接触を失っている．

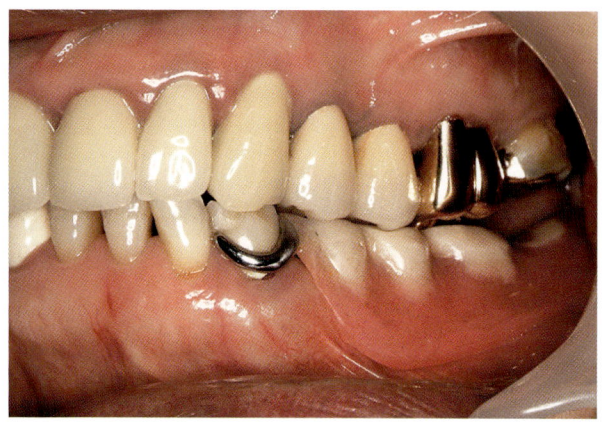

初診時の左側方面観．右側同様に左側の人工歯部にも咬合接触がまったくない．

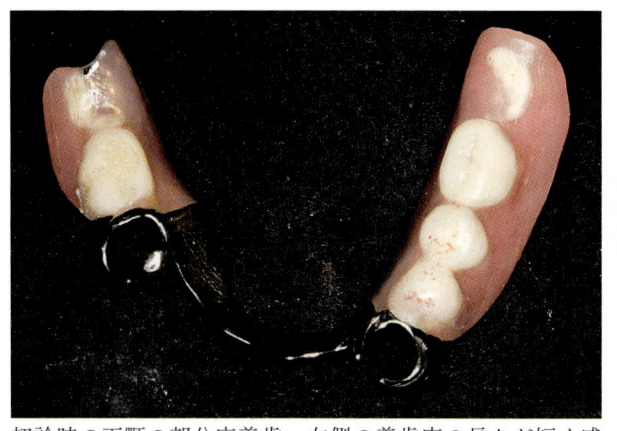

初診時の下顎の部分床義歯．右側の義歯床の長さが短く感じる．

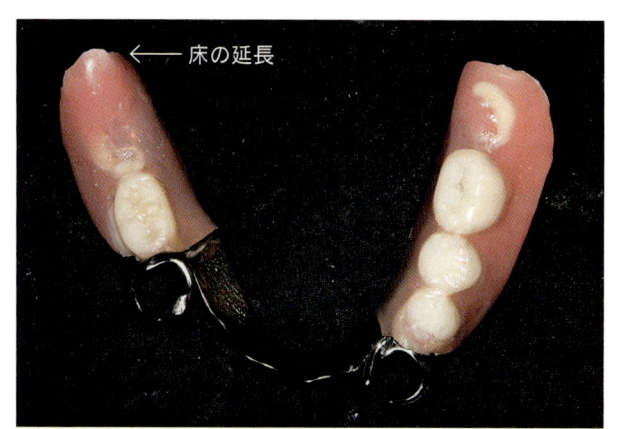

← 床の延長

即時に下顎義歯床の延長をベースプレートタイプの光重合型床用材料（トライアド，白水）を使用して行った．

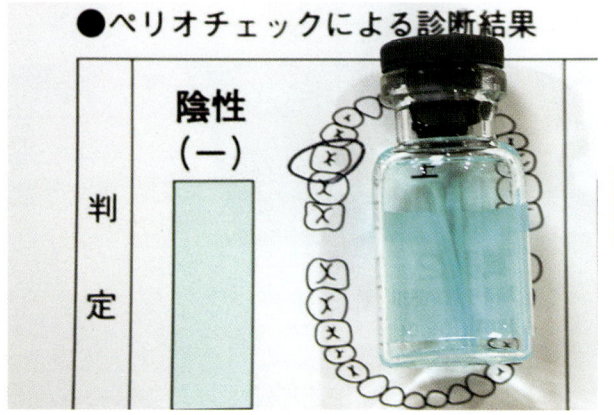

歯周疾患の検査の一つとして，ペリオチェックの使用を試みた．結果は陽性であった．

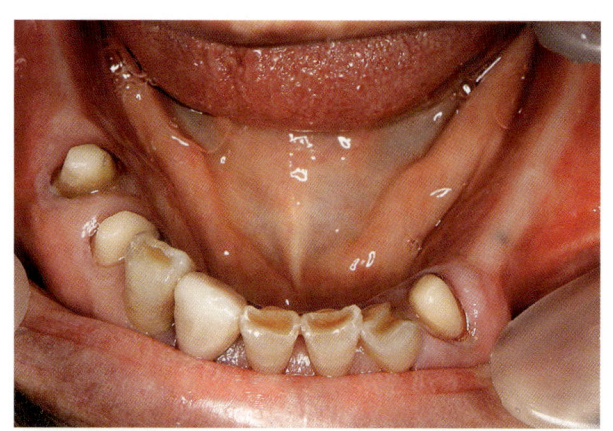

支台歯形成が終了したところ．旧義歯の修正では人工歯や維持装置の修正が不可能なため，義歯の再製作を試みた．旧義歯の診査で現れた不具合を認識したうえで，維持装置を装備するための支台歯形成を行う．

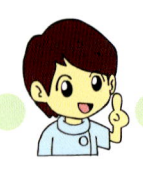

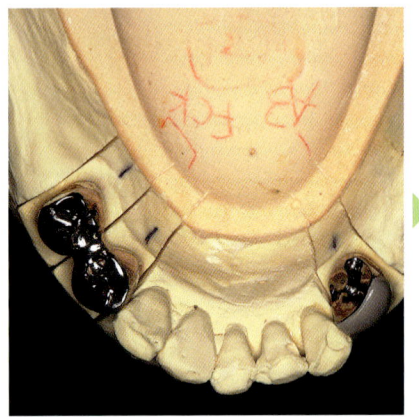

chapter 2 部分床義歯の製作法と注意点

歯冠補綴物用の咬合採得を通法にしたがって行った後に製作した歯冠補綴物である．確実なガイドプレーンが設定されている．

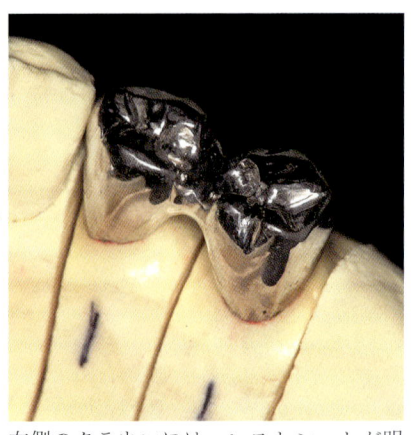

右側のクラウンには，レストシートが明確に付与されている．維持装置としては，頬側部の固有歯肉の高さも十分にあるため，RPIを採用した．

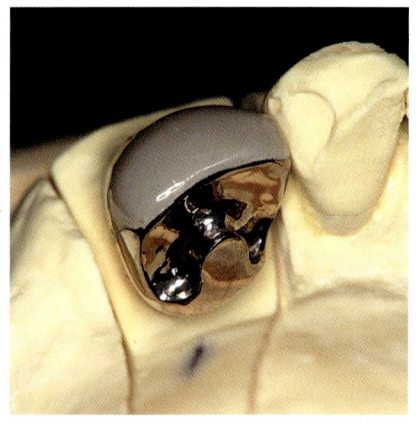

右側は前装冠を選択したため，舌側部には明確なシングルレムレストが設定されている．また頬側部にはIバーチップがあたる部分だけはメタルになっている．そのために口腔内に装着するのではなく，トランスファーしなければ維持装置が製作できない．

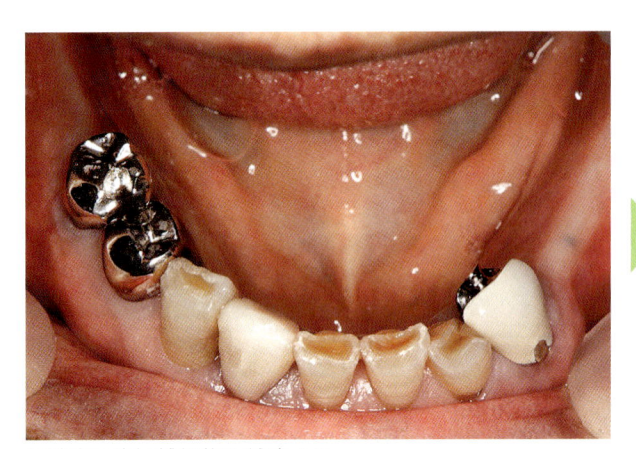

口腔内に歯冠補綴物を試適する．

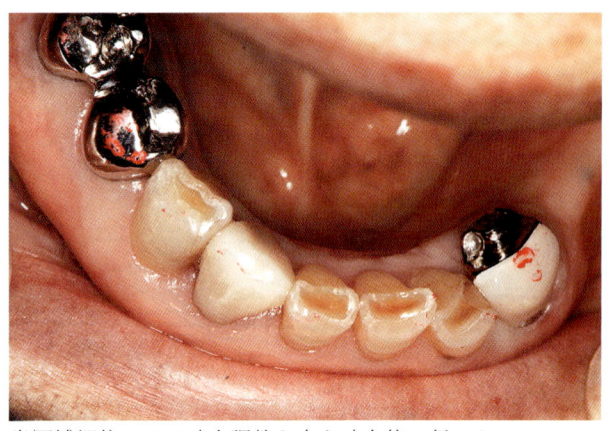

歯冠補綴物のみの咬合調整を中心咬合位で行った．

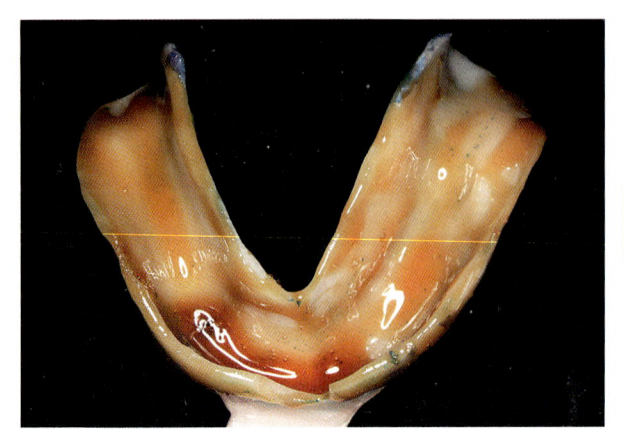

トランスファーコーピング用の個人トレー．チオコールラバー用の接着剤が塗布されている．

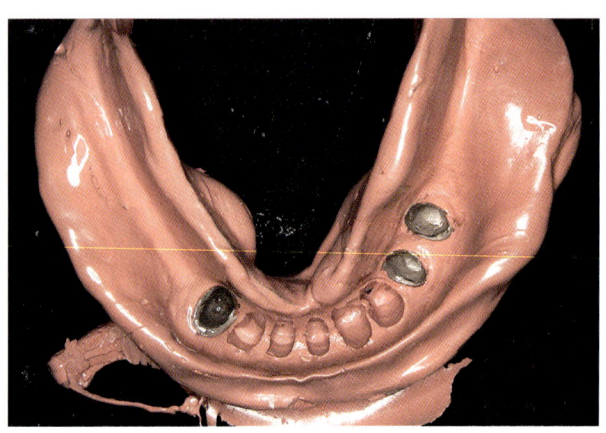

トランスファーが終了した印象内面．

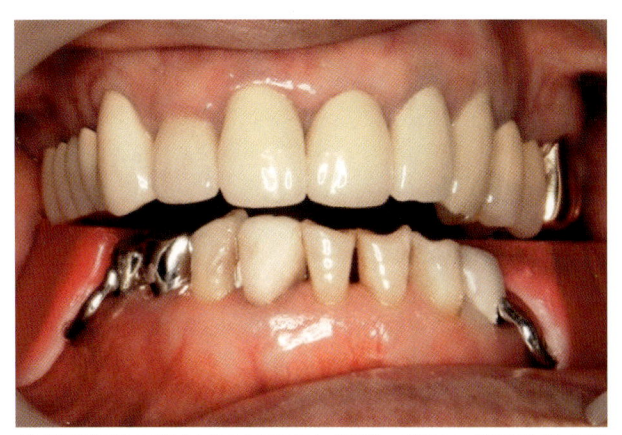

義歯製作用の咬合床を口腔内に試適．適正に維持装置が設定したレストシートや，Ｉバーチップシートに適合していることを確認する．

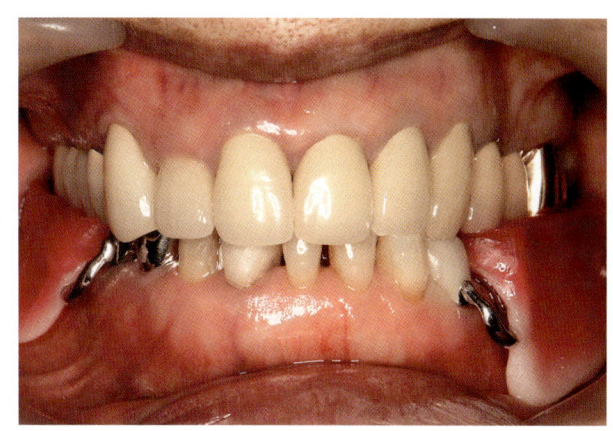

咬合床の蝋堤部を軟化した後に口腔内で咬合させる．

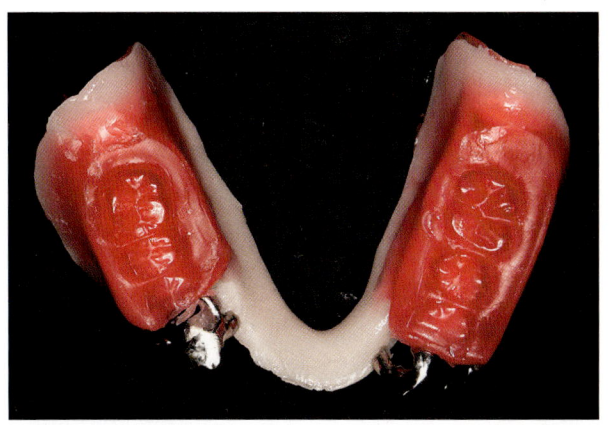

採得された咬合床の咬印である．蝋堤の中心に咬印がついていることを確認する．

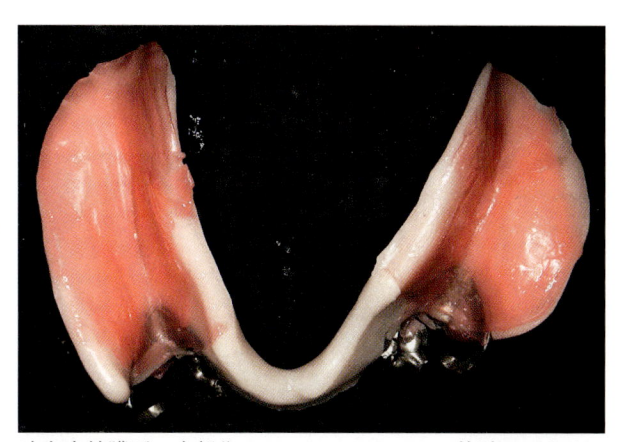

咬合床粘膜面の床部分にシートワックスが1枚貼ってある．これはアルタードキャスティングメソッドで機能印象するため，コレクターワックスが添付できる厚みを確保するためである．

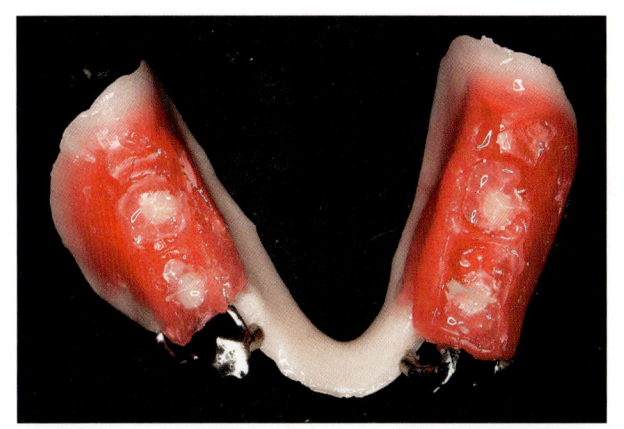

シートワックスを削除する前に，対咬歯の機能咬頭の咬印部分に，ラウンドバーで基礎床まで円柱状に2mm程度の穴をあける．その部位に即時重合レジンをCRシリンジで挿入し，口腔内で硬化するまで中心咬合位にて保持する．

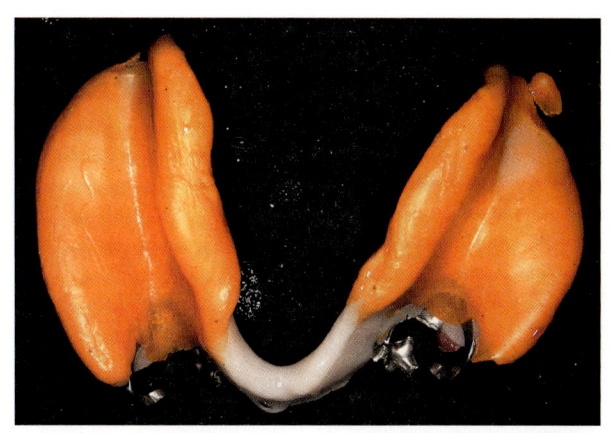

シートワックスを除去して，コレクターワックスを筆で基礎床内面に塗布する．塗布後，中心咬合位で咬合させ，口腔内でレストシートなどが適正に咬合していることを確認する．

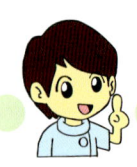

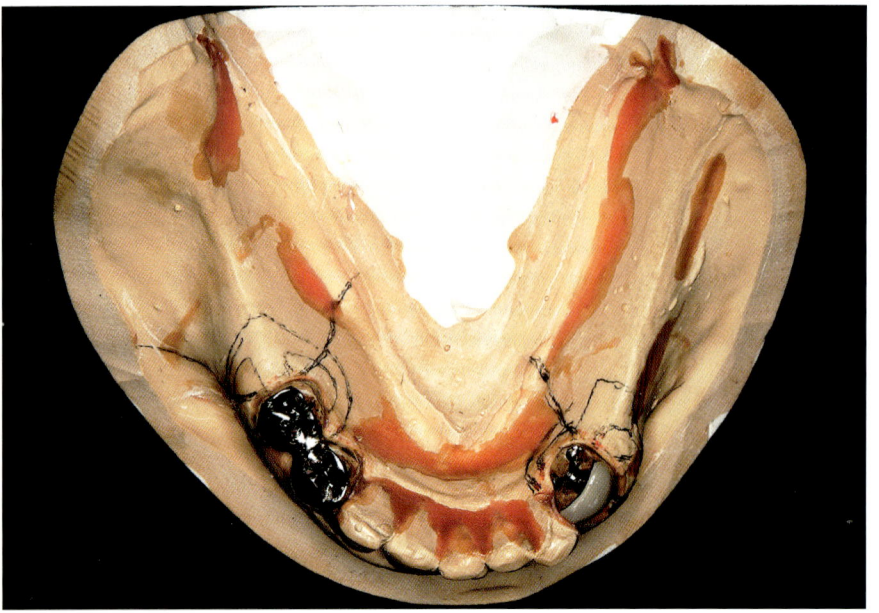

chapter 2 部分床義歯の製作法と注意点

歯冠補綴物を作業模型に戻した後，その軟組織部分を削除しておく．

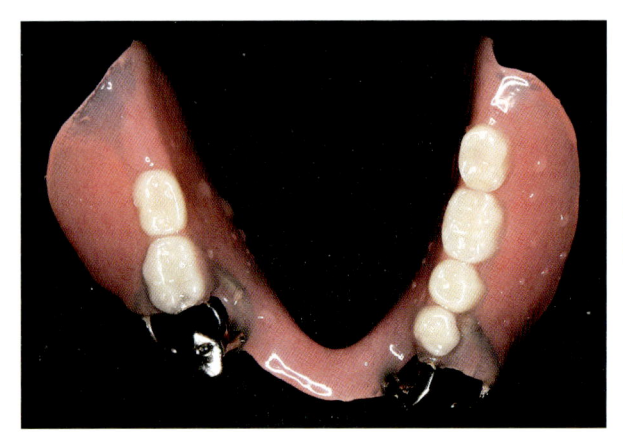

新製された部分床義歯の咬合面観．

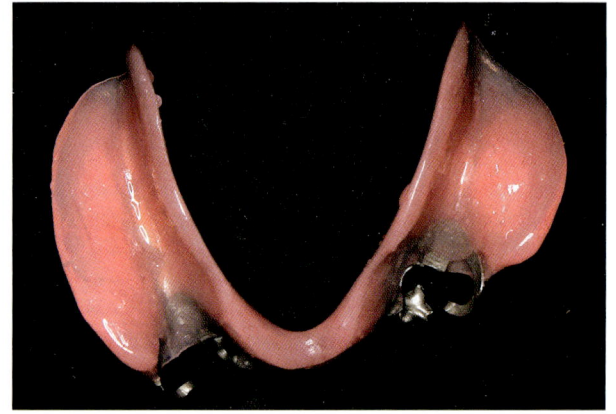

新製された部分床義歯の粘膜面観．

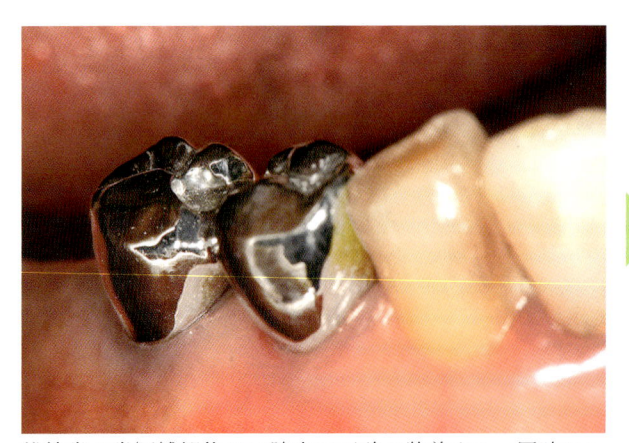

維持歯の歯冠補綴物の口腔内に正確に装着する．同時にレストシートやプロキシマルプレートの位置や角度を確認しておく．

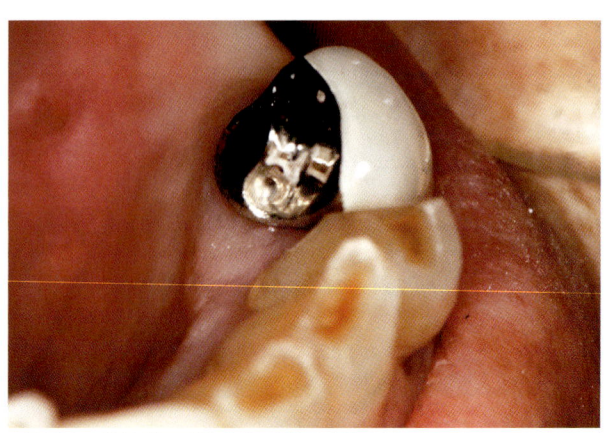

反対側の維持歯の歯冠補綴物も同様に装着する．

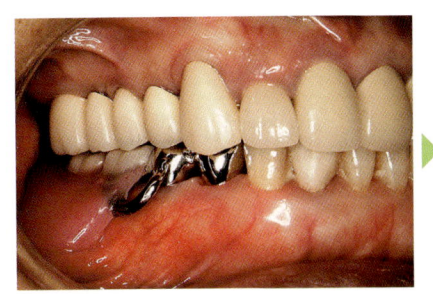

右側側面観.

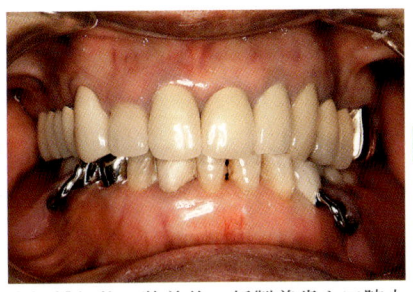

歯冠補綴物の装着後，新製義歯を口腔内に試適する．試適後の咬合時正面観．

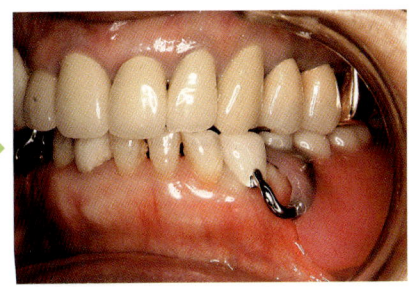

左側側面観．Ｉバーチップとそのシートの位置関係も確認する．

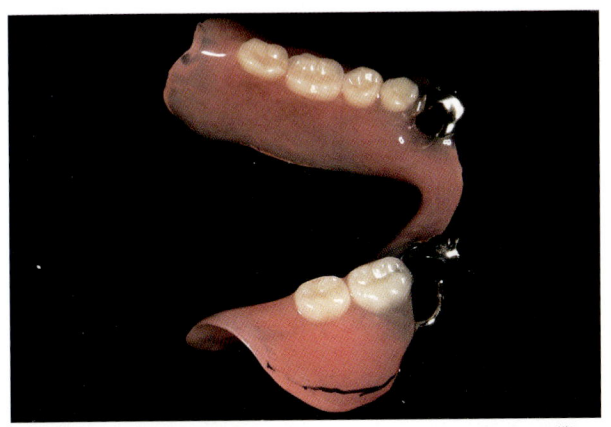

義歯床縁の長さを確認した後，マーキングする．その際に維持装置の着脱方向に対するアンダーカット部分をも削除するので，それをも踏まえてマークしておく．

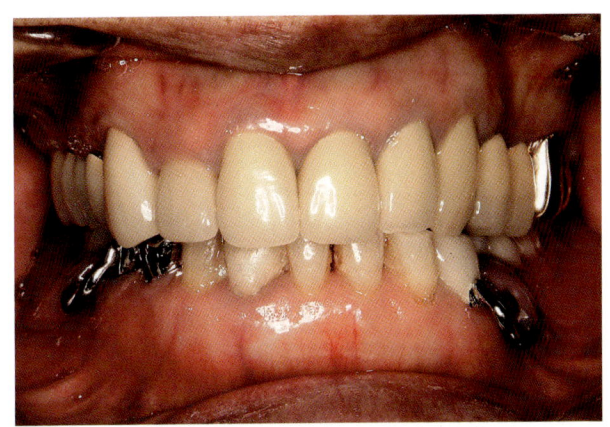

床の長さの調整後の咬合時正面観．次に咬合調整へとはいっていく．

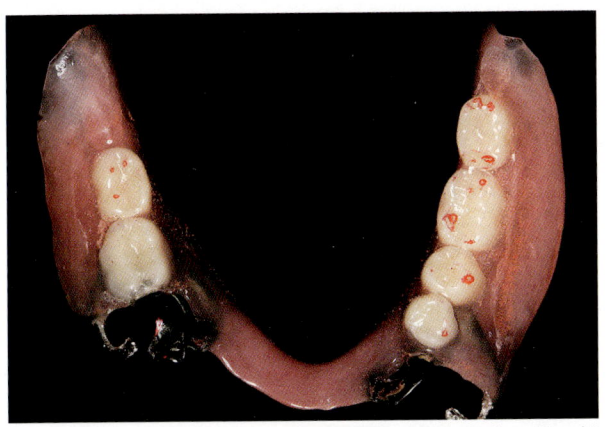

咬合接触点がばらばらであり，そのうえ強い部分と弱い部分が混在している．白抜きの部分が強い部分である．

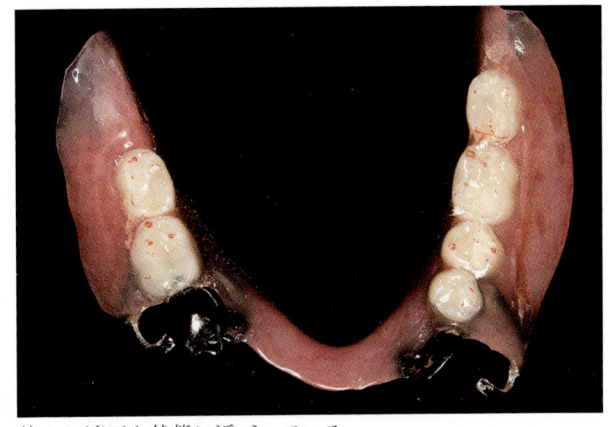

徐々に適正な状態に近づいている．

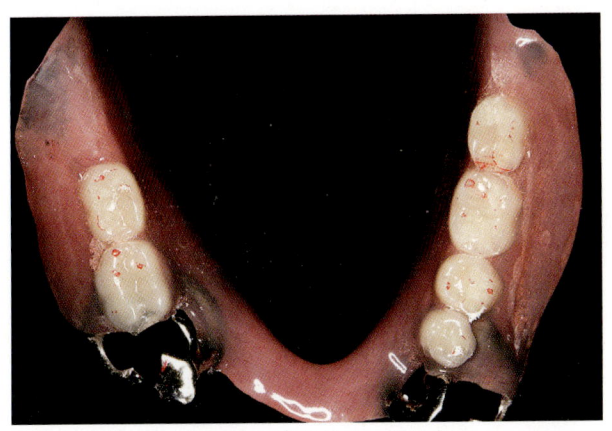

まだ人工歯の咬合面の中心窩にそろっていない．

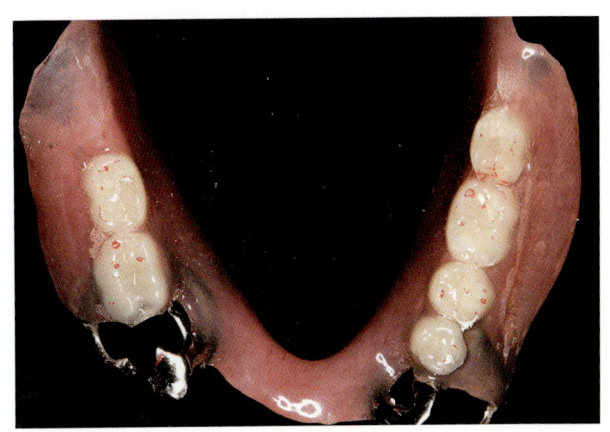

徐々に揃いだしてきた．

153

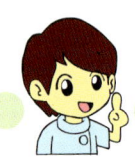

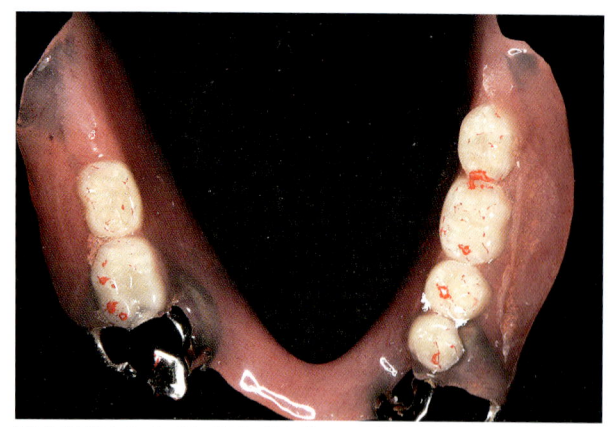

chapter 2 部分床義歯の製作法と注意点

咬合調整をしながら咬合音も徐々に変わってきた．

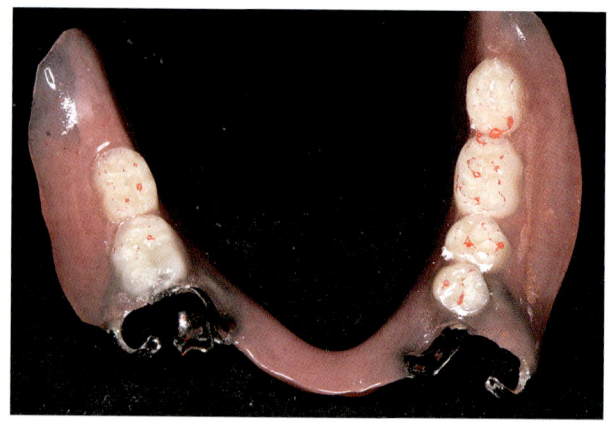

ほぼ左右が同時接触になってきた．

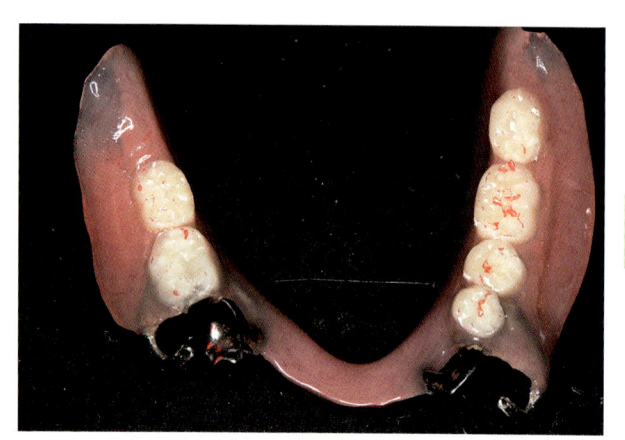

レストの上も確実に咬合しだしてきた．

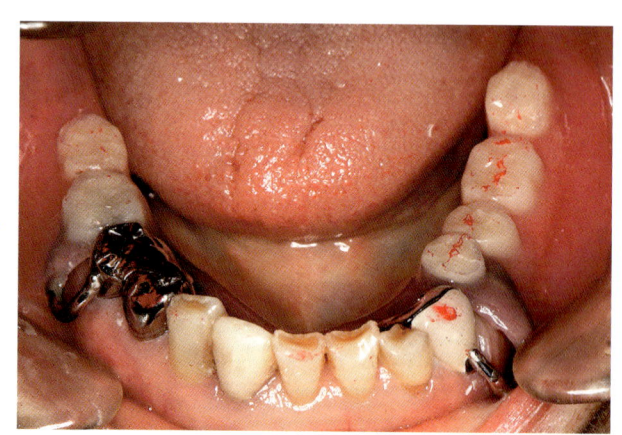

最終的に口腔内で，残存歯，レスト，人工歯が同時接触し，中心窩に咬合している．

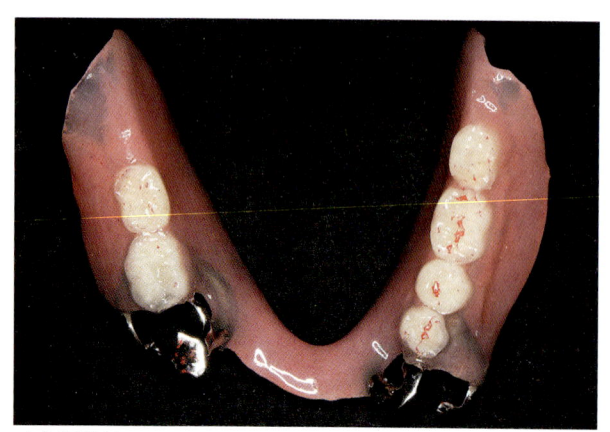

咬合調整終了．

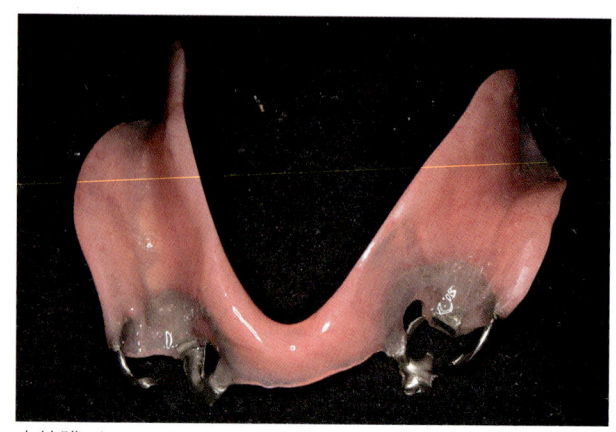

床粘膜面のアンダーカットを削除しておく．

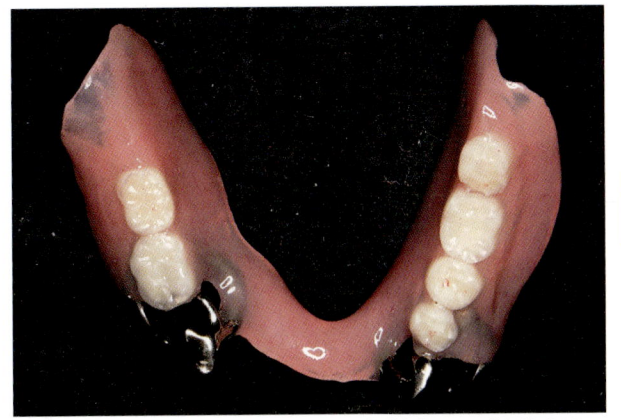

義歯新製後1週間の義歯咬合面観．新製時とほぼ変化なく，咀嚼時に違和感や不都合はない．

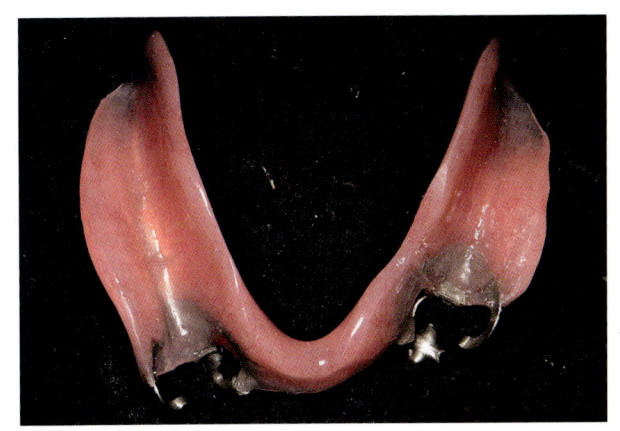

1週間後の義歯床粘膜面．汚れもついていない．

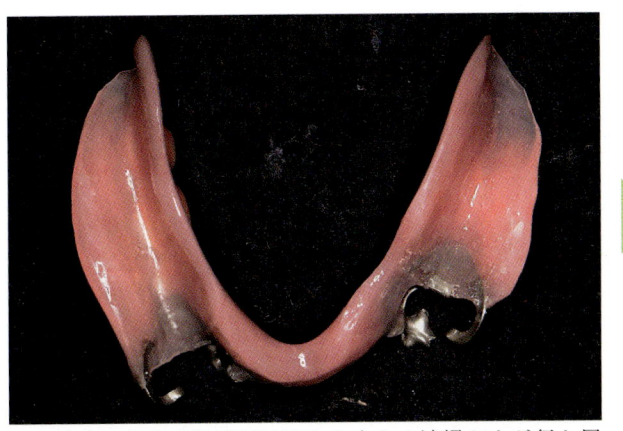

1か月後の義歯床粘膜面は汚れも少なく清掃がまだ行き届いている．

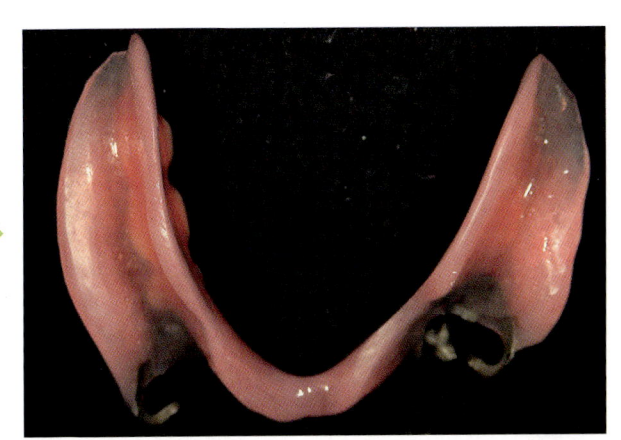

予後3か月咀嚼機能には何ら問題がない．しかし義歯床粘膜面の清掃性に問題が生じてきたため，再指導をした．

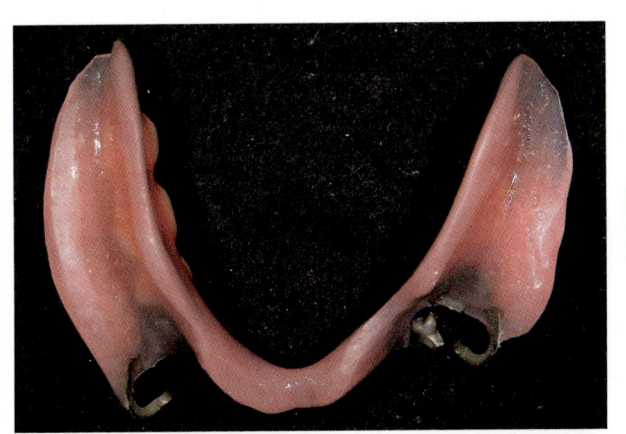

義歯新製後6か月の義歯床粘膜面．清掃の再指導の結果，清掃性の問題は解決した．

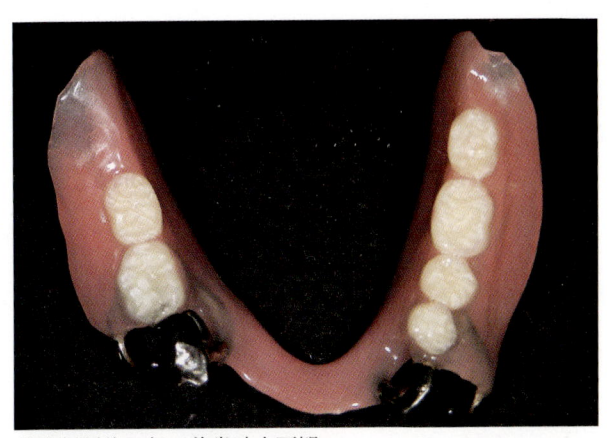

義歯新製後1年の義歯咬合面観．

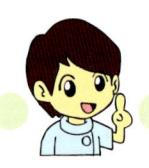

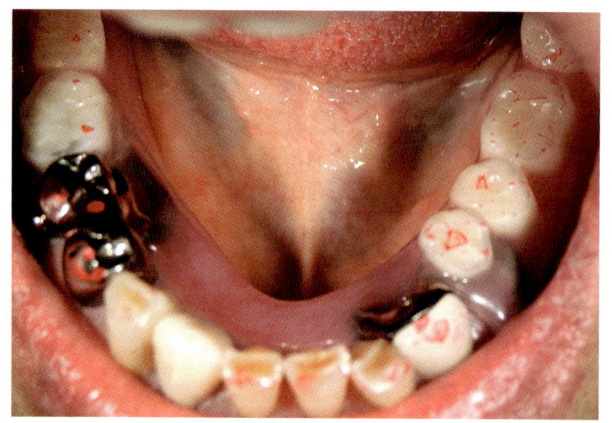

chapter 2 部分床義歯の製作法と注意点

1年後の定期検診時に咬合調整も行う．初診時に調整したが，レストの上の咬合接触点が強くなっていることが認められた．

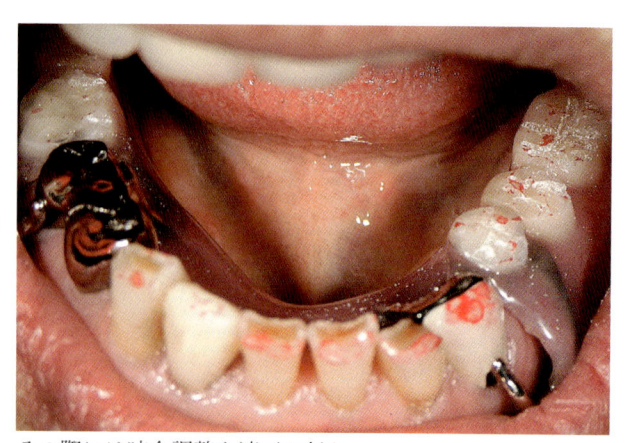

その際には咬合調整を適正に行う．

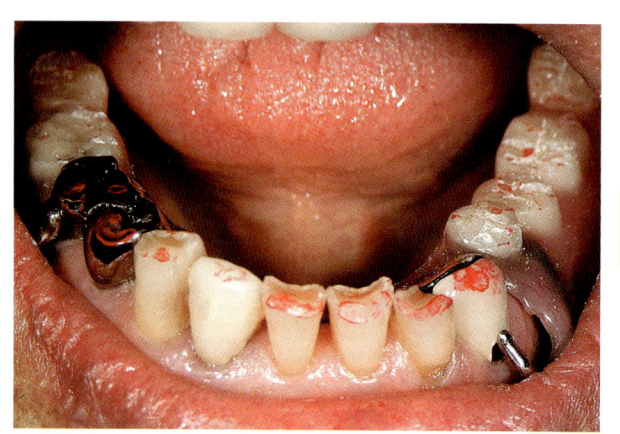

咬合調整終了時の咬合面観．

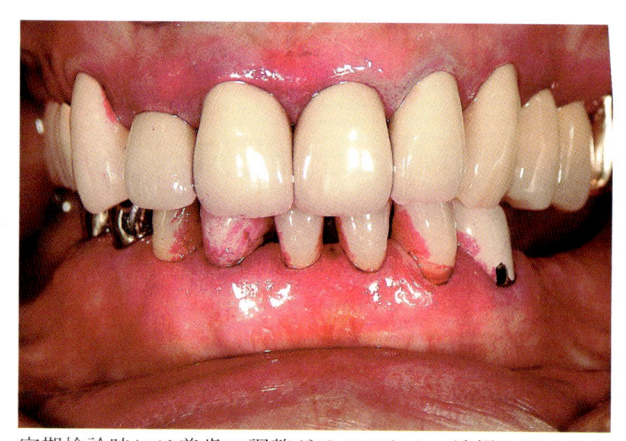

定期検診時には義歯の調整だけではなく，清掃の不十分な部分も確認する．

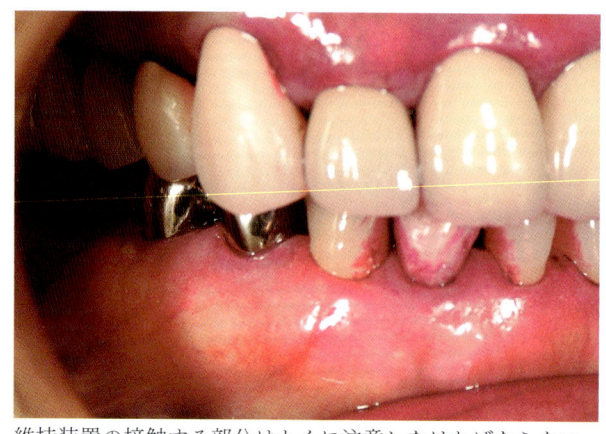

維持装置の接触する部分はとくに注意しなければならない．

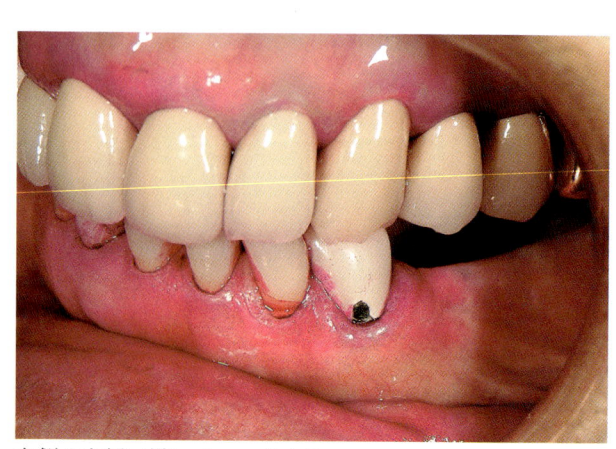

左側も右側同様にチェックする．

コーヌステレスコーピックデンチャーの製作手順

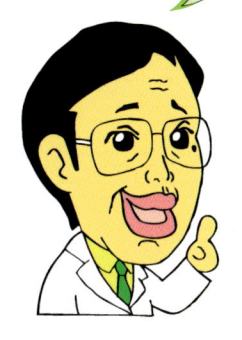

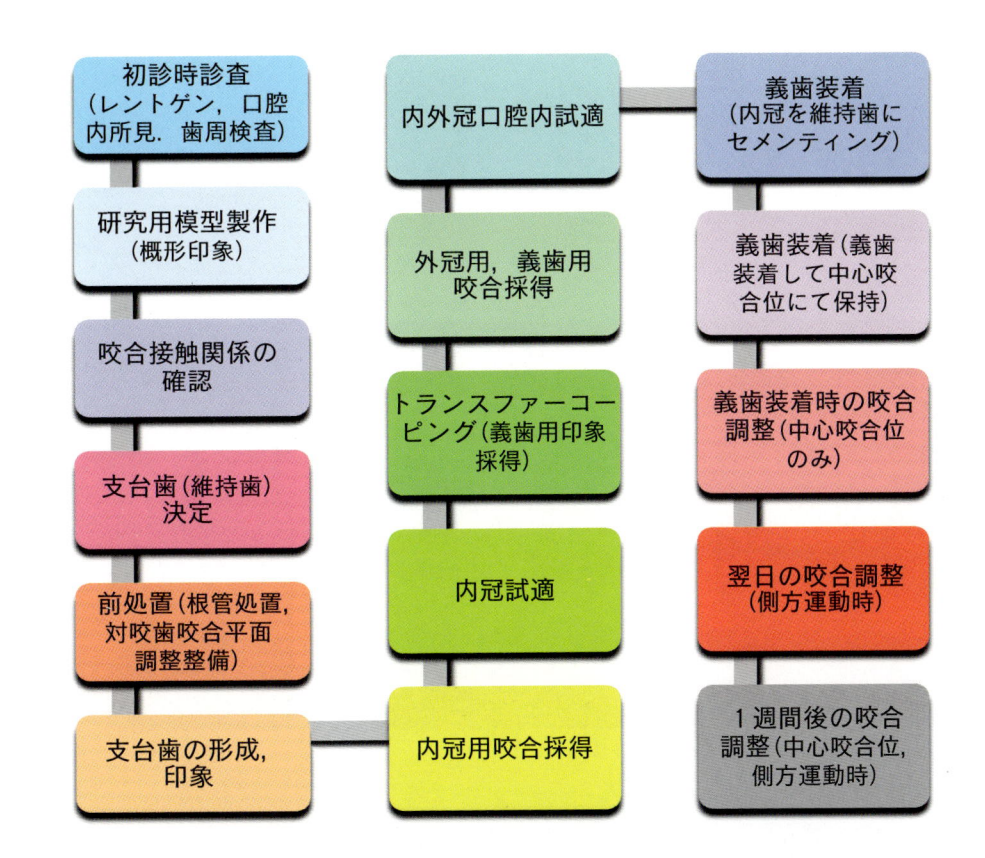

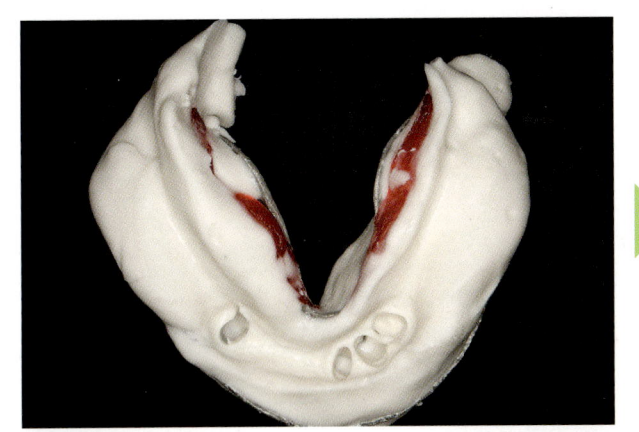

```
初診時診査              内外冠口腔内試適         義歯装着
(レントゲン，口腔                               (内冠を維持歯に
内所見．歯周検査)                                セメンティング)
      ↓                     ↓                      ↑
研究用模型製作           外冠用，義歯用          義歯装着(義歯
(概形印象)               咬合採得               装着して中心咬
                                               合位にて保持)
      ↓                     ↓                      ↑
咬合接触関係の           トランスファーコー       義歯装着時の咬合
確認                    ピング(義歯用印象        調整(中心咬合位
                        採得)                   のみ)
      ↓                     ↓                      ↑
支台歯(維持歯)                                   翌日の咬合調整
決定                    内冠試適                (側方運動時)
      ↓                     ↓                      ↑
前処置(根管処置，                                1週間後の咬合
対咬歯咬合平面                                   調整(中心咬合位，
調整整備)                                        側方運動時)
      ↓                     ↓                      ↑
支台歯の形成，          内冠用咬合採得
印象
```

研究用模型のストック印象．

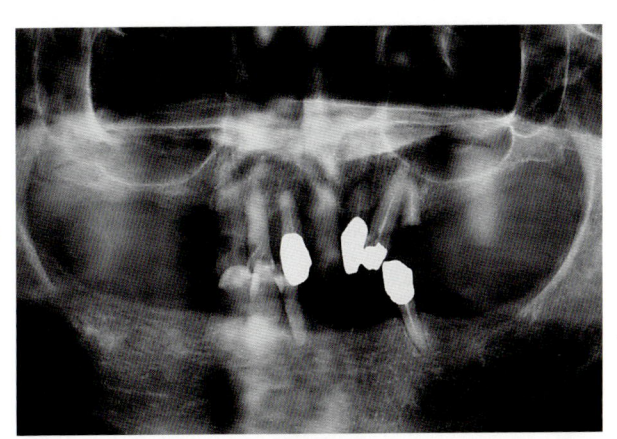

初診時のパノラマエックス線写真．

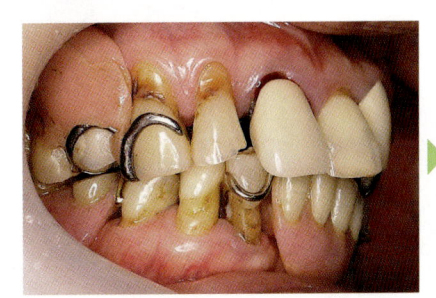

初診時の右側面観．咬合平面の崩れや人工歯同士の咬合接触が存在しないのも確認しなければならない．

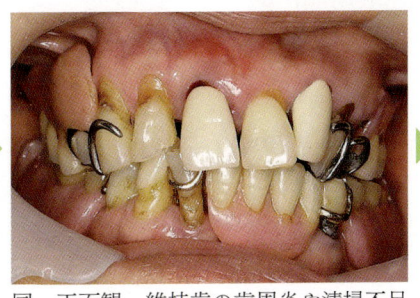

同，正面観．維持歯の歯周炎や清掃不足ならびに清掃しづらい維持装置が目立つ．

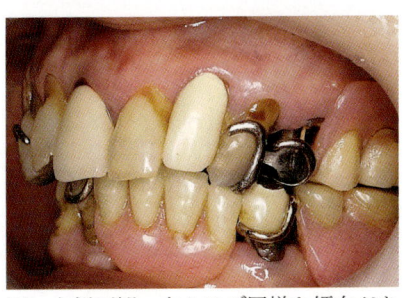

同，左側面観．右とほぼ同様な傾向がある．このような症例では，オーラルリハビリテーションが必要になる．

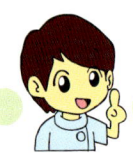

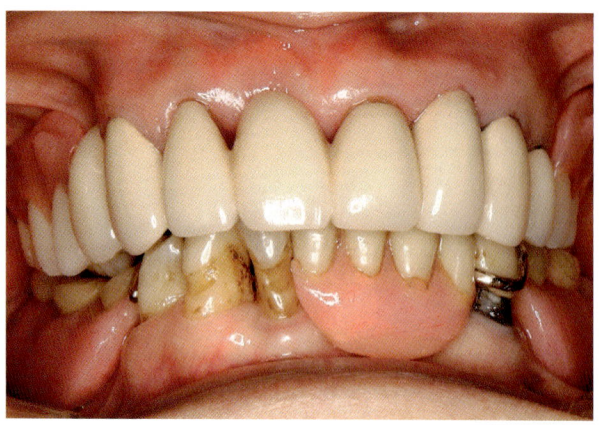

chapter 2 部分床義歯の製作法と注意点

上顎の咬合の再構成を目的とした欠損補綴処置が終了時．咬合時の正面観．

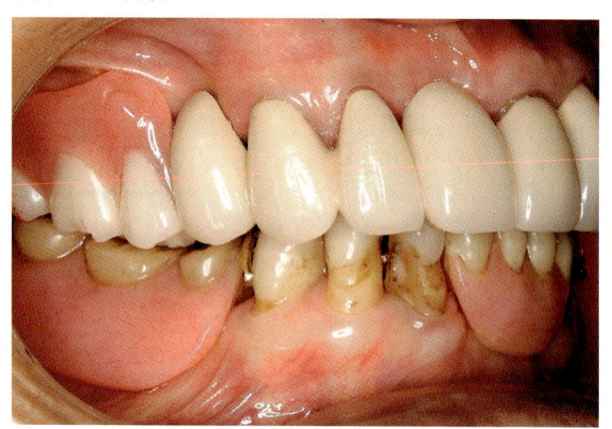

同，右側方面観．後方臼歯部の咬合接触は回復された．

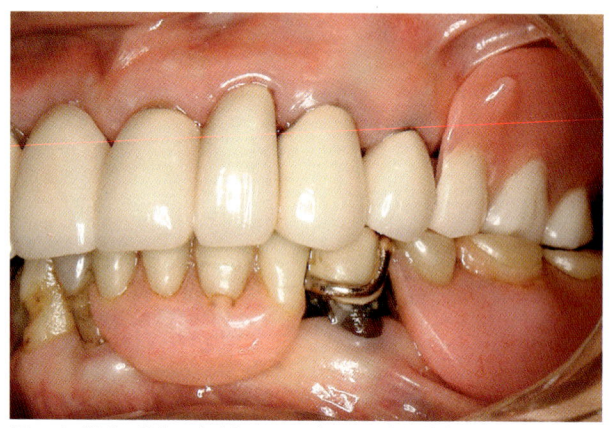

同，左側方面観．左側はまだ適正な咬合接触関係は得られていない．

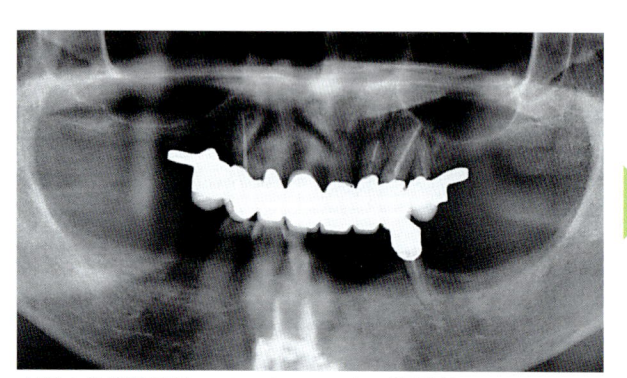

上顎の処置終了時のパノラマエックス線写真．

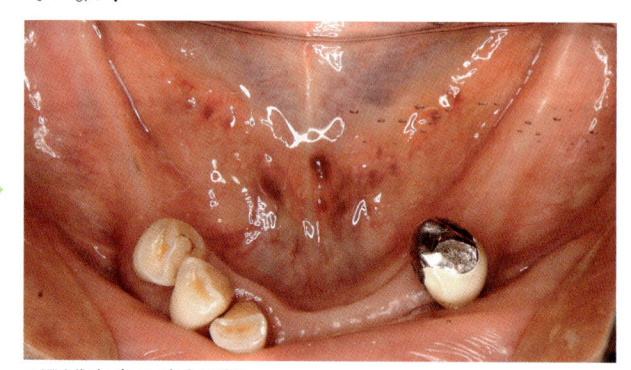

下顎残存歯の咬合面観．

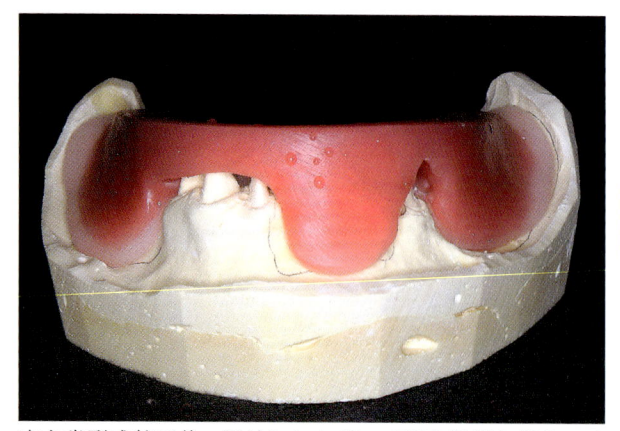

支台歯形成終了後，通法にしたがって印象採得を行う．その後，その作業模型上に製作した咬合床である．この際に工夫することは，支台歯が確認できるよう，その部位の咬合床が削除されている．

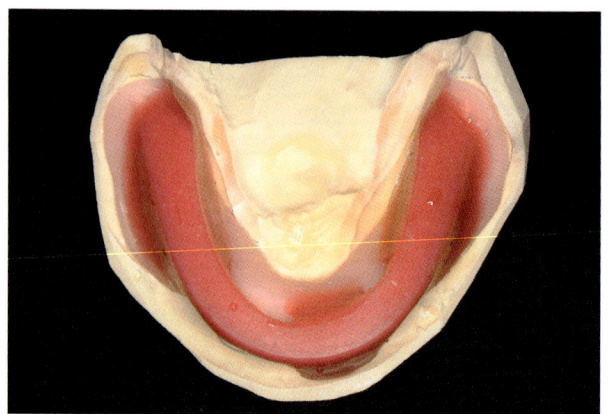

その際の咬合床の咬合面観．歯槽頂の上に適正な蝋堤の幅と長さのあることを確認する．

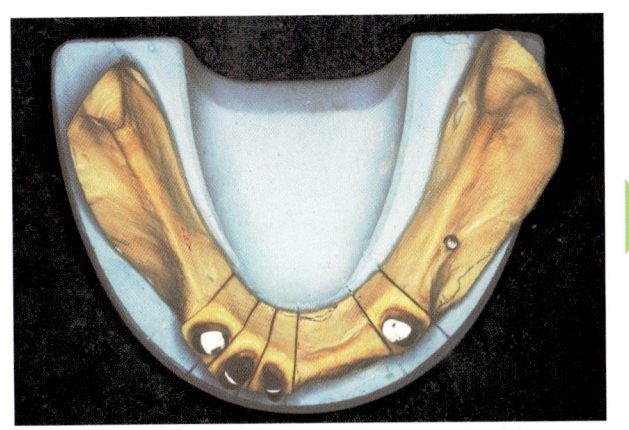

製作されたコーヌスクローネンテレスコープの内冠とコーピングキャップ．内冠のコーヌス角は6°に設定してある．

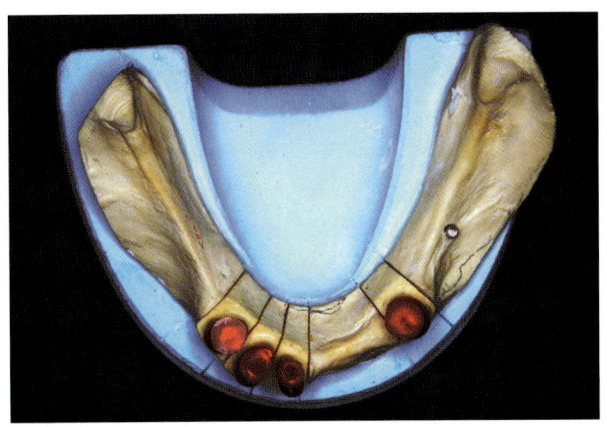

コーピングキャップを装着した内冠の咬合面観．コーピングキャップは，トランスファーコーピングを行う際には必ず製作しておいた方が，間違いなく内冠を顎堤粘膜印象内に正確に戻すことができる．このような精度を必要とする処置は，それぞれのステップを確実に踏むことでテクニカルエラーを避けることができる．

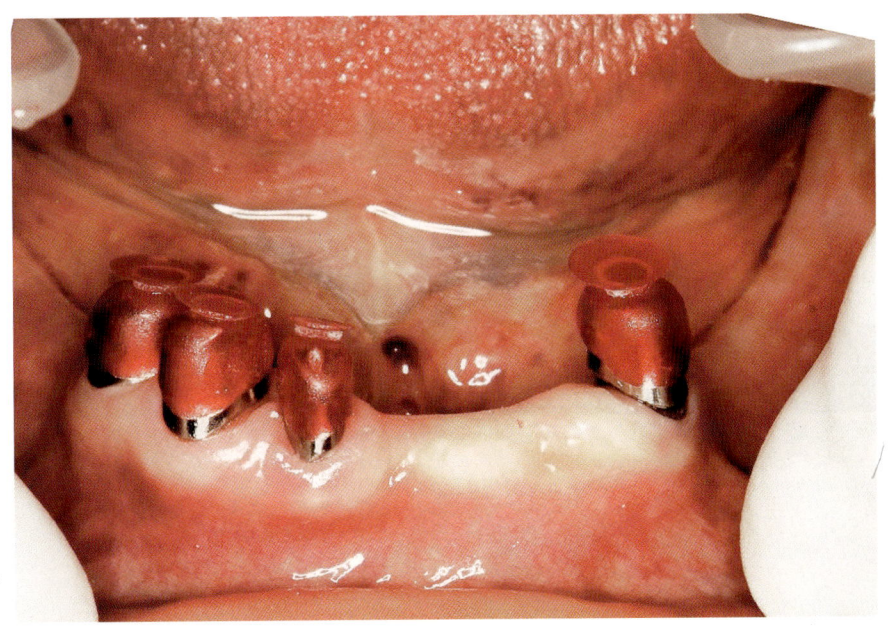

▶口腔内の維持歯に内冠を試適して，コーピングキャップをそれぞれの維持歯に装着した際の正面観．

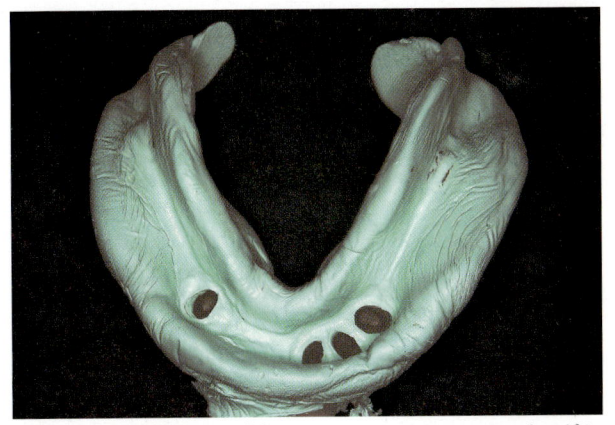

個人トレーを使用し，内冠をトランスファーコーピングした際の印象内面．内冠のなかに印象材が巻き込まれていないかをも確認する必要がある．

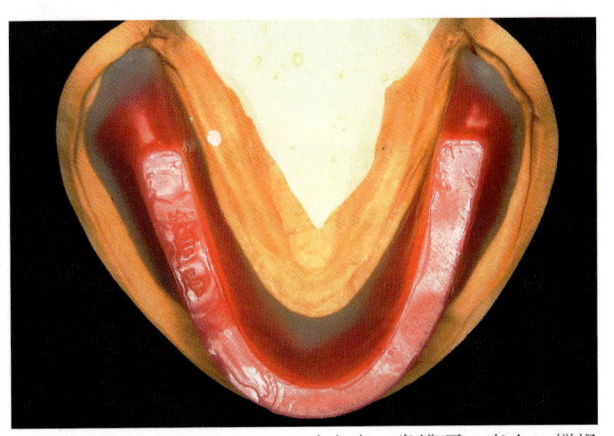

外冠と義歯を製作するための咬合床．歯槽頂の真上に蝋堤がきていることを確認しておく．

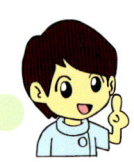

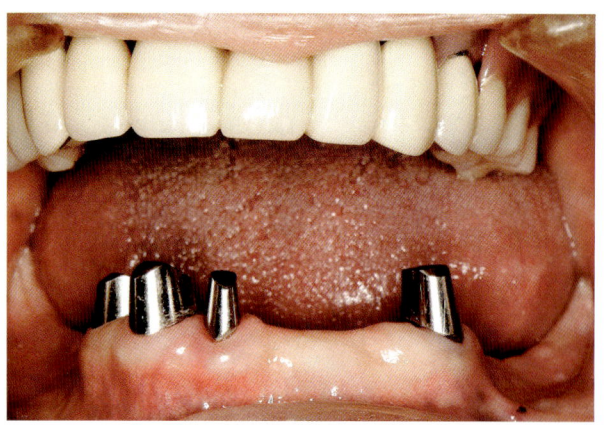

chapter 2 部分床義歯の製作法と注意点

最終的に口腔内維持歯に内冠を試適して，その並行性を確認する．

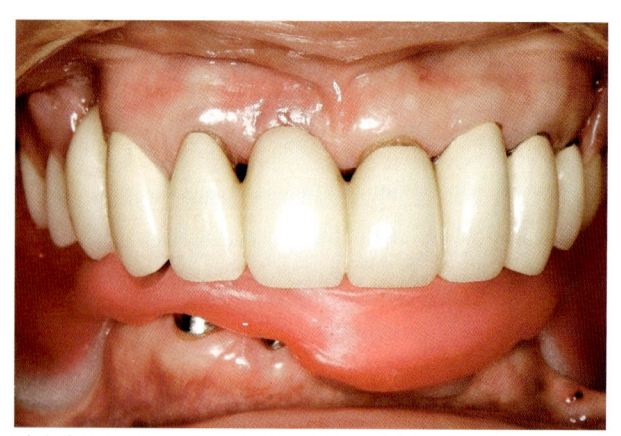

咬合床を軟化した後，中心咬合位で咬合採得を行う．

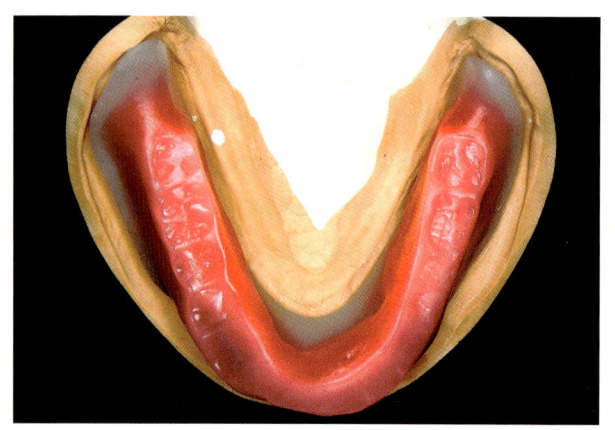

適正に咬合採得が終了した際の咬合床咬合面観．蝋堤の中心に咬印が確認できる．

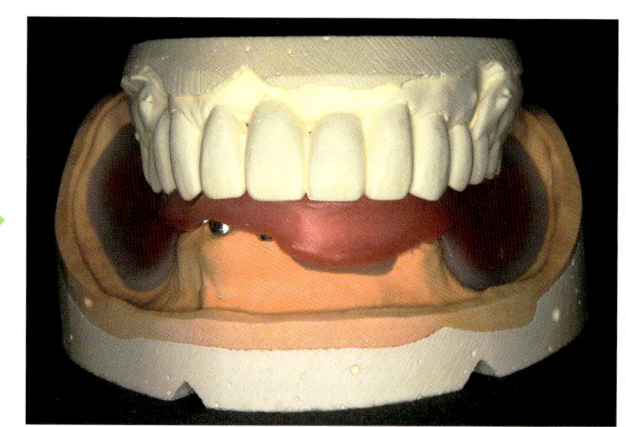

模型上に咬合床を戻して口腔内とほぼ相違がないことを確認して，対合歯の模型を咬合床上に戻す．

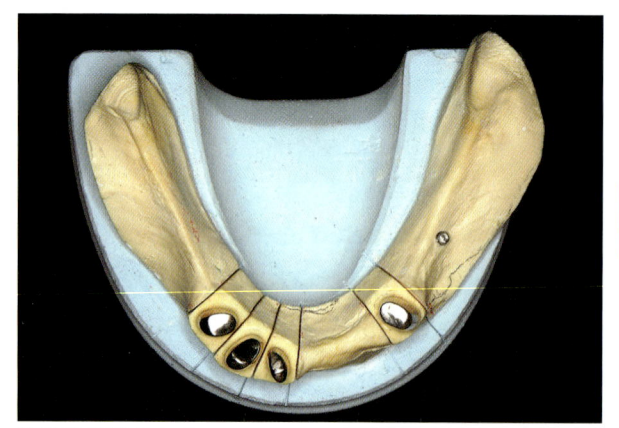

義歯装着時はトランスファーコーピングをした模型は，フラスコ埋没をして義歯を製作した際に，割りだし操作で崩壊してしまうために，内冠は内冠を製作した模型に戻しておく．

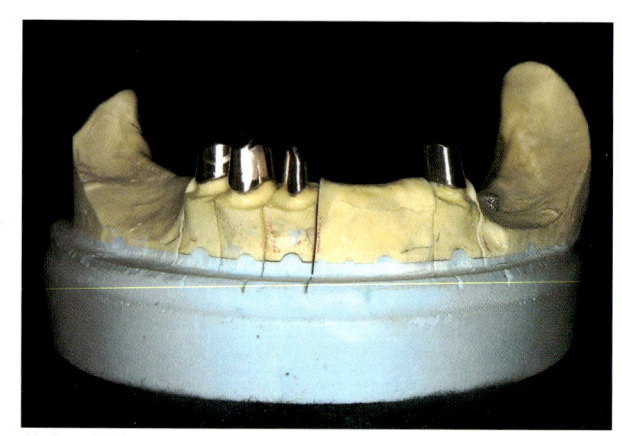

義歯を装着する前に，内冠の植立方向を最終確認する．

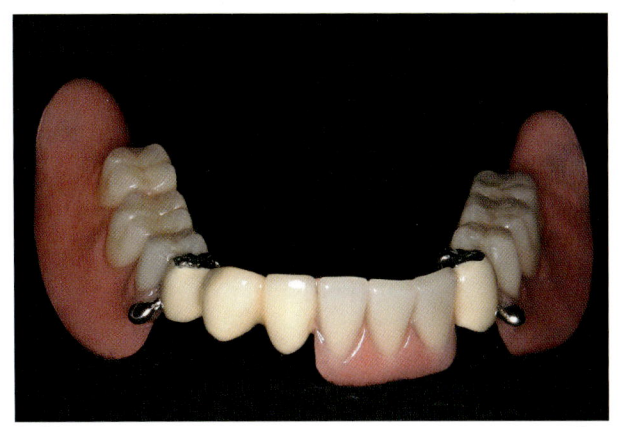

新製されたコーヌスクローネンテレスコーピックデンチャーの正面観.外冠の遠心部に装備されているメタルはリムーバブルノブである.この金属色が審美的要因を損なうようならば削除してもよい.シュピーの湾曲やモンソンカーブに代表される調節湾曲も確認しておく.

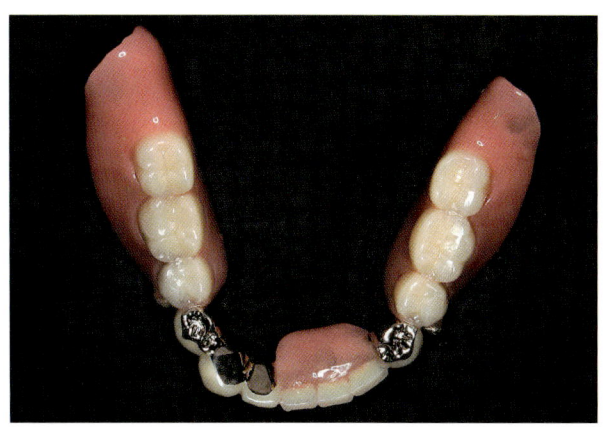

新製された義歯の咬合面観.

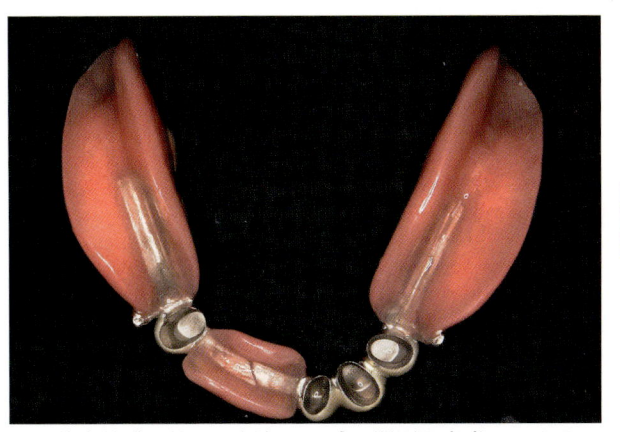

同,義歯粘膜面観.舌側部の舌感の問題を考慮してなくしてある.

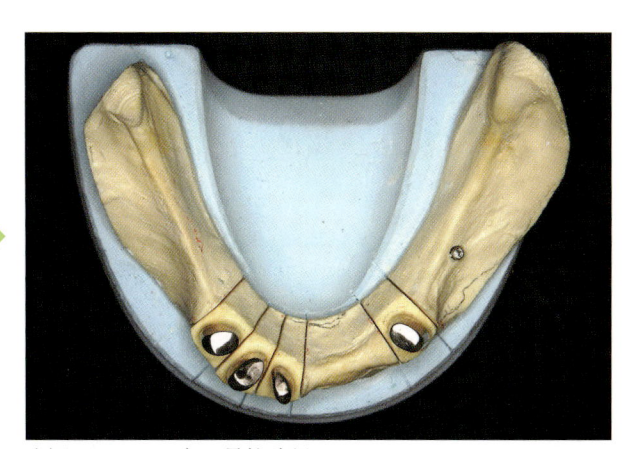

内冠のコーヌス角の最終確認.

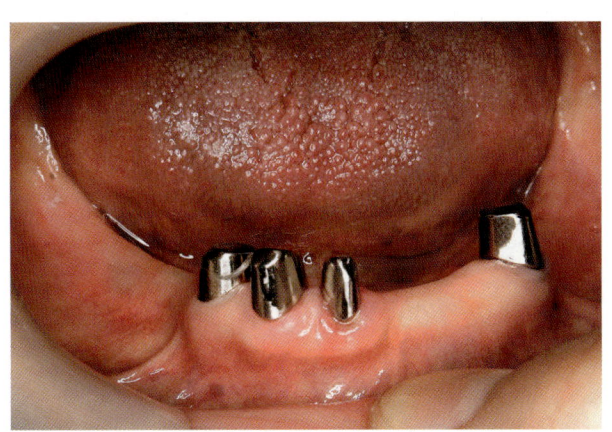

内冠の装着.

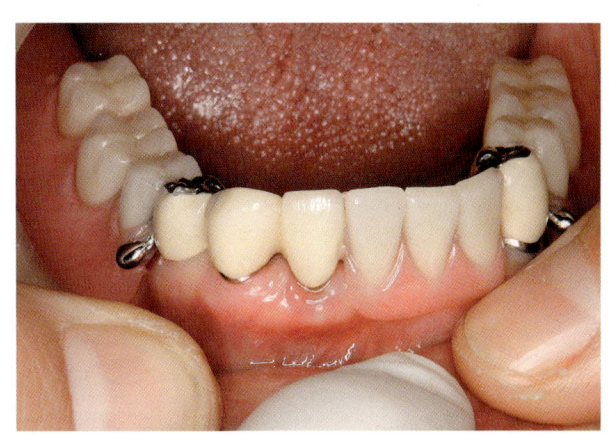

義歯の試適.内冠を装着する際は,義歯を同時に装着してはならない.

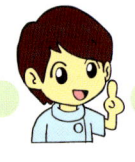

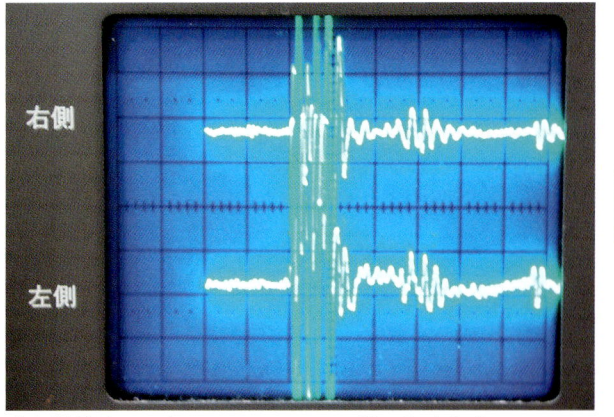

chapter 2　部分床義歯の製作法と注意点

咬合調整時にサウンドチェッカーで調べた咬合音.

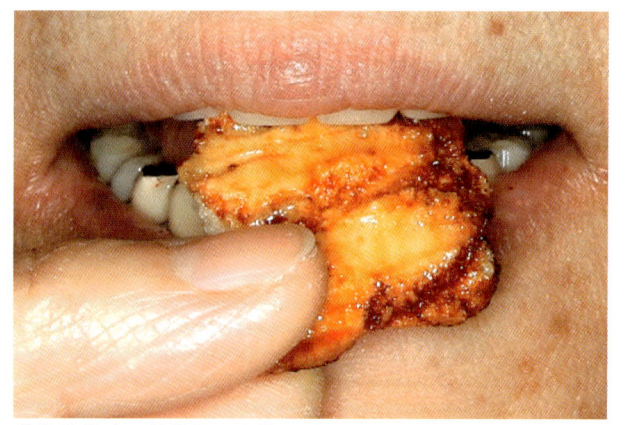

義歯装着時に前歯部で食物を咬むことができた.

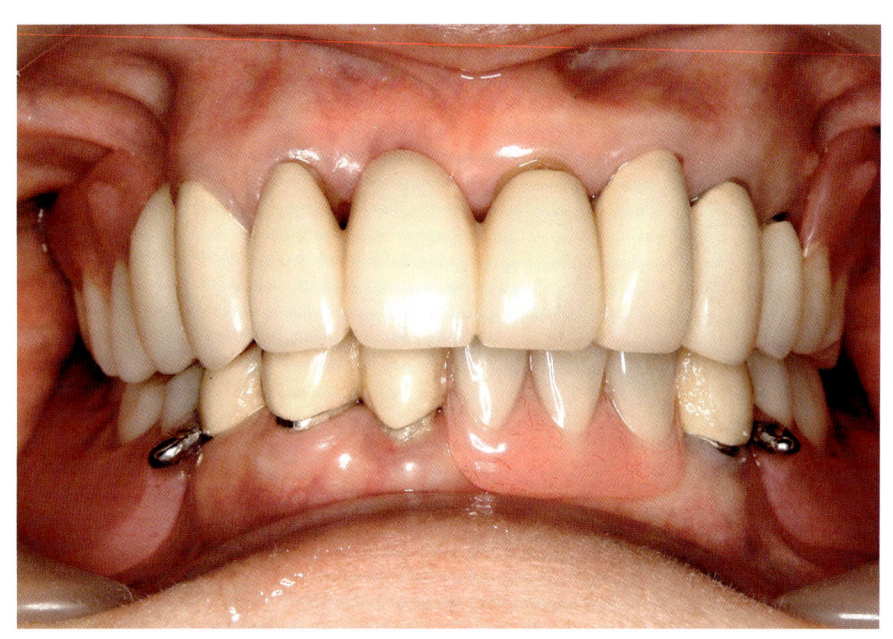

◀装着直後の咬合時正面観.

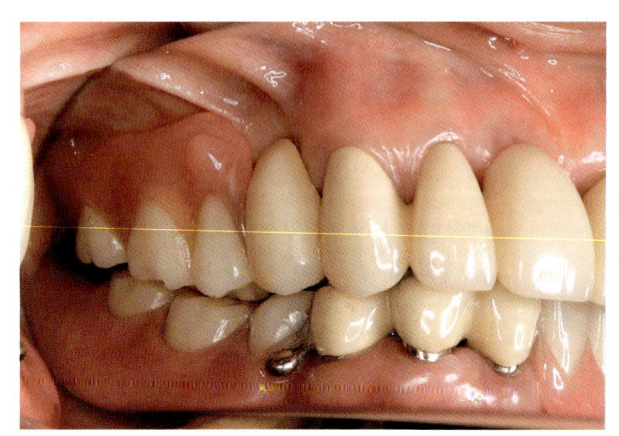

右側方面観. 適正な咬合接触が得られた咬合様式であるリンガライズドオクルージョンが再現できた.

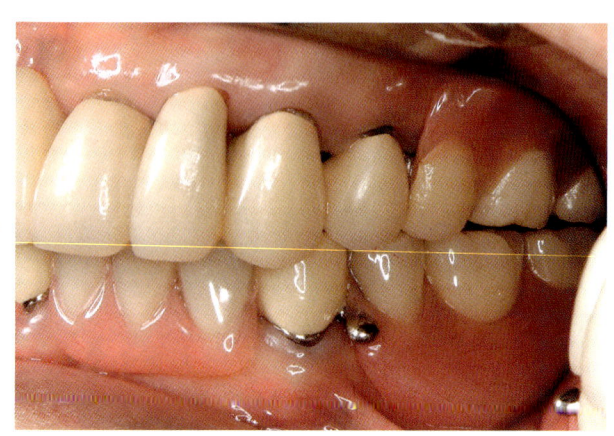

同様の左側面観.

●162

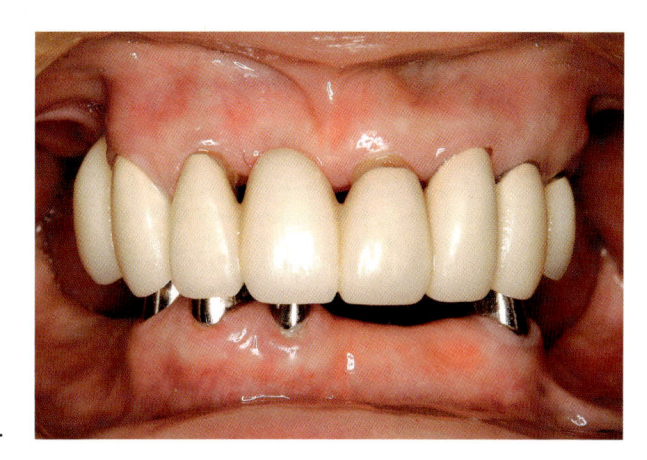

▶装着後1か月の内冠と上顎との関係．正面観．

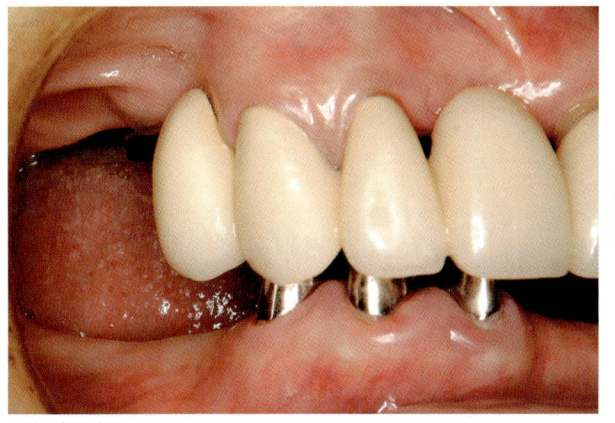

右側方面観．

左側方面観．

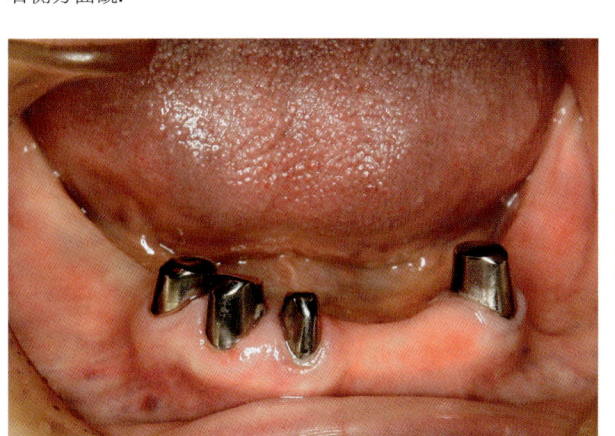

装着後1年の下顎内冠．内冠の歯軸にそって若干のプラークの沈着が確認できる．この際に徹底したプラークコントロールと刷掃指導を行う．

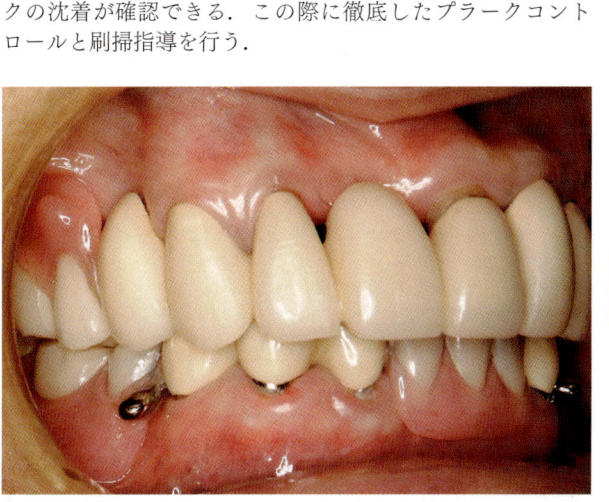

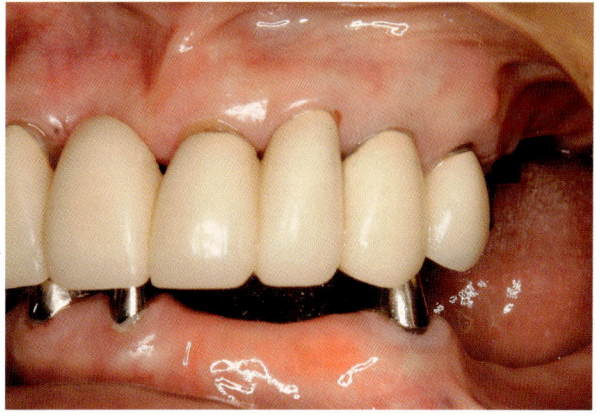

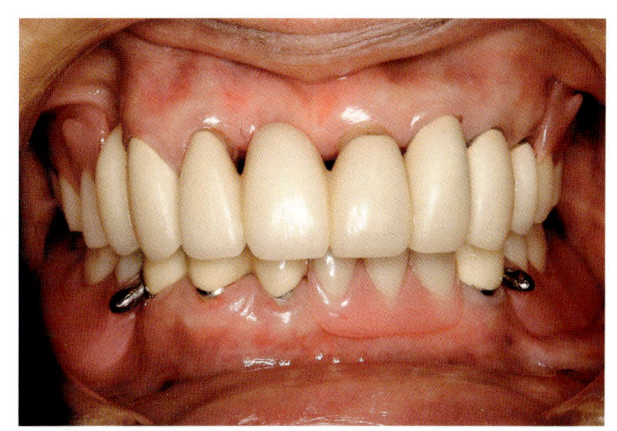

義歯製作後1年の咬合時の正面観．

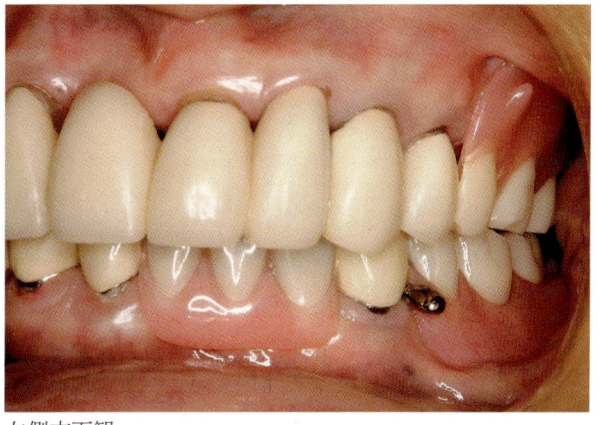

右側方面観．

左側方面観．

根面板を使用しないでキーパーを設置する方法および義歯修理への応用

近年，高齢者または要介護高齢者の訪問診療が必要になる機会が増えてきている．訪問した際に部分床義歯の修理，なかでも維持装置や維持歯の崩壊により義歯の維持力を喪失し機能できなくなっているものは，即日修理が必要になってくる．しかし従来型のクラスプやアタッチメントでは，即日に修理し維持装置を装着するのは難しい．なかでも全身状態のリスクの高い要介護高齢者の場合には，印象採得自体が危険性の高い処置になってしまう．

そこで維持力が規制値としてあらかじめ決められている磁性アタッチメントは，ベッドサイドでも容易に使用でき，修理には便利な維持装置である．そこで直接根面形成した維持歯にキーパーを接着する磁性アタッチメントの使用方法について解説する．

磁性アタッチメントを維持装置に選択したオーバーデンチャーの臨床予後は，維持歯の清掃や，根面板の高さの設定などに大きく左右される．歯周組織に何ら問題のない歯牙を切断して，歯冠‐歯根比を改善し根面板を装着すれば，清掃だけに注意を払えば予後の良否の大半は決定されると考えている．しかし，実際には歯周組織に何の問題もない歯牙を維持歯として選択してはいない．

根面板と根面形成部への工夫

磁性アタッチメントの最大の長所である把持力の少なさを最大限に発揮させるためには，キーパーの維持する根面板，または根面形成部の高さやその形態に工夫を加える必要がある．

- キーパーの高さは，歯肉縁上1〜2mm程度とし，ドーム型の根面板または根面形成面の形態とする．
- 根面に直接キーパーを設置する方法として，ポストキーパーを使用する方法があるが，ポスト部があることによって，キーパーの設置面に自由度がなくなる可能性がある．
- キーパーの水平面はできる限り咬合平面に平行であり，着脱方向に垂直に保ちたい．
- キーパー設置部の高さは，根面板を使用しない方がその高さを設定しやすく，その自由度は高い．

直接根面にキーパーを接着させる方法

根面形成

①歯冠部をタービンによって切除して，歯冠‐歯根比を改善する．
②根面の周囲は，シャンファータイプのバーで形成する．次にキーパーの設置部に，円盤型で深さはキーパー分だけの窩洞形成を行う．

キーパーの試適

①キーパーキャリアーにキーパーを吸着させ，窩洞形成内に試適する．
②試適後，根面周囲部をドーム型に最終調整する．

根面処理

①形成された根面は，クエン酸10％＋酸化第二鉄3％溶液で確実にマイルドエッチングしておく．

キーパー接着

①キーパーの吸着面にビニールテープを貼る．
②キーパーキャリアーにキーパーを吸着させる．
③キーパーの吸着面と反対側にスーパーボンドを塗布する．
④根面形成した面にスーパーボンドを塗布する．
⑤キャリアーを着脱方向にできる限りあわせて，キーパーを維持歯に接着させる．
⑥キャリアーは着脱方向に垂直に滑らせながらキー

パーからはずす．
⑦キーパーが確実に根面に接着したことを確認したら，余剰分をキーパーの吸着面が傷つかないようにていねいに除去する．
⑧可能ならば軽く接着性レジンをコーティングした部分の研磨を行う（ブラシに研磨剤を少量つけて行うとよい）．

印象採得
①維持歯にキーパーが確実に設定できたら，通法にしたがって印象採得を行う．
②印象採得は，義歯の形態がコンプリートタイプのオーバーデンチャーになるケースが多いことから，確実な機能印象を行うことが大事である．
③印象採得後作業模型を製作したら，磁石構造体を装着する部位（キーパーを設置してある部位）には，相当の大きさの石膏ダミーを必ず設置しておく．

咬合採得
①通法にしたがって咬合採得を行う．
②コレクターワックスによる機能印象を行う際には，咬合採得が終了した咬合床を用いて行う．
③咬合位のずれを簡単に確認するひとつの方法として，こめかみ付近の咀嚼筋群の起始部に指腹をあてて咬合させ，その緊張が指に伝わってくればほぼ咬合位は正しいといえるだろう．

ワックスデンチャー試適（前歯試適）
①作業模型を咬合器に装着した後，適正に人工歯配列を行う．
②口腔内にワックスデンチャーを試適して，前歯人工歯の配列状態や口唇との調和（リップサポート）を確実に確認しておく．

義歯重合
①試適終了後通法にしたがって重合操作を行う．
②フラスコ上部に人工歯側，下部に顎堤粘膜側となるようにフラスキングする．流蝋した際に顎堤側のフィジオスペーサーは，フィジオライナーの厚み分を確保するものである．
③磁石構造体の石膏ダミーは顎堤模型に装着したまま重合するべきである．

口腔内装着
①適性に研磨作業が終了した義歯を口腔内に装着して，咬合調整を行う．

磁石構造体の装着
①維持歯のキーパーに磁石構造体を吸着させ，石膏ダミーの分だけスペースが開いた新製義歯を，試適してみる．
②磁石構造体が義歯装着時に位置が変わったり，義歯が浮き上がったりしなければ，まず義歯粘膜面の装着部分に遁路を付与する．
③付与する際には舌側に設定すること．
④義歯粘膜面に接着性レジンまたは即時重合レジンを塗布し，同時に維持歯のキーパーに吸着させている磁石構造体の上部にもレジンを塗布する．
⑤義歯を口腔内に戻して，中心咬合位にてレジン硬化まで保持させる．
⑥レジン硬化後，口腔内からはずして，適正に研磨をする．
⑦口腔内に再度装着して最終の咬合調整を行う．

メインテナンス

維持歯（口腔内）
①適正に咬合調整が終了した義歯をできる限り長期間維持するためには，維持歯にトラブルが起きてはならない．よって維持歯のブラッシングに心がけなくてはならない．
②ブラッシングの注意点としては，まず歯冠長が短いということを患者に認識してもらう．
③歯冠長が短いため，刷掃ブラシの毛の長さが長いものを使用させると，辺縁歯肉に垂直に毛先があたるため痛みを訴えたり，歯肉を傷つけたりする．そこで毛質が柔らかく幅が極力短い刷掃ブラシを使用し，根面の上をほうきで掃くようにとブラッシング指導するとよい．
④高齢者など上手に刷掃ブラシを操れない場合には，回転運動をする電動ブラシなどを使用して，プラークの除去を行うよう指導すればよい．

口腔粘膜
①粘膜ブラシなどを用いて粘膜面や舌に付着した汚

column

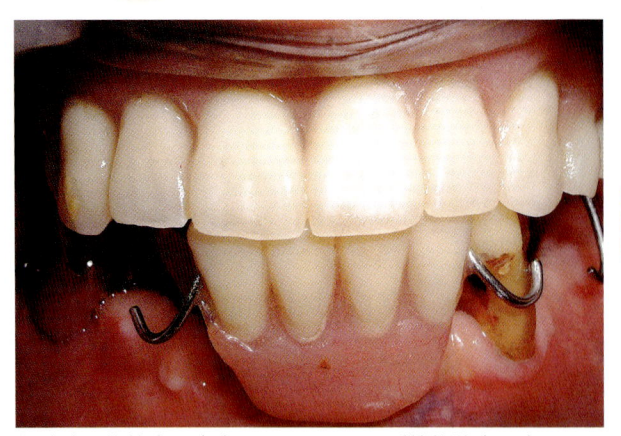

初診時に維持歯を喪失してしまい，咀嚼機能障害が生じた．

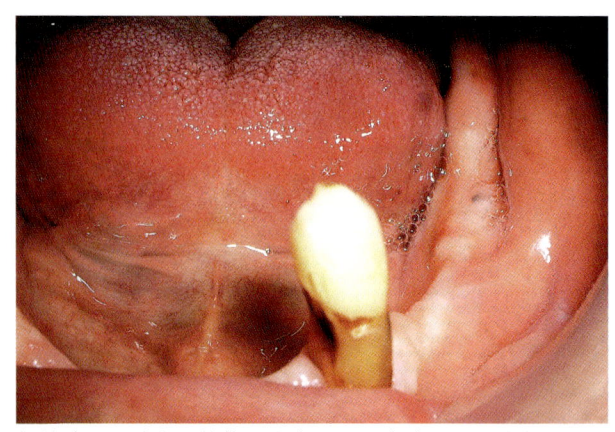

初診時の口腔内の状態．犬歯のみ孤立歯として残存している．

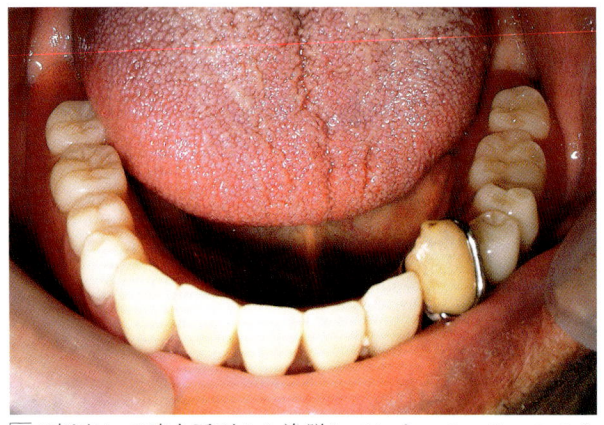

|3が挺出して咬合平面から逸脱してしまっている．このような場合にはオーバーデンチャーの形をとって咬合平面を再形成した方がよい．

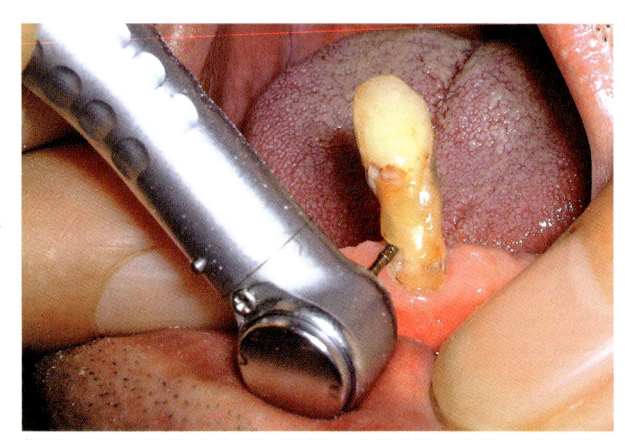

挺出した残存歯の歯冠-歯根比を改善してオーバーデンチャーの維持歯として使用するため歯冠部をカットしている．

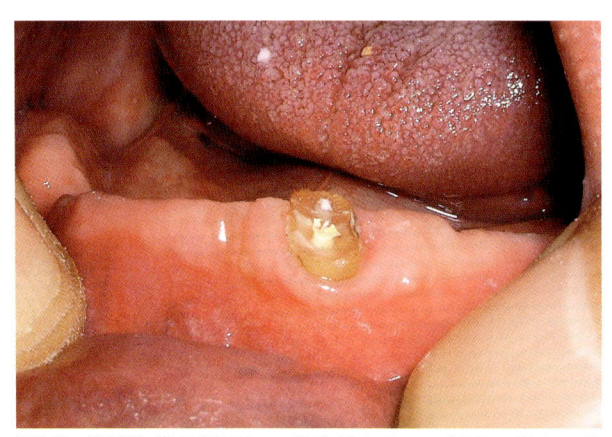

適正に根管治療が終了し，歯肉縁上1mm程度の高さで根面形成を行った．

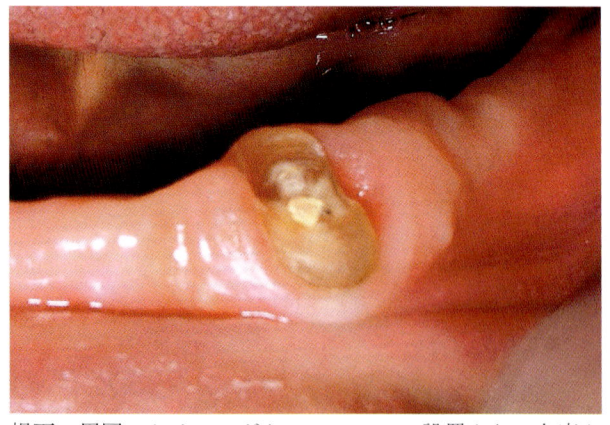

根面の周囲のトリミングと，キーパーの設置される台座が形成したところである．

れを除去するように指導する．

義歯

①義歯の経時的変化は，人工歯部における摩耗，咬耗である．咬耗に関しては歯科医師が咬合調整を定期的に行い，時にはリモルディングが必要なこともあると考えている．

②摩耗に関しては，義歯を洗浄，清掃する際に研磨材の入ったペーストは極力避けるように指導する必要がある．義歯洗浄剤については確実に汚れや細菌が除去できるものがよいと考えているので，フィジオクリーンを推薦する．しかし義歯用ブラシなどを使用して機械的にデンチャープラークなどの汚れを落とすことが，摩耗を避けるというこ

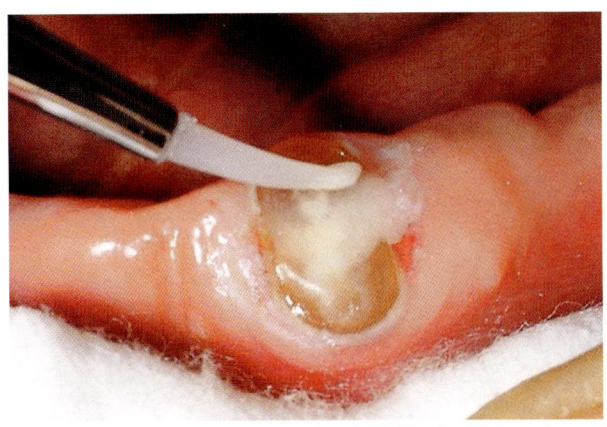

接着性レジン（スーパーボンド）を露出根面に塗りカリエスの予防とする．またこの材料でキーパーを接着する．

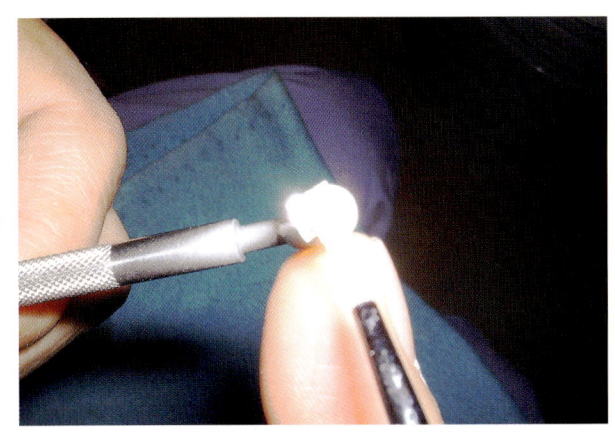

キーパーの吸着面裏側にスーパーボンドを塗布する．

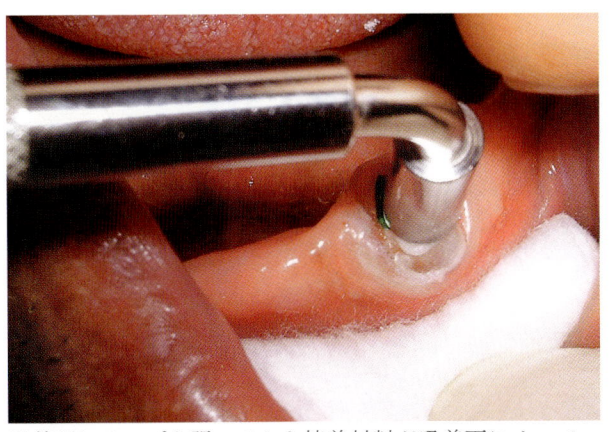

吸着面にテープを張っておき接着材料が吸着面にオーバーフローしないようにしておく．

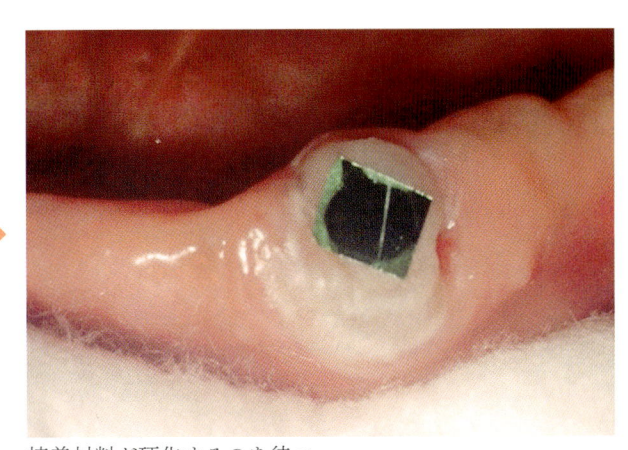

接着材料が硬化するのを待つ．

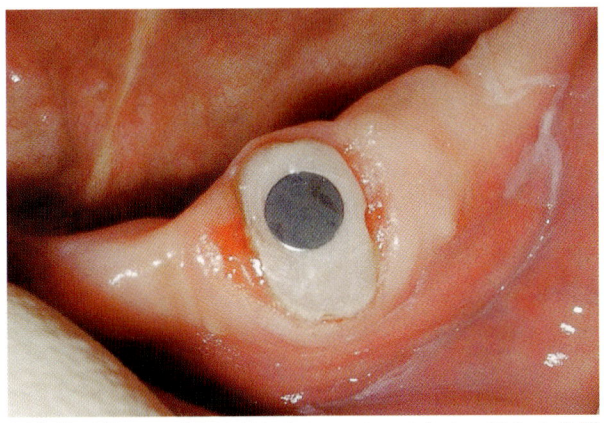

硬化終了後テープをはがしたキーパーである．ほとんど接着材料が吸着面にオーバーフローしていない．

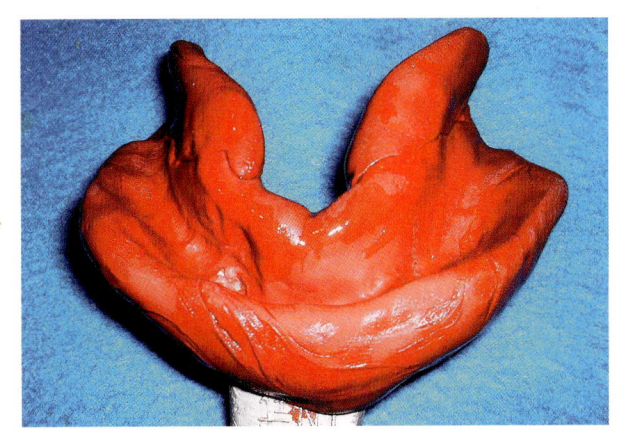

コンパウンドで概形印象を行った．

とより義歯の清掃という意味合いで大事なことはいうまでもない．

③欠損部顎堤の骨吸収に関しては，適切なリライニングを行っていかなくてはならない．この時期を逸してしまうと，維持装置として選択した磁性アタッチメント部に咬合力が集中し，咬合時に痛みを訴えるだけでなく，維持歯の骨吸収を加速させることになる．

④義歯は就寝時に外して，義歯洗浄剤を使用するように指導する．もし部分床義歯で義歯を外した際に，残存歯同士の早期接触をきたすようなケースでは，維持歯を守る意味合いからも装着したまま就寝させる必要があると考えている．

そして装着したまま就寝させるケースでは，就

column

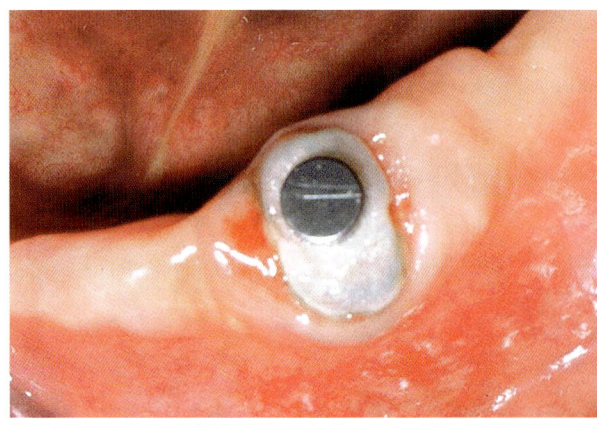

通法にしたがい義歯を製作した後，その義歯に磁石構造体を装着するが，その前にキーパーを装着した維持歯の周りを最終的にトリミングし，研磨しておく．

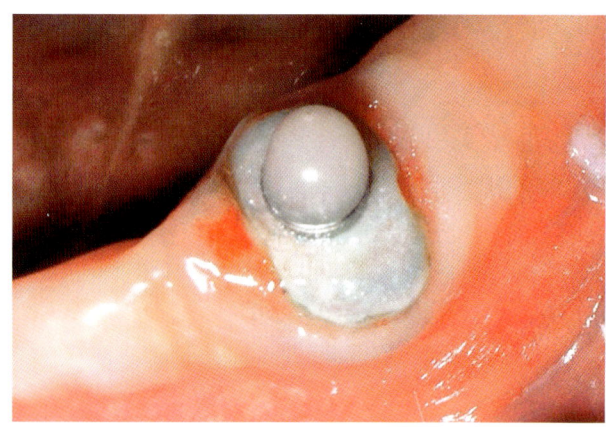

磁石構造体を口腔内の維持歯上に試適した．そして，磁石構造体を義歯に装着するために即時重合レジンを貼付した．

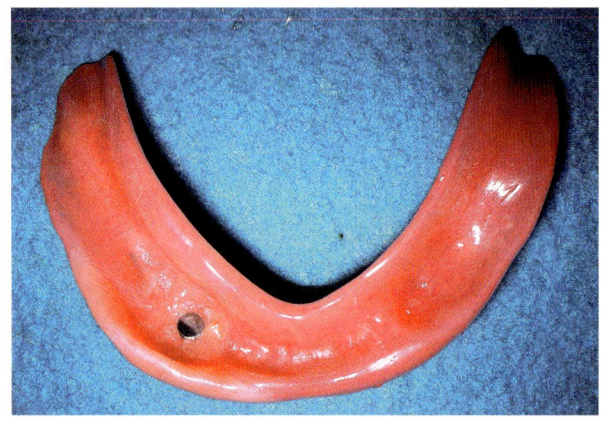

磁石構造体を義歯床粘膜面に装備した．

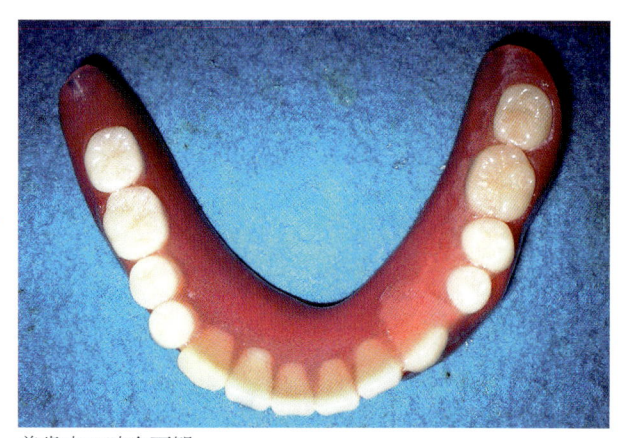

義歯床の咬合面観．

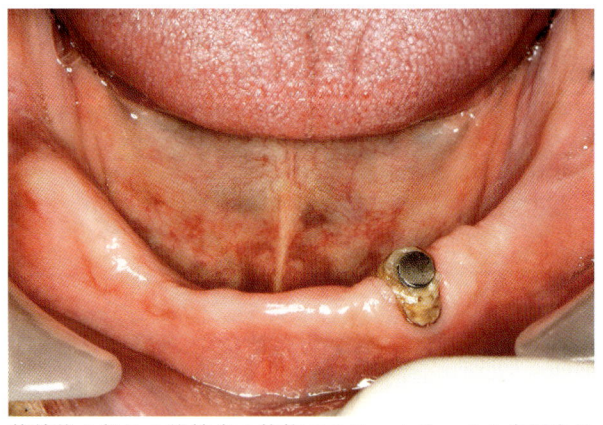

装着後4年目の維持歯の状態である．カリエスや歯周炎はほとんどみられない．

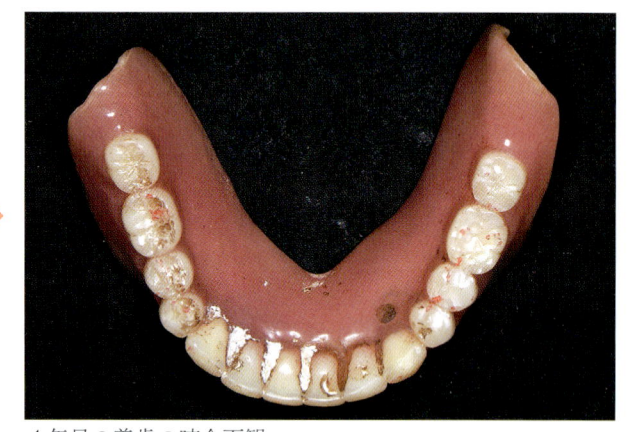

4年目の義歯の咬合面観．

寝前に清掃および洗浄は行わなければならない．
⑤床下残根を有したオーバーデンチャーは，唾液の停滞を促し，維持歯にとっては不潔な状態が続いていると考えてよい．そこで義歯床粘膜面には，できる限り細菌の付着を少なくしておきたいので，床自体に付着している雑菌を義歯洗浄剤で殺菌消毒する．これで維持歯の歯周病への感染を少なくできると考えている．

メインテナンスは，義歯を口腔内で安定した機能回復を長期間維持するとともに残存諸組織の保全にもつながる．考えようによっては，義歯を製作することよりも意味あることであるかもしれない．よって確実に定期的な患者のリコール，または往診がこれからは必要なことであると考えている．しかし，

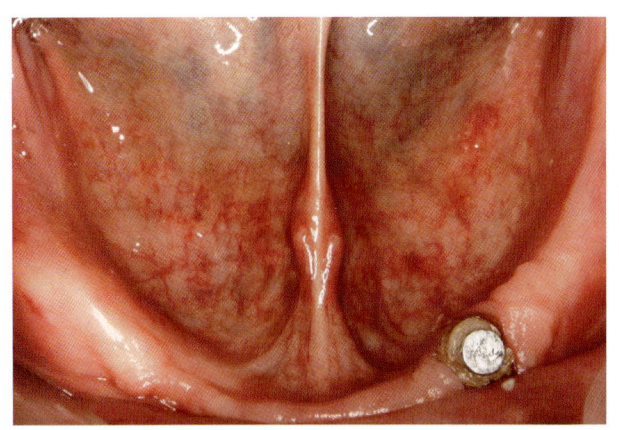

装着5年目．ほとんど変化はない．

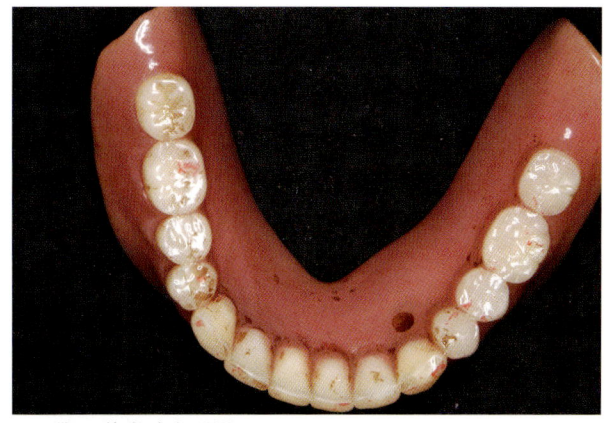

その際の義歯咬合面観．

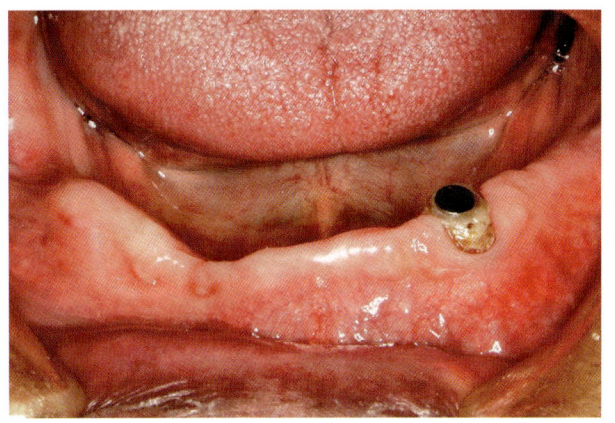

装着後8年目の維持歯の状態であるが，少し露出根面が摩耗してきました．

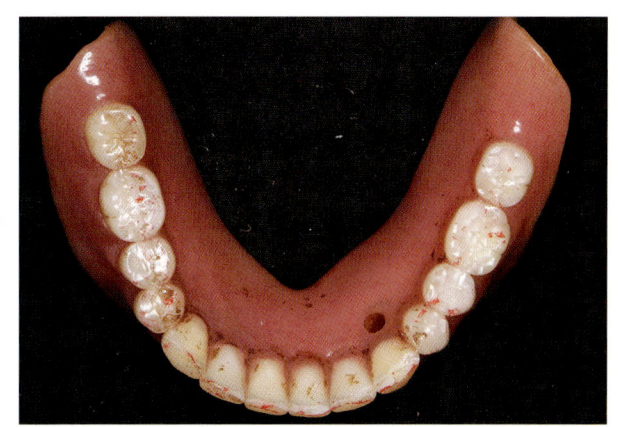

義歯床咬合面観．人工歯部は少し咬耗してきたが，まだリモルディングはしなくても使用可能である．

　どんなに注意を払って定期的にリコールまたは往診をしていても，維持歯や義歯の破損や破折が起きることがあり，われわれ歯科医師はそれに対応しなければならない．一番困難なケースは，維持装置の破損や維持歯の破折により，義歯の維持力が喪失した際の即日修理である．この即日における修理は，磁性アタッチメントの開発とともに簡単にできるようになった．そこで次に義歯の維持装置の修理について，その方法など具体的にステップを追って述べることにする．

義歯の維持装置の修理方法

　義歯の維持装置の多くは間接法で製作している．製作するには印象採得操作が必要になり，即日にチェアーサイドまたはベッドサイドで維持装置を製作することが不可能であった．しかし磁性アタッチメントの登場で，キーパーを根面に接着性レジンで装着することで可能な作業となった．部分床義歯の維持歯が喪失したときには，何らかの形で維持歯の代わりの維持歯を選択しなければならないが，維持歯の破折や維持装置の破損に対しては，磁性アタッチメントで修復可能な処置となった．

維持歯が破折した場合

　維持歯が破折した症例では，原因が外傷やカリエスによることが多いので，歯周疾患による歯槽骨の吸収はあまりないと考えてよい．根面形成では，歯肉縁下のカリエスに対する処置には十分注意を払わなければならない．では，その具体例について考えてみたい．

根管処置

　破折した維持歯が根管処置(根管治療)を行う必要があれば，適正に根管処置および根管充填を行って

column

おく．

根面形成

　適正に根管処置が終了した後，キーパーが装着できるよう根面形成を行う．根面形成時の高さは，歯肉縁上1〜2mm程度とする．キーパーの吸着面は歯肉縁上最長でも2mmまでに留めておき，形態はドームシェイプにしておきたい．しかし訪問診療などの場合には，高速の切削器具がないことと，患者自身の全身状態で歯牙の切削が不可能な場合もあるため，適正な歯冠形成や根面形成ができないこともある．

根面にキーパーの接着

　根面にキーパーを試適した後，キーパーの吸着面にビニールテープを張っておく．維持歯の処理としてマイルドエッチングをしておく必要がある．そしてキーパーの設置面と根面の両方に接着性レジンを塗布して装着する．その際にオーバーフローした接着性レジンが吸着面に覆いかぶさらないように，ビニールテープを前もって張ってある．

　またキーパーの保持には，キーパーキャリアーを使った方が，維持歯を適正に設置することができる．また接着阻害因子が付着することも少なく，数歯の維持歯があれば，それぞれのキーパーを平行に設置しやすい．

石膏ダミーの設置

　設置したキーパー上に磁石構造体の石膏ダミーを仮着して，磁石構造体を設置するスペースを確保する．

磁石構造体の装着

　ダミーを仮着した維持歯の部分は，旧義歯には維持装置のみで人工歯や床部分がない．そこで旧義歯から維持装置を除去し，除去した義歯を口腔内に試適する．口腔内の適正な位置に戻ったならば，その時点で即時重合レジンを用いて人工歯および義歯床を製作する．石膏ダミーは必ず維持歯の部分に仮着したままで操作を行う．

　口腔内で即時重合レジンが硬化した後，口腔内からはずして，石膏ダミーを口腔外でバーなどを用いて除去する．修正した旧義歯を研磨した後，維持歯のキーパー吸着面に磁石構造体を吸着させる．研磨された旧義歯を口腔内で試適した後，磁石構造体の上部と，旧義歯の磁石構造体が装着されるスペース内に接着性レジン(スーパーボンド)を塗布し，中心咬合位でレジンが硬化するまで約8分間口腔内で保持する．

　この際，磁石構造体が装着されるスペース内には必ず遁路は設けておく必要がある．接着性レジン硬化後に口腔内から義歯をはずして磁石構造体が適正に装着されていることを確認する．

研磨，調整

　通法にしたがって研磨を行い，その後に口腔内で咬合調整を終了させる．

維持装置が破折した場合

　維持装置が破折または喪失した場合，維持歯には歯冠補綴物やレストシートなどがついていることがある．その際に維持歯が天然歯や有髄歯であった場合には，抜髄しなければ根面板を設定できない．チェアーサイドなら歯髄処置も可能であるが，訪問診療では抜髄処置ができないこともある．それらのケースでは，それぞれのリスクを考えてできる限りリスクの少ない方法を選択しなければならない．

　歯髄処置や歯冠形成ができない場合には，口腔内の維持歯に合わせて直接法でクラスプをベンディングするか，印象採得を行って間接法で維持装置を製作する．直接法でワイヤーベンディングする場合には即日で修理ができるが，間接法では即日にできないことが多い．

　では維持歯が無髄歯であったり歯冠形成されているケースで，磁性アタッチメントを装置する方法は，無髄歯ならば根管形成を行うか，根面形成を行う．もし有髄歯で歯髄処置ができない場合には，間接法を採用しなければない．そして他のステップは前述と同様である．

　最後に根面板を使用してもしなくても，また義歯修理であっても新製時であっても，部分床義歯なかでもコンプリートタイプのオーバーデンチャーの粘膜面の適合精度は確保されなければならない．そし

て維持装置に磁性アタッチメントを使用する際には，ルートレストであるため粘膜負担域の適合精度が確保されていないと，維持歯に大きな負担荷重がかかり咬合時に痛むこともある．したがって適正な機能印象により，適正な咬合咬合採得を行った後，失われた顎堤粘膜と同様の性質である粘弾性レジンを義歯床面に装備することが，より機能の回復を図る方法であると考えている．

まとめ

磁性アタッチメントの特色を最も生かせるのは，義歯の修理への応用だと考えている．そしてこの方法ができるようになったのは，接着性レジンの開発が進んだ成果である．また磁性アタッチメントを維持装置として使用することで，即日の義歯修理が可能になった．このように義歯装着患者の機能障害を早期に回復することができるために，高齢社会において磁性アタッチメントは有用な維持装置であると考えている．

磁性アタッチメントの長所と欠点を把握しながら，高齢者の口腔内に残存する歯牙を1日でも長く機能させ，口から食べる楽しみとともに，患者の満足度を向上させることができると考えている．

column

根面板を使用して
オーバーデンチャーを製作する方法

　本来は根面板をすべてのケースで使用していたが，内外側性の鋳造体の変形が多く，マージン部の適合状態や印象採得の精度に問題が生じたため，現在ではできる限り根面板を使用しない方向で処置している．しかし根面形成時の歯軸をある程度長くとれるケースでは使用することも可能だろう．

根面形成
　確実に根管処置は行っておく．根管維持部は歯根の2/3程度形成できれば理想的である．

根面形成の印象採得
　できる限り個歯トレーを使用して行うこと．鋳造時の変形は否めないので，確実な印象採得を試みる．

根面板のワックスアップ
　サベイヤーの雲台の上で，キーパーの設置部位の台座を設定する．台座は着脱方向に垂直とする．数歯の維持歯が存在する場合には，絶対サベイヤー上でキーパーを設置した方がよい．

鋳造
　キーパーの維持棒は切断せずつけたままで埋没する．

研磨
　キーパーの吸着面は，製品として鏡面仕上げがされているので，いじらない方がよい．

口腔内試適
　試適時はキーパーキャリアーを使用して行うとよい．

磁石構造体装着
　通法にしたがい行う．

下顎

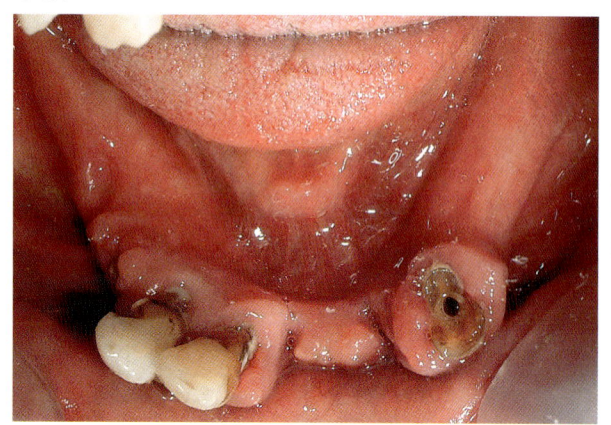

下顎の少数歯残存症例．咬合平面を逸脱して，挺出した歯牙が存在するため，歯冠-歯根比を改善して，オーバーデンチャーの維持歯として使用することにした．

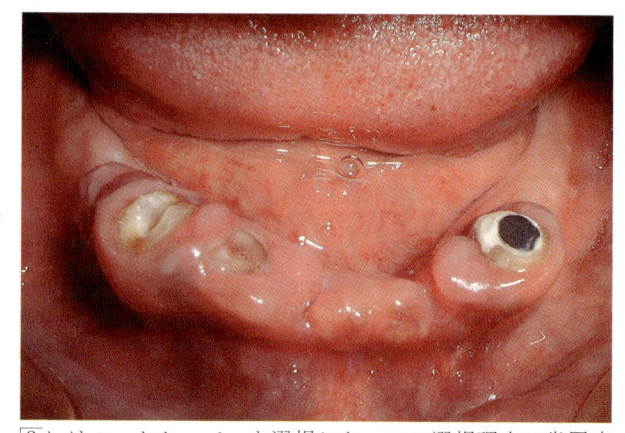

3̅にはルートキーパーを選択した．この選択理由は歯周病変の程度にもよるが，根面板の歯軸として使用できる歯質が，歯肉縁上にどれだけ残っているかが一番大きな選択理由になるだろう．

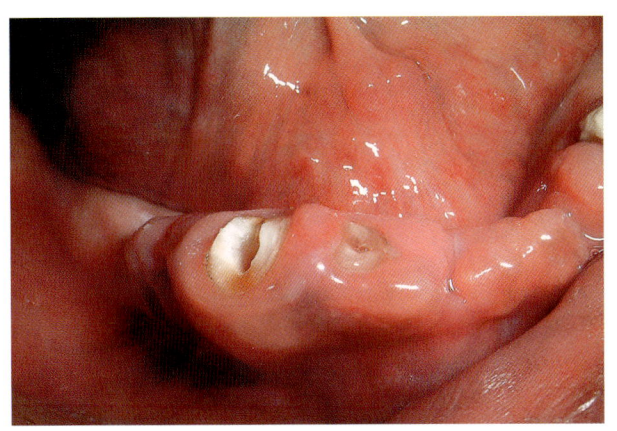

右下の根面形成が終了した．根面板を製作するため，歯肉縁上または1mm程度の高さに形成面を設定する．

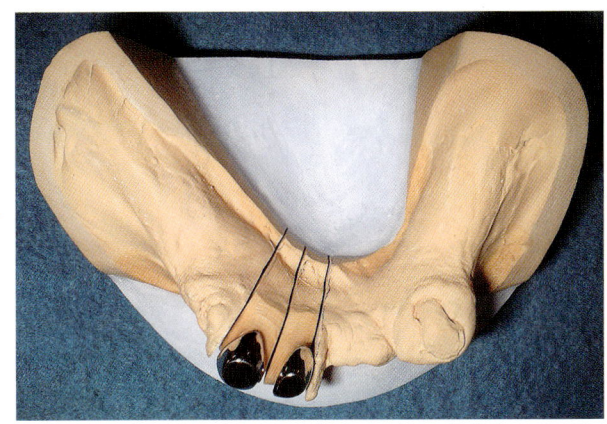

製作された根面板．根面板を鋳造する際の鋳造収縮を利用してキーパーを保持している．

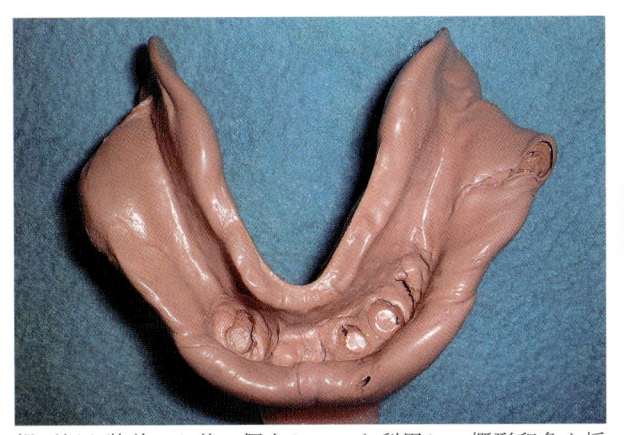

根面板を装着した後，個人トレーを利用して概形印象を採得する．

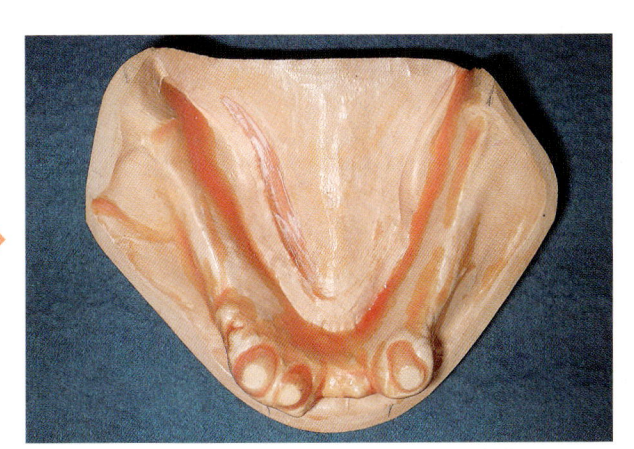

採得された作業模型．作業模型上で咬合床を製作するが，コレクターワックスでワックス印象を行うため，アンダーカット部はすべてブロックアウトしておく．

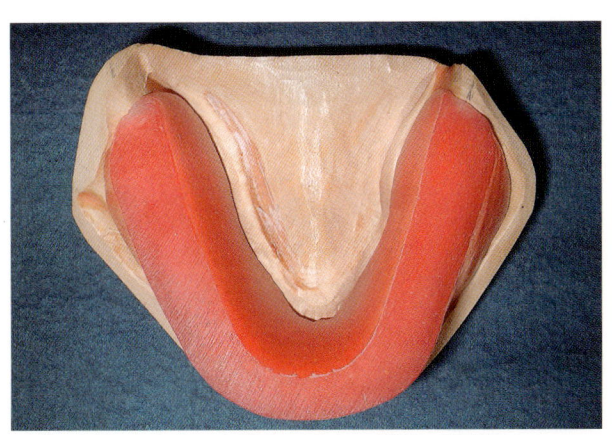

製作された咬合床．歯槽頂の真上に蝋堤が装備されていることを確認する．

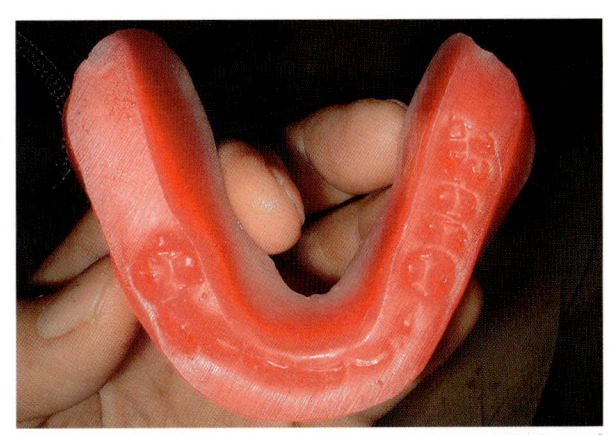

適正に咬合採得されたところであり，この際に蝋堤のほぼ真ん中に咬印がついていることを確認する．

column

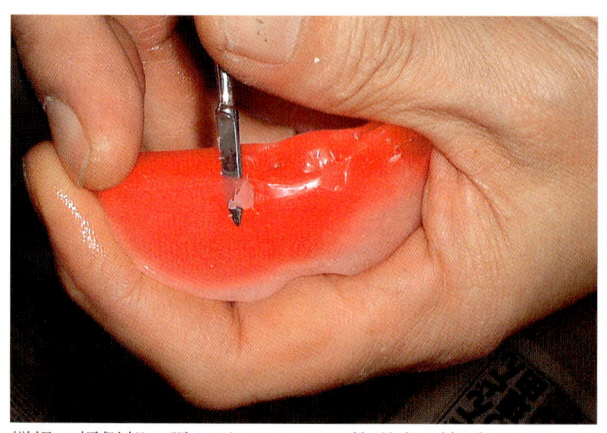

蝋堤の頬側部が張りだしすぎて，筋形成の妨げになるようならば，適正にトリミングしておく．

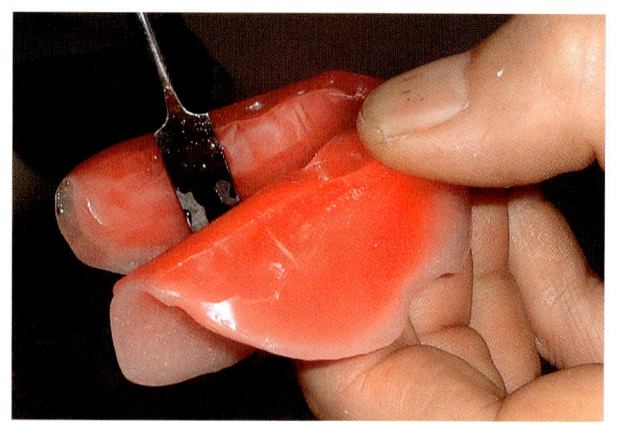

舌側部も頬側部同様に必要ならばトリミングを行う．

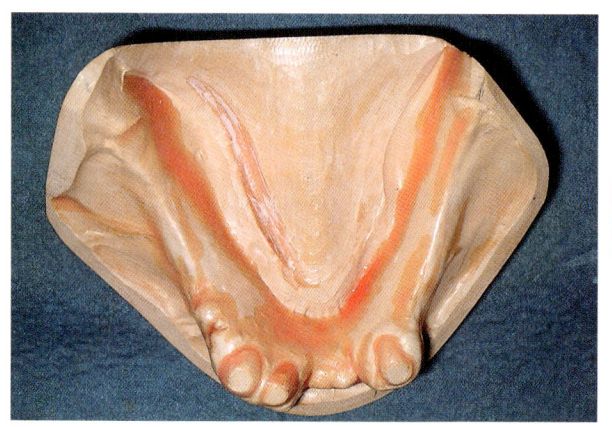

トリミング終了後，作業模型に戻し最終確認をしておく．

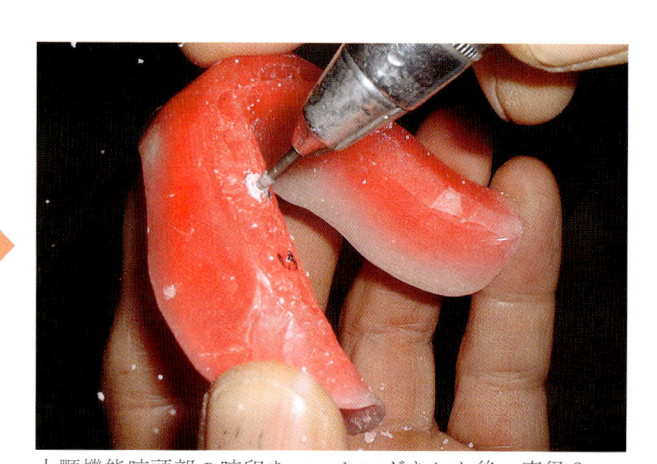

上顎機能咬頭部の咬印をマーキングをした後，直径2mm程度のラウンドバーで基礎床まで円柱状に穴をあける．

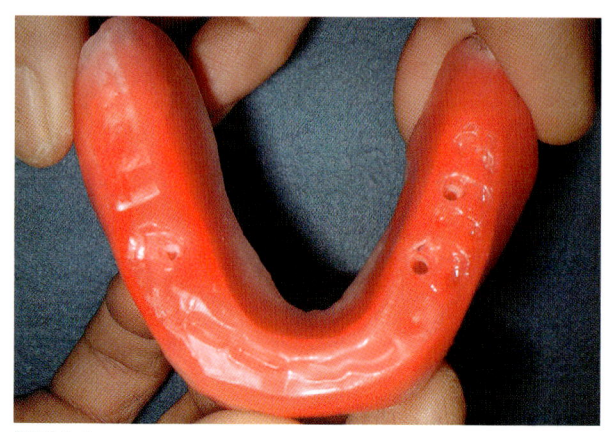

開けた穴．

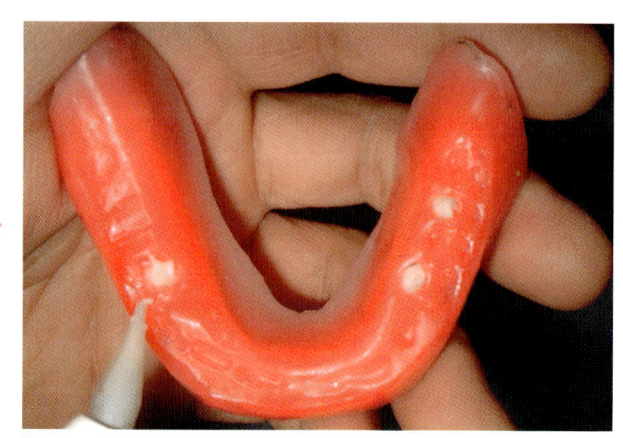

開けた穴にCRシリンジで即時重合レジンを過不足なく填入する．

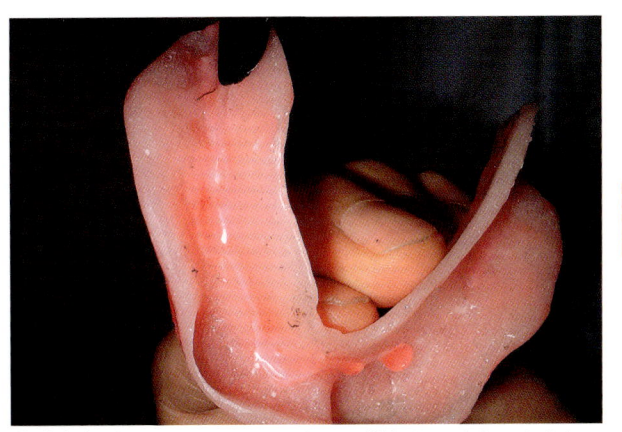

基礎床内面にコレクターワックスの濡れがよくなるように，薄くワックスを塗っておく．

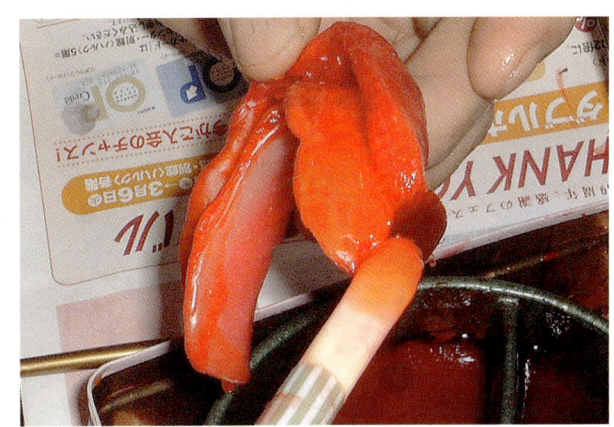

コレクターワックス（ソフト）を筆で塗布していく．

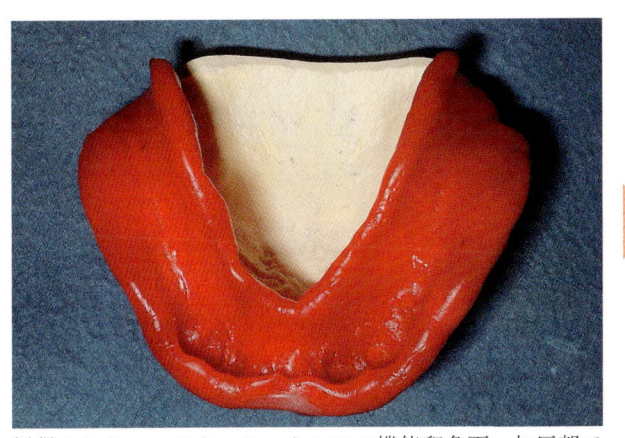

採得されたコレクターワックスでの機能印象面．加圧部で粘膜の皺はほとんど採得されていない．

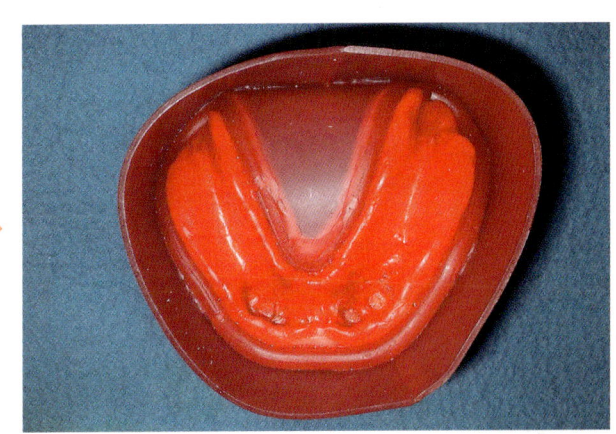

この場合には床置換法とは違い，印象全体をボクシングした後に石膏を注ぐ．

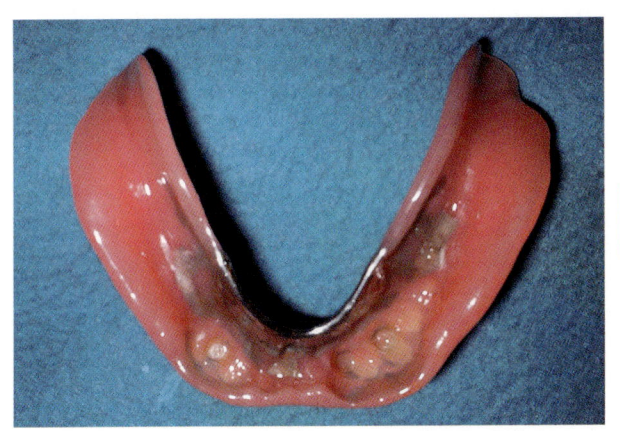

コレクターワックスで採得された作業模型で製作されたオーバーデンチャー．

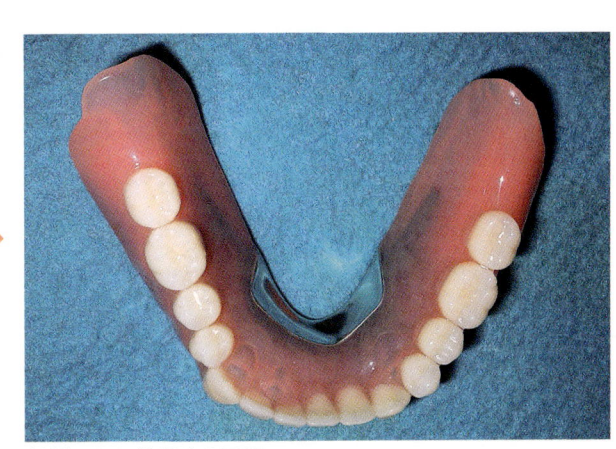

新製された義歯咬合面観．

column

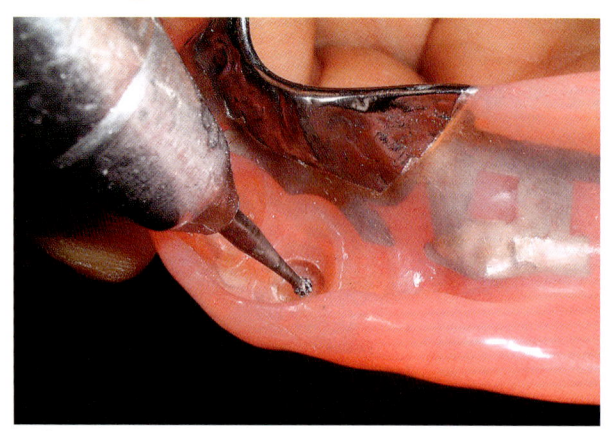

石膏ダミーを置いて，磁性アタッチメントの磁石構造体を設置するスペースは予め用意しておく．そのスペース部分にラウンドバーでアンダーカットをつける．

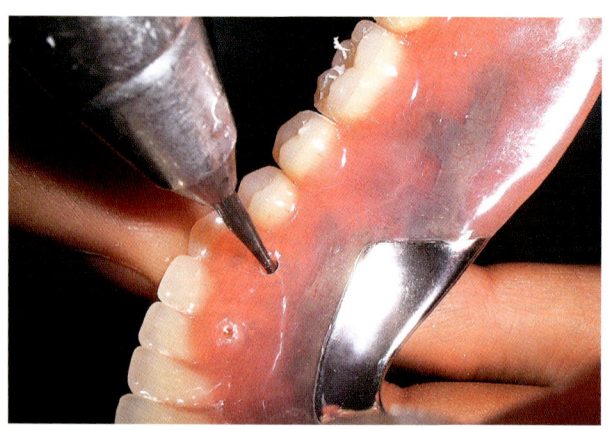

アンダーカットをつけた後，接着用のレジンの頓路を装備しておく．

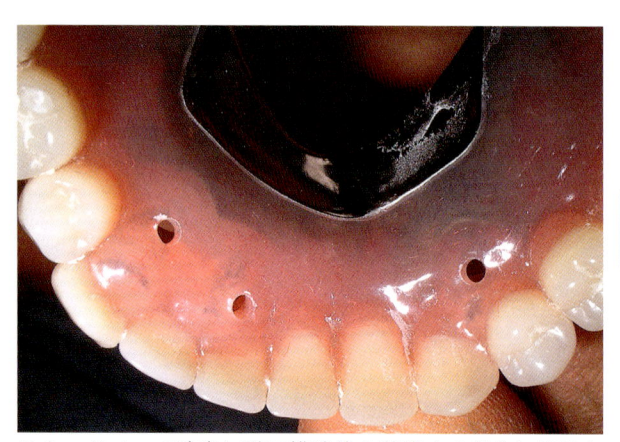

ラウンドバーで確実に磁石構造体を装備する部分に頓路をつける．

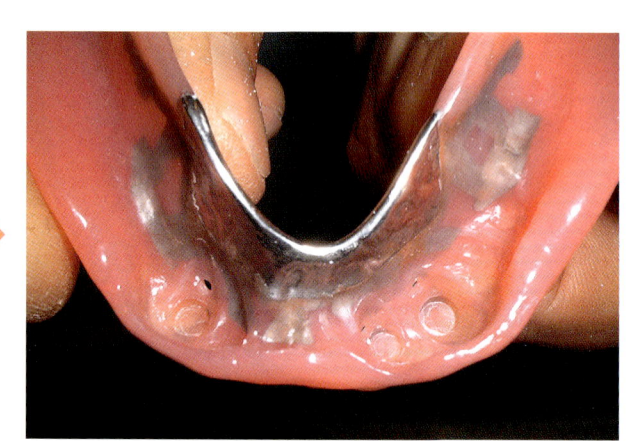

頓路がついている義歯粘膜面観．

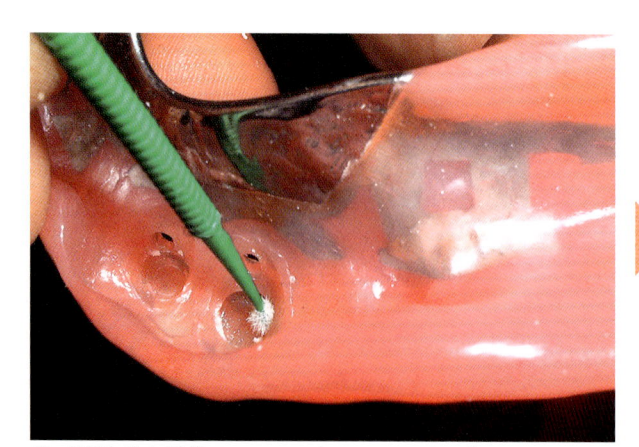

磁石構造体を装備するアンダーカット面に薄くワセリンを塗布する．ワセリンを塗布することで，義歯床のレジン側から磁石構造体を設置するレジン泥が硬化して，磁石構造体をキーパーから持ち上げることが少なくなる．

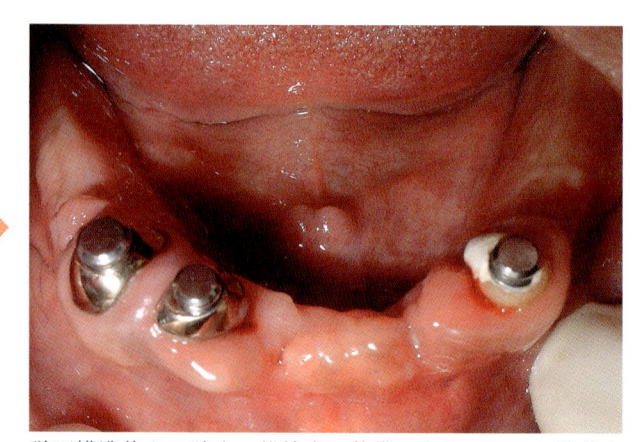

磁石構造体を口腔内の維持歯に装備したキーパーに吸着させる．

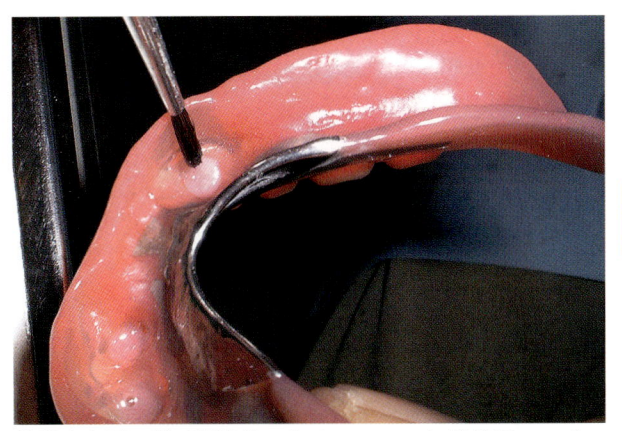

義歯床内面の磁石構造体の入るスペースに接着用のレジンを填入する．

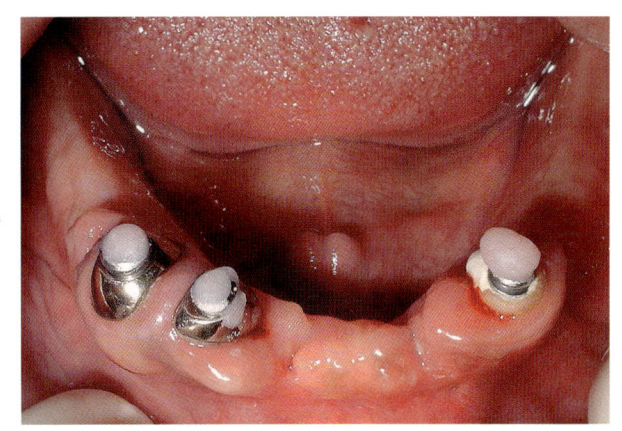

口腔内の磁石構造体の上にもレジンを塗布する．

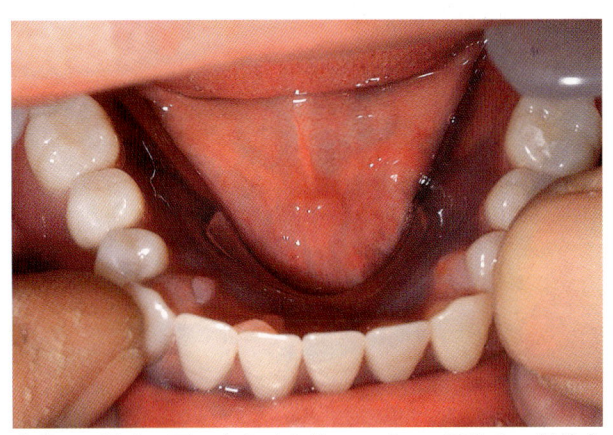

義歯を口腔内に戻し中心咬合位でレジンの硬化まで保持する．顚路から流れでたレジンは削除する．

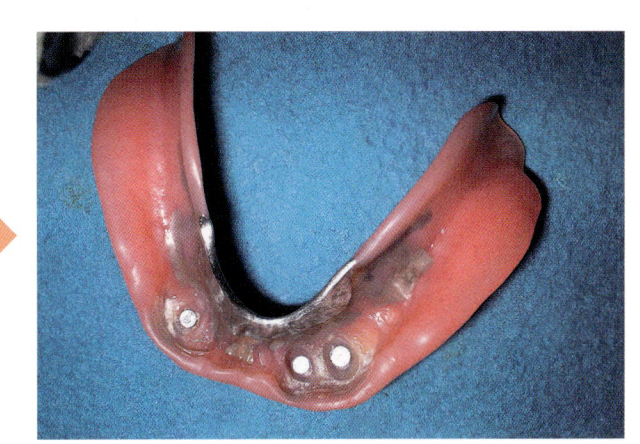

磁石構造体の吸着面とキーパーの間にはレジンがほとんど埋入されていない．

上顎

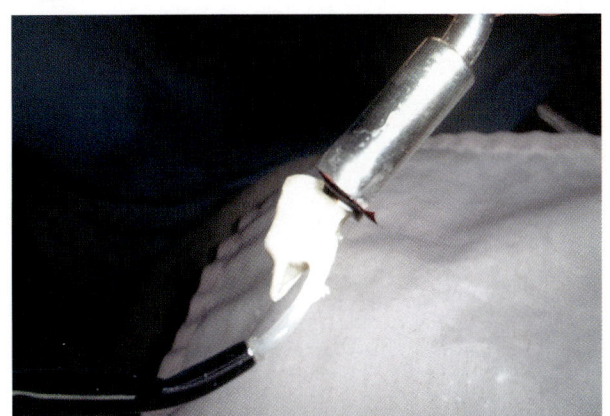

同一患者の上顎には，ルートキーパー（三金工業）を採用した．マグドームはキーパーの吸着面と磁石構造体の吸着面がドームシェイプをしている．

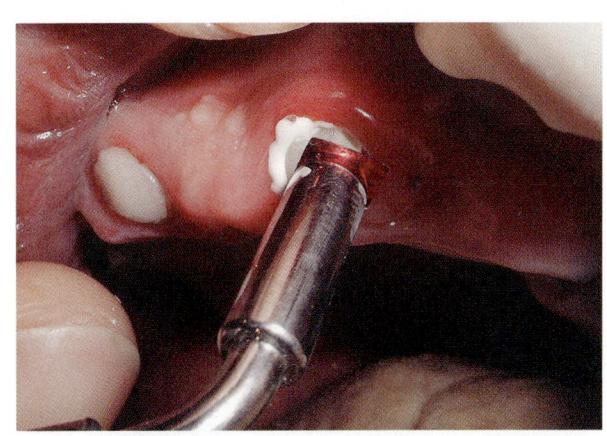

口腔内の維持歯に装着する際には，必ずキーパーキャリアーを使用する．またキーパーの吸着面にテープを予め張っておくと，接着性レジンがキーパーの吸着面にオーバーフローするのを防ぐことができる．

column

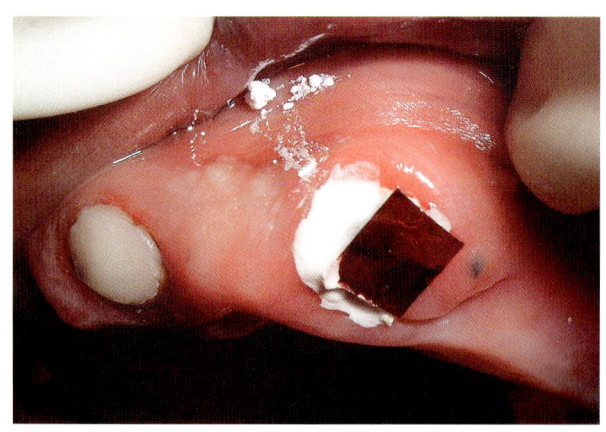

装着して接着性レジンの硬化を待つ．吸着面にはほとんどオーバーフローしていない．

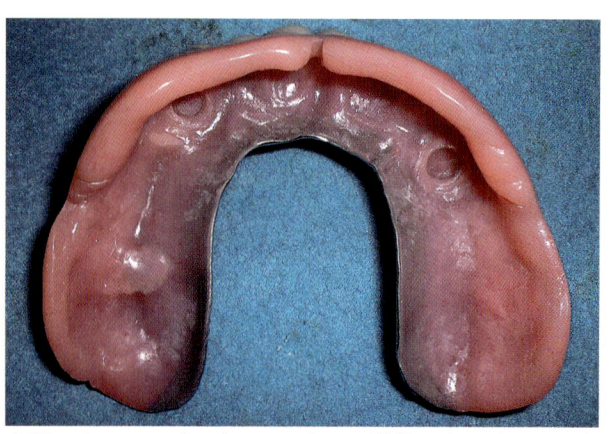

上顎のオーバーデンチャーである．磁性アタッチメントを使用することで，口蓋部をくり抜いたホースシュータイプの床で設計することができた．

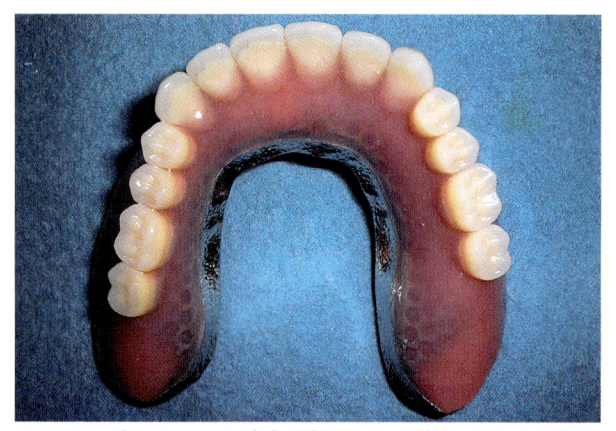

オーバーデンチャーの咬合面観．この形態にすると舌房も大きくなり，喋りやすく違和感も少ない．

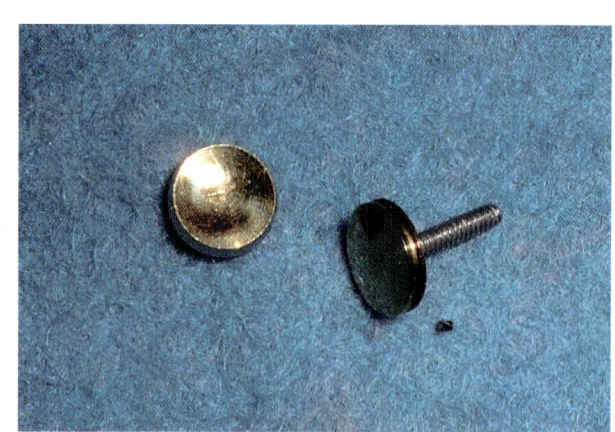

上顎の義歯の維持装置に使用したマグドーム．

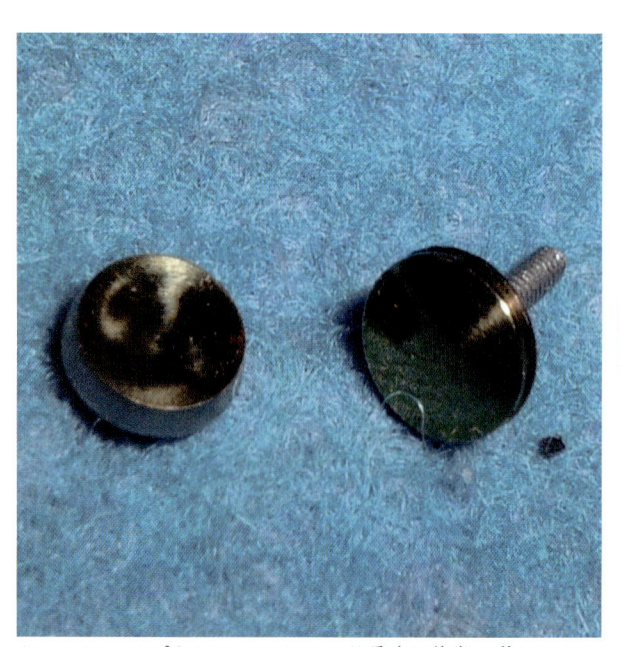

ドームシェイプをしているため，咀嚼時に義歯の動きがあっても吸着力が平面よりはある．

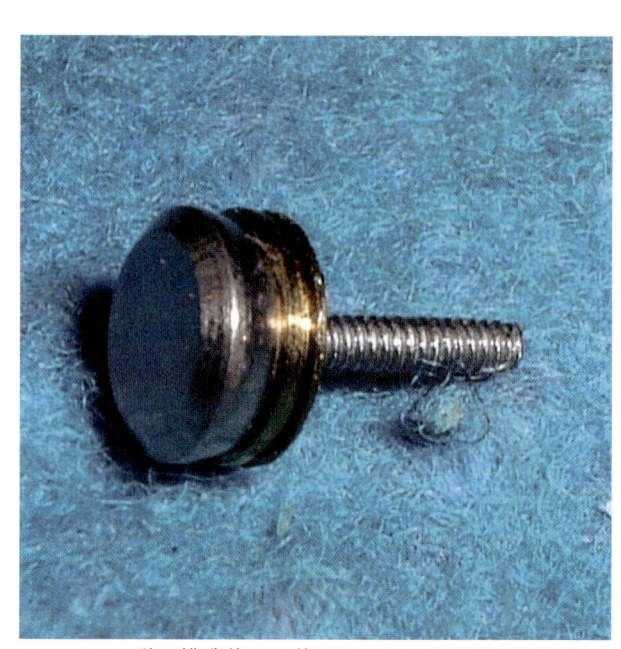

キーパーと磁石構造体が一体となったところ．これで維持歯の上につくるスペースの大きさがわかる．

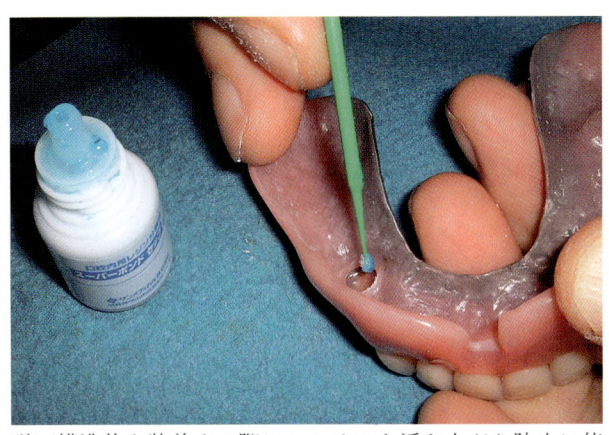

磁石構造体を装着する際にワセリンを浮き上がり防止に使用したが，スーパーボンドセップ(サンメディカル)でもいい．

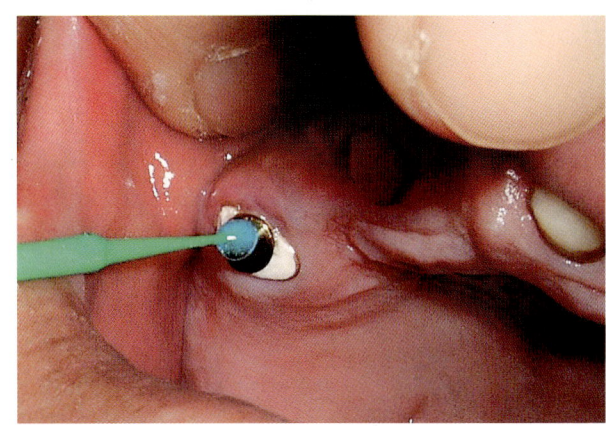

キーパーの脇にでている接着材料やキーパーのそばにも塗布しておく．

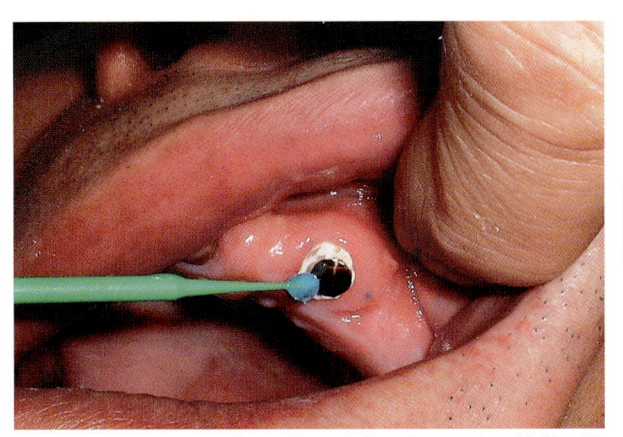

スーパーボンドセップは皮膜が非常に薄く，水で簡単に洗い流すことができる．

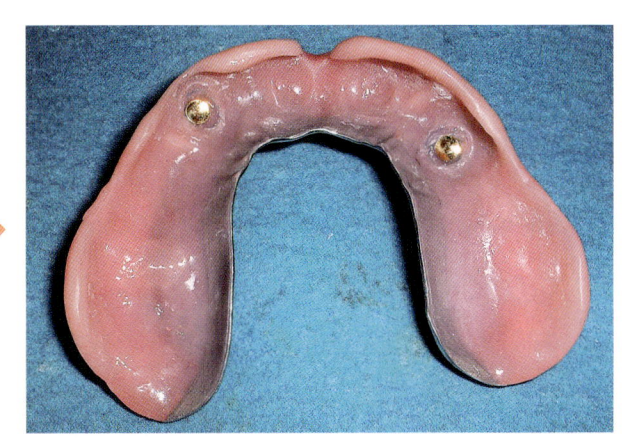

ドーム型のキーパーが義歯内面に装着された義歯粘膜面観．

column

リンガライズドオクルージョン

　総義歯の咬合は，古くはGysiが推奨したフルバランスドオクルージョンが臨床に多く用いられてきたが，臨床上の術式および調整に多くの時間がかかり，その煩雑さゆえ衰退してきた．それに代わってPayne, Gerber, Sosin, Pound, Levinらによって，リンガライズドオクルージョンが発案され，徐々に改良が加えられてきた．なかでも有名なのは，Poundで，1970年に現在行われているリンガライズドオクルージョンを発案した．

　彼の発案した咬合様式によって，比較的安易に咬合調整が行えるようになり，日常臨床においても十分に活用できるようになった．そして，Gerberが提唱したか顆頭の動きを，人工歯の咬合面に反映したコンダイロフォームの人工歯を使用する方法が編みだされた．このような人工歯を用いてリンガライズドオクルージョンを総義歯の咬合様式として咬合の付与を行うが，筆者はPoundが推奨するバイラテラルのバランスドオクルージョンを採用し，舌側に咬合圧が加わるように咬合調整を行う．その上，天然歯の約60％の頬舌径を有する人工歯咬合面形態を，人工歯に与えることで，義歯の動揺を抑えている．では，その咬合をシェーマで示す（図1～7）．

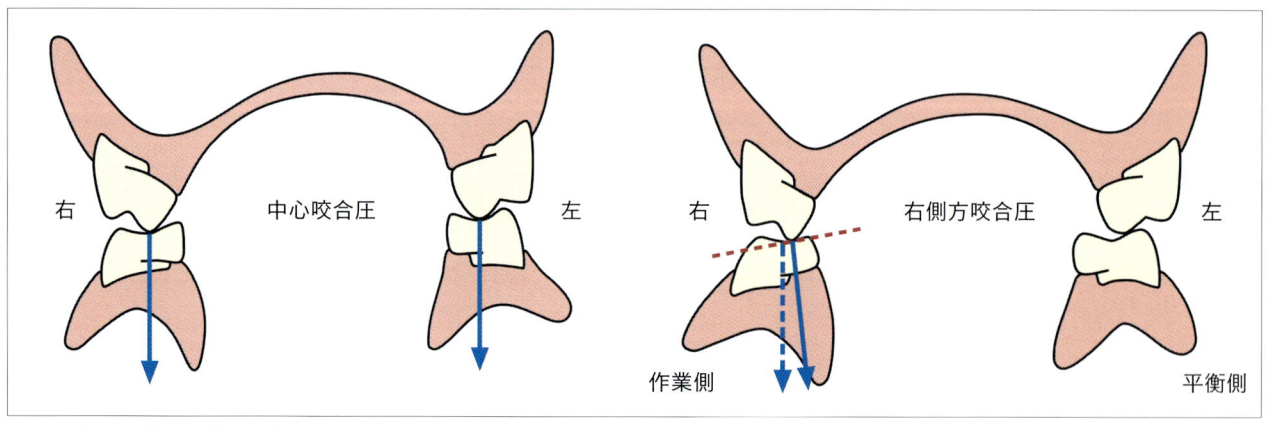

Poundのリンガライズドオクルージョン．

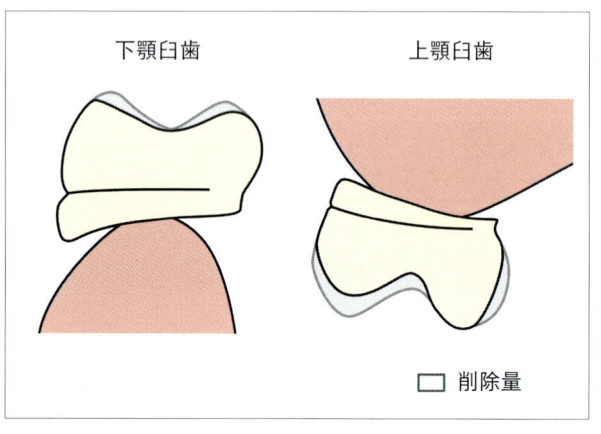

◀ Payne法の人工歯の歯冠修復法（Payne SH : A posterior set-up to meet individual requirement より）．

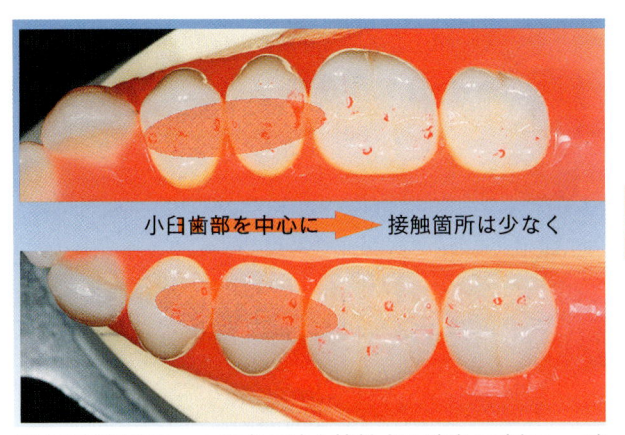

咬合面接触箇所．小臼歯の咬合接触点を確実に確保し，咬合重心位置が第二小臼歯の遠心で正中部に位置するようにする．

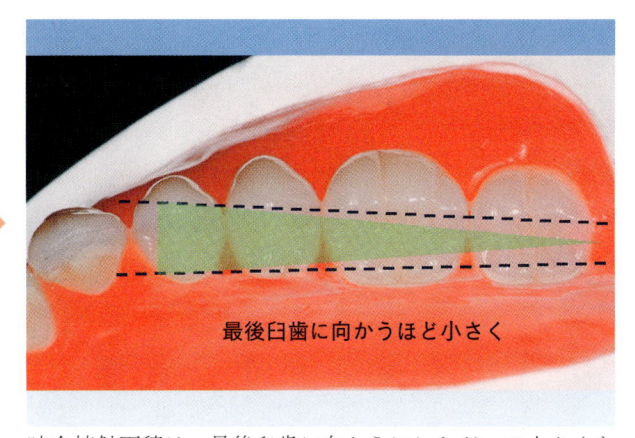

咬合接触面積は，最後臼歯に向かうにしたがって小さくなるように咬合調整を行い，人工歯の咬合面の頬舌径は天然歯の60％程度とする．

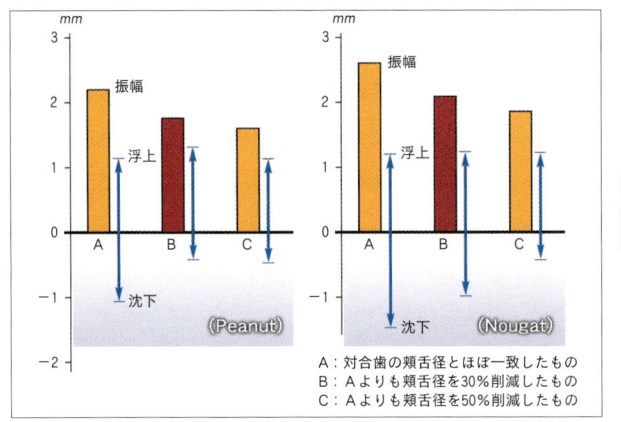

咬合面形態と義歯の移動量との関係．
　ピーナッツとヌガーを噛んだとき，頬舌径を30％削減した人工歯を持つ義歯は動揺が少なかった．

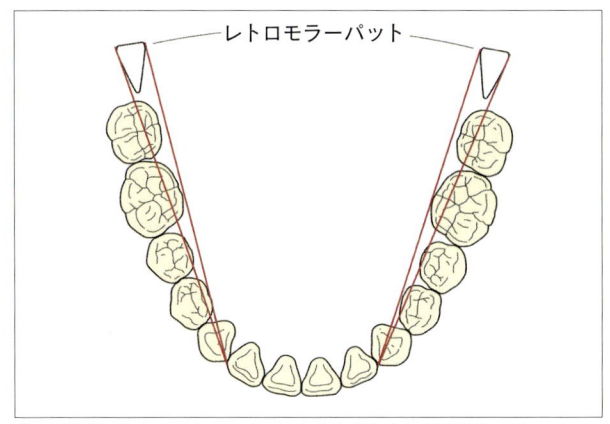

人工歯配列は，パウンドライン（赤線）内に配列する（Pound: Applying harmony in serecting and arranging teeth より）．

　人工歯の配列方法は，フレンジテクニックを用いてニュートラルゾーンを設定し，その間に人工歯を配列するのが正論であるが，その簡便法としてPoundが提唱したパウンドラインを用いて配列を行う．パウンドラインは，もともと天然歯があった位置に人工歯を配列する目的で引かれたラインである．
　ただし顎骨の吸収が過多の症例では，上顎人工歯の転回角を大きくして採用したり，下顎の中心窩があまりに大きく歯槽頂から外れてしまうケースでは，この方法が適するとは考えていないので，少し改良を加えたりして配列を行う．

リンガライズドオクルージョンの配列

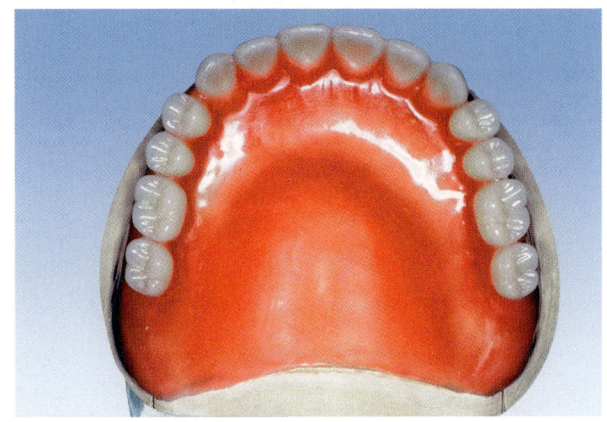

上顎総義歯の人工歯配列状態．歯槽頂の真上に機能咬頭がくるように配列されている．

181

column

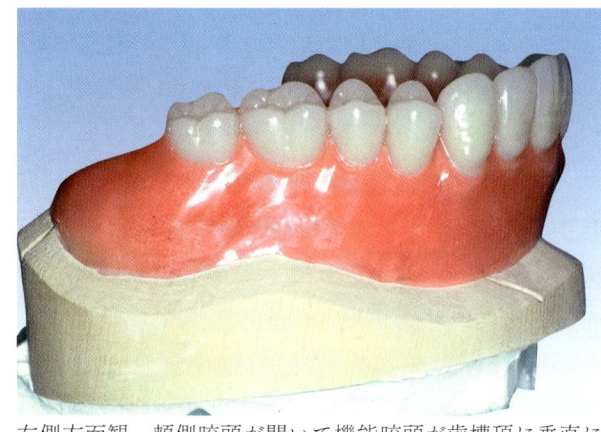

右側方面観．頬側咬頭が開いて機能咬頭が歯槽頂に垂直に配列されている．シュピーの湾曲，モンソンカーブも適正に付与されている．

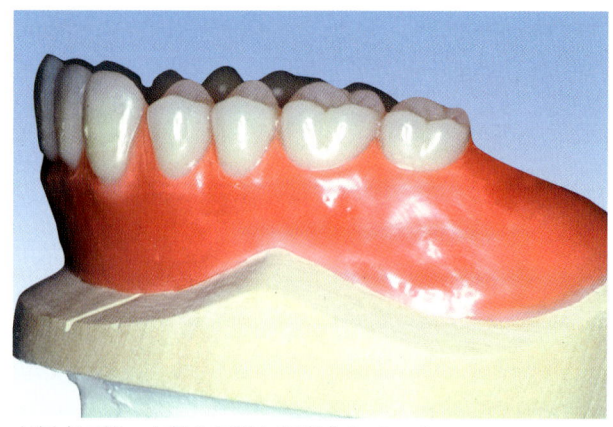

左側方面観．右側と同様に配列されている．

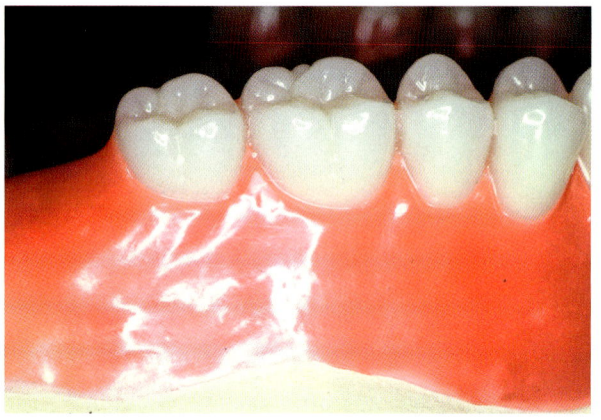

左側方面観の拡大．シュピーの湾曲やモンソンカーブが確実に付与されている状態がよくわかる．

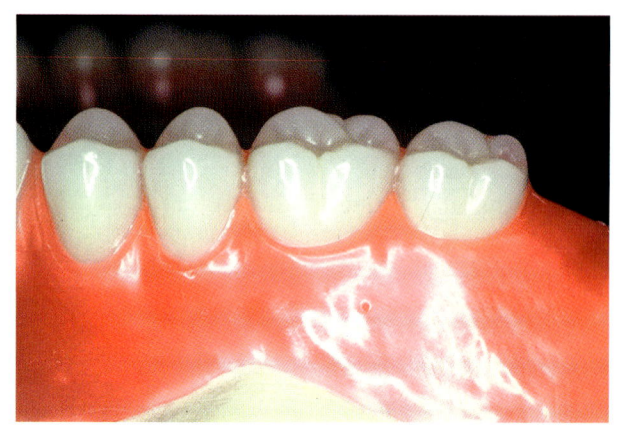

右側方面観．左側と同様．

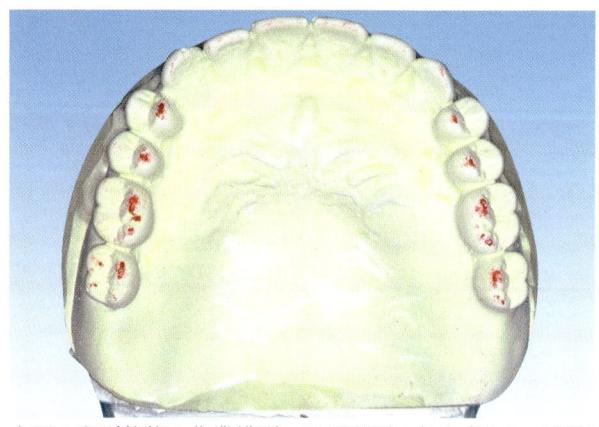

上顎の配列状態の作業模型．下顎配列の対合歯として使用する．

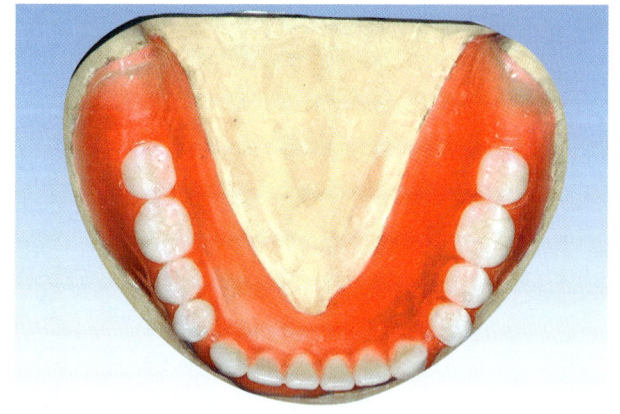

下顎咬合面観．パウンドライン内に配列する．

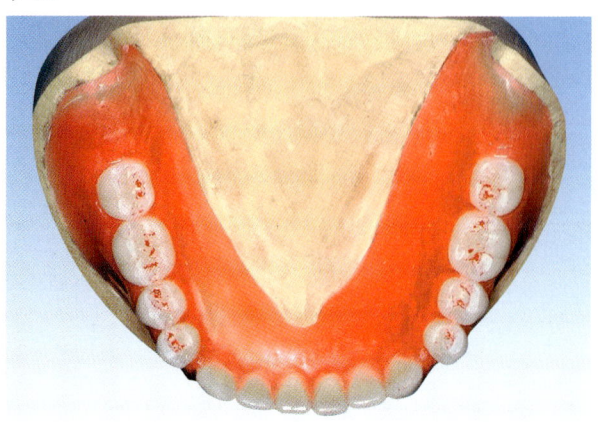

◀配列時の咬合接触関係．舌側に咬合接触位置が寄っていることが確認できる．

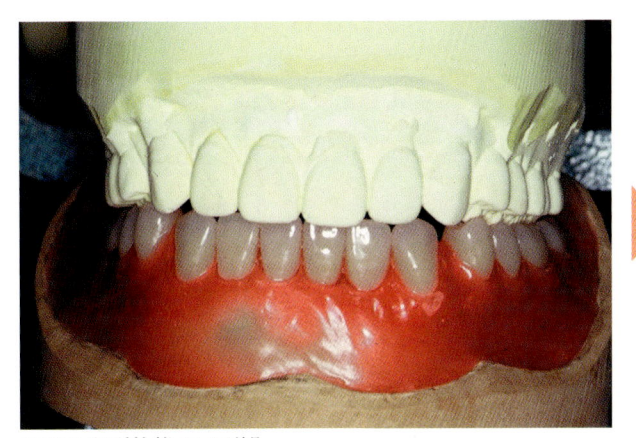

下顎の配列状態の正面観.

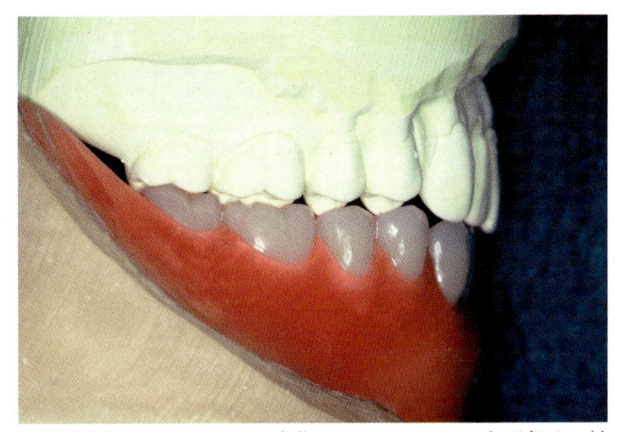

右側方面観．シュピーの湾曲やモンソンカーブが適正に付与されていることが確認できる．

▶重合終了時の咬合面観．

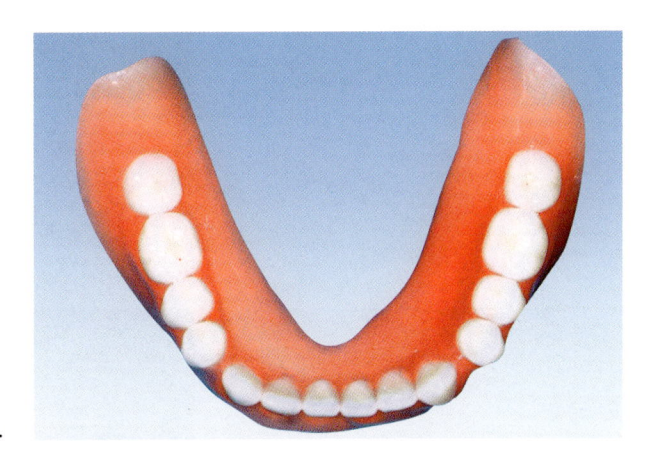

▶義歯装着時の正面観．咬合器上とほとんど変化していない．

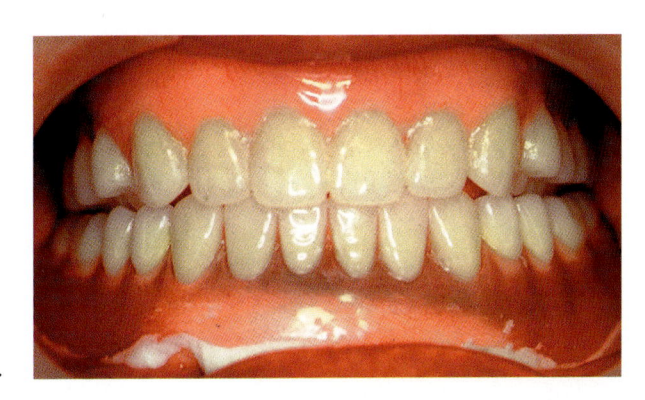

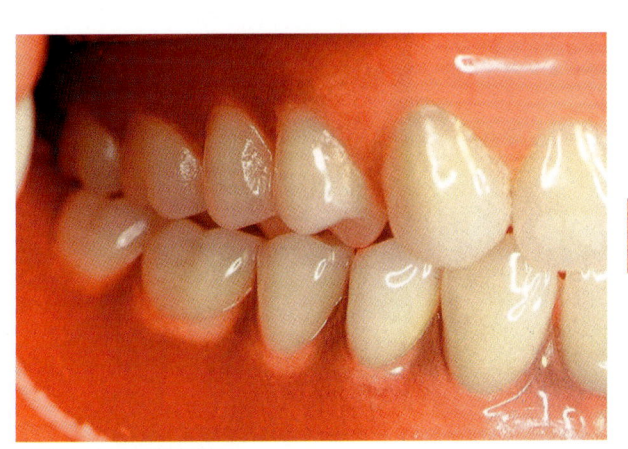

口腔内での右側方面観．

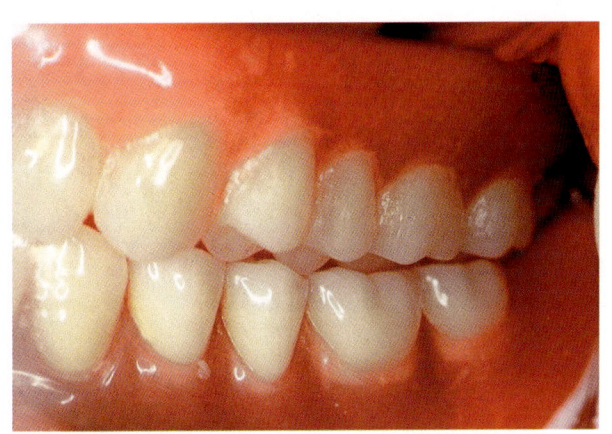

左側方面観．

183

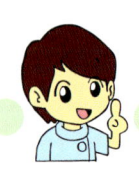

chapter 2 部分床義歯の製作法と注意点

磁性アタッチメントのキーパーの設置方法

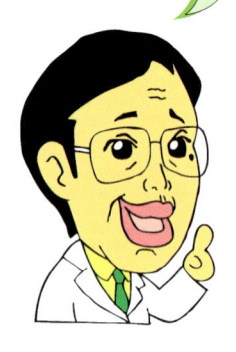

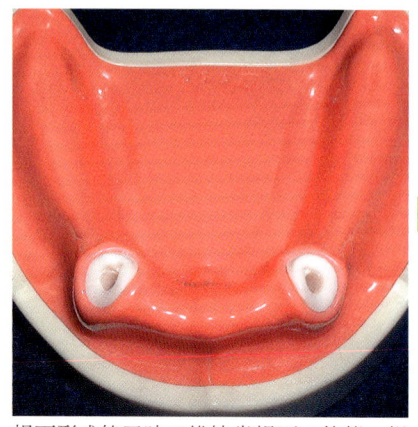

根面形成終了時の維持歯根面の状態．根面の高さは歯肉縁ぎりぎりか，または1mm程度の高さとする．この上にワックスアップして根面板を製作するため，根面板の基底面の高さはどうしても2～3mmになってしまうからである．

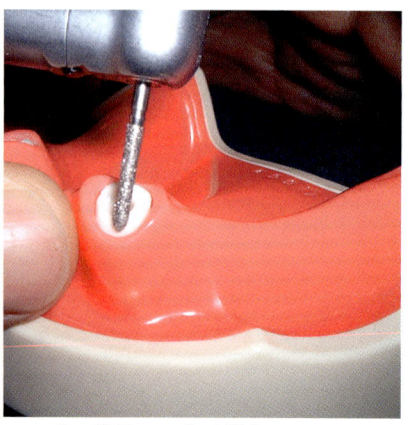

マージン部は，できる限りシャンファータイプにして金属の厚みを確保できるようにする．

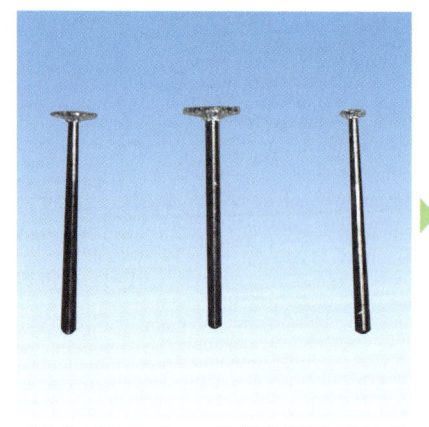

できればキーパーの分だけ根面に掘り込みたいので，キーパーの形態に類似したバーを使用して形成する．

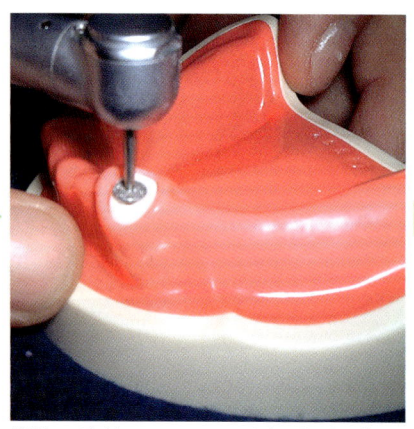

歯軸に垂直にキーパーの厚み分だけ掘りこんで，根面板の高さを低くする工夫をする．

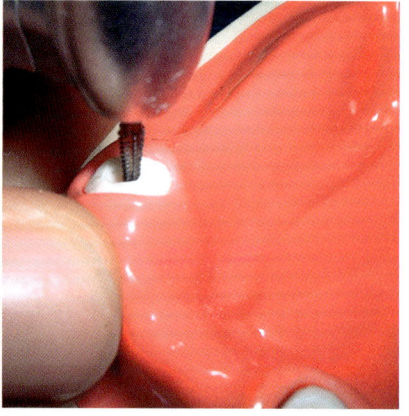

根面維持部は，根の長さの2/3～1/2程度とする．そして必ず回転防止部分を製作しておく．

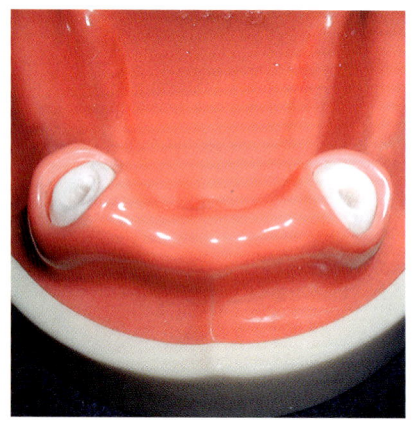

キーパーの設置部分と，回転防止を付した形成面．

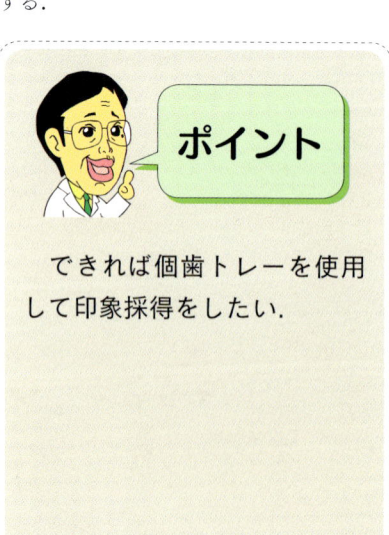

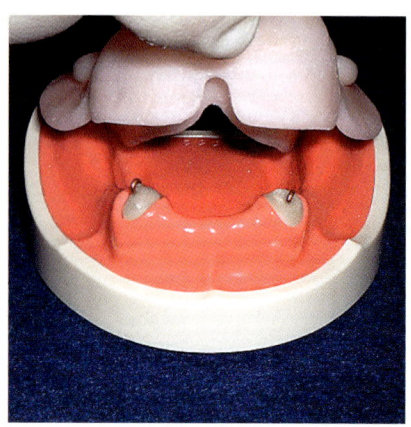

ポイント
できれば個歯トレーを使用して印象採得をしたい．

図7　印象採得はできる限り，個歯トレーと個人トレーを使用したい．内外側性の鋳造物の鋳造変形は多いので，できる限り印象採得時のエラーは避けておきたい．

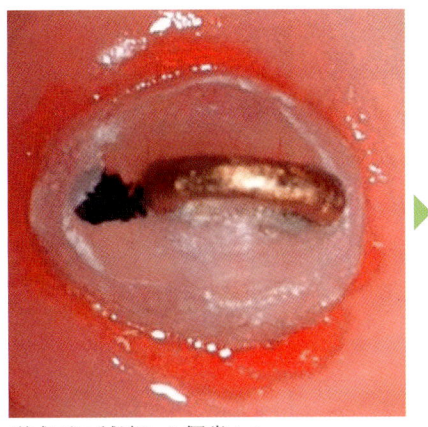

形成面に試適した個歯トレー.

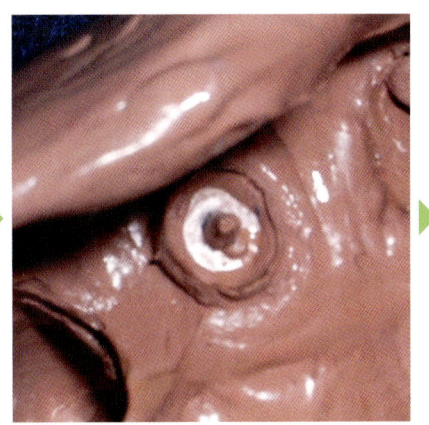

印象採得された根面形成部分.

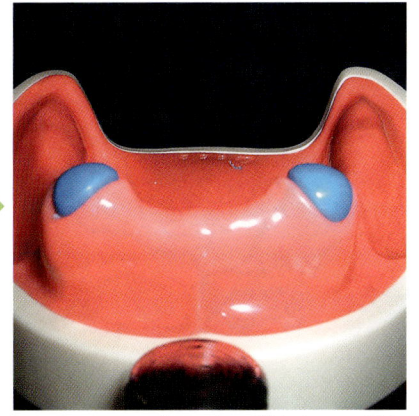

ワックスアップはできる限りドーム型にしておきたい．これにより義歯の動揺を維持歯に伝達したり，維持歯の根面板の側面で抵抗しなくてよいと考えられる．

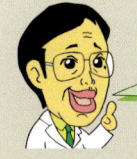

ポイント

ワックスアップ時
- **根面板形状をドーム型に．**
  サベーヤーにつけたワックスナイフで台座を咬合平面，または着脱方向と垂直に設定．
- **できるだけ高さを低く．**
  歯周組織に問題がなければ，歯肉縁上2mm程度の高さに設定する．

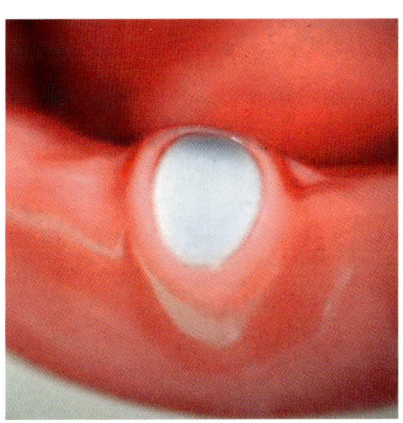

ワックスアップ終了の形．

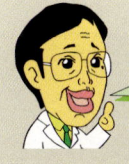

ポイント

歯周組織に大きな問題がない場合には，根面板の高さを2～3mm程度にすることが可能である．
また軸壁にテーパーを持たせることで把持力を発揮させてもよい．

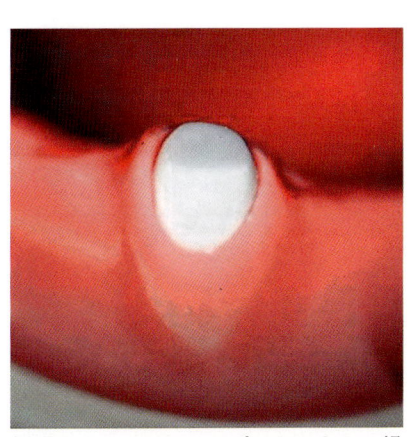

側面をスクエアータイプにしてもよい場合は，歯周組織にあまり病変がなければ（歯槽骨の吸収が少ない）根面板の高さを2～3mm程度の高さにすることができる．

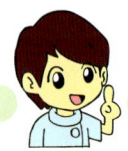

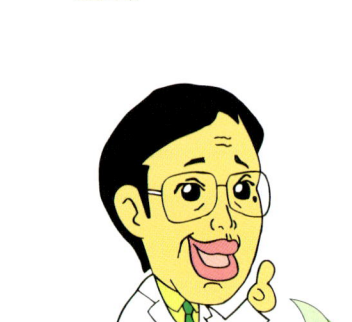

chapter 2 部分床義歯の製作法と注意点

なぜサベイヤーが必要か？

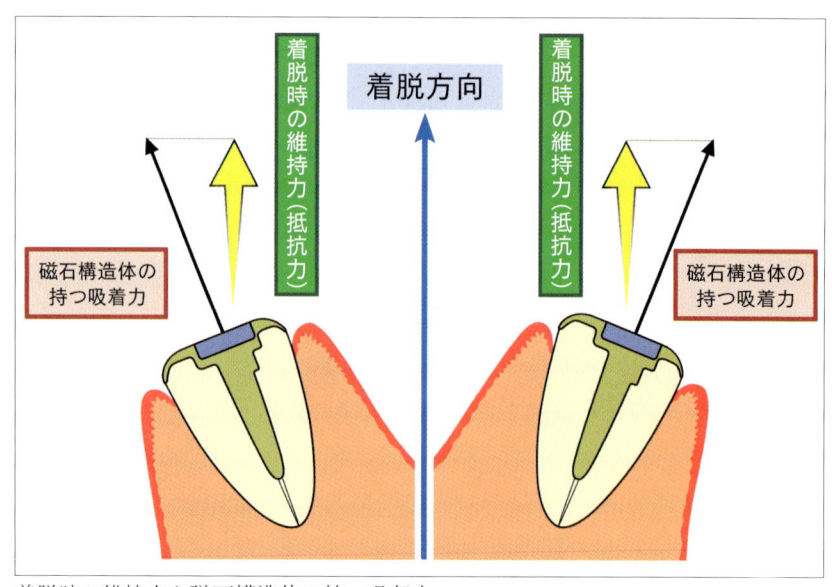

着脱方向

着脱時の維持力（抵抗力）

磁石構造体の持つ吸着力

着脱時の維持力と磁石構造体の持つ吸収力．

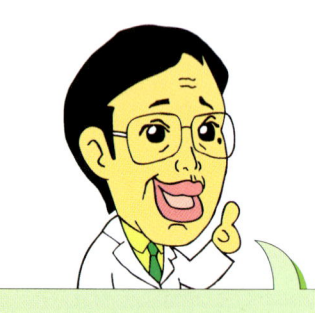

従来型のキーパー設置法

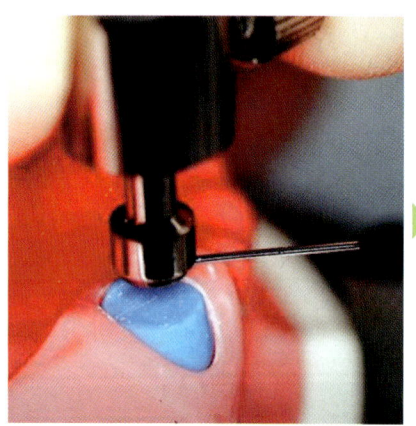

サベイヤーに装着したキーパーセッターにキーパーを吸着させ，着脱方向（キーパーにの吸着面に垂直）にワックスアップされた根面に装備する．

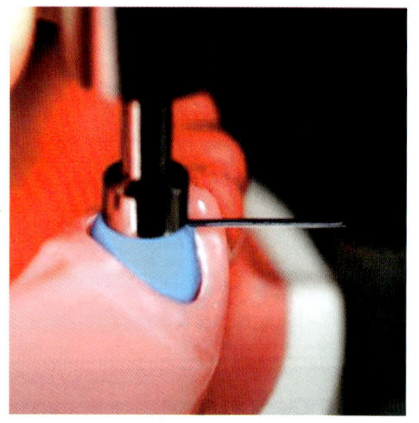

ワックスアップされた根面板のキーパー設置の台座までキーパーセッターを下ろしていく．

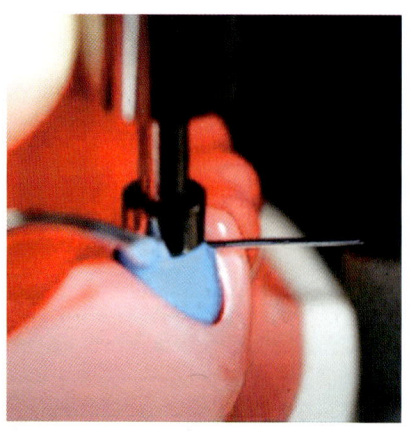

まわりのワックス部をインスツルメントで温めてキーパーを台座に設置する．

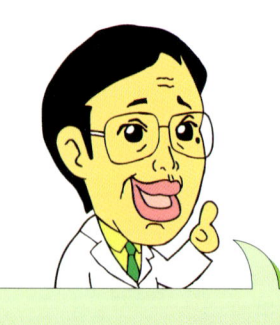

DB法でのキーパー設置法

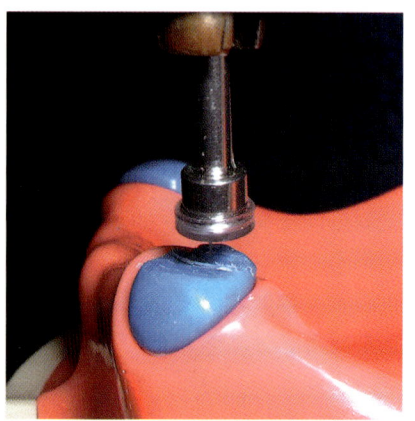

キーパーのDB法の場合には，スペーサーにキーパーを挿入した部分をキーパーセッターに吸着させる．

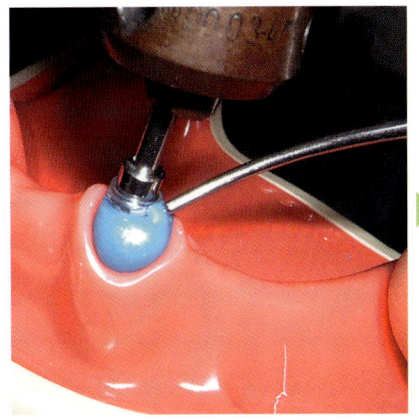

インスツルメントを温めてワックスを溶かしながら，キーパーセッターを下ろしていく．

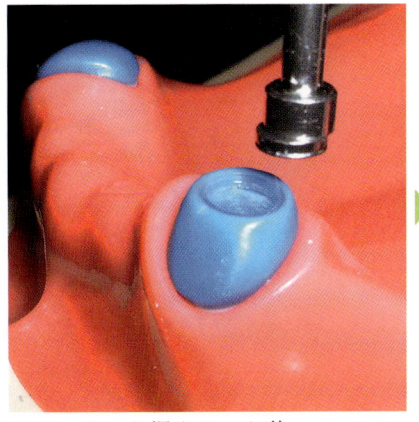

スペーサーを埋入させた後，キーパーセッターを上げると，スペーサーのみワックス内に埋入させることができる．

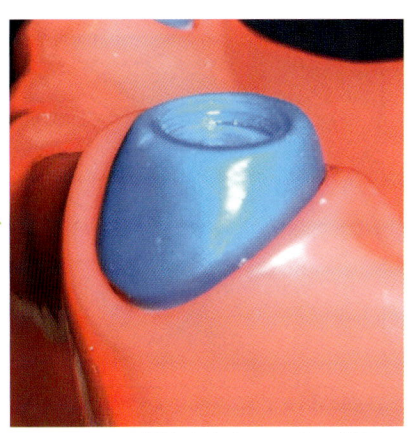

スペーサーが埋入されたワックス根面．

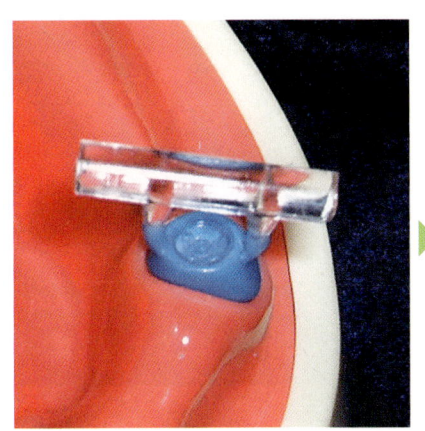

スプルーイング終了．

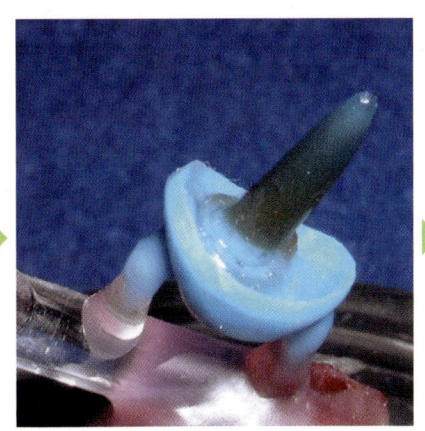

この状態で埋没する．

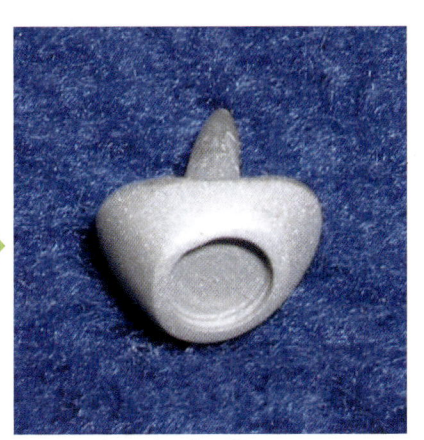

キャスト終了時の根面板．

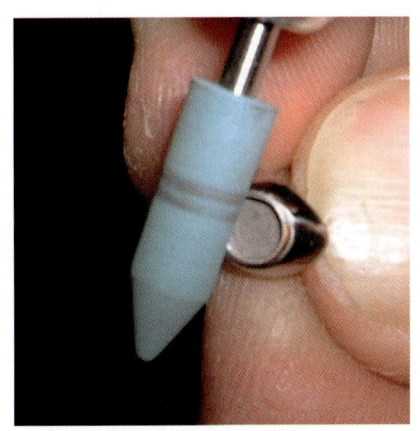

根面板のまわりの部分のみ研磨をする．

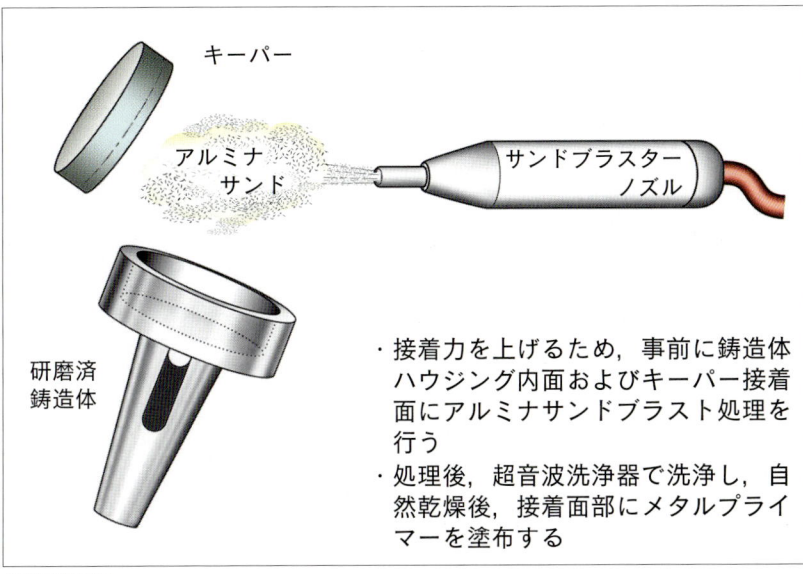

接着前処理．

キーパー

アルミナサンド

サンドブラスターノズル

研磨済鋳造体

・接着力を上げるため，事前に鋳造体ハウジング内面およびキーパー接着面にアルミナサンドブラスト処理を行う
・処理後，超音波洗浄器で洗浄し，自然乾燥後，接着面部にメタルプライマーを塗布する

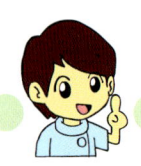

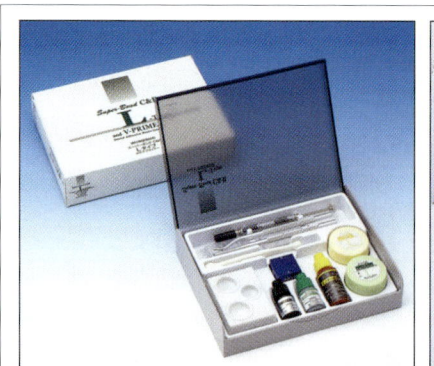

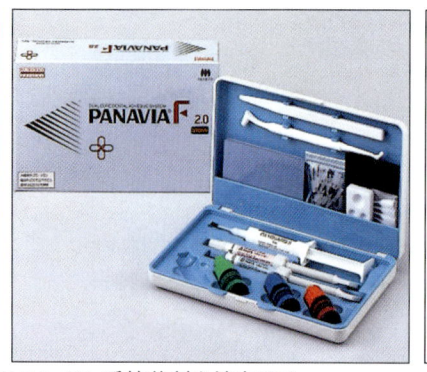

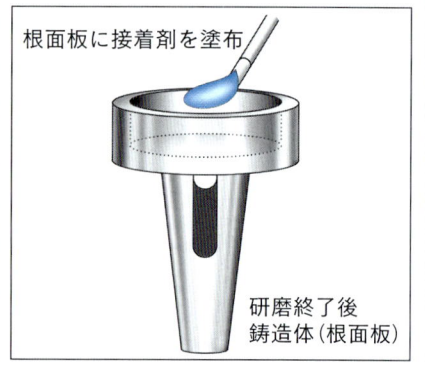

chapter 2 部分床義歯の製作法と注意点

研磨し終えた根面板のハウジングスペースにレジン系接着剤を塗布する

根面板に接着剤を塗布．スーパーボンド C&B（サンメディカル），パナビア F2.0（クラレメディカル）．

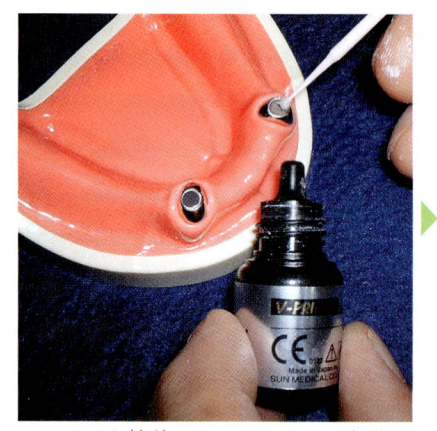

根面板に接着剤を塗布

研磨終了後鋳造体（根面板）

キーパーを接着させるためにその部分にメタルプライマーで処理をする（V-プライマー，サンメディカル）．

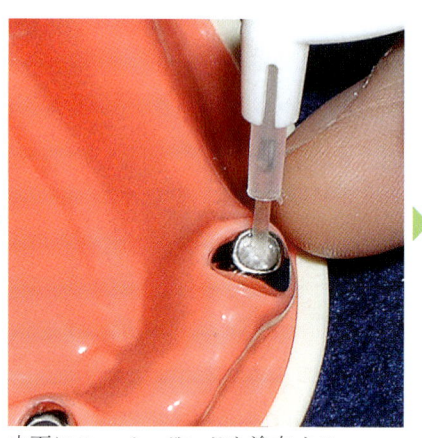

内面にスーパーボンドを塗布する．

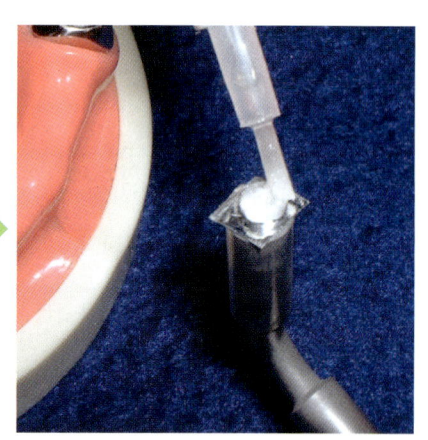

接着するキーパーの内面にもスーパーボンドを塗布するが，キーパーの吸着面にビニールテープを張って余剰の接着剤がまわりこまないようにする．

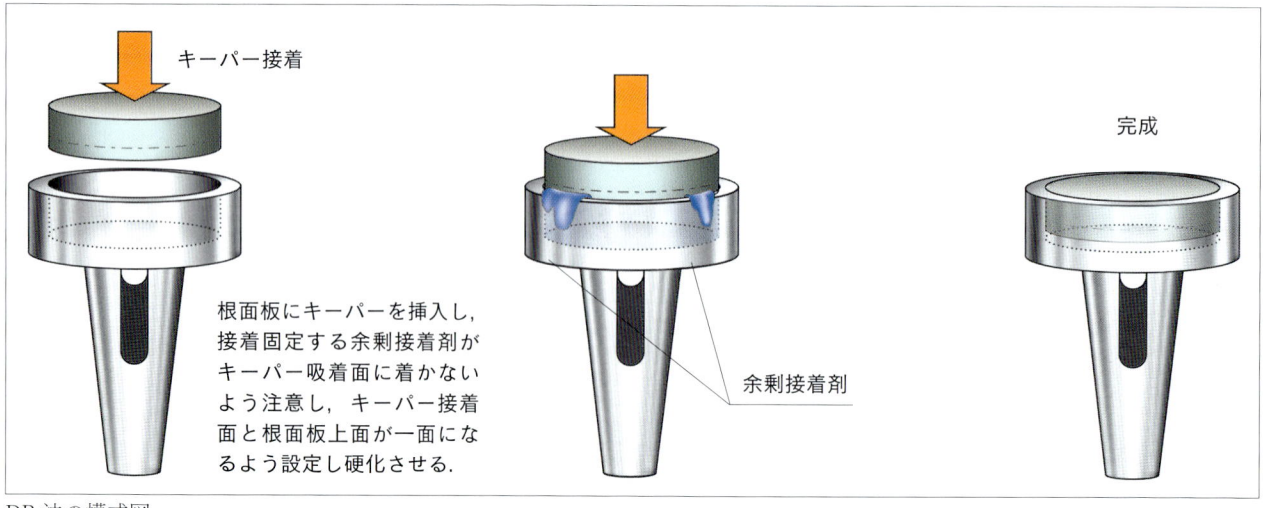

キーパー接着

根面板にキーパーを挿入し，接着固定する余剰接着剤がキーパー吸着面に着かないよう注意し，キーパー接着面と根面板上面が一面になるよう設定し硬化させる．

余剰接着剤

完成

DB 法の模式図．

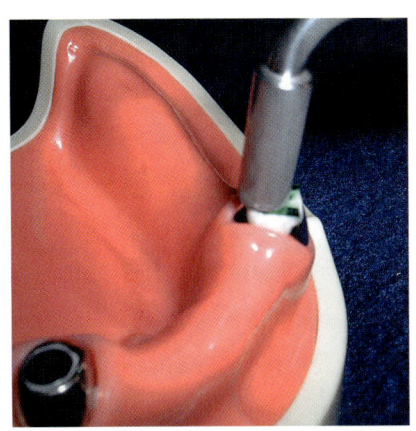

キーパーキャリアーにキーパーを吸着させ台座に接着する．

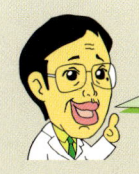

ポイント

・キーパー表面に接着性レジンがオーバーフローしてしまったら？
・オーバーフローした接着剤の除去中にキーパー表面を傷つけてしまったら？

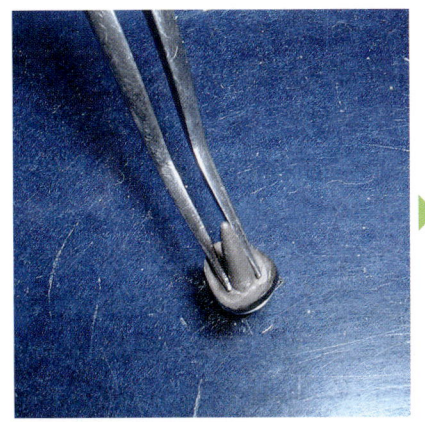

ガラス練板のような平面の上でキーパーの位置が狂わないように硬化終了まで保持する．

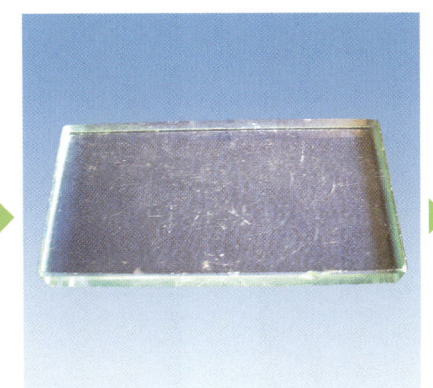

ガラス練板．

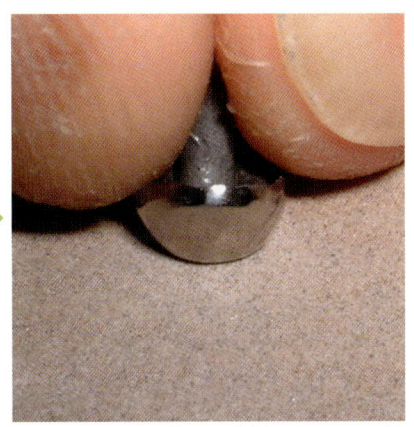

キーパー面を研磨する際には，ガラス練板の上に置いたサンドペーパー上で行う．

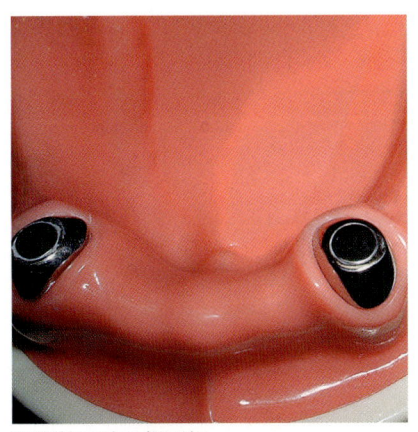

設置終了時の根面板．

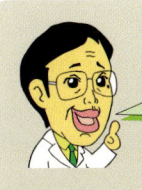

ポイント

滑沢な平面の上に敷いたエメリーペーパーでていねいに研磨しても拡大してみると，どうしてもキーパー表面は均一な平面が保たれていないことがある．

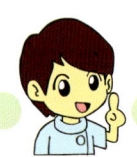

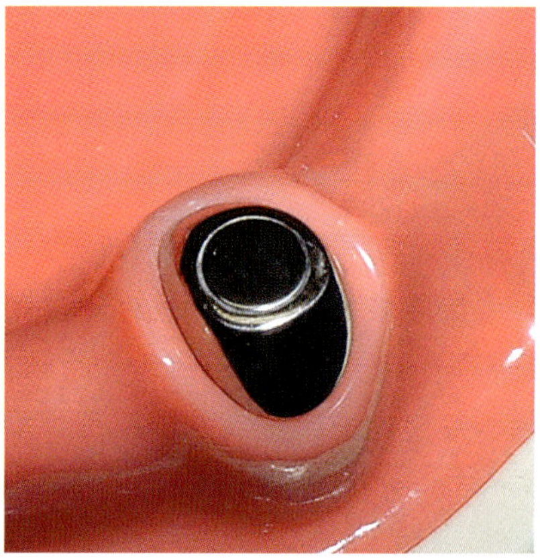

chapter 2 部分床義歯の製作法と注意点

確実な平面が得られた．

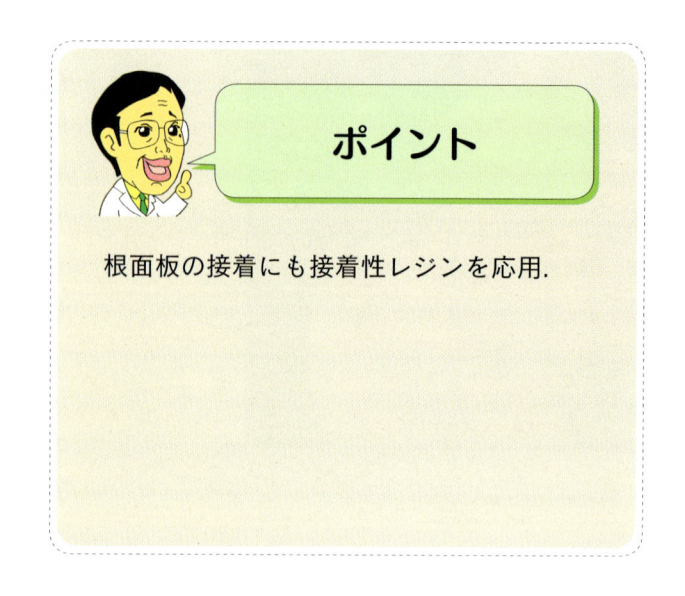

ポイント

根面板の接着にも接着性レジンを応用．

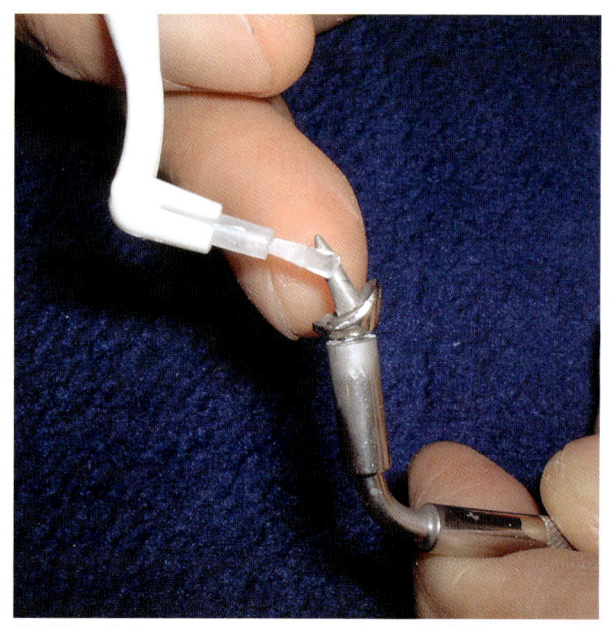

根面板の装着は，スーパーボンドなどの接着性レジンを使用する．メタルプライミングなどはキーパーと同様である．

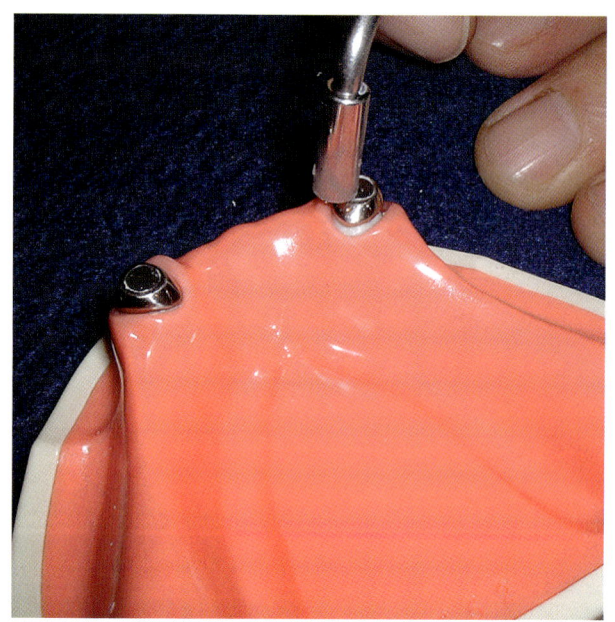

口腔内装着時にもキーパーキャリアーを使用するとよい．

キーパーとサベイヤー

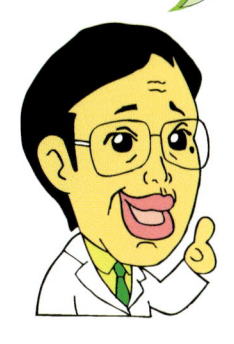

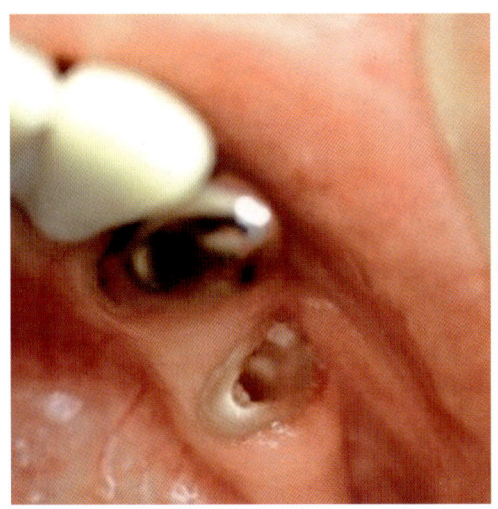

根面板用の形成終了.

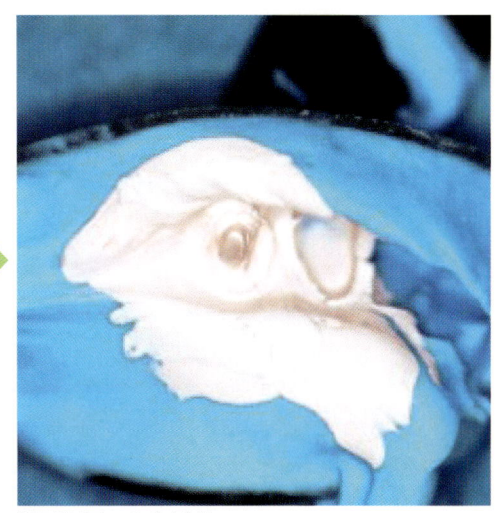

根面板用の印象採得.

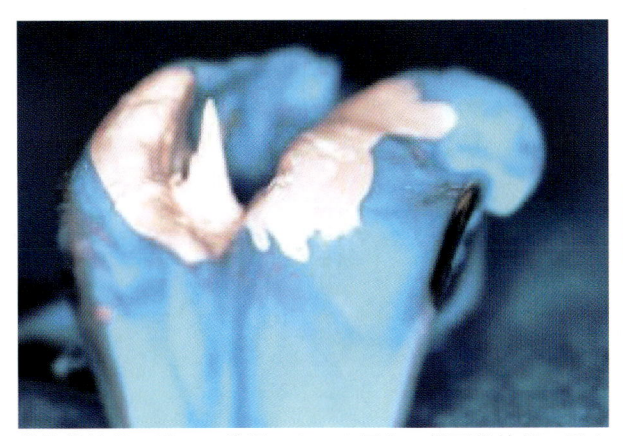

根管維持部の長さが確認できると思う．根面維持部の長さは，根管長の約2/3程度とする．

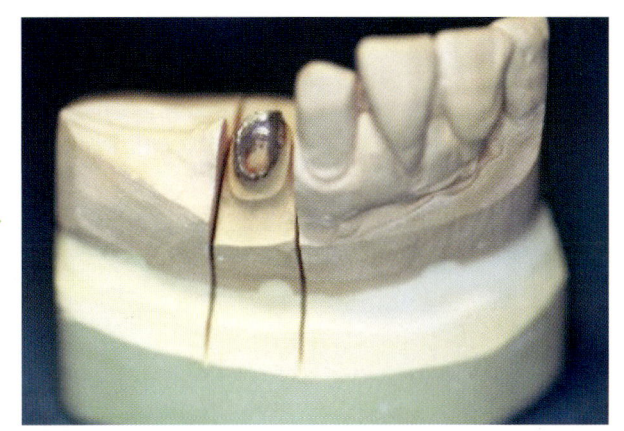

作業模型.

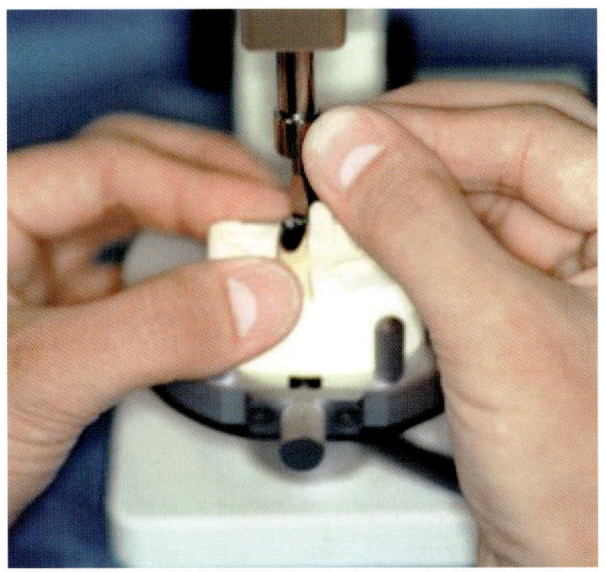

ワックスアップ後にサベイヤーに装着する．キーパーを装備する台座に，ナイフで着脱方向に垂直の位置決めを行う．

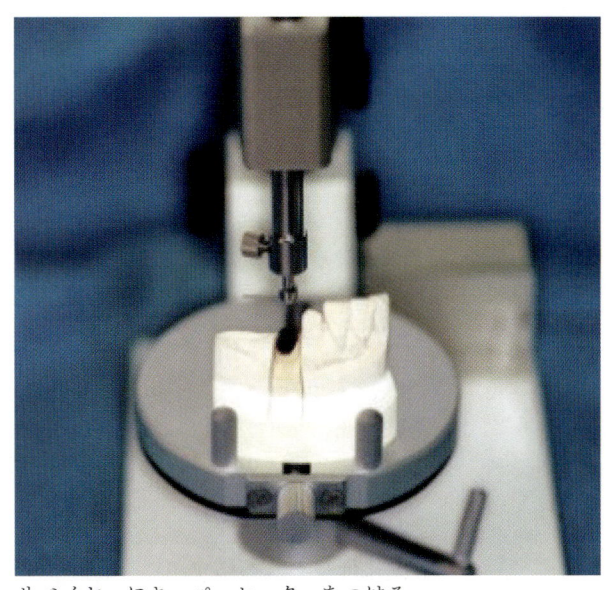

サベイヤーにキーパーセッターをつける.

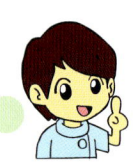

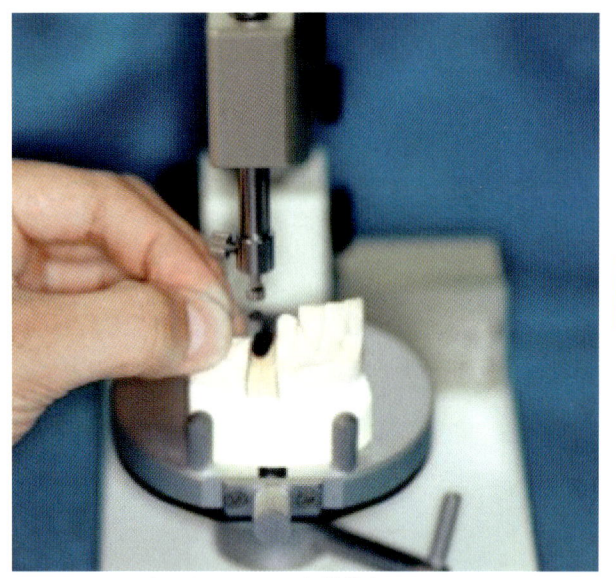

chapter 2 部分床義歯の製作法と注意点

キーパーセッターにキーパーを吸着させる．

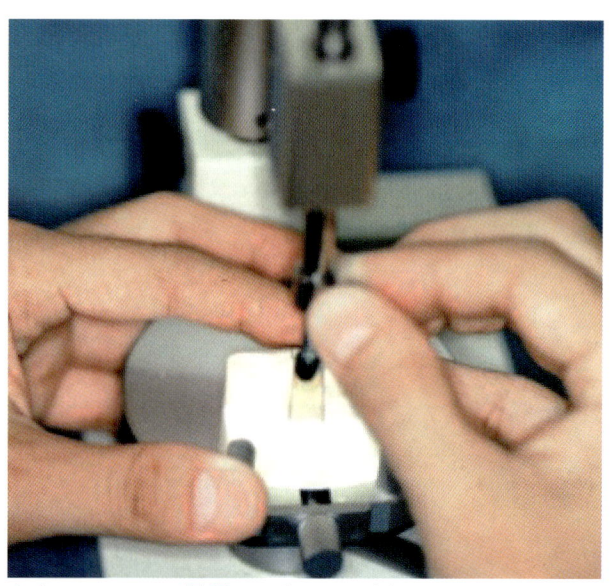

台座にキーパーが隙間なく乗るかを確認する．

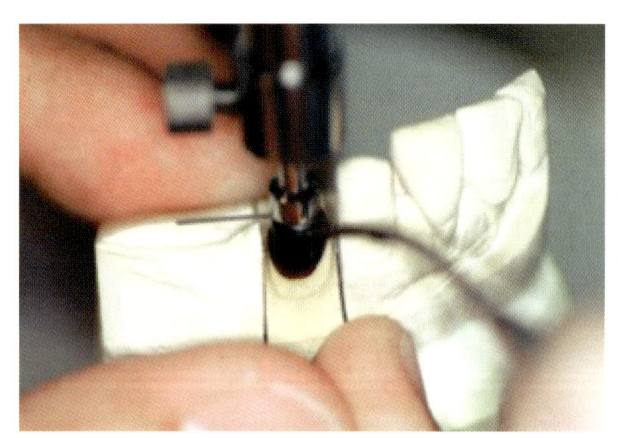

台座にキーパーセッターを近づけていき，キーパーを少し温める．

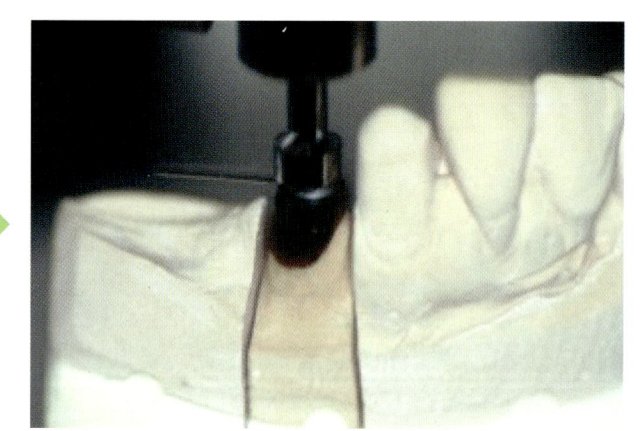

ワックス内に温めたキーパーを押し込んでいく．

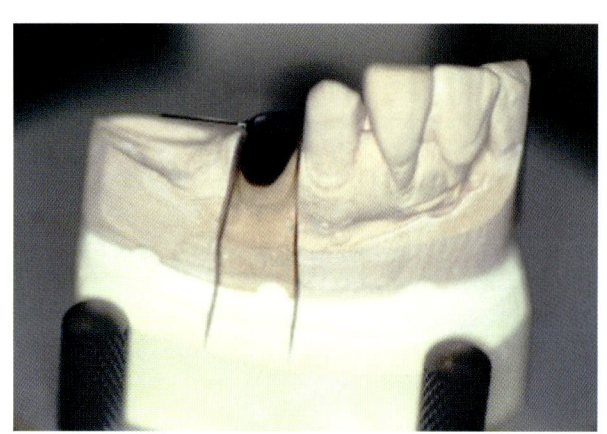

キーパーを装備した根面板のワックスアップ終了．この際，維持棒は削除せずつけたまま埋没操作を行う．

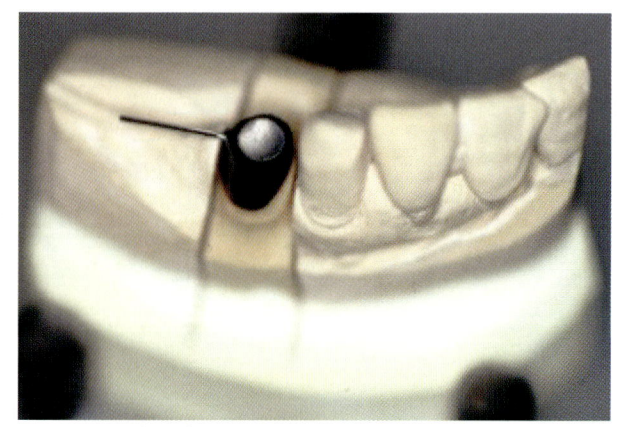

パターンの真ん中にキーパーが装備されていることを確認する．これによってキーパーを金属の鋳造収縮によってしっかり固定することができる．

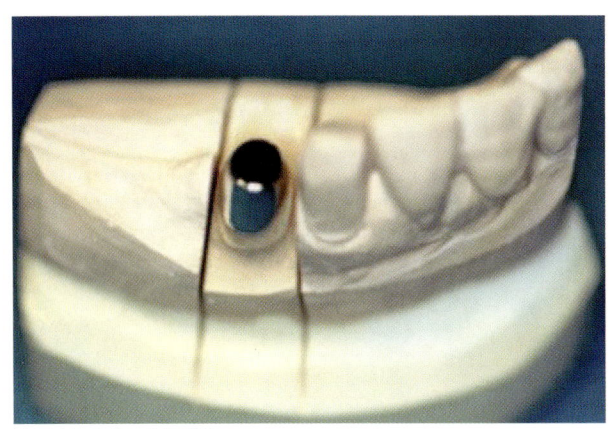

鋳造終了時の根面板.

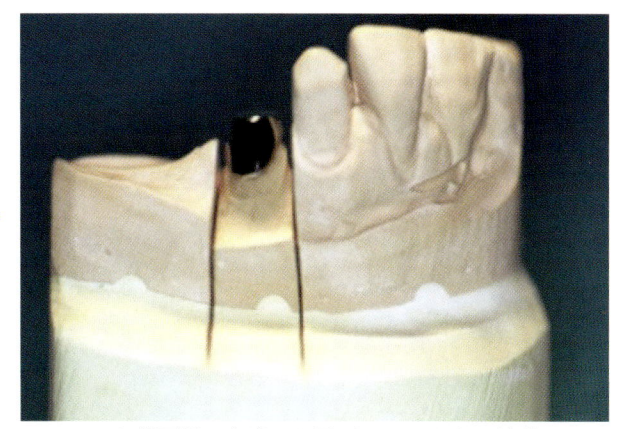

キーパーが根面板の台座から飛びでていたり，湾曲していないことを確認する．

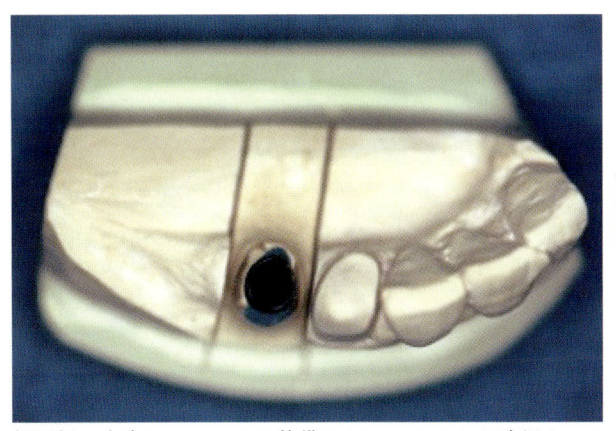

根面板の中央にキーパーが装備されていることを確認する．

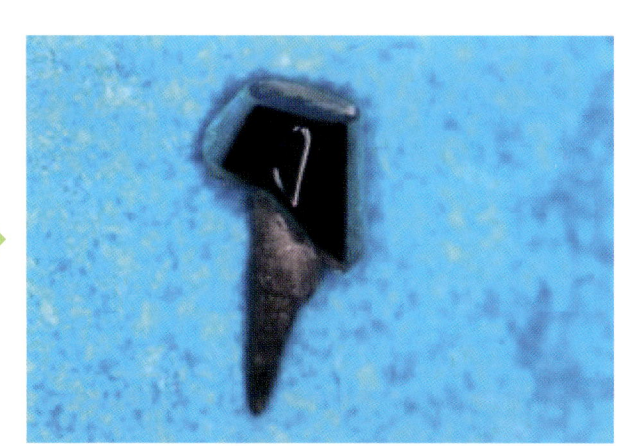

装着前の根面板．接着性レジンで装着するため，金属プライマー（Vプライマー，サンメディカル）で処理を行う．

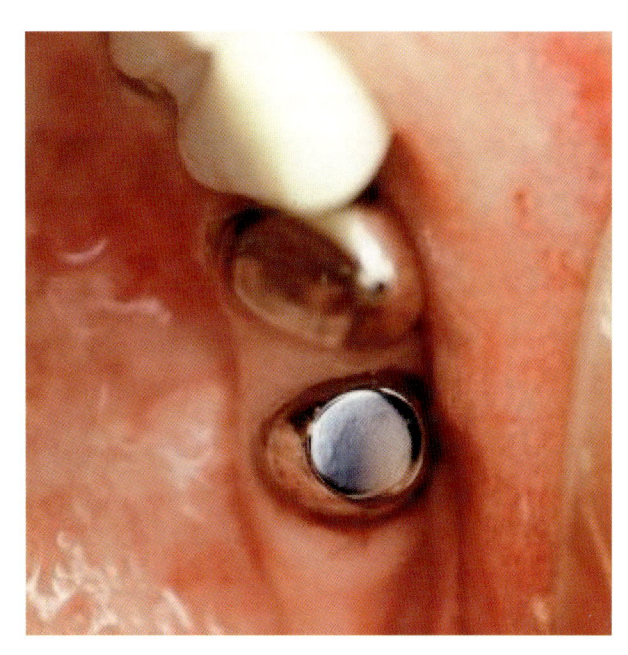

▶口腔内維持歯の装着された根面板．

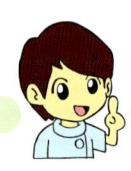

chapter 2 部分床義歯の製作法と注意点

コーヌスクローネンテレスコーピックデンチャーの長期予後

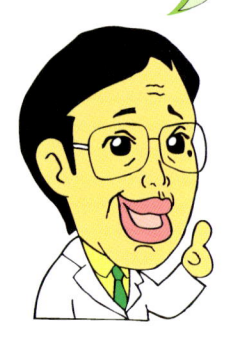

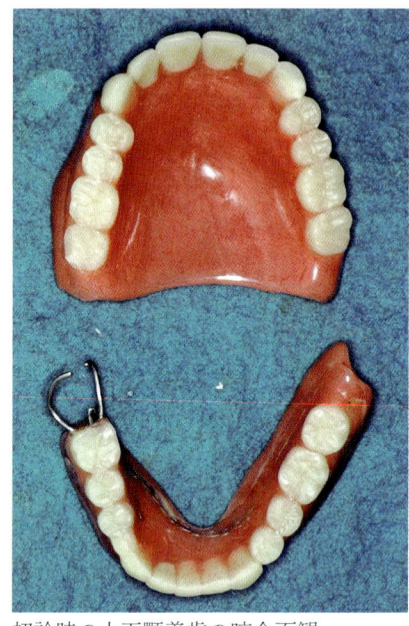

初診時の上下顎義歯の咬合面観．
初診時(25年前)の主訴は咬合時の疼痛であった．床の幅に対して人工歯の頰舌径が大きいのが確認できる．このため義歯の動揺が大きくなり，疼痛の原因となっている．

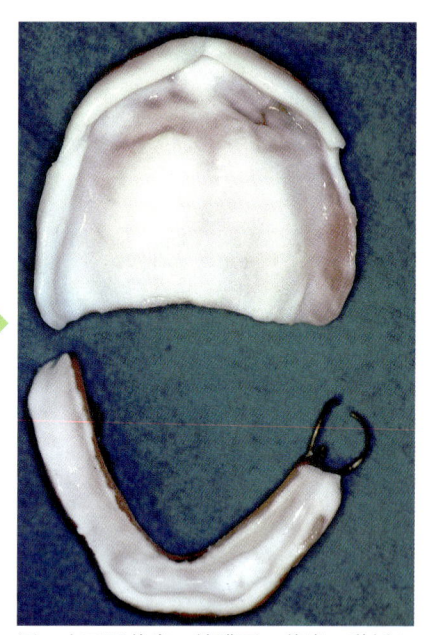

同，上下顎義歯の粘膜面．義歯の動揺が大きかったので，粘膜調整材で粘膜調整を行った．粘膜調整材の厚みに差がでているのが確認できる．

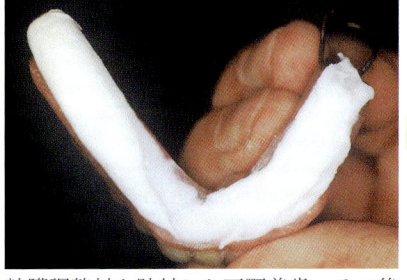

粘膜調整材を貼付した下顎義歯．その後に中心咬合位で保持する．

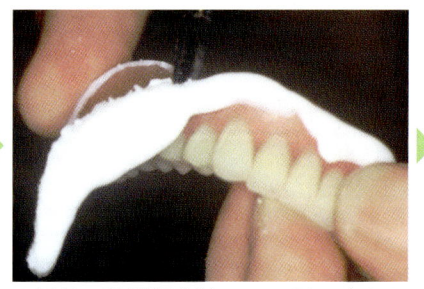

1回目の粘膜調整時には，元の床からオーバーフローした粘膜調整材は削除しておく．

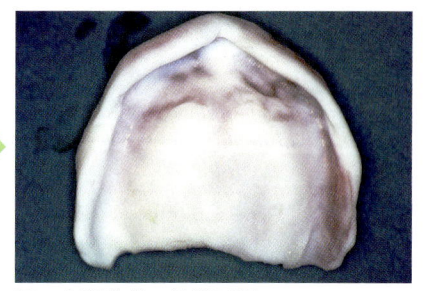

同，上顎義歯の粘膜面観．

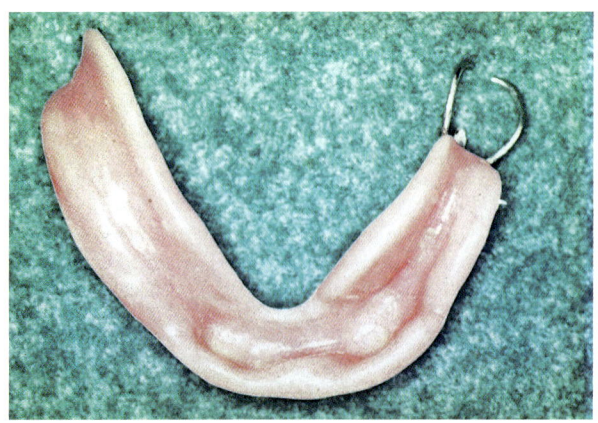

下顎義歯の粘膜面観．1回目で粘膜部の傷が癒えたため，2回目は粘膜調整材の種類をよりダイナミックインプレッションに適した硬化しづらい種類に変えた．

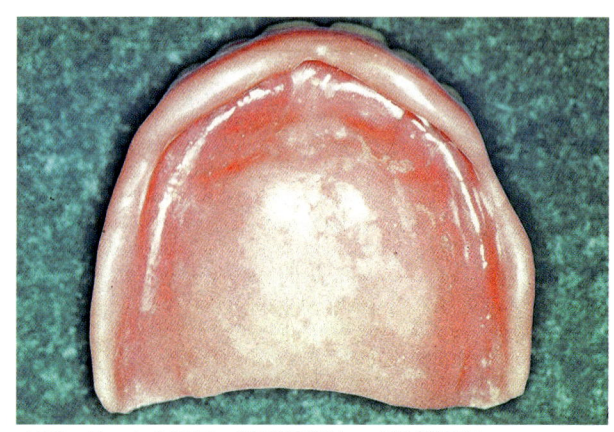

次週に行った2回目の粘膜調整時の床粘膜面観．

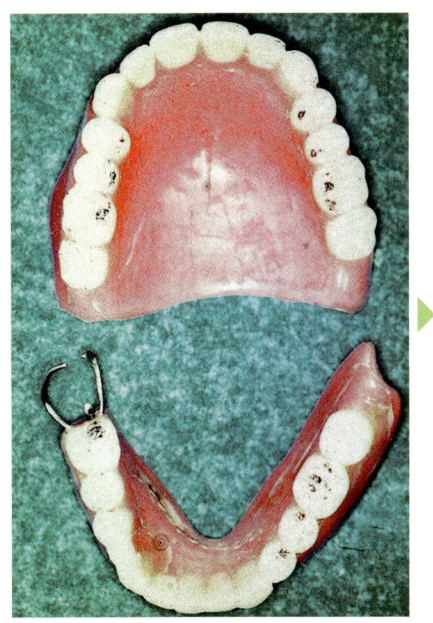

咬合調整も確実に行っておく．

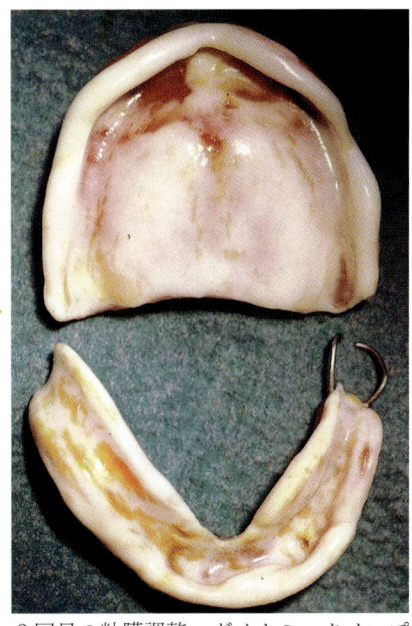

3回目の粘膜調整，ダイナミックインプレッション後の上下顎義歯の粘膜面．

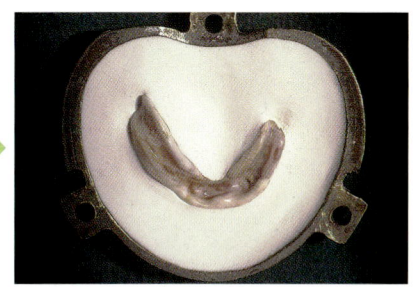

間接リベースを行うため，フラスコ埋没を行う．

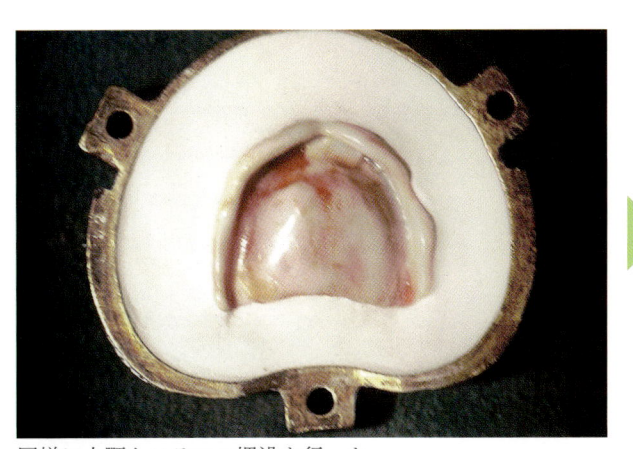

同様に上顎もフラスコ埋没を行った．

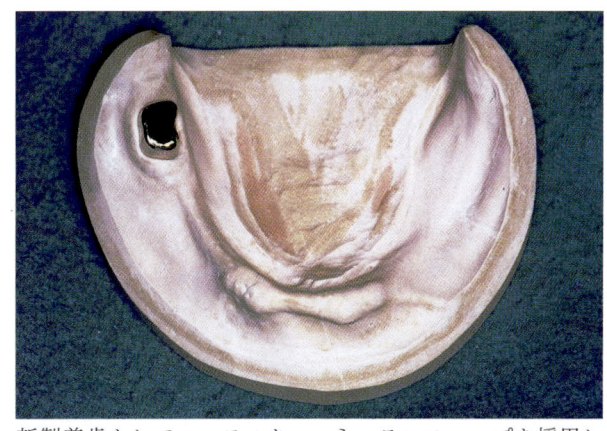

新製義歯としてコーヌスクローネンテレスコープを採用した．咬合平面の確実な整備に際してコーヌスが有用であったためである．

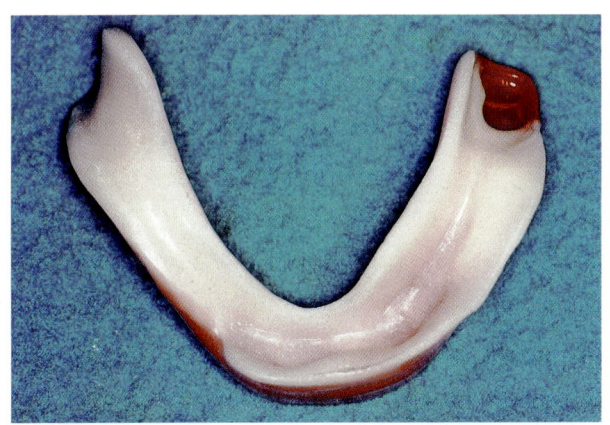

義歯製作のための咬合採得用咬合床の粘膜面である．内冠部にはパラピットで外冠のスペースを確保した咬合床を製作した．

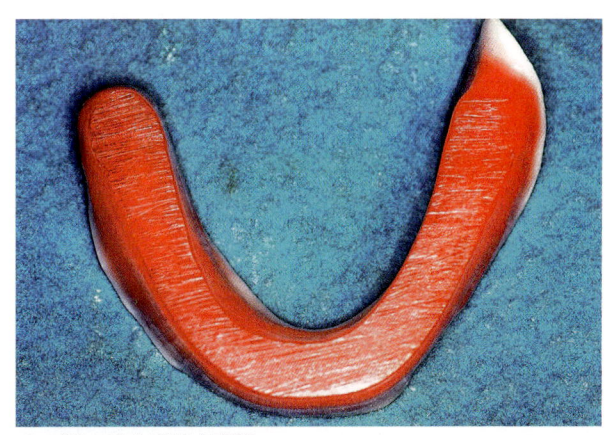

その際の咬合床咬合面観．

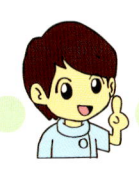

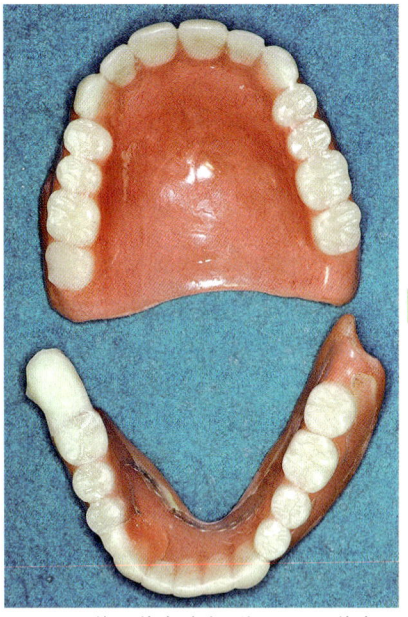

chapter 2 部分床義歯の製作法と注意点

リベース後の義歯咬合面観．下顎義歯の維持装置は，テンポラリークラウンを利用して義歯に装備させた．

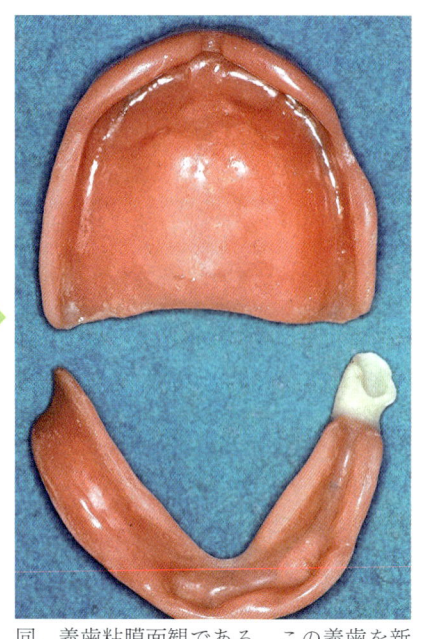

同，義歯粘膜面観である．この義歯を新製義歯ができるまでの仮義歯として使用する．

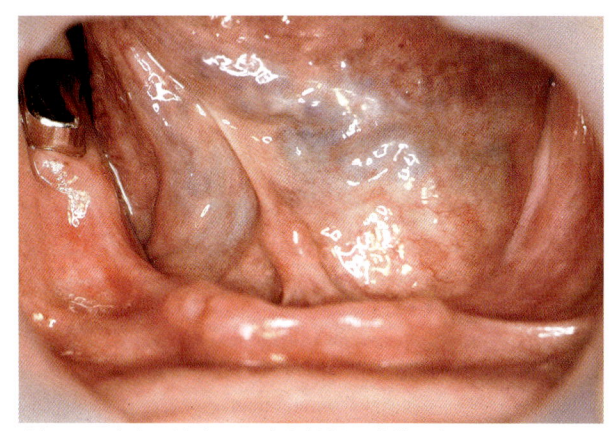

内冠を口腔内に試適して咬合採得の準備を行う．

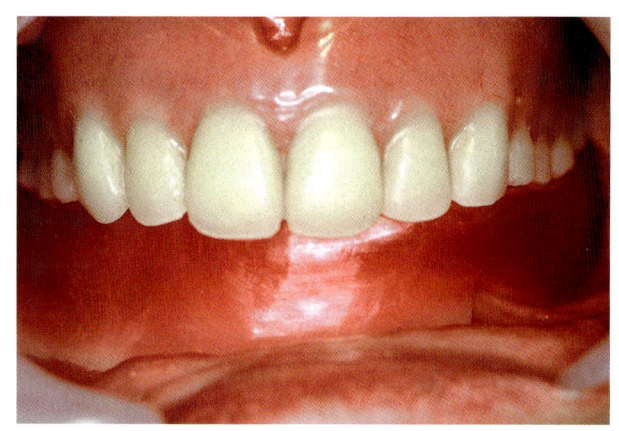

咬合採得終了時の正面観．

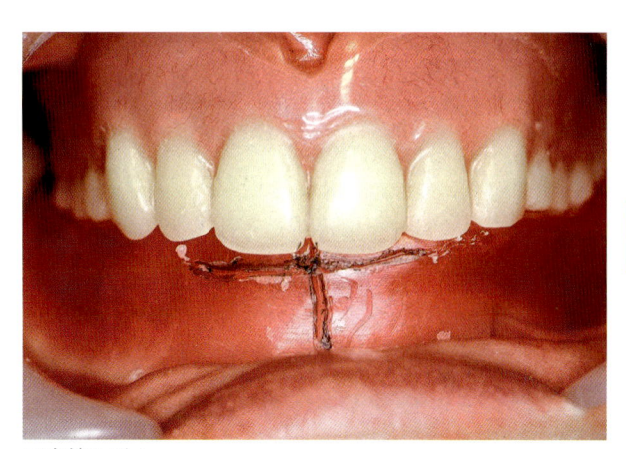

正中線を引く．

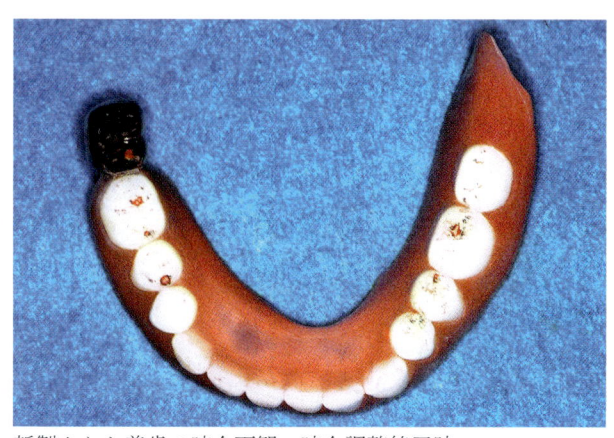

新製された義歯の咬合面観．咬合調整終了時．

●196

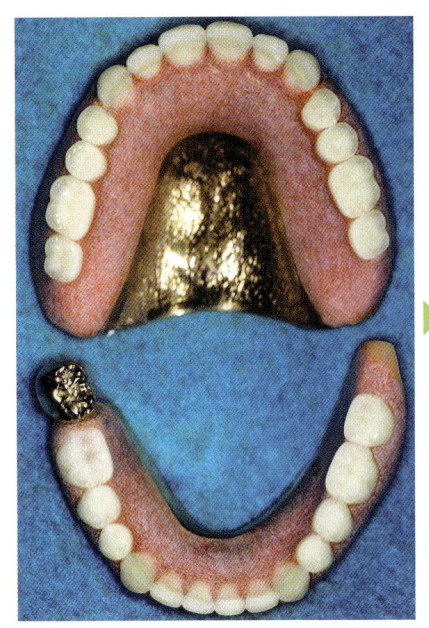

義歯製作後5年目の上下顎咬合面観． 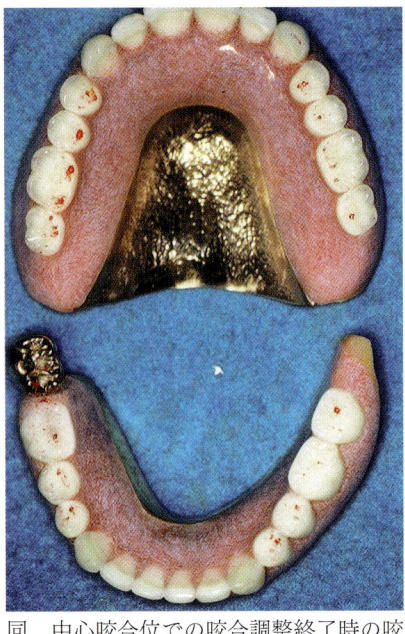 同，中心咬合位での咬合調整終了時の咬印． 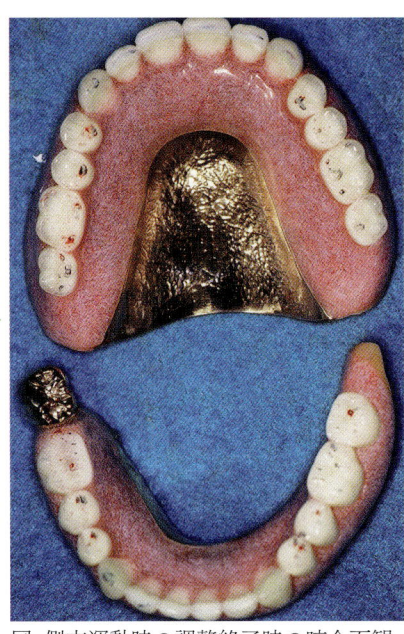 同，側方運動時の調整終了時の咬合面観．

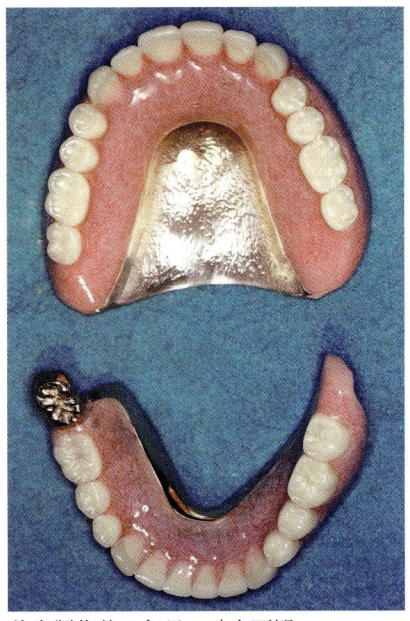

義歯製作後6年目の咬合面観． 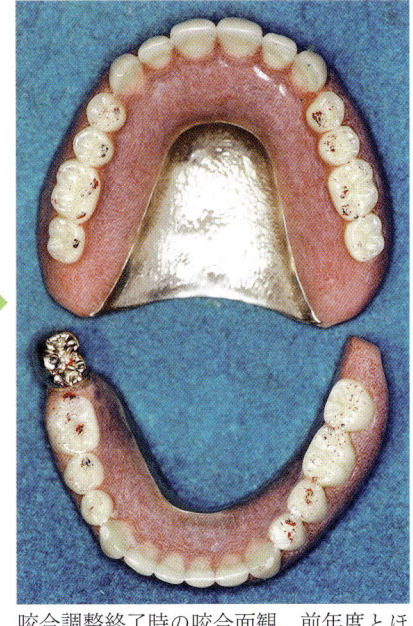 咬合調整終了時の咬合面観．前年度とほとんど同様であることが確認できた．外冠の咬合接触点が確実に確認できている．

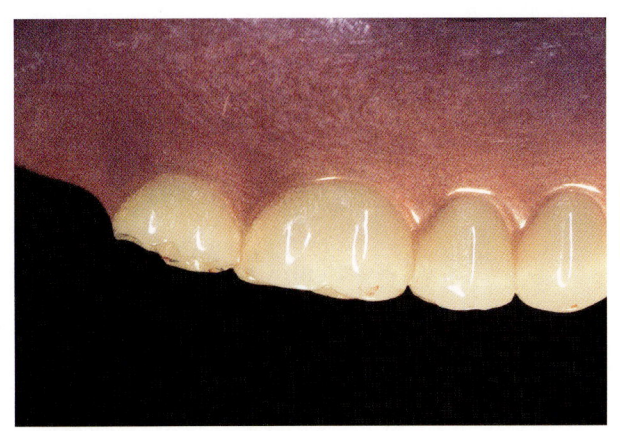

調節湾曲．シュピーの湾曲右上． 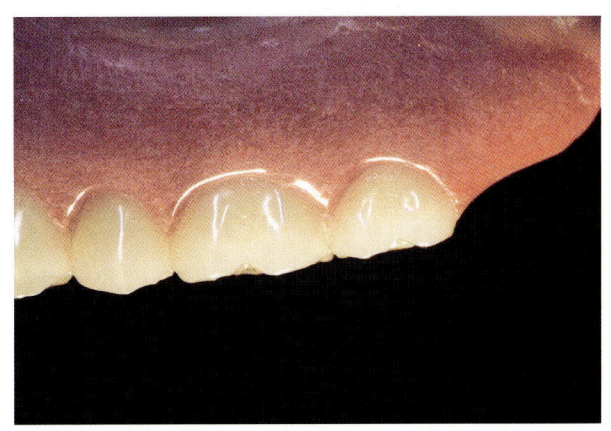 同，左上．

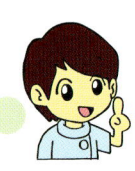

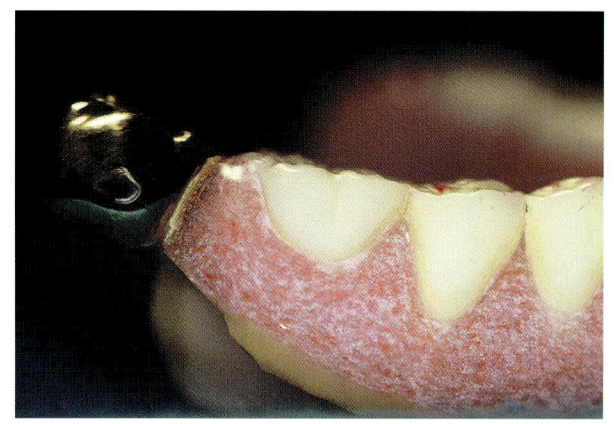

chapter 2 部分床義歯の製作法と注意点

同, 右下.

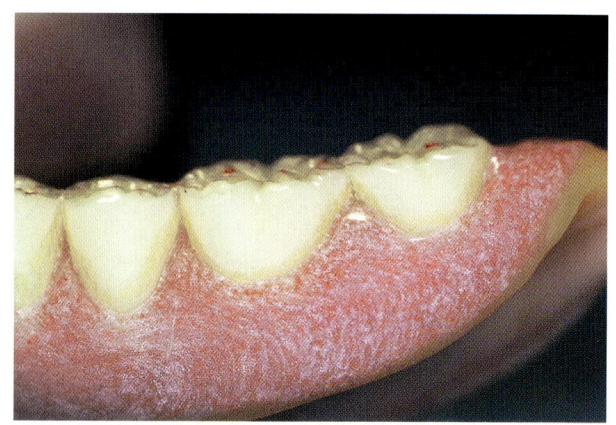

同, 左下.

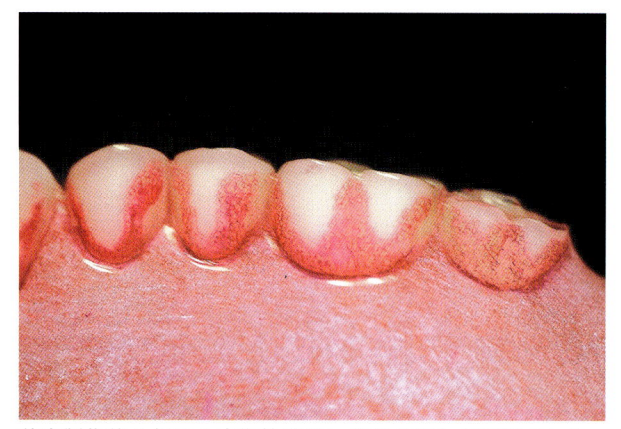

義歯製作後 8 年目の定期検診時に義歯の汚れが確認できた. 染めだしたときの状態.

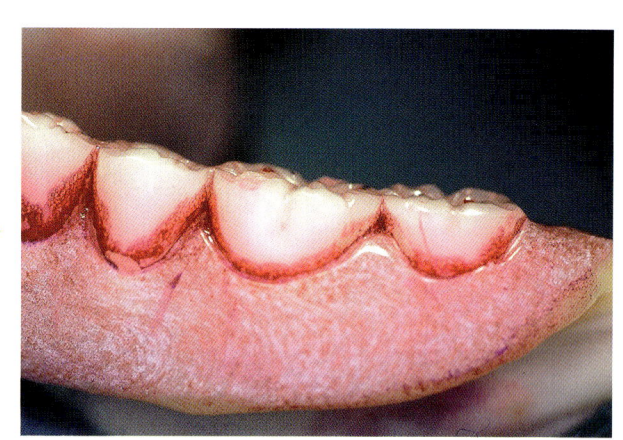

同, 左側頬側面の清掃状態.

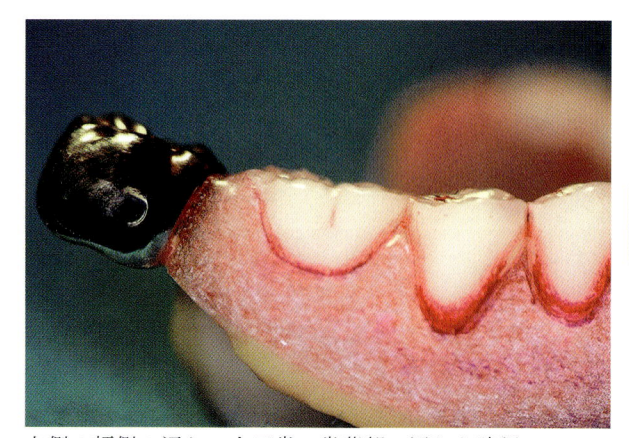

右側の頬側の汚れ. 人工歯の歯茎部の汚れを確認. コーヌスの外冠部はあまり汚れが確認できなかった.

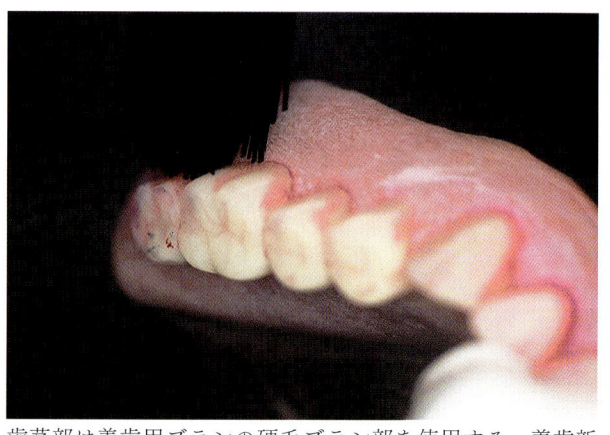

歯茎部は義歯用ブラシの硬毛ブラシ部を使用する. 義歯新製時に義歯の刷掃指導はしているが, 時間が経つとともに意識が薄れてくる.

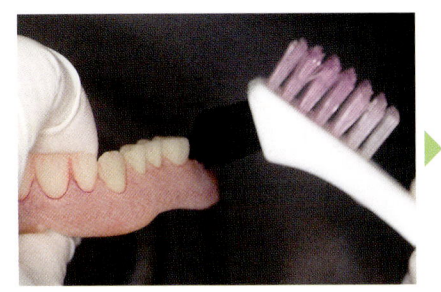

同様に隅々まで清掃することを患者に指導する．

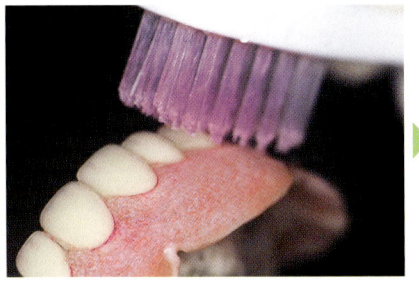

唇面は軟毛部で清掃する．

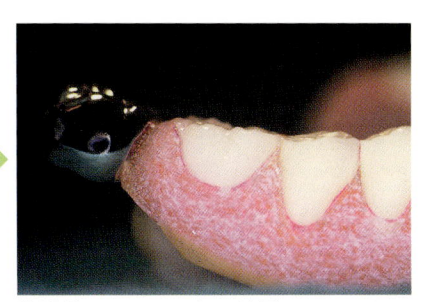

指導後，コーヌス部も清掃できるようになった．

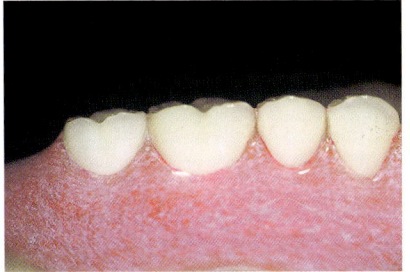

上顎も清掃が確実にできた．

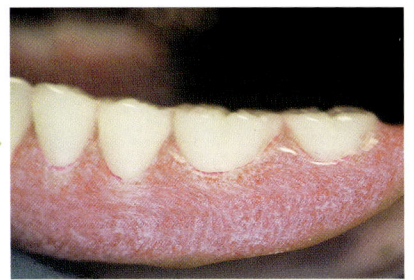

下顎の左側も確実に清掃終了．

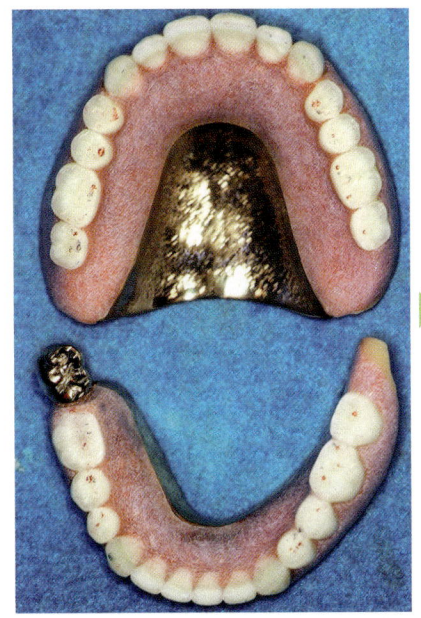

義歯製作10年後の咬合調整時の咬印（中心咬合位）．

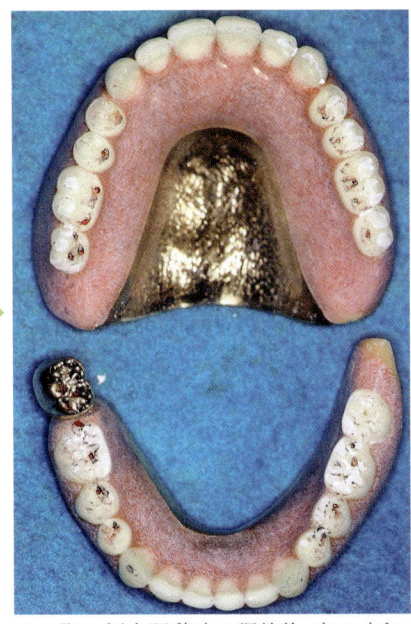

その際の側方運動時の調整後，青の咬印．

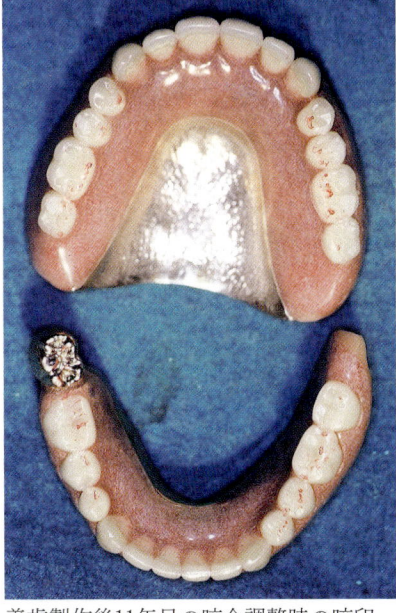

義歯製作後11年目の咬合調整時の咬印．

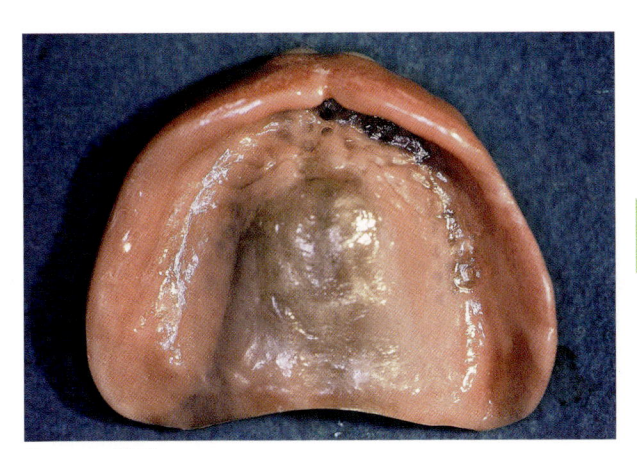

リベース終了．

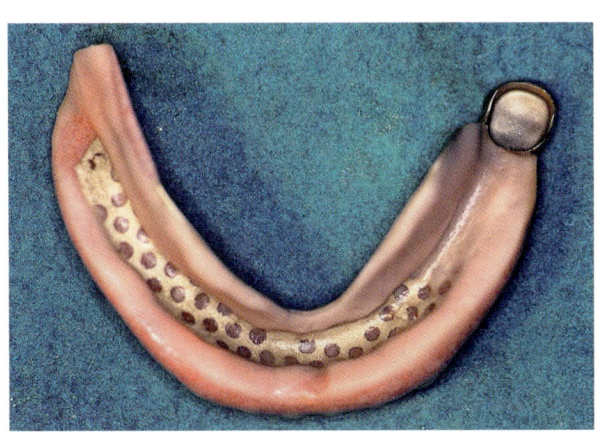

下顎も同様にリベースを行った．

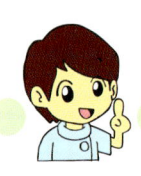

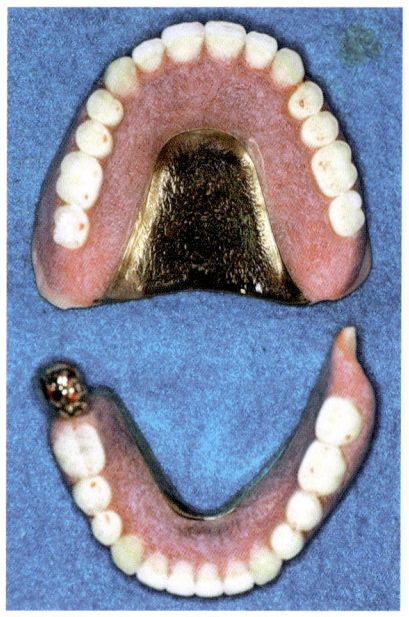

chapter 2 部分床義歯の製作法と注意点

義歯製作11年6か月後の咬合面観．

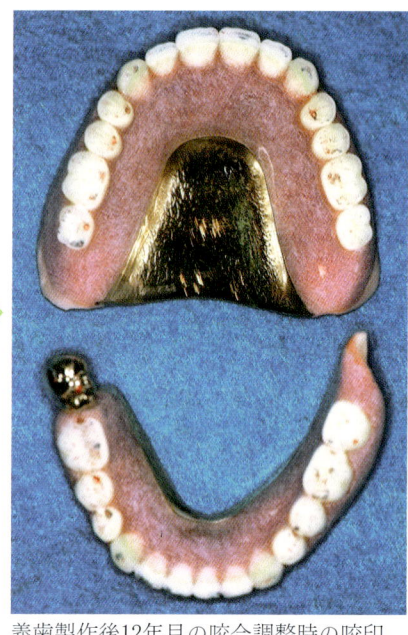

義歯製作後12年目の咬合調整時の咬印．

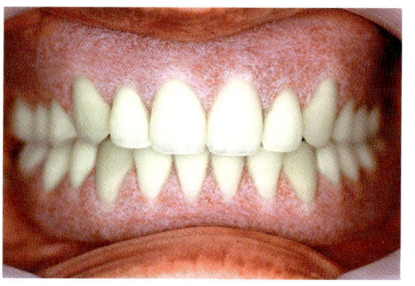

同，正面観．咬合位もほとんど変化がない．確実な定期検診によって咬合関係は維持できている．

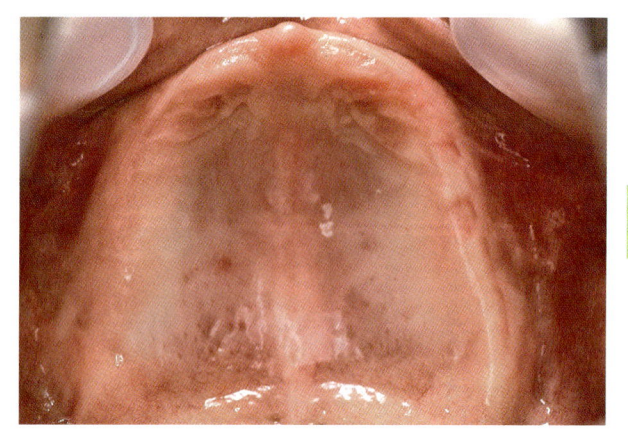

同，上顎欠損部顎堤．

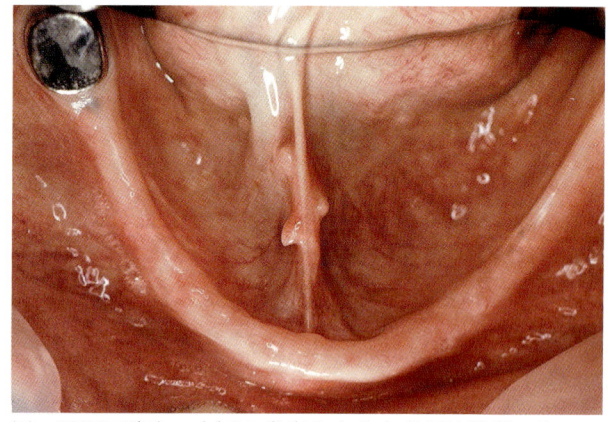

同，下顎口腔内．内冠の歯肉も大きな炎症は確認できていない．

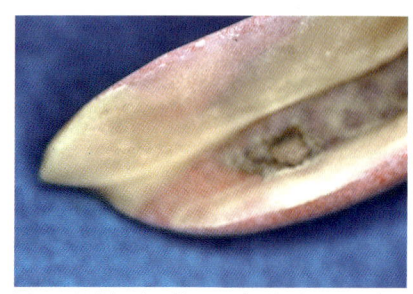

同，下顎内面．若干の内面の汚れが確認できる．リベースが必要と考えられる．

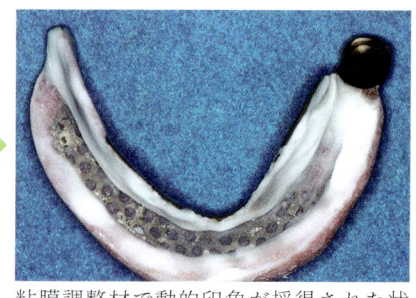

粘膜調整材で動的印象が採得された状態．

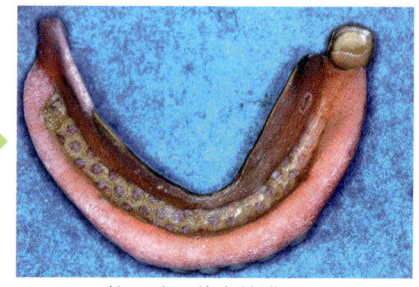

リベース終了時の義歯粘膜面．

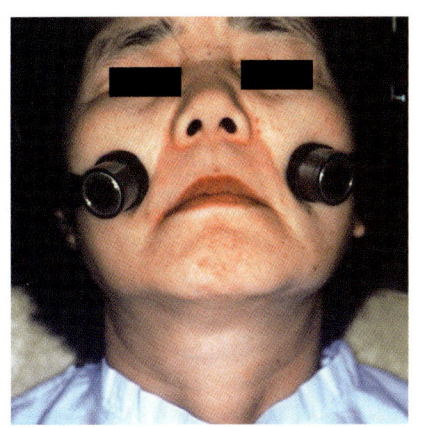

サウンドチェッカーで咬合接触関係の確認．

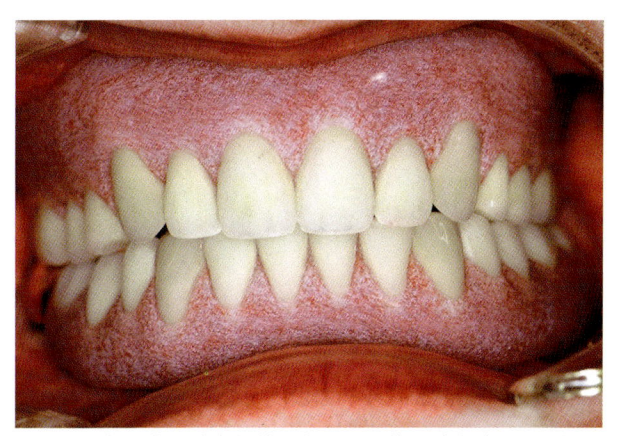

リベース終了後，咬合調整が行われた後の咬合時の正面観．

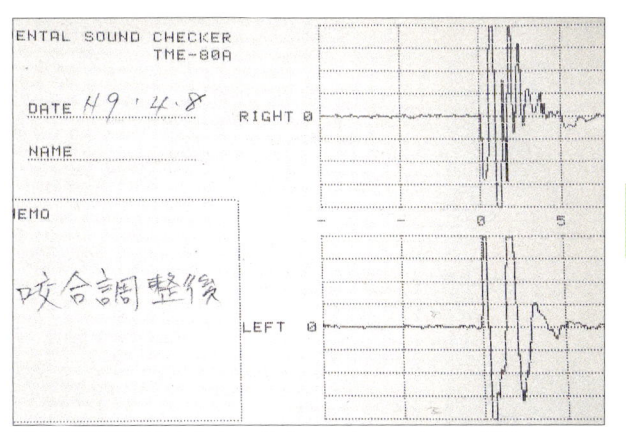

咬合調整終了後のサウンドチェッカーのオシログラフ．

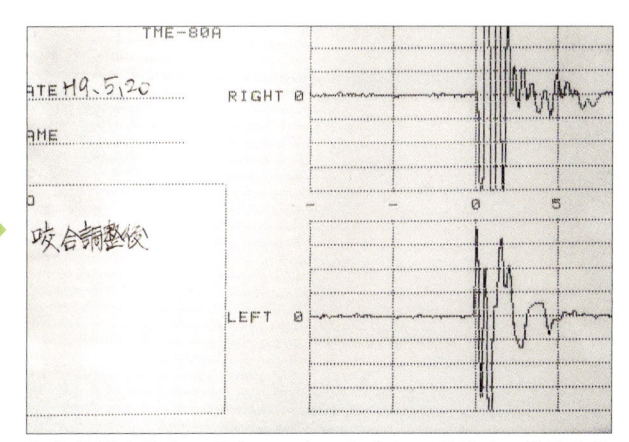

1か月後のサウンドチェッカーのオシログラフ．先月とほとんど変化がない．

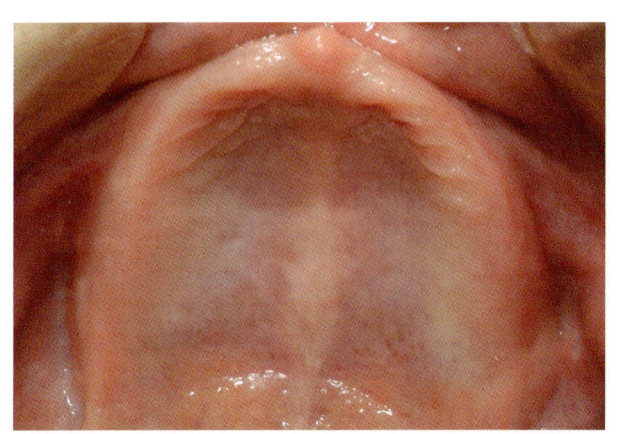

義歯製作後13年目の上顎口腔内．

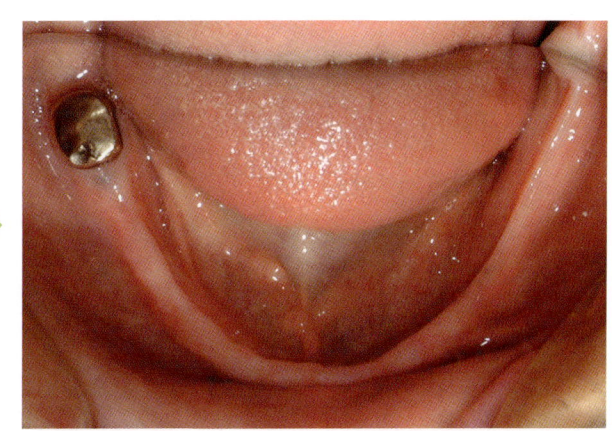

下顎欠損部顎堤．少し吸収が進んでいるように思える．

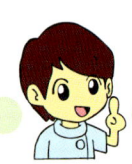

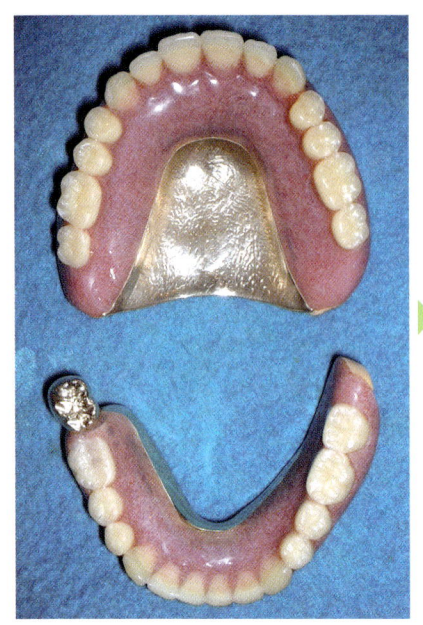

chapter 2 部分床義歯の製作法と注意点

義歯製作後13年目の咬合面観．

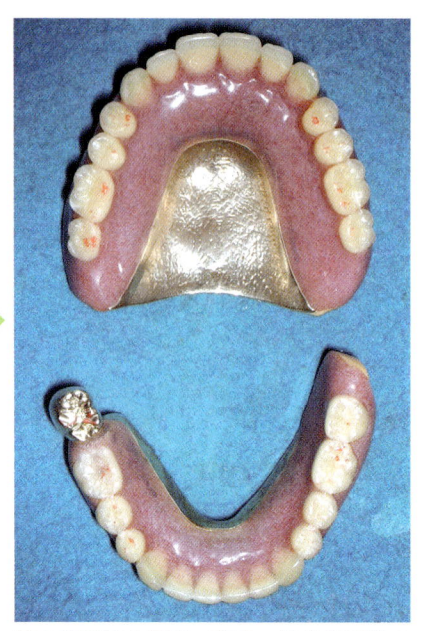

咬合調整後の咬印．若干，後方臼歯群の咬合接触が強くなっている．

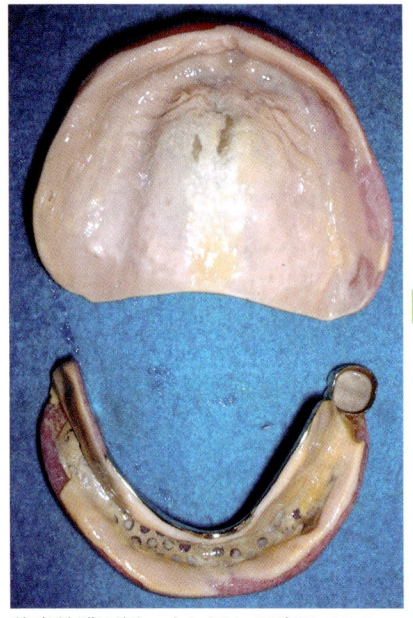

義歯粘膜面観．少し汚れが確認できた．

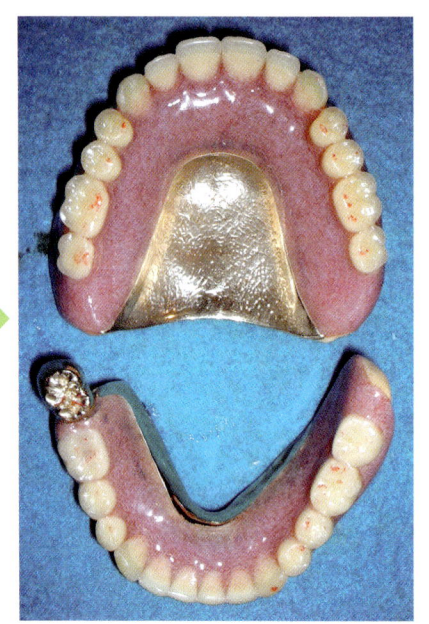

義歯製作後14年目の咬合調整後の咬印．

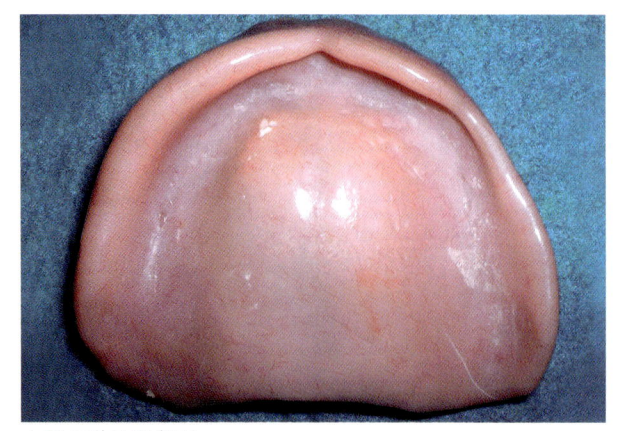

上顎の動的印象面．

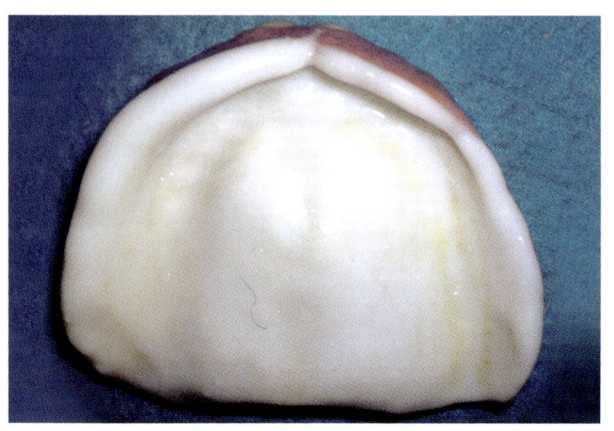

リベース後の粘膜面．

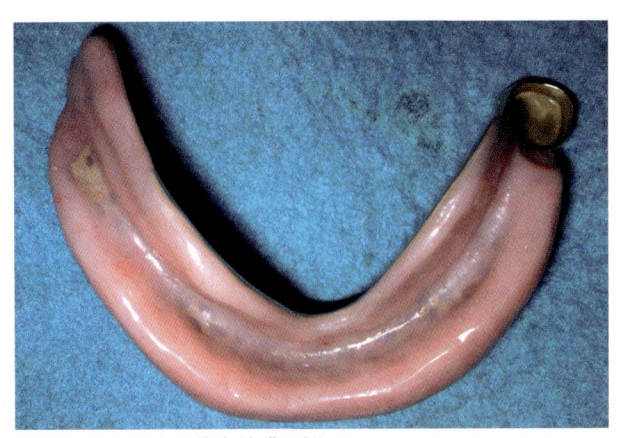

間接リベース後の義歯粘膜面観.

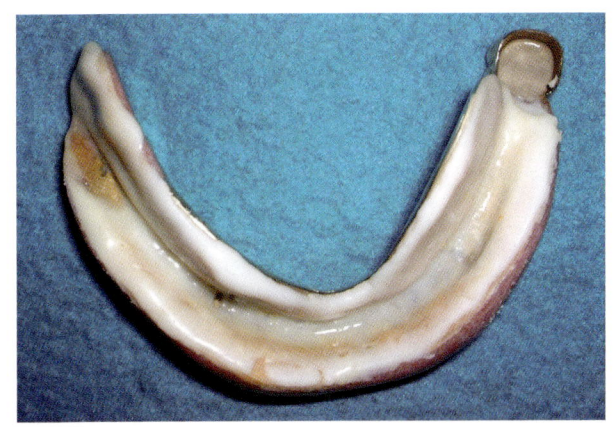

ダイナミックインプレッション後の義歯粘膜面.

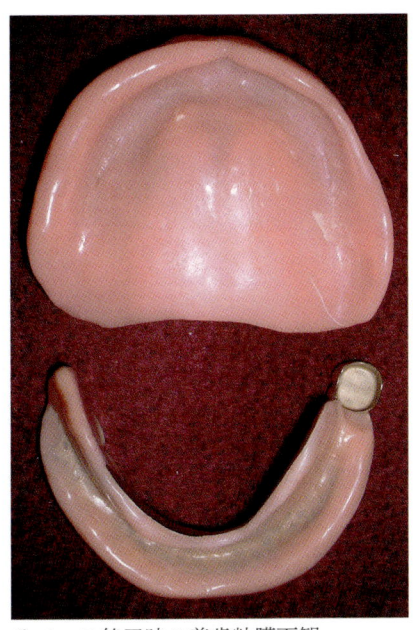

リベース終了時の義歯粘膜面観.

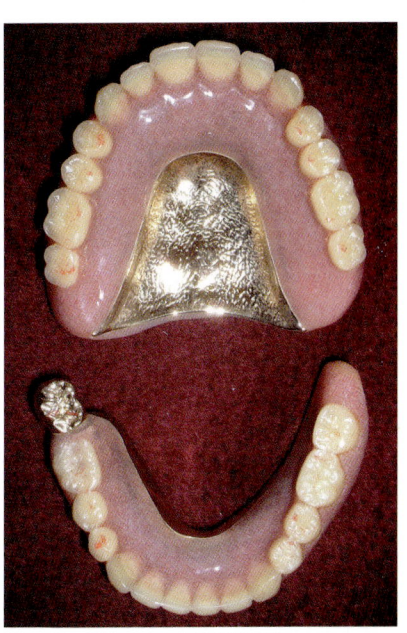

リベース後の咬合調整終了時.

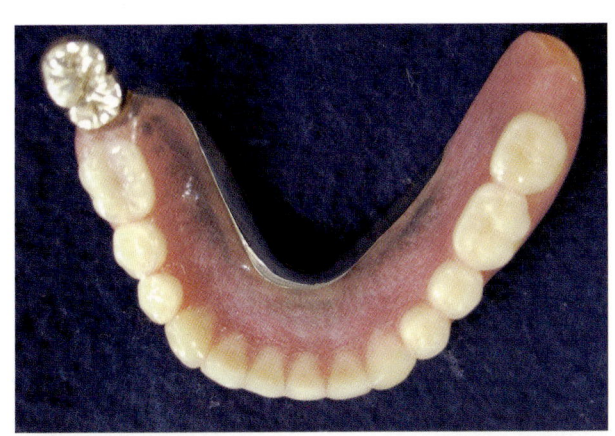

義歯製作15年予後の下顎咬合面観．だいぶ摩耗も確認できるようになってきた.

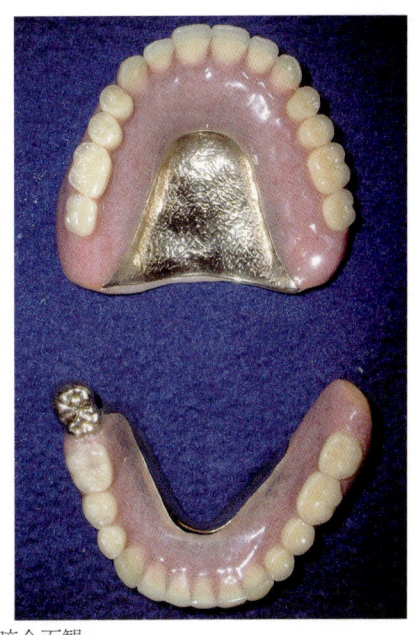

同，上下顎義歯の咬合面観.

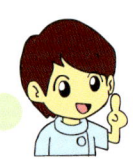

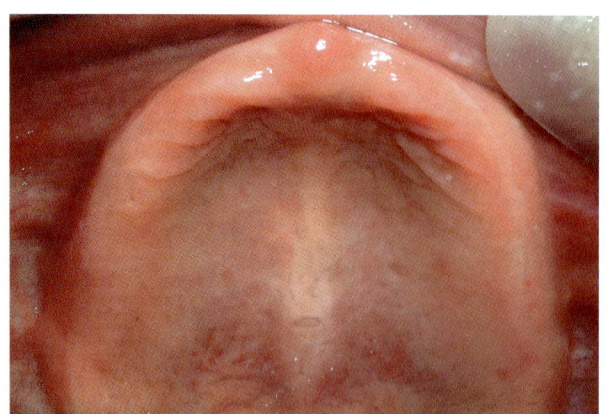

chapter 2 部分床義歯の製作法と注意点

同，上顎口腔内．

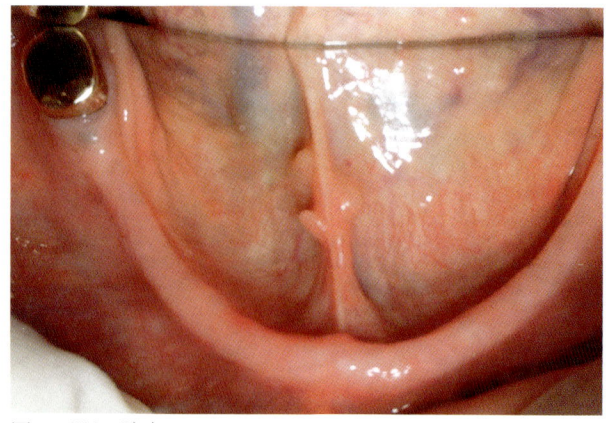

同，下顎口腔内．

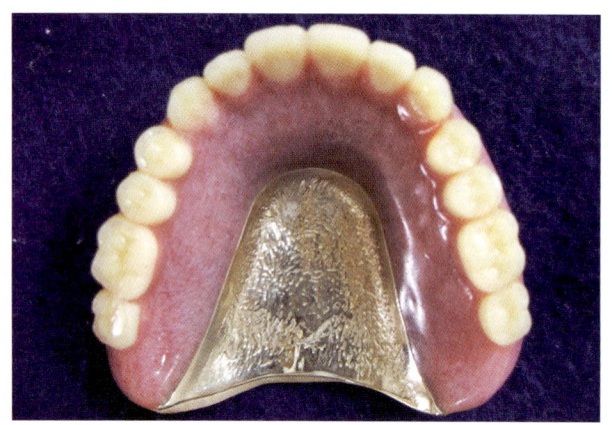

同，上顎義歯の咬合面観．

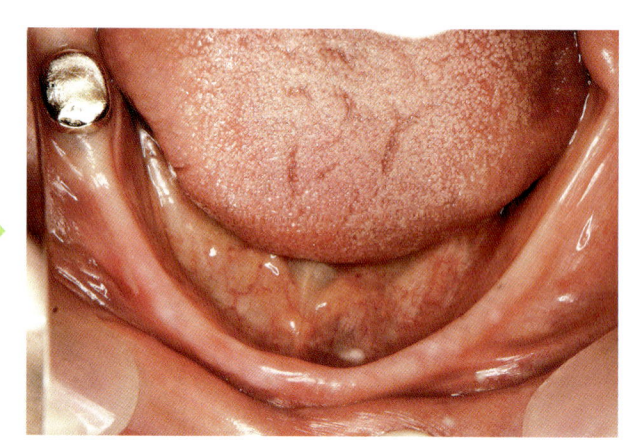

義歯製作後16年目の下顎口腔内．

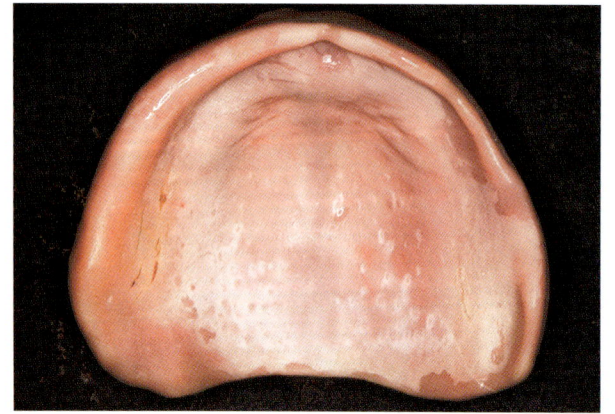

上顎義歯の粘膜面観．

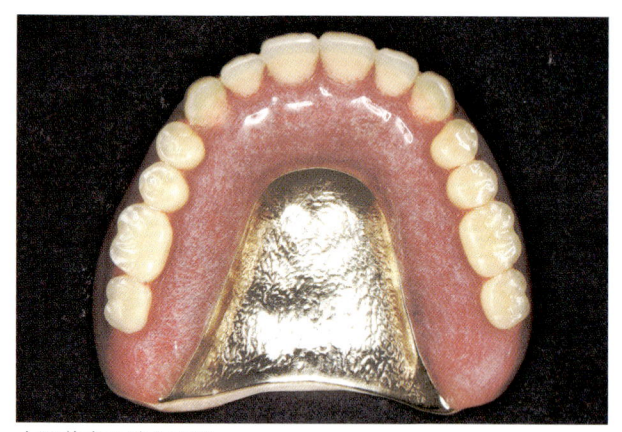

上顎義歯の咬合面観．

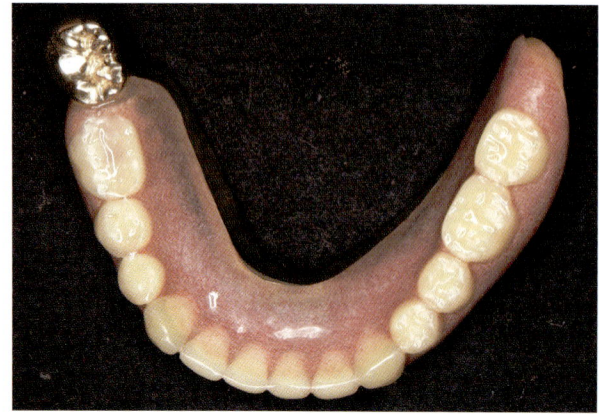

咬合面観．まだリベースは必要なしと判断した．

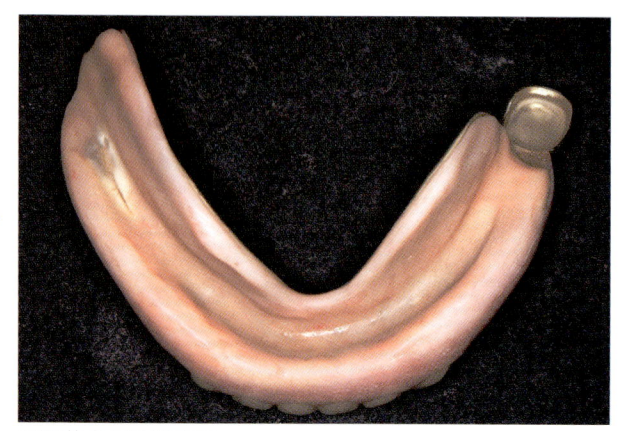

下顎義歯の粘膜面観．

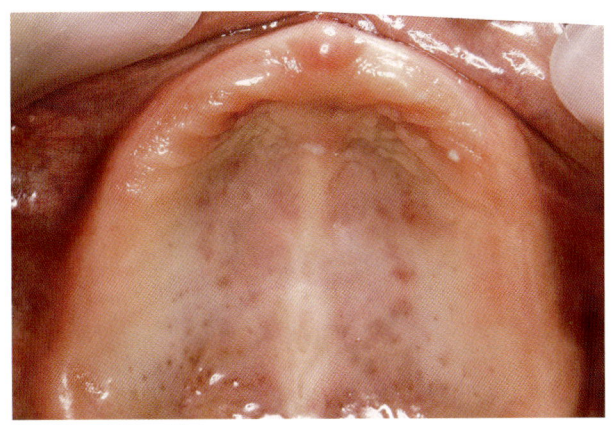

16年目の上顎口腔内.

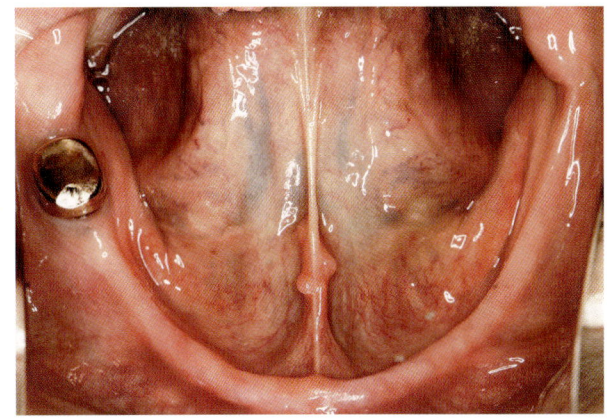

義歯製作後17年目の下顎口腔内.

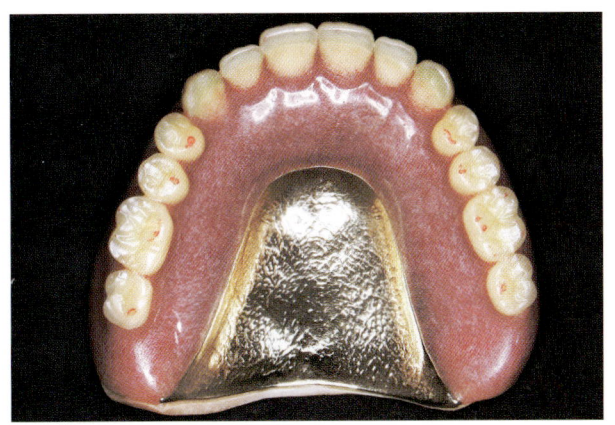

同，上顎義歯の咬合面観.

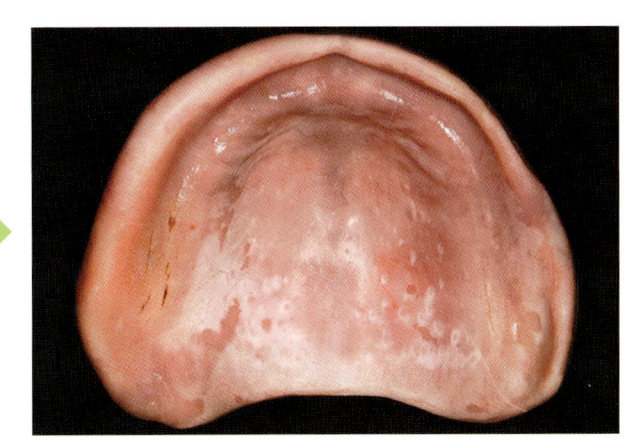

同，上顎義歯の粘膜面観.

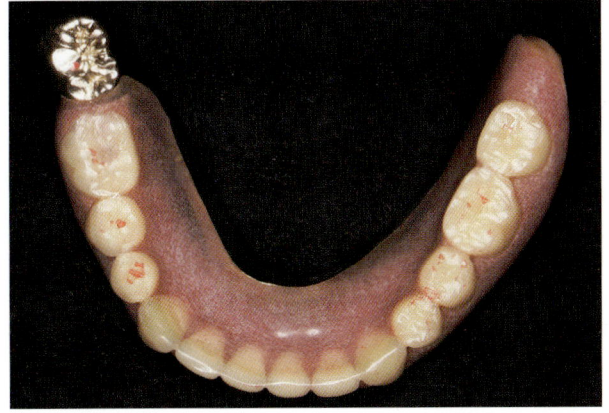

同，下顎義歯の咬合面観.

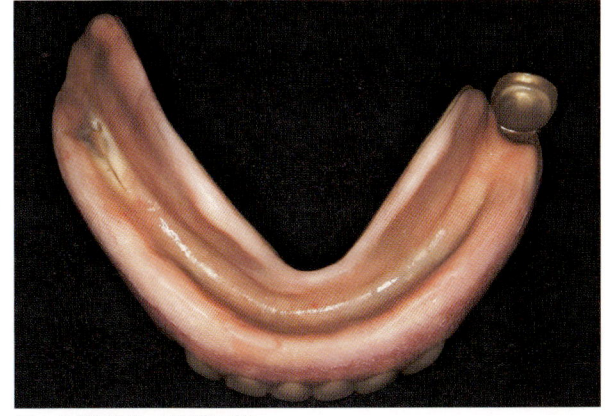

同，下顎義歯の粘膜面観.

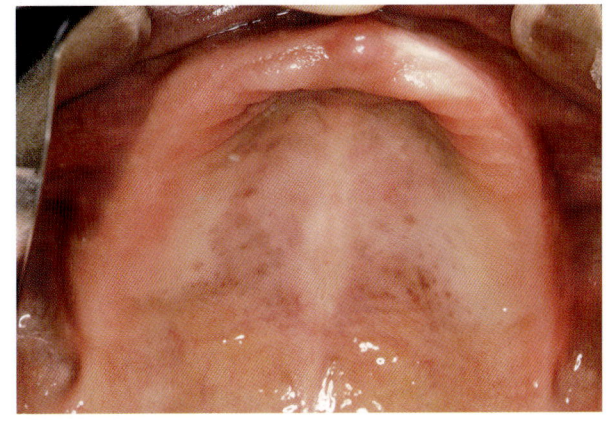

▶同，上顎口腔内.

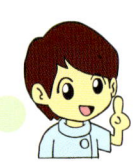

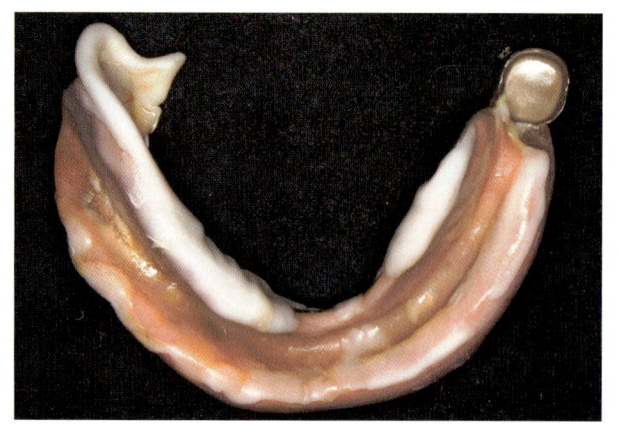

chapter 2 部分床義歯の製作法と注意点

下顎義歯の動的印象面.

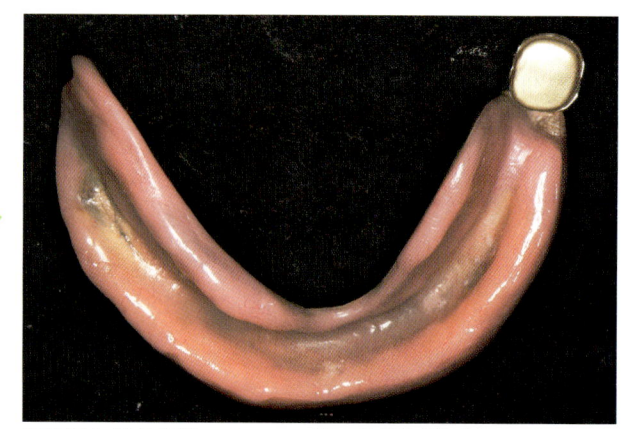

義歯製作後18年目のリベース後の義歯粘膜面観.

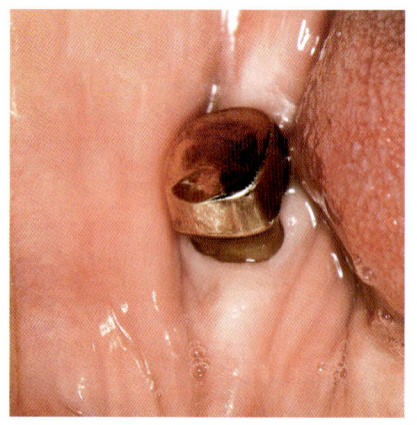

義歯製作後19年目．下顎残存歯部の歯肉退縮が確認できる．

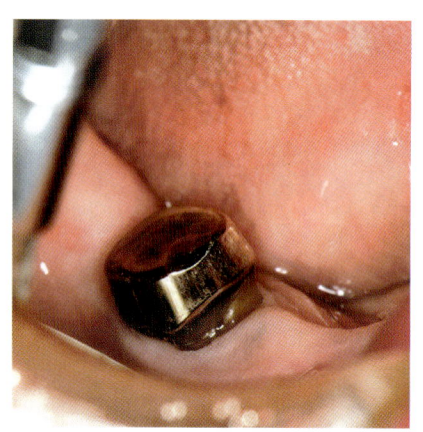

若干のカリエスが確認できる．

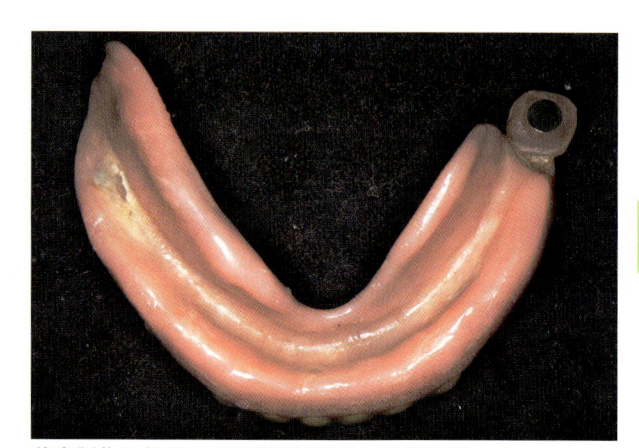

義歯製作19年目の下顎義歯修理後の粘膜面観.

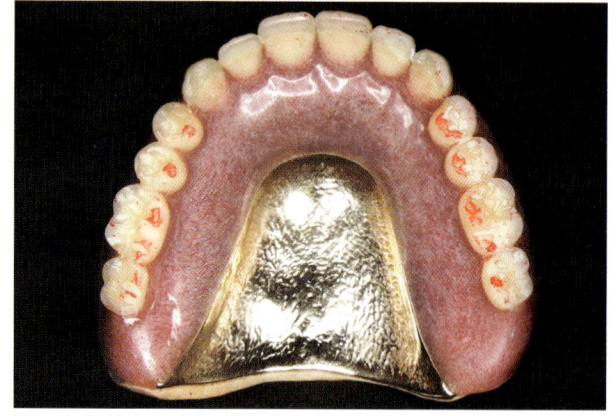

同，上顎義歯の咬合面観.

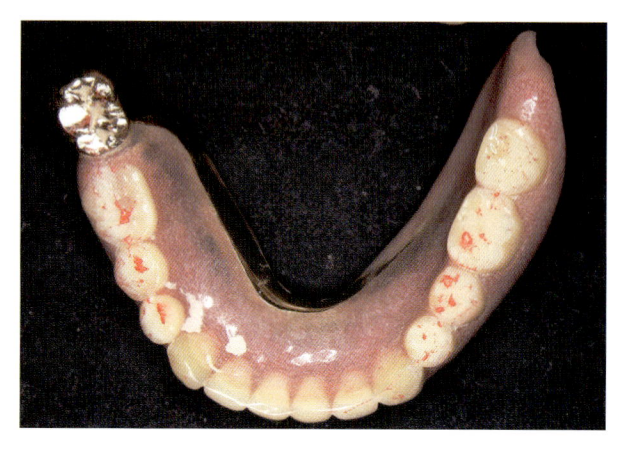

◀同，下顎義歯の咬合面観．咬合調整後の咬印．

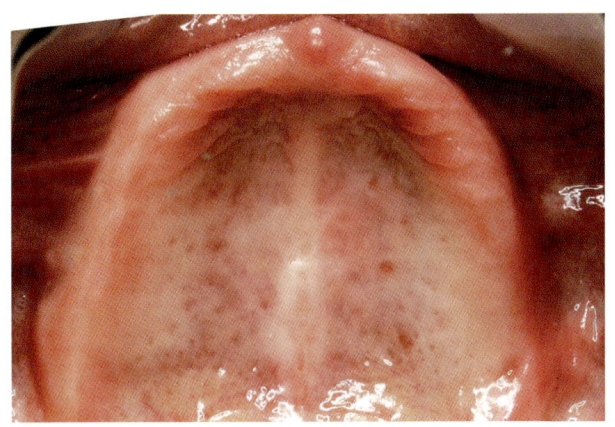

同，上顎口腔内．

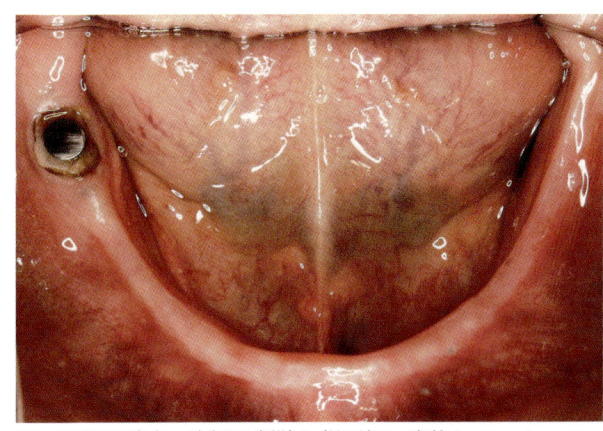

同，下顎口腔内．内冠を削除し根面板に変換して，オーバーデンチャーに修理．磁性アタッチメントを維持装置として採用することで即日の義歯修理が可能になった．

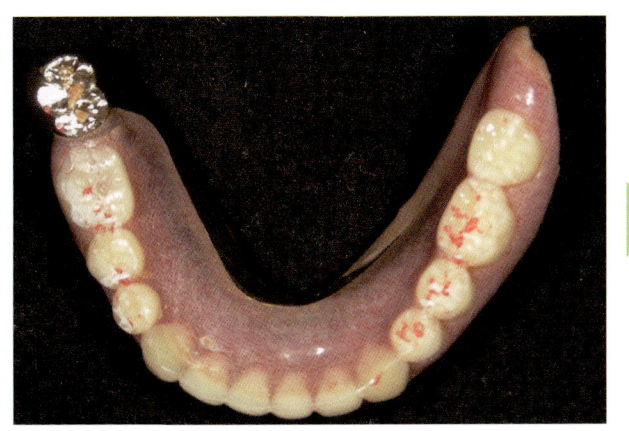

義歯製作後22年目．義歯の咬合面観．

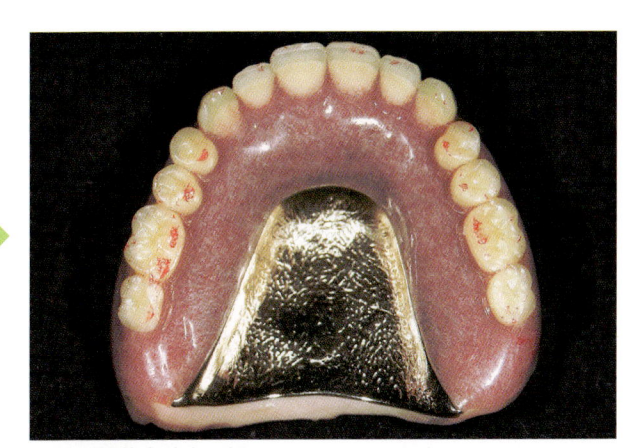

同，上顎義歯咬合面観．

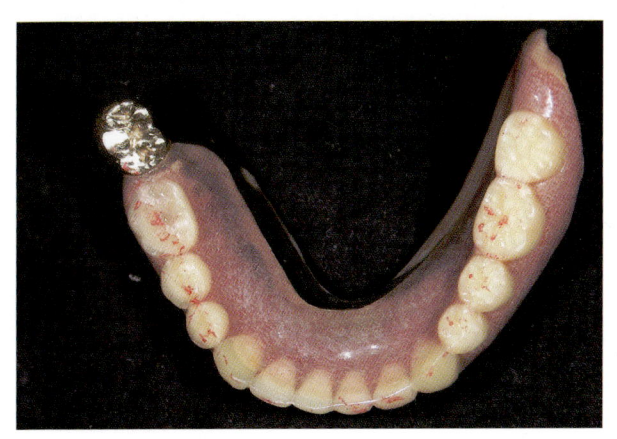

▶同，咬合調整後の咬印．

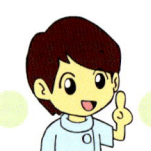

chapter 2 部分床義歯の製作法と注意点

部分床義歯の再治療

　咀嚼機能の回復が適正に行われていた部分床義歯も，時間の経過とともに必ず口腔内の残存諸組織に経時的な変化が生じる．その変化に応じて部分床義歯の調整をしていくのだが，調整ができないときも数多くある．維持歯の喪失や，維持装置の崩壊などはその典型的な例であろう．このようなときには義歯を新製するのではなく，修理を第一選択肢とする．とくに後期高齢者においては，その適応能力が低下しているので，新製してそれに慣れるまでの時間が判断しづらい．

　クラスプの崩壊ならば，口腔内で磁性アタッチメントなどを用いて義歯の維持装置を当日に設定することができる．当日に修理できれば患者の咀嚼機能障害を，最小限にでき，その日のうちに機能回復を図ることができる．維持歯の喪失により，義歯の維持力を喪失してしまうと，義歯の新製を考えなくてはならなくなる．

咀嚼機能障害が生じた場合

　部分床義歯を装着後，生体の経時的変化が起きていないのに，咀嚼機能に障害が生じる場合がある．それは全身状態の変化，とくに脳血管障害による運動機能に麻痺が生じたようなケースに起こる．このような症例の場合には，義歯を再製作しても機能回復する確証はまったくといっていいほどない．しかしその全身状態によっては，装着している義歯が口腔内の残存諸組織に為害作用を及ぼすことがある．
　突如，三叉神経麻痺を起こして，舌の運動に障害を起こしてしまったケースも経験している．舌の制御不能の不随意運動により，下顎義歯が動揺をきたし欠損部顎堤に損傷を起こしてしまったのである．ではこのケースの処置手順を時系列で紹介する．

● [参考症例1]

1. 初診時はあまり極端な舌の習癖があったわけではない．しかし上顎に装着されていた部分床義歯の維持装置があまりにも複雑なため，口腔内の汚れは目立っていた．下顎の義歯にいたっては，舌の運動障害なのか，習癖なのかは定かではないが，右の維持歯の頬側部にプラークの沈着が極端に多いことが特記事項である．

2. 上顎の維持歯を限定してその維持装置の数も限定し，シンプルを念頭において部分床義歯を製作した．とくに高齢者では，維持装置の数を限定し，口腔内の汚れを極力抑える設計にするとよい．

3. 咀嚼運動時に右下の犬歯に設定されていた単純鉤を支点として，義歯が回転運動したため，左下の大臼歯部の舌側顎堤に傷が生じた．よって下顎義歯は1歯残存の維持歯の歯冠‐歯根比を変換して，維持装置として磁性アタッチメントを選択した．しかしこのケースでは，磁性アタッチメントを維持装置として用いたことで，義歯の咀嚼時の動揺は抑えることができた．しかし，それが舌の窮屈さを招いてしまい，呼吸しづらいとの訴えがでてきてしまった．

4. 下顎のオーバーデンチャーの維持装置(磁性アタッチメント)を除去し，根面板だけで維持力をなくした．

5. 結果，特異的な舌の動きに大きく抵抗する部分がなくなったため，咀嚼機能および舌運動をほぼ正常に営むことができるようになった．

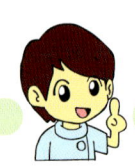

chapter 2 部分床義歯の製作法と注意点

[参考症例1] プラークの大量付着と義歯による顎堤の傷

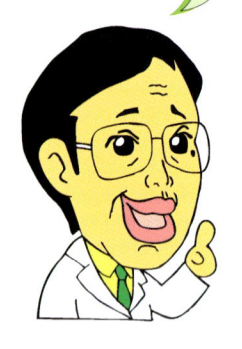

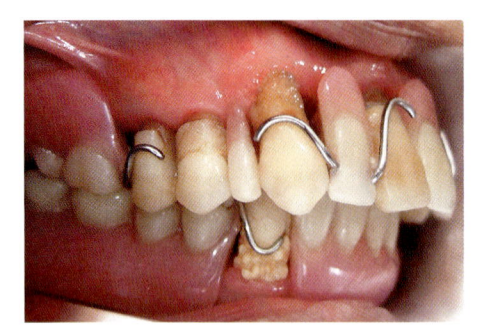

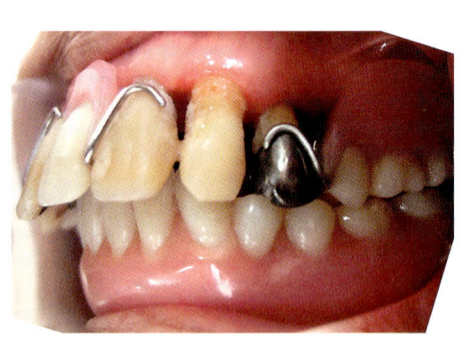

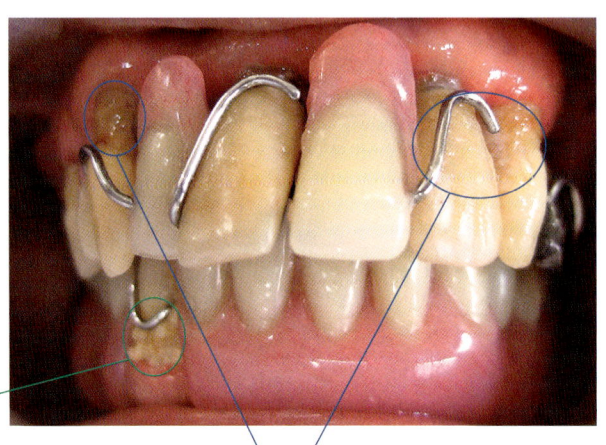

下顎の問題
- 舌の運動障害によるものか習癖のためか不明だが，維持歯頬側部のプラークの沈着が極端に多い．
- ③のクラスプを支点に義歯が回転運動し，左側大臼歯部の顎堤に傷ができていた．

上顎の問題
- 上顎に装着されていた部分床義歯の維持装置があまりにも複雑なため，口腔内の汚れは目立っていた．

プラークの付着要因となった複雑な設計の上顎義歯

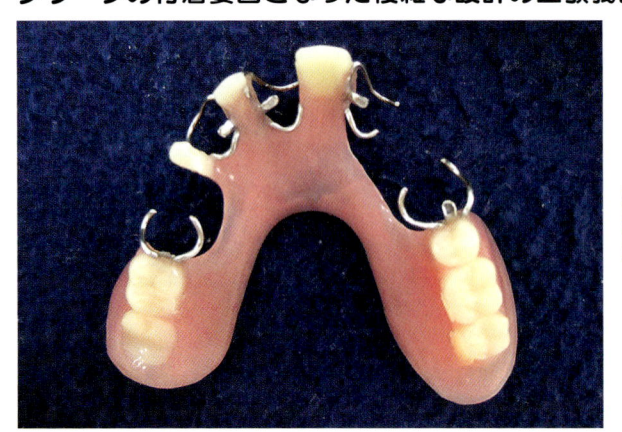

初診時の上顎義歯．
　維持装置の設計が複雑である．咬合面観と粘膜面観．

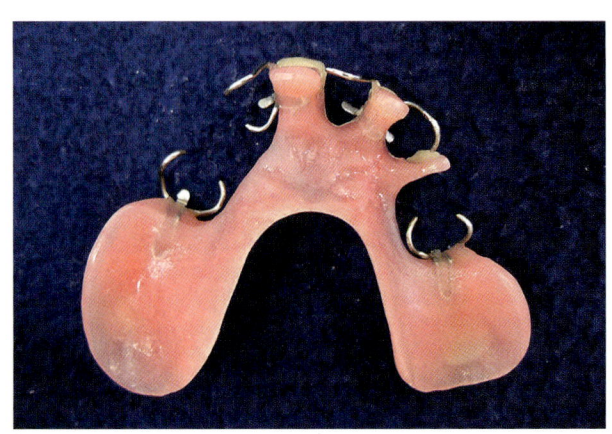

初診時の下顎義歯．咬合面観と粘膜面観．

210

下顎のプラークと義歯による顎堤の傷

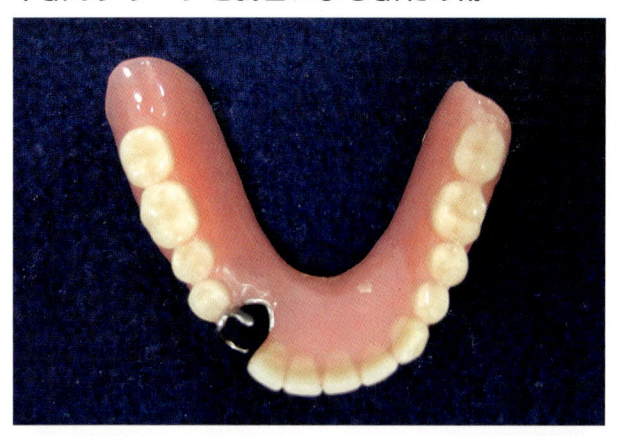

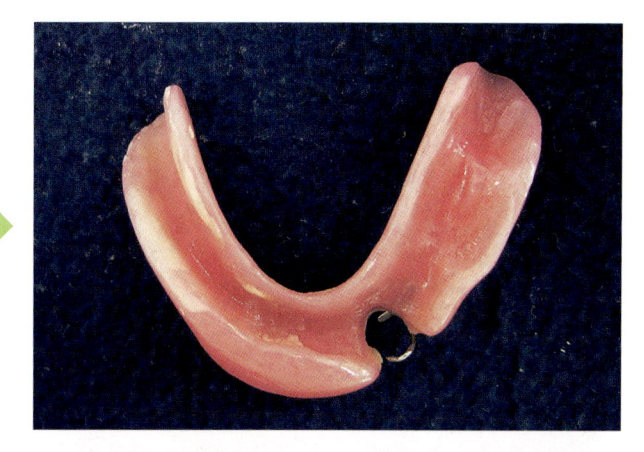

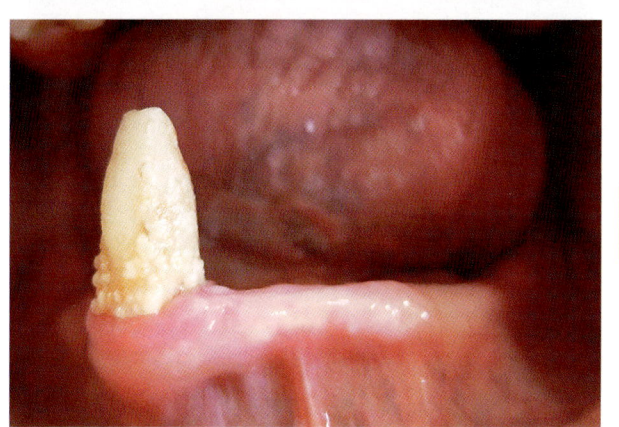

3|の頬側面に極端なプラークが付着している．

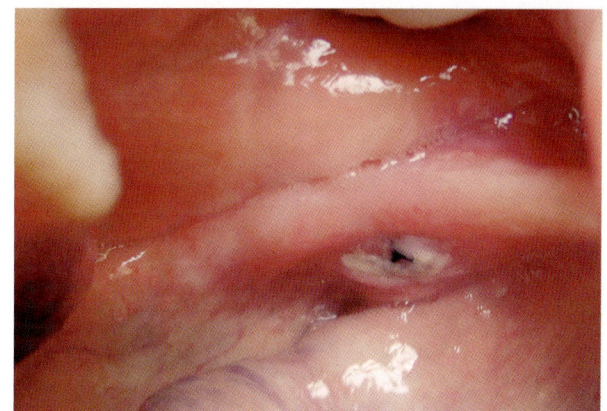

3|のクラスプを支点にして義歯が回転運動したため，左側大臼歯部の舌側の顎堤に大きな傷が生じていた．

舌運動を阻害しないよう維持力をなくす設計に変更

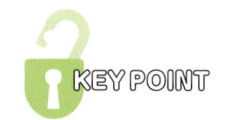

KEY POINT

　患者は初診時，極端な舌の習癖が生じていたわけではない．しかし，上顎に装着されていた部分床義歯の維持装置があまりにも複雑なため，口腔内の汚れは目立っていた．下顎にいたっては，舌の運動障害によるものか習癖によるものかは定かでないが，維持歯である3|頬側部に極端なプラークの沈着がみられた．

　また下顎は，咀嚼運動時に3|に設定されていた単純鉤を支点として義歯が回転運動するために，左側大臼歯部の舌側顎堤に傷が生じていた．

　そのため上顎は，汚れを付着しにくくするために，シンプルを念頭において部分床義歯を設計した．とくに高齢者は維持装置の数を限定し，口腔内の汚れを極力抑える設計にするとよい．

　下顎の回転運動を止めるため，維持装置として磁性アタッチメントを選択した．しかし，磁性アタッチメントを用いたことが舌の窮屈さを招き，呼吸しづらいとの訴えがでてきてしまった．そこで，特異的な舌の動きに大きく抵抗する部分がなくなるよう，磁性アタッチメントを除去して根面板だけとし，維持力をなくした．結果，咀嚼機能および舌運動をほぼ正常に営むことができるようになった．

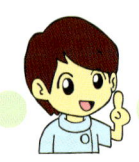

chapter 2 部分床義歯の製作法と注意点

全身状態を考慮した新義歯を完成させるまで

上顎義歯はシンプルな設計に変更

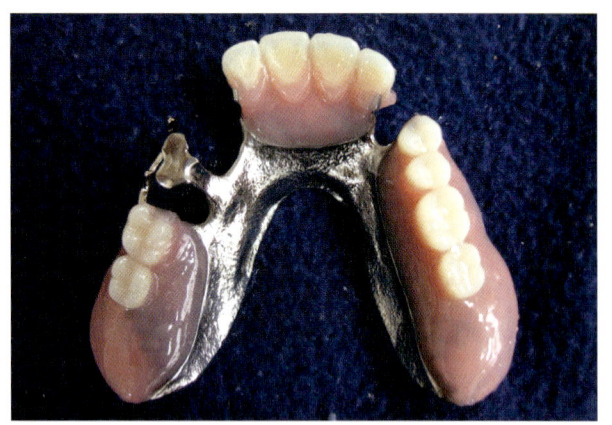

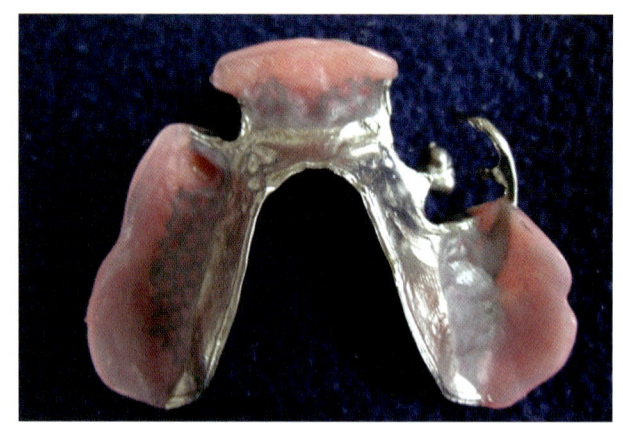

新製した上顎義歯の咬合面観と粘膜面観．維持装置の設定を変更したことにより，かなりシンプルな形態になった．

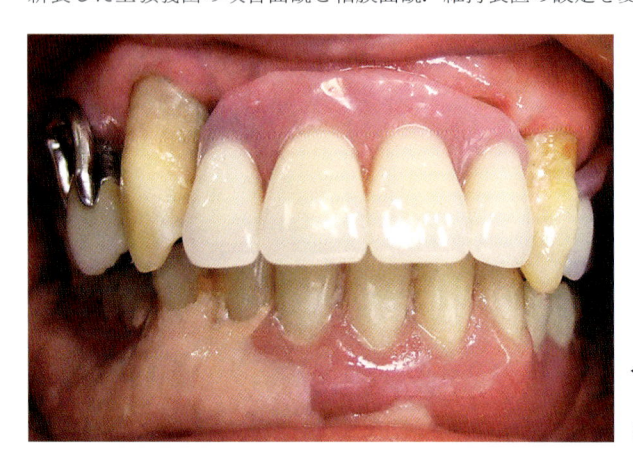

◀上顎は新製義歯．
　上顎の支台歯に認められていたプラークの沈着は，大幅に減少した．

下顎は咀嚼時の動揺を抑えるため，磁性アタッチメントを設置

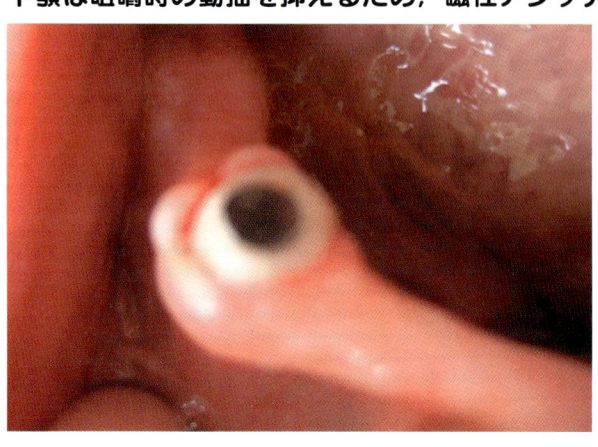

◀3]の歯冠‐歯根比を改善し，磁性アタッチメントを設置した．

下顎のプラークと義歯による顎堤の傷

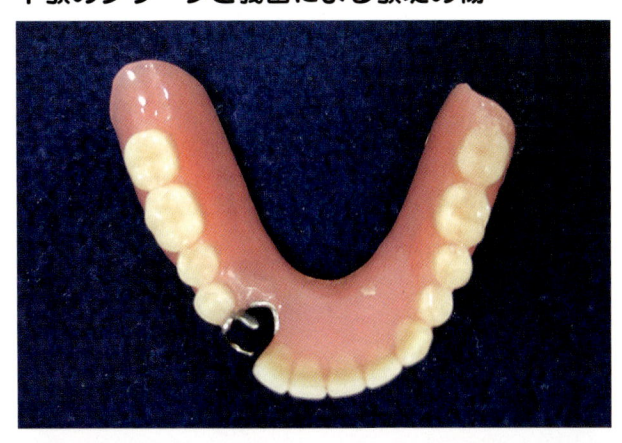

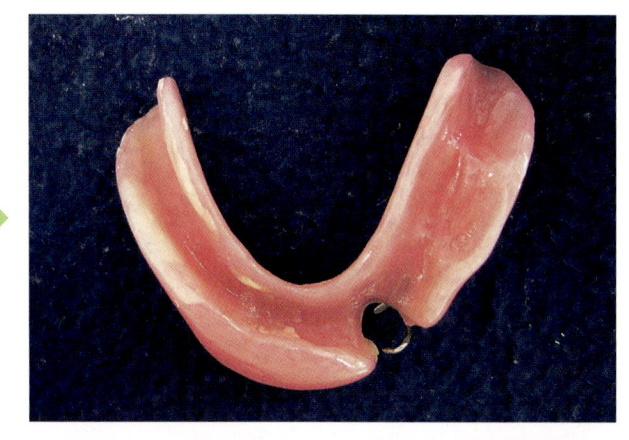

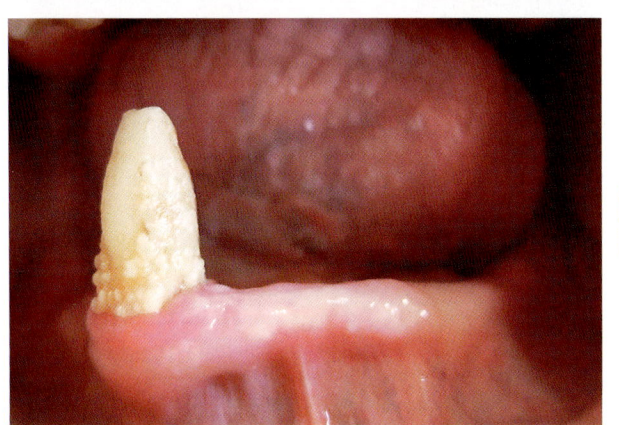

3⌋の頰側面に極端なプラークが付着している．

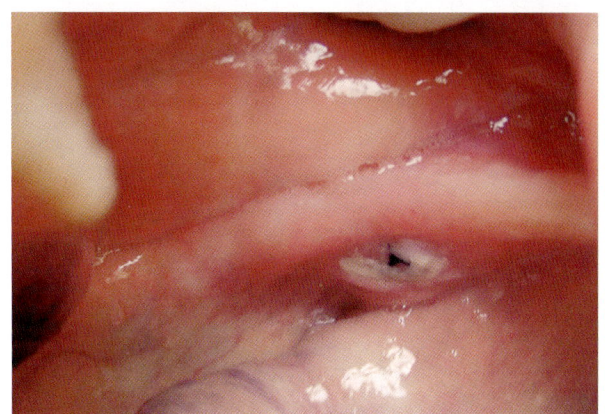

3⌋のクラスプを支点にして義歯が回転運動したため，左側大臼歯部の舌側の顎堤に大きな傷が生じていた．

舌運動を阻害しないよう維持力をなくす設計に変更

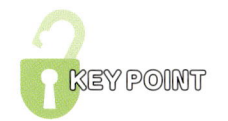

KEY POINT

　患者は初診時，極端な舌の習癖が生じていたわけではない．しかし，上顎に装着されていた部分床義歯の維持装置があまりにも複雑なため，口腔内の汚れは目立っていた．下顎にいたっては，舌の運動障害によるものか習癖によるものかは定かでないが，維持歯である3⌋頰側部に極端なプラークの沈着がみられた．

　また下顎は，咀嚼運動時に3⌋に設定されていた単純鉤を支点として義歯が回転運動するために，左側大臼歯部の舌側顎堤に傷が生じていた．

　そのため上顎は，汚れを付着しにくくするために，シンプルを念頭において部分床義歯を設計した．とくに高齢者は維持装置の数を限定し，口腔内の汚れを極力抑える設計にするとよい．

　下顎の回転運動を止めるため，維持装置として磁性アタッチメントを選択した．しかし，磁性アタッチメントを用いたことが舌の窮屈さを招き，呼吸しづらいとの訴えがでてきてしまった．そこで，特異的な舌の動きに大きく抵抗する部分がなくなるよう，磁性アタッチメントを除去して根面板だけとし，維持力をなくした．結果，咀嚼機能および舌運動をほぼ正常に営むことができるようになった．

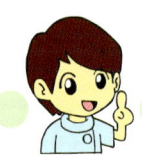

chapter 2 部分床義歯の製作法と注意点

全身状態を考慮した新義歯を完成させるまで

上顎義歯はシンプルな設計に変更

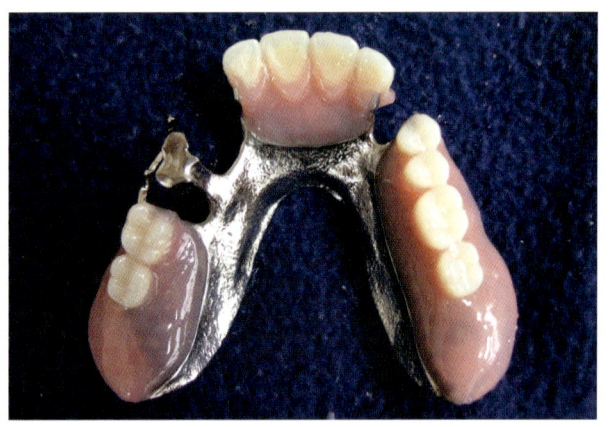

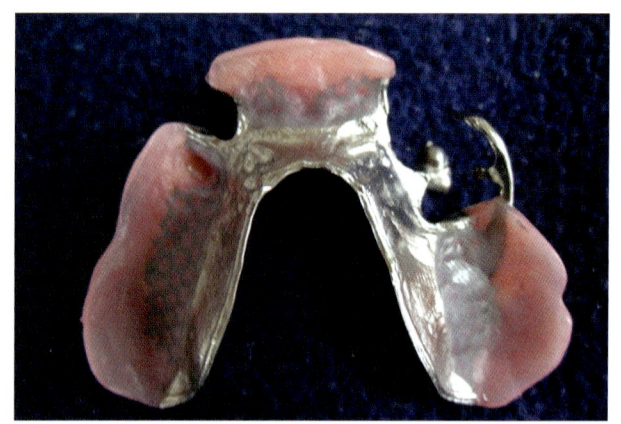

新製した上顎義歯の咬合面観と粘膜面観．維持装置の設定を変更したことにより，かなりシンプルな形態になった．

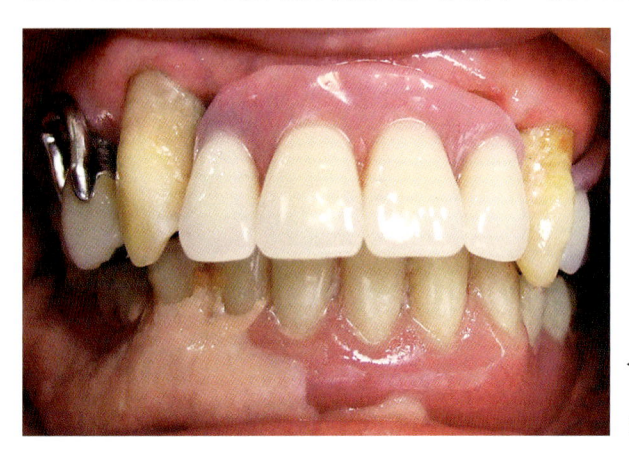

◀上顎は新製義歯．
上顎の支台歯に認められていたプラークの沈着は，大幅に減少した．

下顎は咀嚼時の動揺を抑えるため，磁性アタッチメントを設置

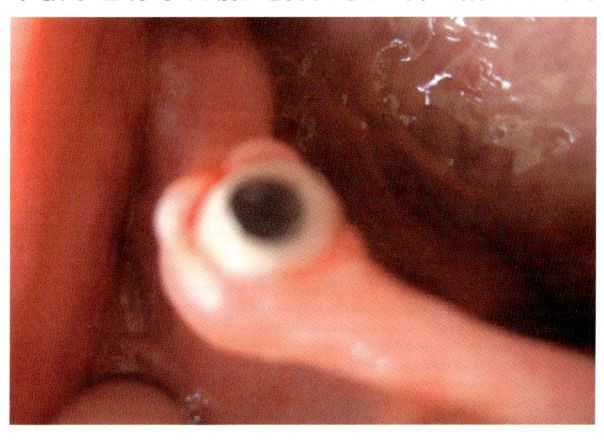

◀3|の歯冠-歯根比を改善し，磁性アタッチメントを設置した．

呼吸しづらいとの訴えから磁性アタッチメントを除去し，根面板のみに変更

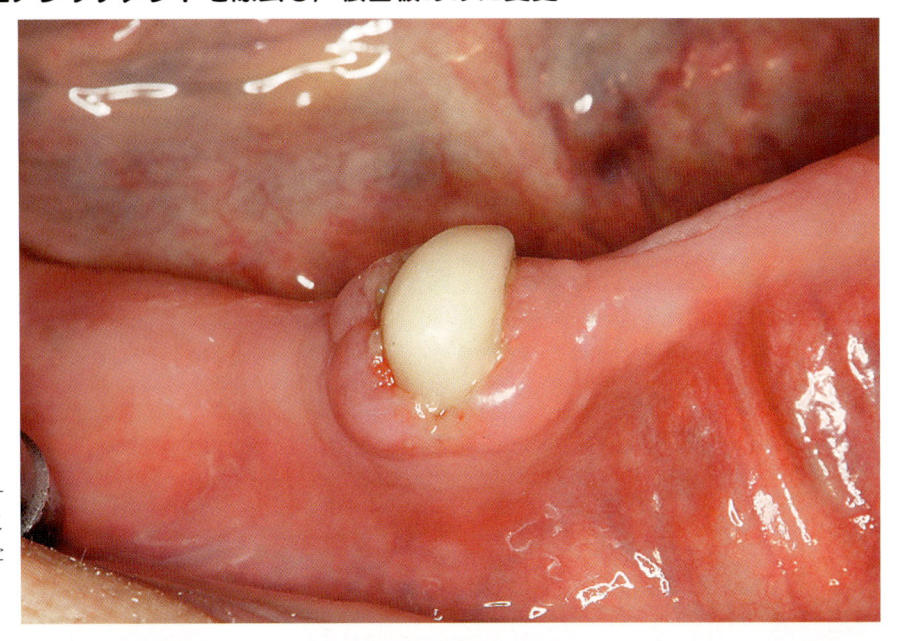

▶3|の磁性アタッチメントのキーパーを除去し，根面板のみに改変した．これにより適度に義歯の遊びが発生したため，舌の運動を阻害することがなくなった．

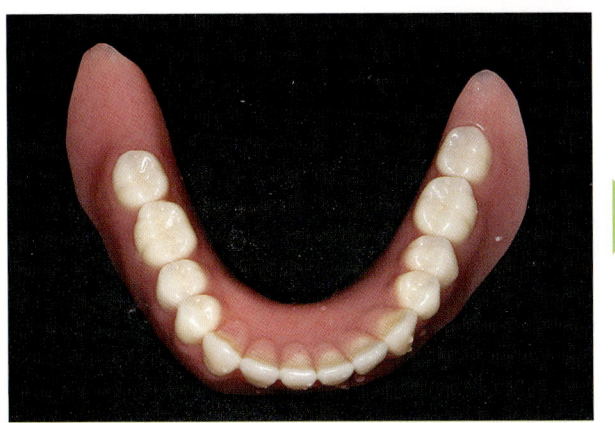

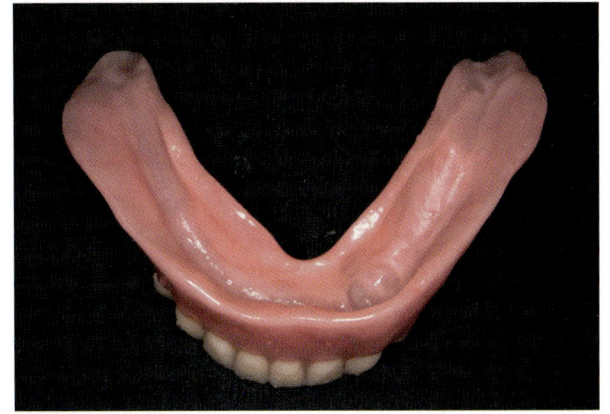

磁性アタッチメントを除去し，改変した下顎オーバーデンチャーの咬合面観と粘膜面観．

義歯設計の大切なポイントは全身症状を考慮すること

　部分床義歯を装着後，生体の経時的変化が起きていないのに，咀嚼機能に障害が生じる場合がある．それは全身状態の変化，とくに脳血管障害による運動機能に麻痺が生じたようなケースである．

　このような症例の場合には，義歯を再製作しても機能回復する確証はまったくといっていいほどない．しかし，その全身状態によって，装着している義歯が口腔内の残存諸組織に為害作用を及ぼすことがある．

　この症例は，突如三叉神経麻痺により舌の運動に障害を起こし，制御不能な舌の運動によって下顎義歯が動揺をきたし，欠損部顎堤に損傷を起こしてしまったものである．

　咀嚼時の義歯の動揺を抑える設計としたことが，結果的に舌の運動の阻害につながってしまった．患者の全身症状を十分に考慮した義歯設計が重要となることがわかる症例である．

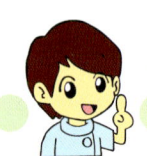

chapter 2 部分床義歯の製作法と注意点

再治療前

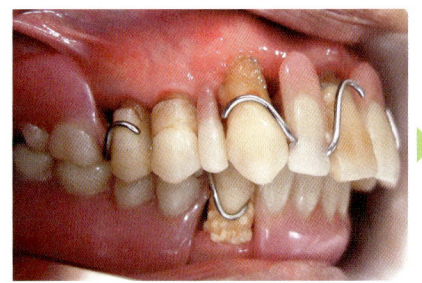

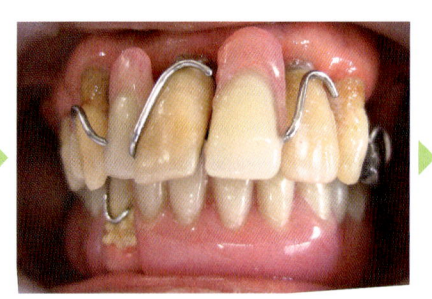

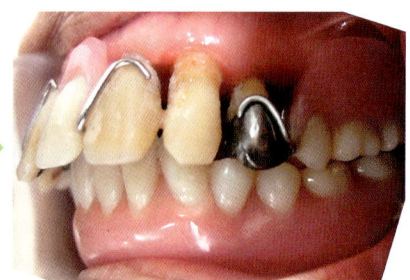

再治療前の口腔内写真.

再治療後

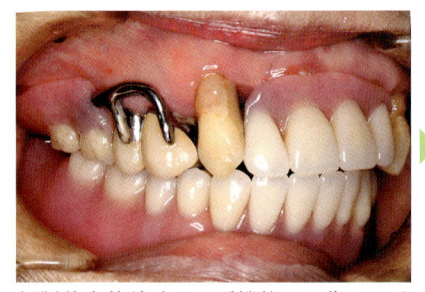

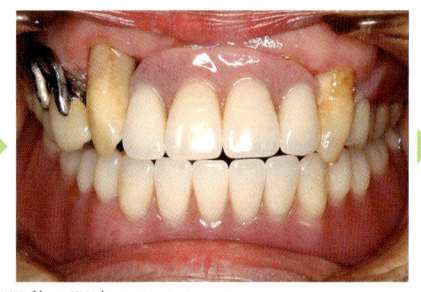

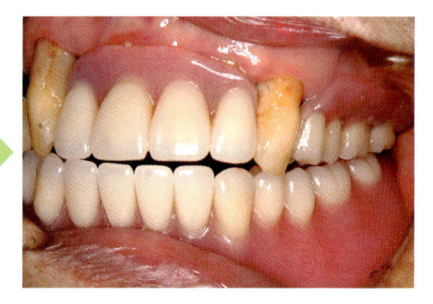

新製義歯装着時．咀嚼機能を回復し，舌の運動の阻害もなくなった．

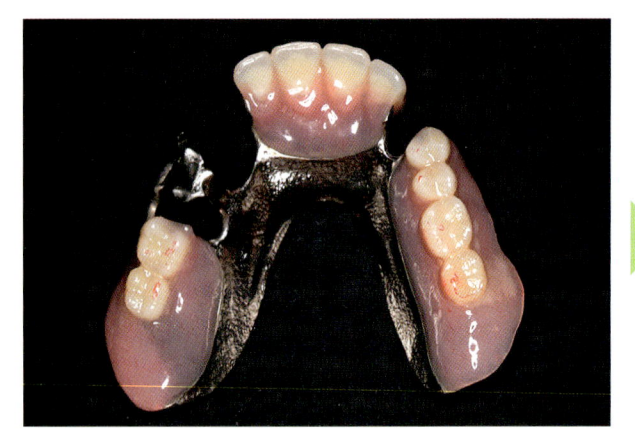

上下顎の新製義歯の咬合面観．

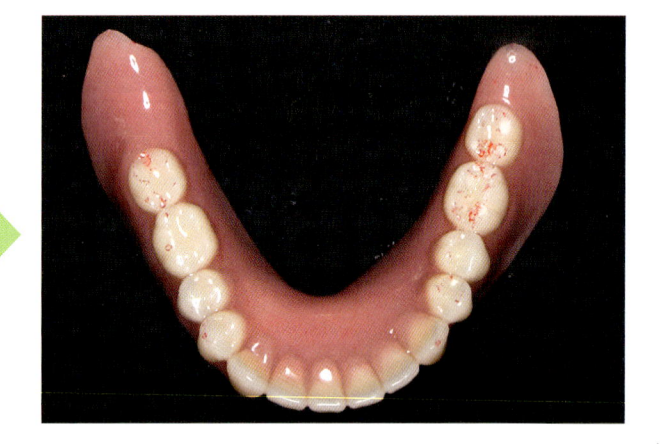

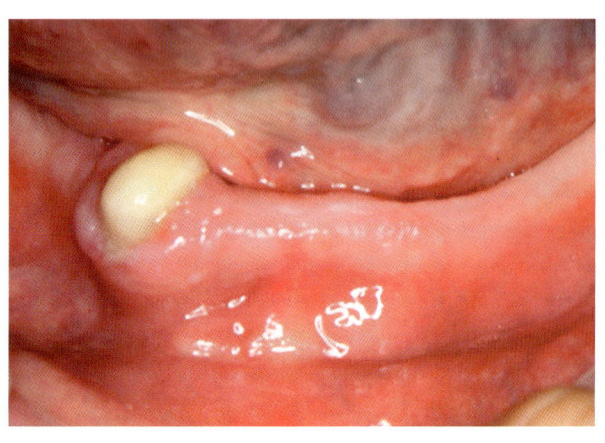

◀新義歯装着後の根面板周辺には異常なプラークの沈着がなくなった．

維持装置に破折や崩壊が生じてしまった場合

　部分床義歯の構成要素は，すべてが不可欠であることはいうまでもない．日常臨床のなかで，部分床義歯の維持装置が破折や喪失した場合は，即日に修理が終了せず，咀嚼機能の回復に一番苦労する．維持装置が数多くある場合には，破折していない維持装置によって咀嚼機能は維持されるが，維持装置が少ないときには機能不全になり他の維持装置や，構成要素へ影響がおよんでしまい咀嚼機能が崩壊してしまうことがある．

　よって，できる限り早めに修理をすることが重要になるのだが，維持装置の破折の影響が他に及ぶかどうかの見極めは非常に難しい．そこで維持装置の一部分であるレストの破折が，義歯装着患者の残存諸組織への影響が懸念されたケースで，最終的に義歯新製した症例を紹介する．

欠損部の反対側に残存歯の欠損が生じた場合

　部分床義歯による機能回復が正常に図られて，長期間使用している際に，欠損側の反対側に新たな欠損が生じる症例がある．このような場合に，欠損補綴側には何ら異常が生じていない場合には，義歯を新製して両側性の部分床義歯にする必要があるケースはあまり多くなく，新たに欠損が生じた部分だけの義歯を製作すればよい．

　ただ新たに欠損が生じた部分の欠損歯数や，その部位によっては，片側性ではなく両側性の義歯にしなければ，部分床義歯の咀嚼機能時の義歯の動揺を制御できないケースもある．しかしこのような症例についても，新たな欠損側だけの義歯の新製で，口腔内で機能をしている義歯側はそのままにしておき，口腔内で両側にして機能をさせることが十分に可能である．そこで片側の義歯を修理して，両側性の部分床義歯として，咀嚼機能の回復が図れた症例について述べてみたい．

● [参考症例2]

初診時所見

　４３２１|１ ７残存で右上の遊離端欠損部に片側の部分床義歯が製作されていた．また残存歯は固定性ブリッジで製作されていた．部分床義歯の維持装置はアタッチメントが用いられている．しかし外傷により固定性ブリッジの部分で|７が脱臼し，①①２の部分でブリッジが破損してしまった．残存歯４３２１|１．

処置

　そこで審美的要因を加味するとどうしても前歯部のクラスプは避けなくてはならない．よって|１の遠心側にアタッチメントを設定して，右上の遊離端義歯と口腔内で一体化して，咀嚼機能障害を回復した．

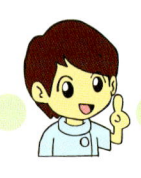

処置手順
1. 破折したブリッジ部分を除去
   ブリッジは切削器具などを使用して除去する．
2. 残った部分床義歯の支台歯に設置されているアタッチメントの着脱方向にあわせて破折したブリッジの支台歯1|1を支台歯形成．
   歯冠補綴部分を除去して，支台歯形成を行う．その際に残った義歯の維持装置であるアタッチメントの着脱方向にできる限り平行に設定しておく．
3. 印象採得（支台歯，欠損部顎堤）
   個歯トレーと個人トレーを同時に用いて，支台歯および欠損部顎堤を同時に印象採得する．
4. 咬合採得
   通法にしたがって咬合採得を行う．
5. 支台装置の装着
   製作された支台装置が装備された歯冠補綴物を，接着性セメント用いて支台歯に装着する．
6. 新製義歯試適
   新製義歯を口腔内で試適するが，あらかじめ作業模型の段階でメジャーコネクターの脚部が旧義歯に装着できるように削除しておくと便利である．
   模型上で削除した状態に，旧義歯を削除しておく．その後口腔内で新製義歯を試適する．
7. 新製義歯咬合調整
   旧義歯と調和するように咬合調整を行う．
8. 新製義歯と口腔内の遊離端義歯は，即時重合レジンを用いて一体化
   即時重合レジンを用いて，口腔内でメジャーコネクターの一方の脚部を旧義歯に装着する．
9. 最終の咬合調整
   最終的に両側性の部分床義歯として咬合調整を行う．

患者との信頼関係

　咬合の再構成を目的として，オーラルリハビリテーションを行った患者さんが，不慮の事故で補綴物の一部分が崩壊してしまったときを例えにあげてみよう．崩壊しなかった方に部分床義歯があり，新たに口腔内の片顎に2義歯を装着しなければならないようなケースでは，口腔内でメジャーコネクターを装着することで，1義歯のリハビリテーションに変換することができる．このように修理でできる限り口腔内で機能回復できている補綴物を残すことは，患者との信頼関係を保つひとつの手段にもなると思う．

[参考症例2]
４３２１|１７固定性ブリッジの|7が脱臼した

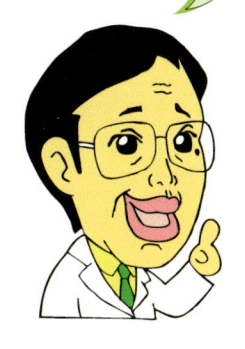

主訴

患者は外傷によりブリッジが破損し，残存歯が脱臼したため来院した．外傷を受ける前は４３２１|１７残存で，７－５|の遊離端欠損部に片側性の部分床義歯が装着され，４＋７には固定性ブリッジが装着されていた．部分床義歯の維持装置にはアタッチメントが用いられていた．

外傷により固定性ブリッジが①①２の部分で破損してしまい，|7が脱臼し，４３２１|１残存の状態になった．

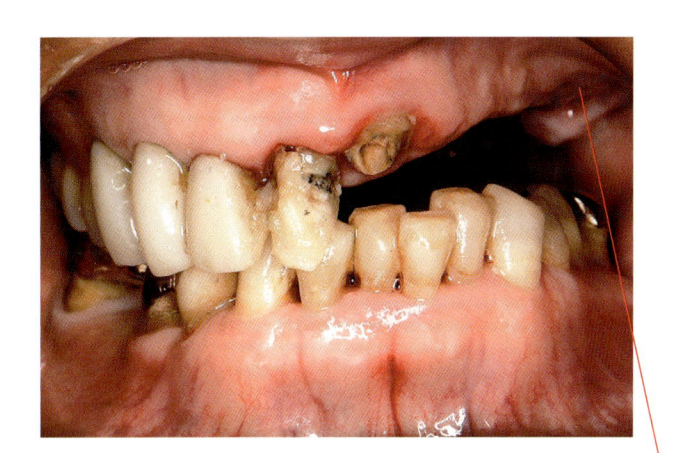

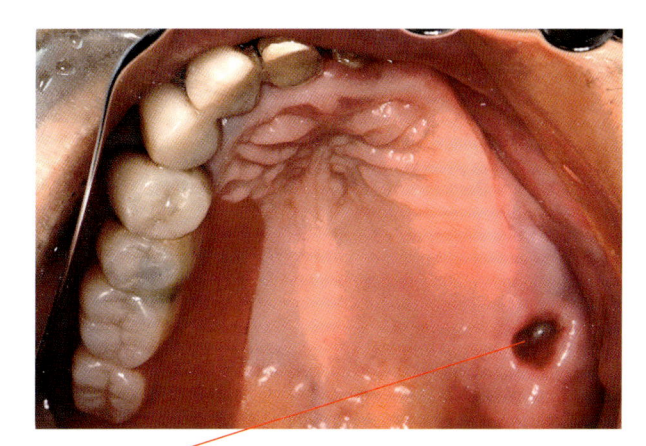

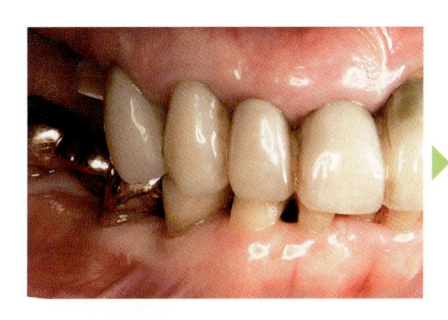

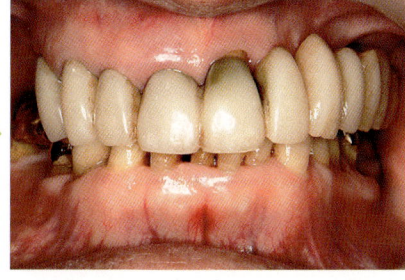

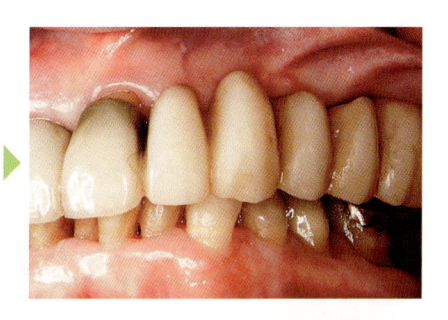

外傷により固定性ブリッジの支台|7が脱臼した

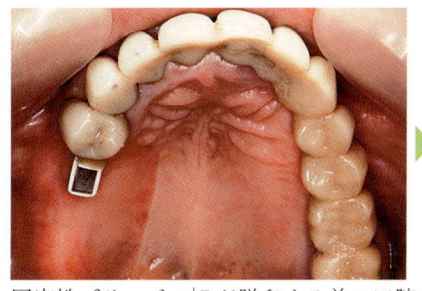

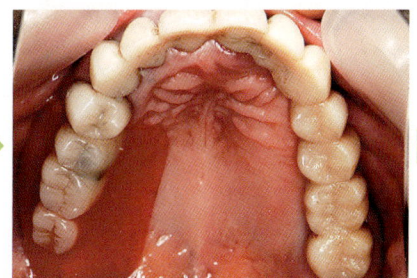

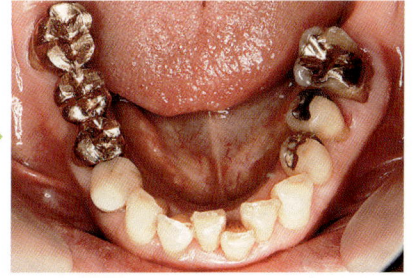

固定性ブリッジの|7が脱臼する前の口腔内．４３２１|１７残存で，４＋７ブリッジにて欠損補綴されており，７－５|は遊離端義歯である．５|にはアタッチメントが設置されている．

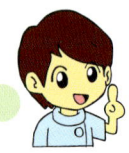

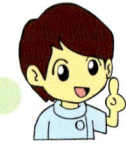

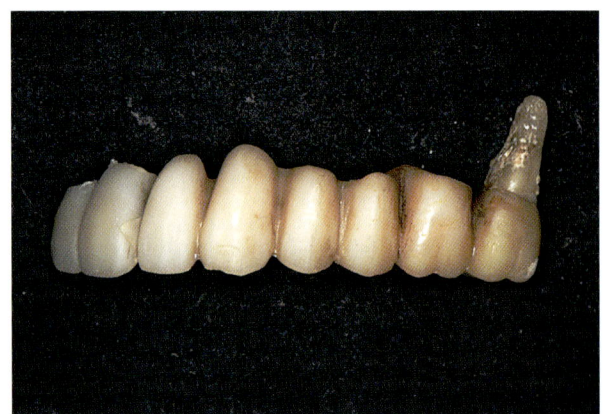

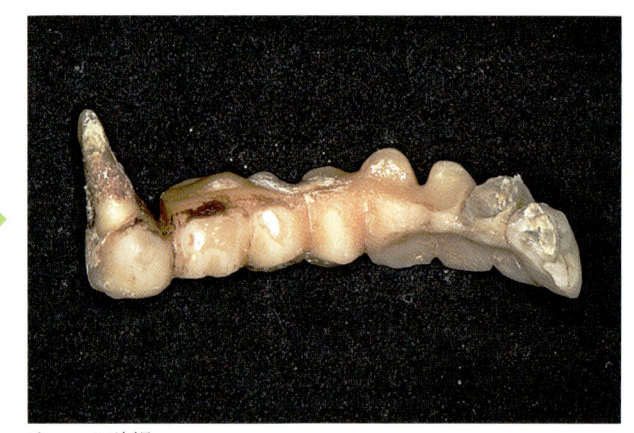

chapter 2 部分床義歯の製作法と注意点

破損したブリッジの頬側面観と舌側面観．ブリッジ内のファイバーグラスも破損している．

従来の片側性義歯と新しい片側性義歯を接着して両側性とする

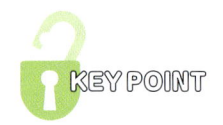

KEY POINT

　部分床義歯による機能回復が正常に図られ，義歯を長期間使用している間に，欠損側の反対側に新たな欠損が生じる症例がある．その際，欠損補綴側に何ら異常が生じていない場合には，両側性の部分床義歯を新製する必要があるケースは多くなく，新たに欠損が生じた部分だけの義歯を製作すればよい．

　ただし，新たな欠損の欠損歯数や部位によっては，両側性の義歯にしなければ部分床義歯の咀嚼機能時の義歯動態を制御できないようなケースもある．しかし，このような症例についても，新たな欠損側だけ義歯を新製し，口腔内で機能している義歯側はそのままにしておき，口腔内で両側にして機能をさせることが十分可能である．

　本症例では上顎左側の残存歯が|1のみとなったが，審美的要因を加味すると，どうしても前歯部のクラスプは避けなくてはならない．そこで，|1の遠心側にアタッチメントを設定して，新製義歯と上顎右側の遊離端義歯とを口腔内で一体化させ，咀嚼機能障害を回復した．

　再治療のステップは以下のとおりである．
① 破折した 4＋7 ブリッジの除去
② 1|1 支台歯形成
③ 支台歯および欠損部顎堤の印象採得
④ 咬合採得
⑤ 1|1 歯冠補綴物と |2－7 義歯の製作
⑥ 1|1 支台装置の装着
⑦ |2－7 義歯試適
⑧ |2－7 義歯咬合調整
⑨ 7－5| 旧義歯と |2－7 新製義歯の接着
⑩ 一体化した義歯の咬合調整

再治療のステップ

支台歯形成

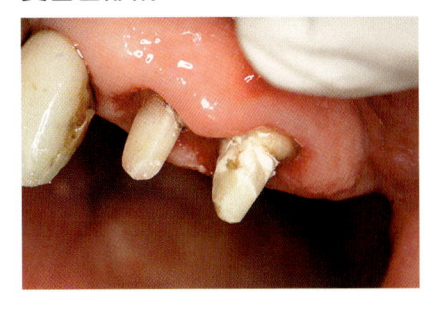

◀破折したブリッジを除去して，支台歯1|1の支台歯形成を行う．その際に残った部分床義歯の支台歯に設置されているアタッチメントの着脱方向にできるかぎり平行に設定する．その後，個歯トレーと個人トレーを同時に用いて，支台歯および欠損部顎堤を同時に印象採得し，通法にしたがい咬合採得を行う．

|2―7義歯の製作

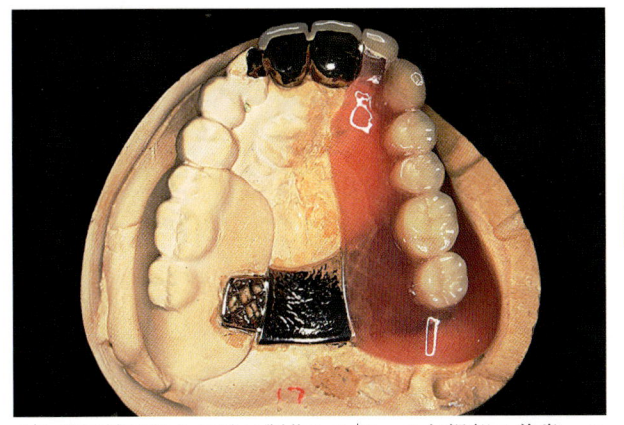

1|1歯冠補綴物と同時に製作した|2―7欠損部の義歯．この新製義歯に後パラタルプレートを装備しておく．

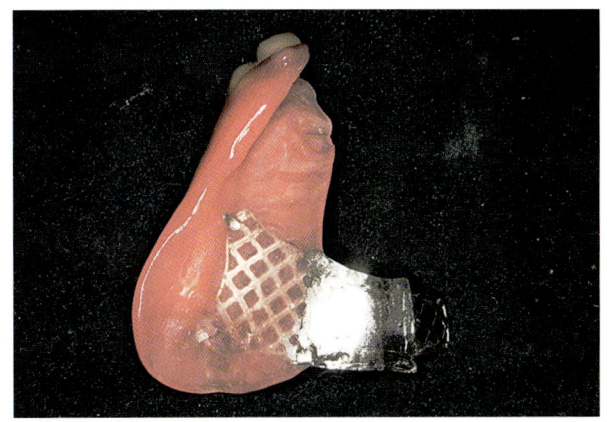

新製義歯の粘膜面観．

1|1歯冠補綴物に磁性アタッチメントのキーパーを装着

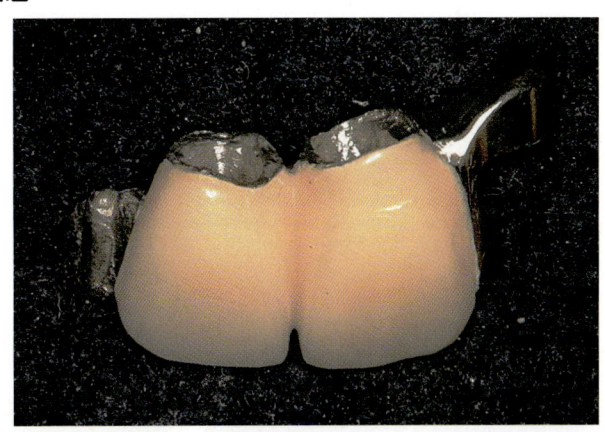

▶磁性アタッチメントのキーパーが装着された1|1歯冠補綴物の頰側面観．

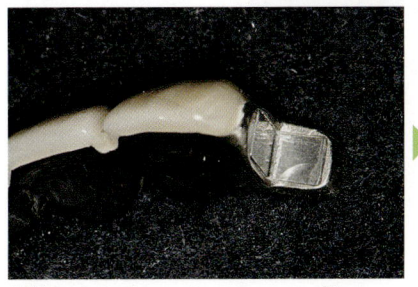

磁性アタッチメントのキーパー部．

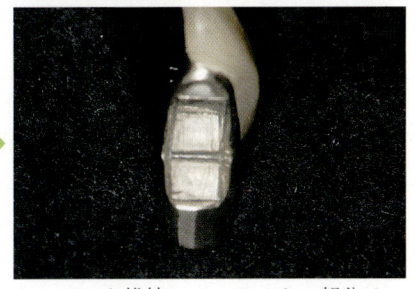

キーパーを維持しているメタル部分は，着脱方向に平行な面を持つ．

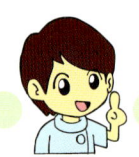

chapter 2 部分床義歯の製作法と注意点

7—5 旧義歯の床を削除

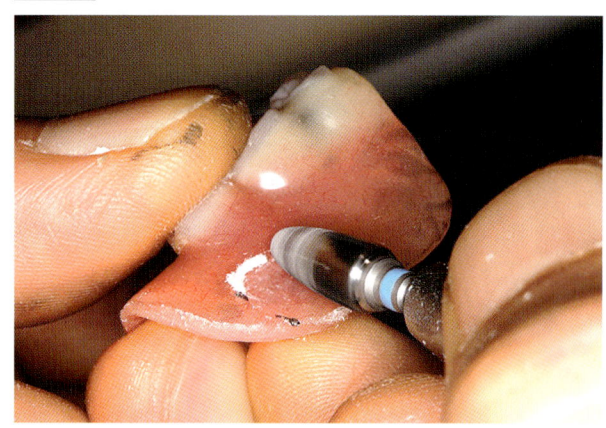

あらかじめパラタルプレートの脚部がくる 7—5 旧義歯側の床を削除しておく．

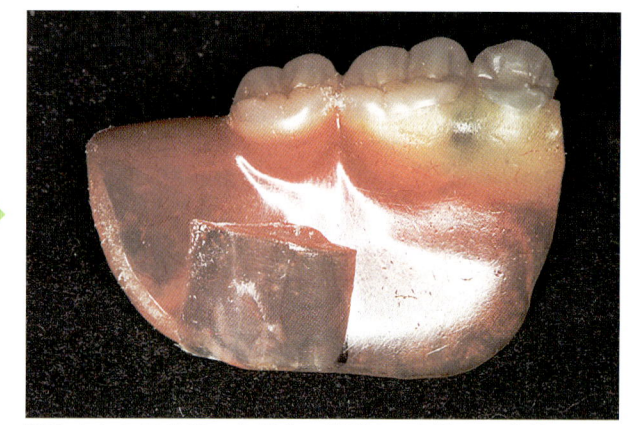

削除された旧義歯の床部分．模型上で削除した状態のように，旧義歯を削除する．

2—7 新製義歯の試適・咬合調整

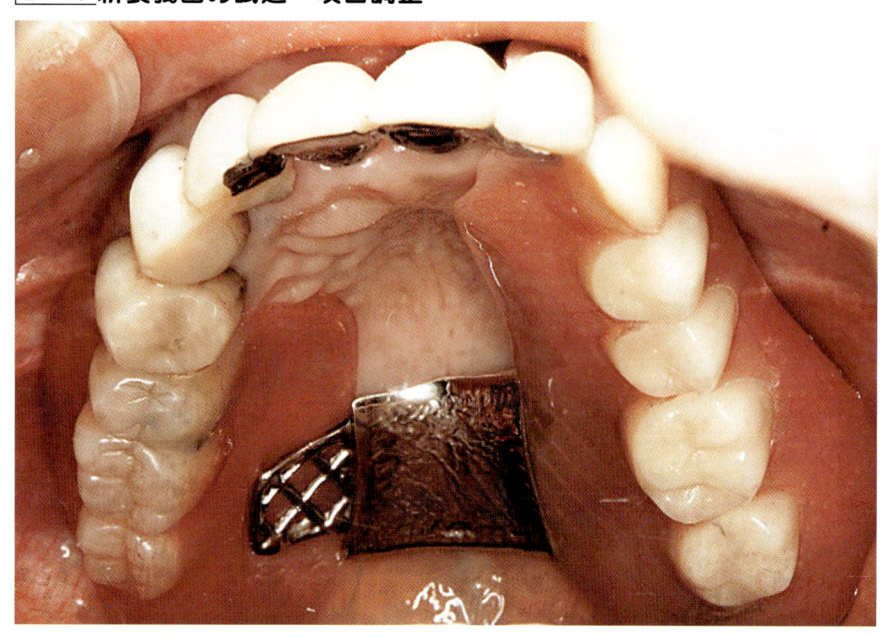

◀製作した支台装置が装備された歯冠補綴物を，接着性セメントを用いて 1|1 支台歯に装着し，2—7 新製義歯を口腔内に試適する．あらかじめ作業模型の段階で，メジャーコネクターの脚部を 7—5 旧義歯に装着できるように削除しておくと便利である．旧義歯と調和するように新製義歯の咬合調整を行う．

新製義歯と旧義歯の接着

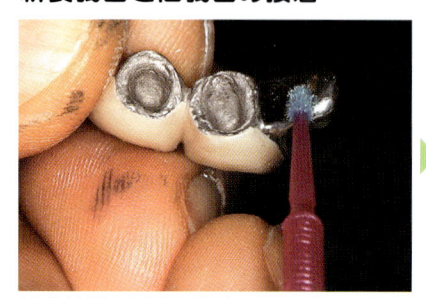

接着材料が不要な部分につかないよう，分離材(スーパーボンドセップ，サンメディカル)を塗布しておく．

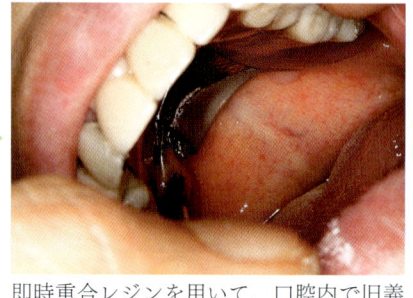

即時重合レジンを用いて，口腔内で旧義歯にパラタルプレートを設置．

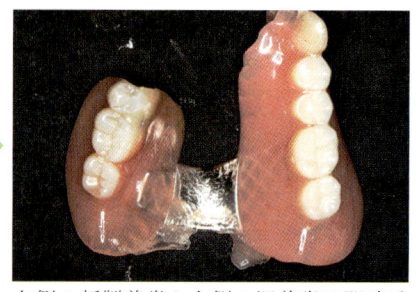

左側の新製義歯と右側の旧義歯は即時重合レジンを用いて一体化する．最後に両側性の部分床義歯として咬合調整を行う．

220

再治療前

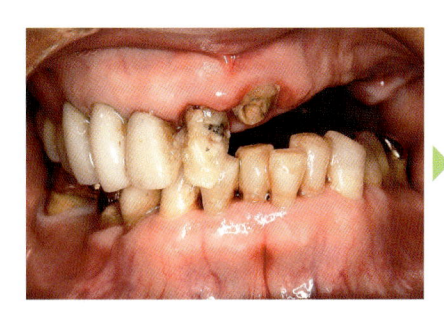

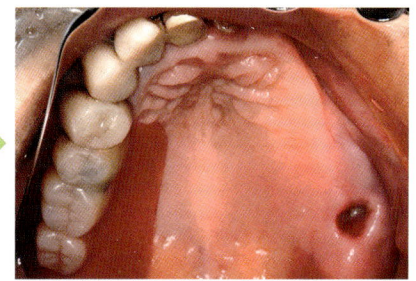

再治療後

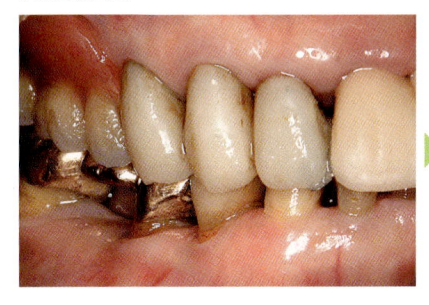

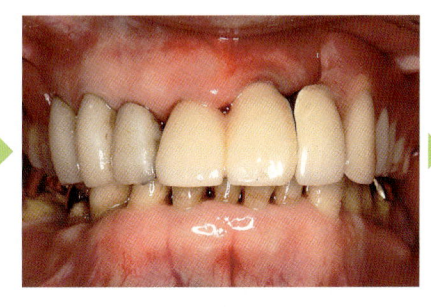

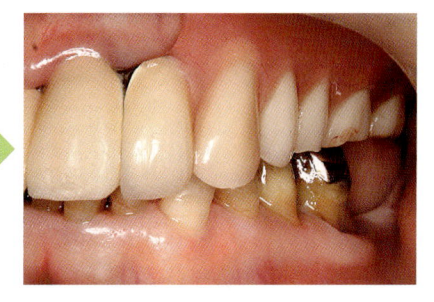

治療1か月後

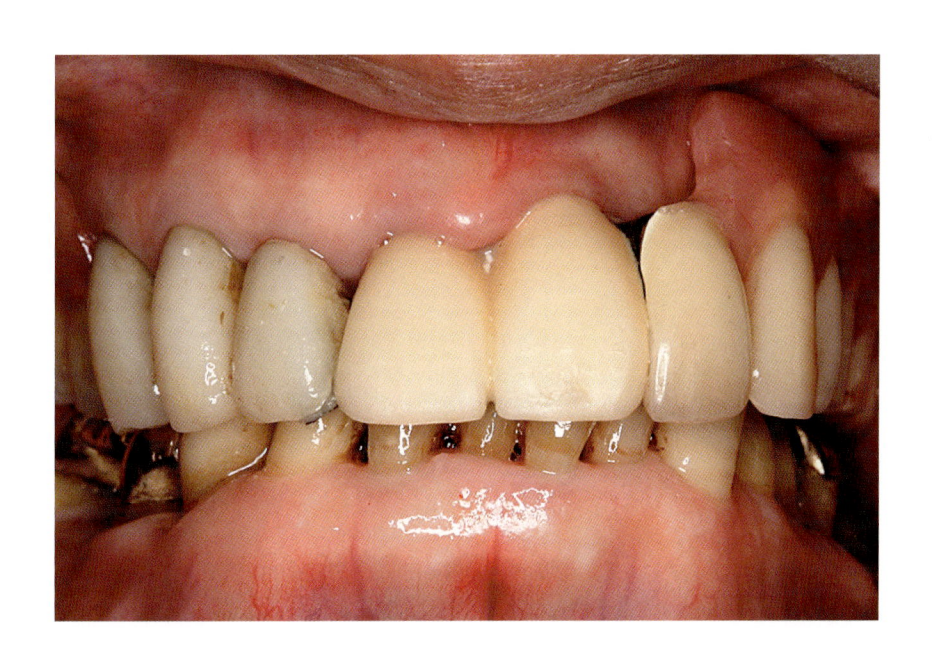

患者との信頼関係を保つひとつの手段に

　　　片側性の部分床義歯を修理して両側性の義歯とし，咀嚼機能の回復を図った症例を紹介した．
　この症例のように，咬合の再構成を目的にオーラルリハビリテーションを行った処置で，その後，外傷により補綴物の一部分が崩壊したため2義歯を装着するというようなケースでは，口腔内でメジャーコネクターを装着することにより，1義歯のリハビリテーションに変換することができる．
　このような修理で，口腔内で機能回復できている補綴物をできるかぎり残すことは，患者との信頼関係を保つひとつの手段にもなるであろう．

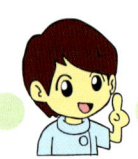

chapter 2 部分床義歯の製作法と注意点

義歯床が破折を繰り返した

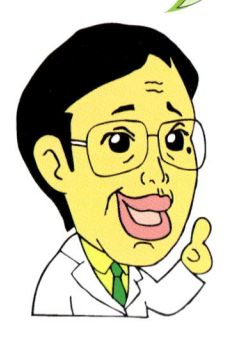

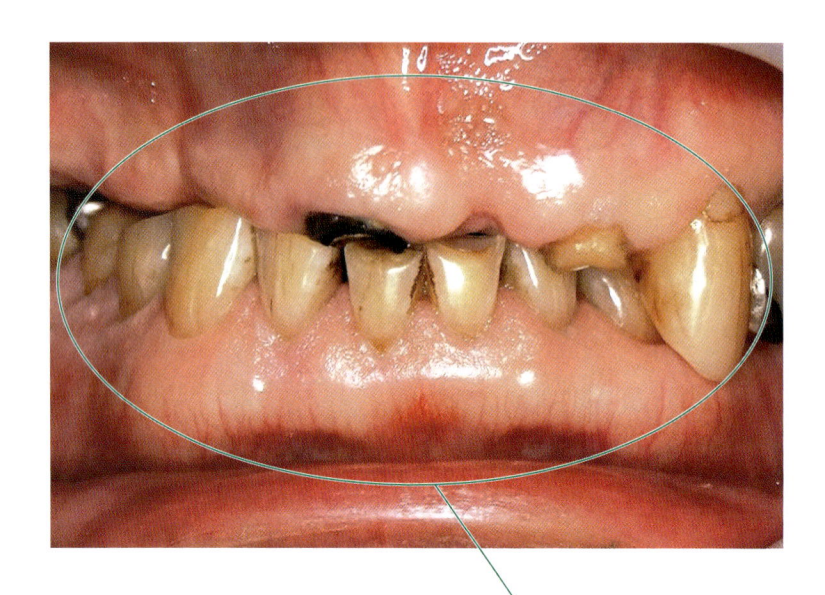

義歯未装着では低位咬合であり，下顎残存歯が上顎欠損部顎堤に咬み込んでいる

初めの破折と修復

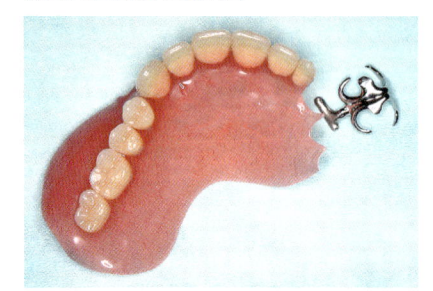

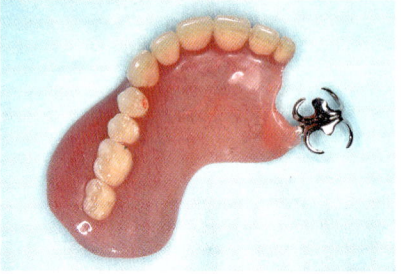

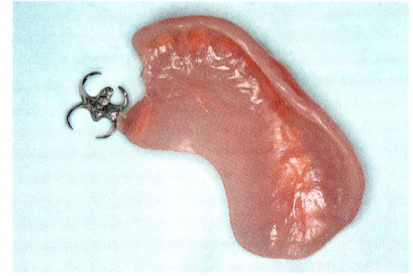

維持装置が破折したため，維持装置のみ新製して口腔内で即時重合レジンにて修理を終了した．

再破折

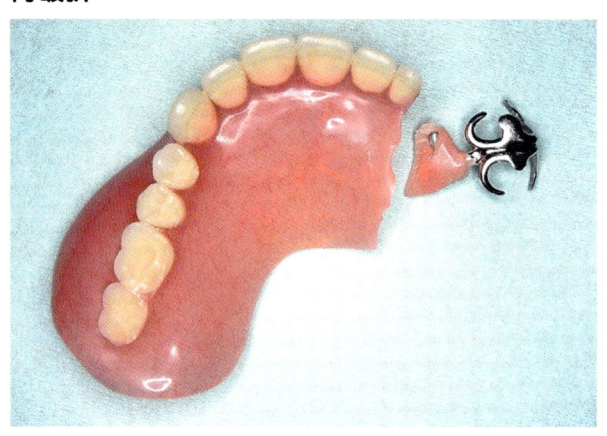

◀約半年後，前回修理部位の近辺から同様な破折を繰り返した．

床の破折線をガラス繊維で補強することにより，再破折を防ぐ

KEY POINT

本症例では義歯の新製を行う必要はなく，修理で十分に対応できる．新製しなければならないのは，人工歯の部分を含んで破折線が入った場合である．

本症例では，床部分とメジャーコネクター部分との間に破折線が入っている．ただ単に即時重合レジンを用いてその部分を修理すると，破折した部位からまた同様に破折してしまう．そこで破折を避けるための工夫が必要になる．

従来は破折線および床の補強として，金属（ワイヤー）の補強線をレジン内に埋入していたが，メタルとレジンが確実に接着していなければ，逆にその部分に応力が集中して同じ部位から破折しやすくなる．よって接着を確実なものにするため十分なメタルの処理（4 META を金属部に塗布しておく）が必要になる．

そこで金属ではなく，ガラス繊維（ファイバーコア 4 K，ペントロンジャパン）を破折線の表裏に方向をたがえて埋入し補強した．確実にレジンの補強が行え，強度を回復することができた．しかし材料強度を増して破折を防いだだけでは，残存諸組織に咬合力によって為害作用を及ぼしてしまう．そこで十分な咬合調整を行い，破折の原因となった咬合の不調和を解消しておくことが重要である．

グラスファイバーを光照射

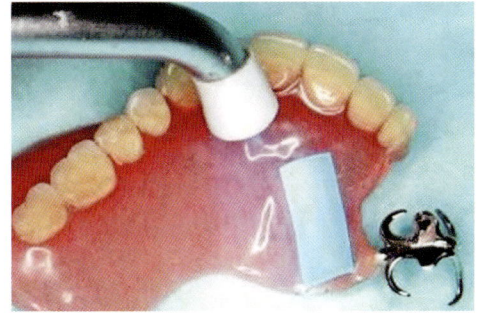

咬合関係など考えると破折部位に多くの咬合力が集中するため，グラスファイバー（ファイバーコア 4 K，ペントロンジャパン）を用いて修理を行う．ファイバーコアは本来，ハイブリッドセラミックスのメタルフリーブリッジを製作する際の補強材である．義歯床の床用レジンの破折部は，あらかじめ即時重合レジンで仮に修理しておく．まず，修理部位の大きさに削除した後，軽く光照射を行う．

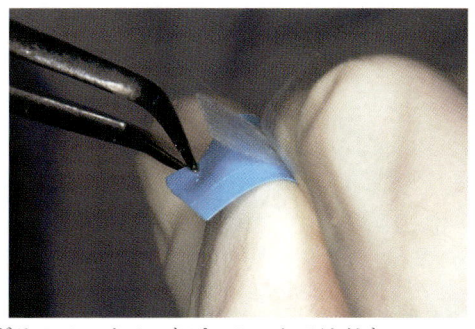

光照射後，グラスファイバーをピンセットではがす．

グラスファイバー接着，レジン塗布

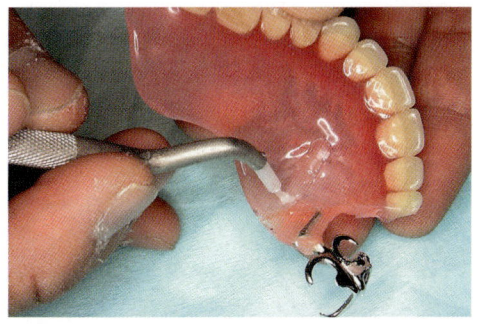

グラスファイバーを埋入設置する部位は，あらかじめグラスファイバーの厚み分だけ削除しておき，そこにスーパーボンドを接着しておく．

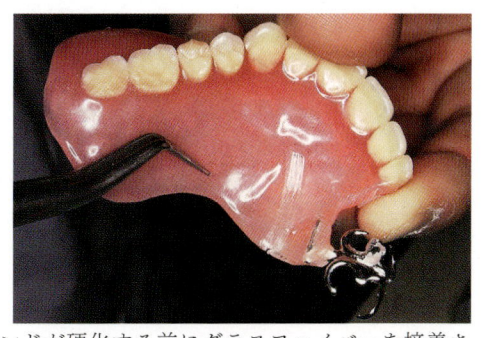

スーパーボンドが硬化する前にグラスファイバーを接着させて，接着性レジンの硬化を待つ．硬化後，即時重合レジンをその上に塗布しておく．

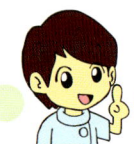

粘膜面もグラスファイバー接着，レジンを塗布し，完成

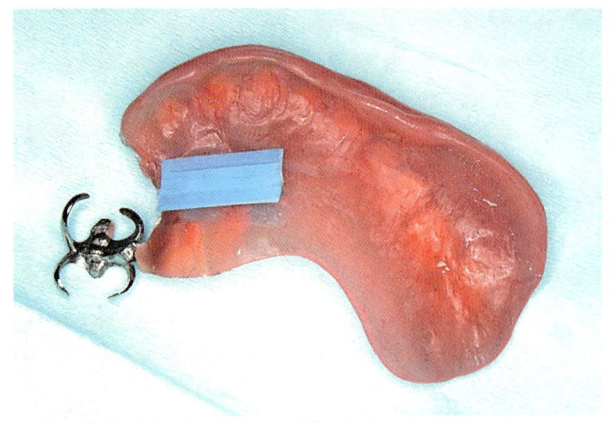

今度は義歯床内面に外面と同様の処理を行うが，グラスファイバーの走行方向をたがえて（クロスするよう）設置して強度を増す．

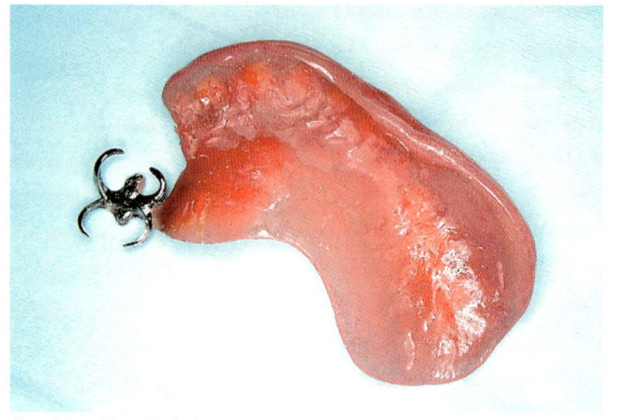

修理終了後の義歯内面．
　義歯粘膜面は即時重合レジンが硬化するまで，口腔内にて中心咬合位で保持しておく．

再治療後の口腔内装着観

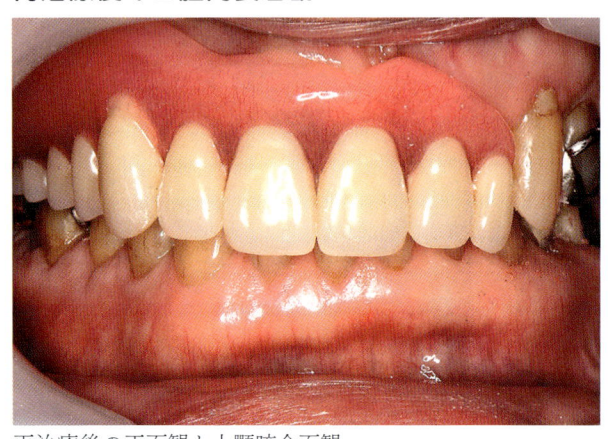

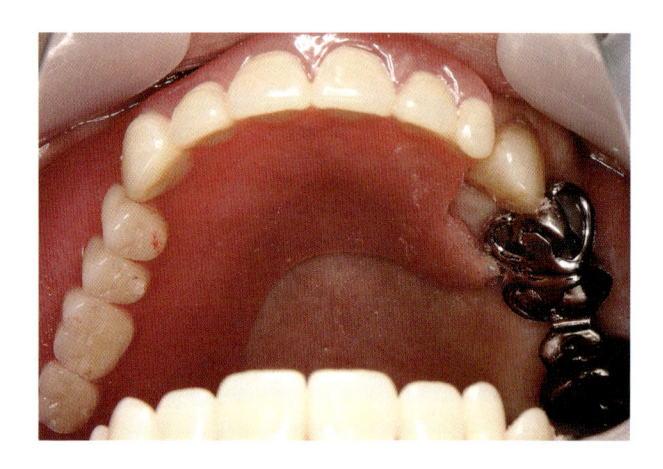

再治療後の正面観と上顎咬合面観．
　術前では人工歯の入る咬合高径が皆無であったが，4 5 6 の咬合面に歯冠修復を行うことで，咬合挙上が可能になった．よって，左右の咬合の調和を図ることができた．

部分床義歯の機能をすぐに回復させるために

　部分床義歯には，維持装置，床，人工歯，連結子などの構成要素がある．構成要素のひとつでも破折したり崩壊したりすればその働きを喪失するので，部分床義歯は咀嚼機能の回復を図ることができなくなる．また，残存歯の咬耗や破損によって咬合高径が低くなってしまうと，義歯の動揺も大きくなり，前述同様に咀嚼機能障害が生じてしまう．この場合には当日の対応が不可能である．
　しかし患者は失った機能をすぐにでも回復してほしいと願っている．とくに，床が破折してしまうとまったく機能を果たさないので，どうにかして修理をしなければならない．そこで，床の破折についての修理方法を紹介した．

左右の維持歯がカリエスで崩壊（即日修理）

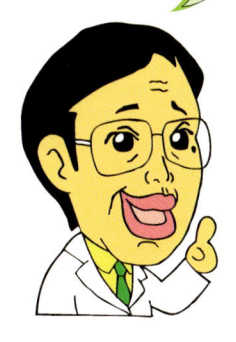

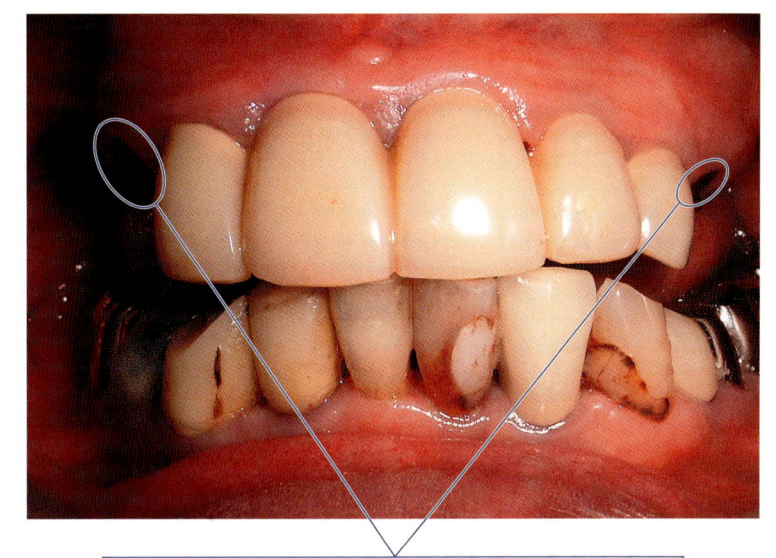

すべての維持歯がカリエスによって崩壊している

初診時の義歯と維持歯の状態

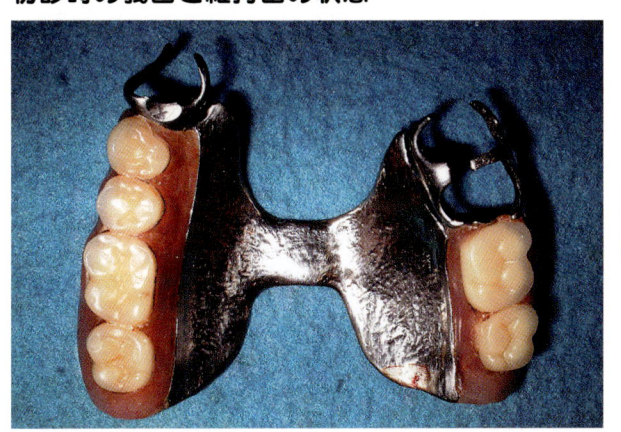

初診時装着の上顎義歯．

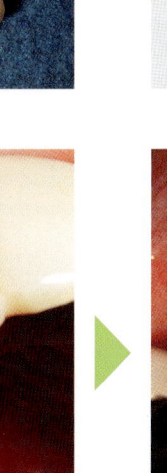

前装冠連結
残根
歯根破折

左右維持歯の崩壊状態．

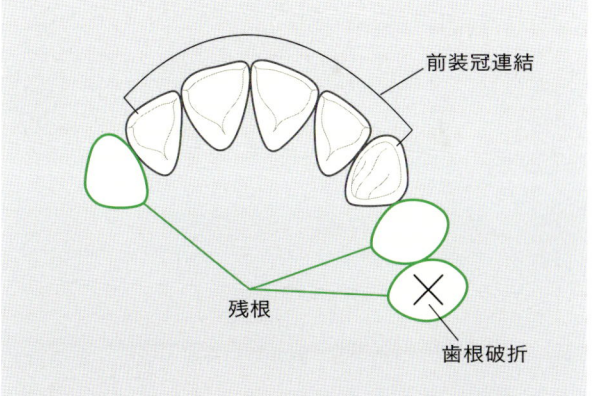

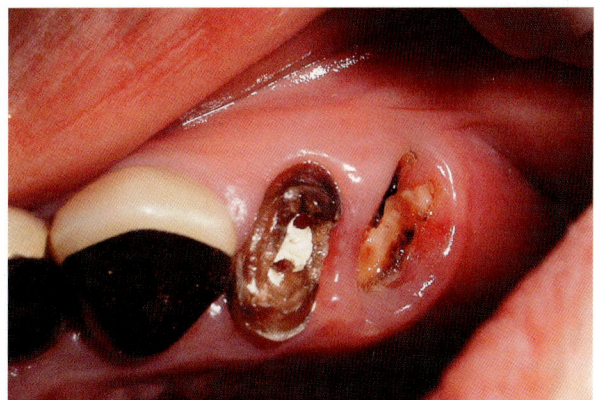

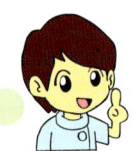

chapter 2　部分床義歯の製作法と注意点

支台歯（維持歯）にカリエスがある場合の選択肢

KEY POINT

　支台歯（維持歯）にカリエスが生じても，充填処置で対応できれば義歯修理を行わず現状のまま使用できる．しかし歯冠修復を行わねばならない場合には，いかに維持装置を設置するか考える必要がある．考え方を述べてみたい．

　クラスプを用いて同じ様式の維持装置にするなら，歯冠修復の終了後に維持装置の製作用の印象採得が必要になる．技工時間がかかるため，患者には何日間か咀嚼機能障害を我慢してもらわなければならない．

　維持装置として磁性アタッチメントが採用できれば，当日に義歯修理ができるので，患者に咀嚼機能障害を何日間も我慢してもらわなくてもすむ．しかし，支台歯（維持歯）は有髄歯のまま使用することはできない．そしてブレーシング部分がほとんどないため，片側遊離端義歯の片側処理では間接維持装置を設置しなければならないので，義歯を新製するのとあまり大差なくなる．

　維持装置が機械的な維持力のあるアタッチメントの場合には再製作であるが，コーヌスクラウンならば内冠のパターンを口腔内でキャスタブルレジンを用いて製作する必要がある．

　この症例では，クラスプデンチャーの維持歯すべてが歯冠崩壊を起こしたうえ，|5は歯根破折をしていた．したがって，維持歯として歯冠回復を行えなかったので，磁性アタッチメントを用いた．1年後，義歯を新製した．6年後，維持歯に破折が生じたため，コーヌスクラウンを維持装置とした義歯を新製した．

維持歯の形成，キーパー装着

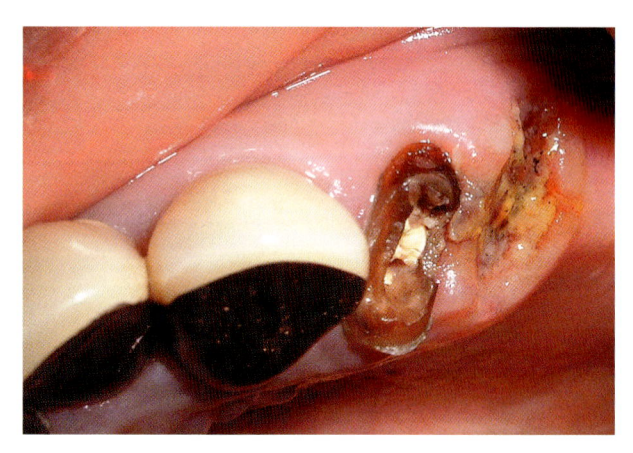

▶感染象牙質を除去した後の維持歯．

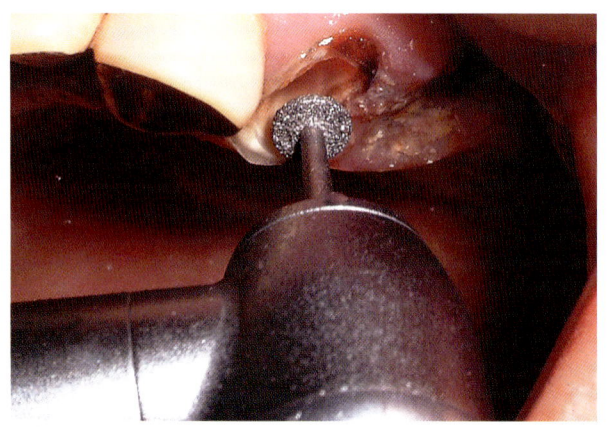

磁性アタッチメントを使用して即日に維持装置を設定．根面板を使用せず直接根面にキーパーを設定するため，円盤状のポイントを使用してキーパーの台座を形成．

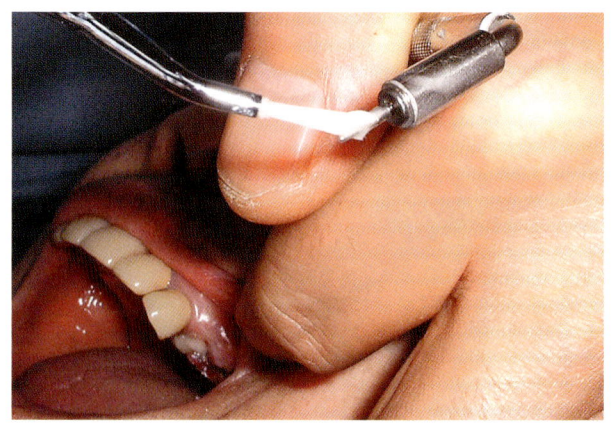

キーパーキャリアーにキーパーを吸着させた後，設置側にスーパーボンドを貼付する．

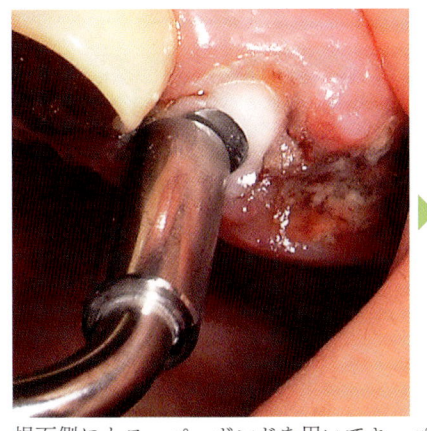

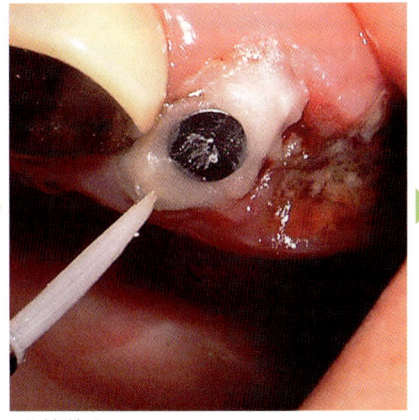

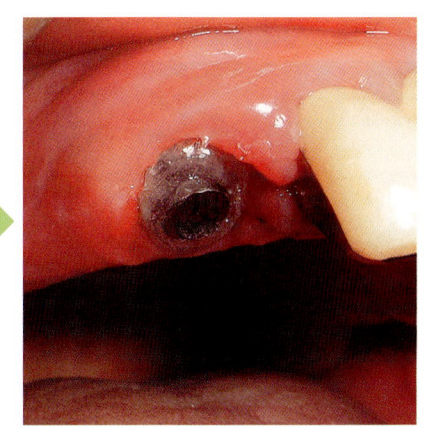

根面側にもスーパーボンドを用いてキーパーを接着する．

装着したキーパーと完成した義歯

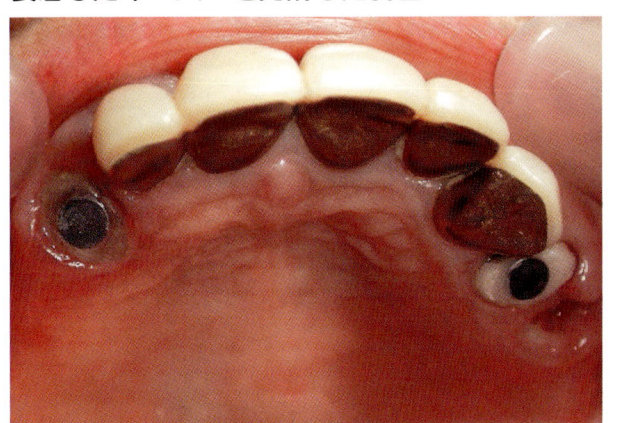

左右の維持歯にキーパーを装着．

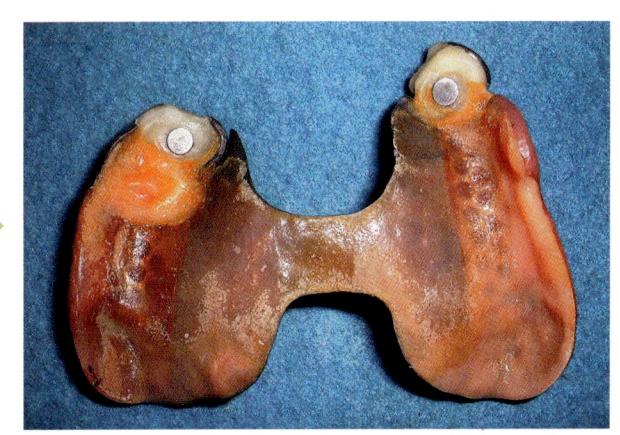

使用義歯のクラスプを除去した後，磁石構造体を義歯に装着．

1年後……義歯のみ新製

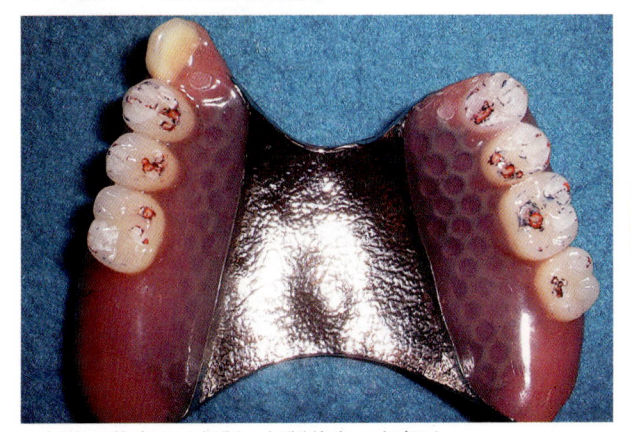

1年後に義歯のみ新製，新製義歯の表裏面．

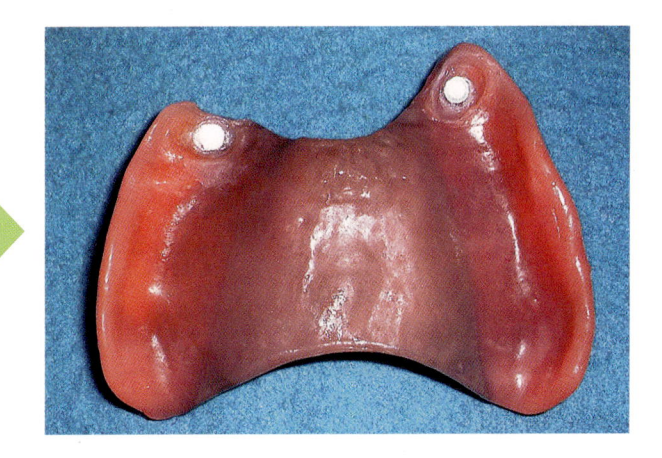

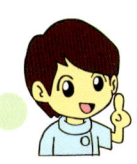

chapter 2 部分床義歯の製作法と注意点

6年後……維持歯破折によりコーヌスクラウンを維持装置として義歯新製

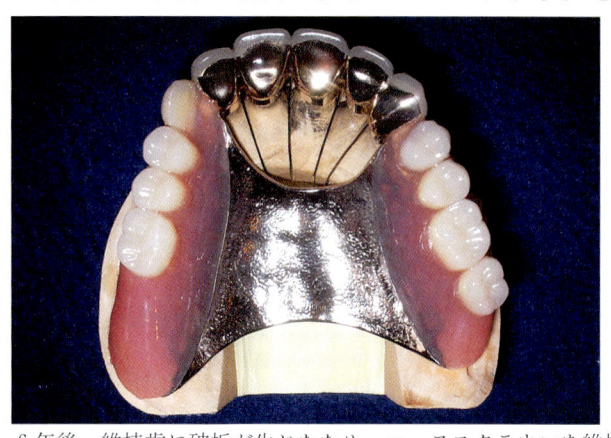

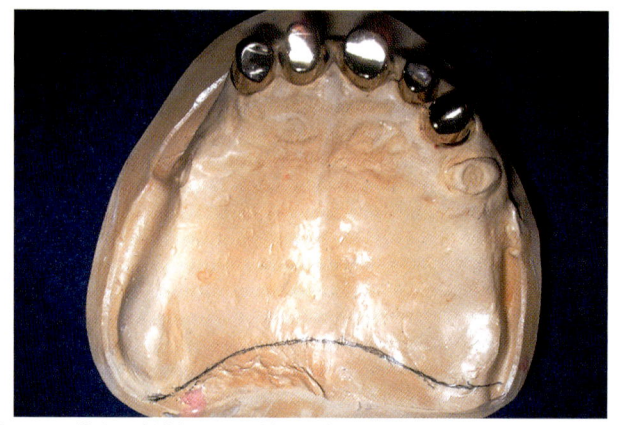

6年後，維持歯に破折が生じたため，コーヌスクラウンを維持装置として義歯を新製した．内冠と義歯咬合面観．

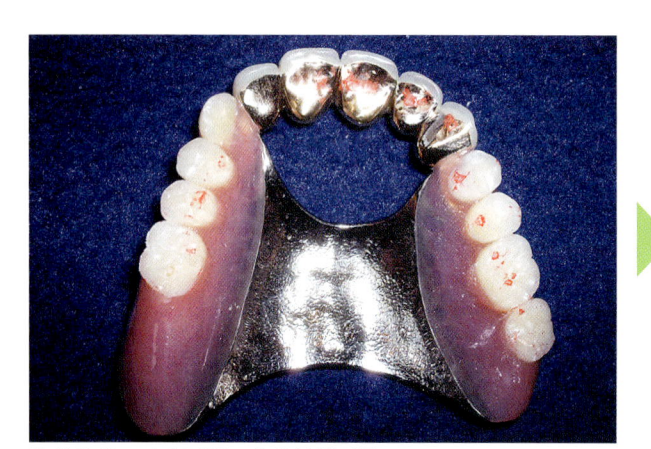

装着義歯の咬合面観と義歯粘膜面観．

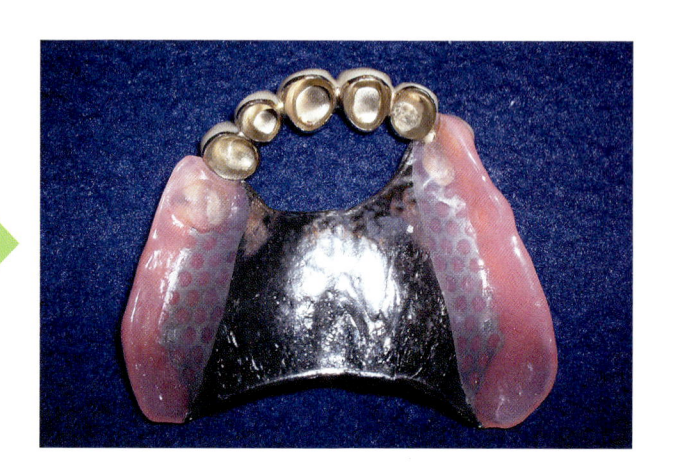

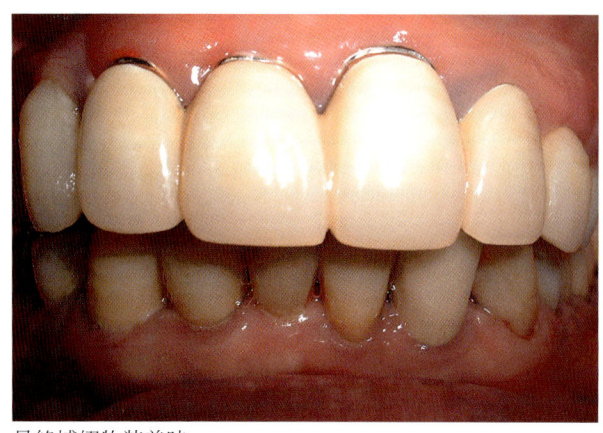

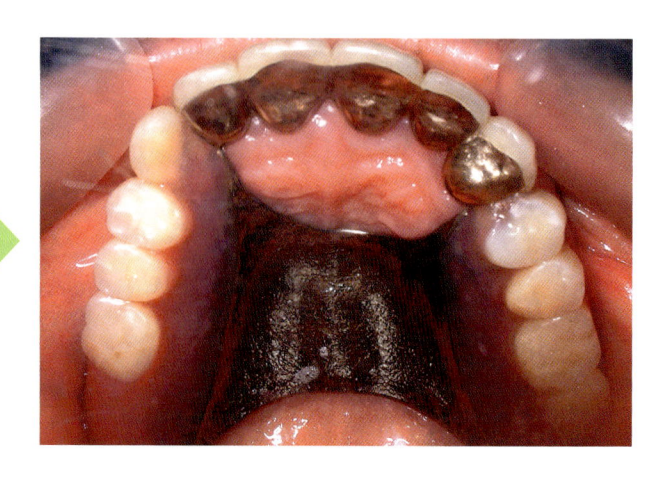

最終補綴物装着時．
　両側の維持歯に磁性アタッチメントを用いてきたが，3年後に義歯の動揺が大きくなりはじめたので，把持部をもったコーヌスクローネンテレスコープを前歯に採用せざるを得なくなった．

2|のクラスプのレストが破折し，咬合時に義歯が沈下（レストの重要性）

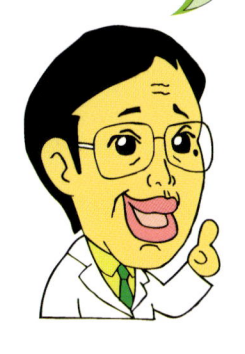

主訴

2 1|3 7 が残存，|5 7 が欠損．上顎は 2|にレスト付二腕鉤，|3 にⅠバークラスプ，|7 にレスト付二腕鉤の部分床義歯が装着されていた．下顎は 6 4|にレスト付二腕鉤の部分床義歯が装着されている．

患者は 2|のレストが破折したことにより，咬合時に義歯が食い込むことを主訴として来院した．

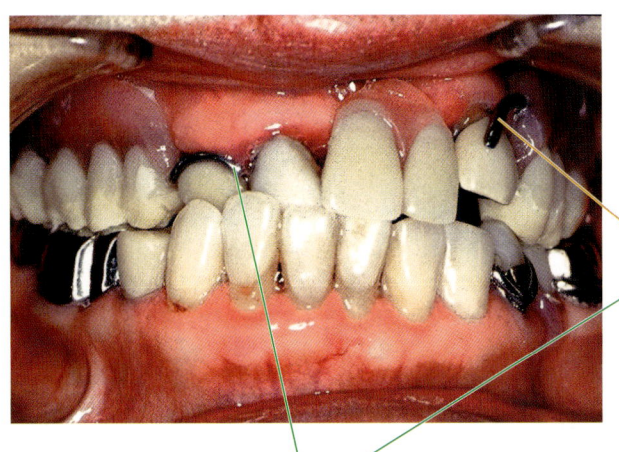

2|のクラスプのレストが破折したため，咬合時には義歯が沈下する状態であった

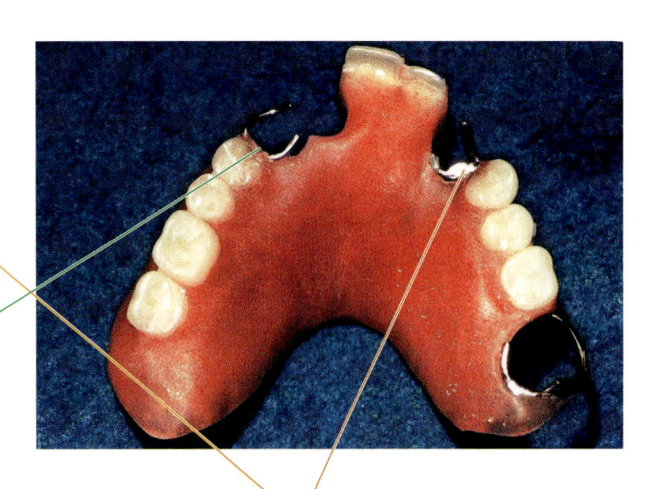

|3 のⅠバーのレストが咬耗しており，義歯沈下の防止にほとんど寄与していなかった

診査・診断／軟組織の状態から義歯新製が必要と診断

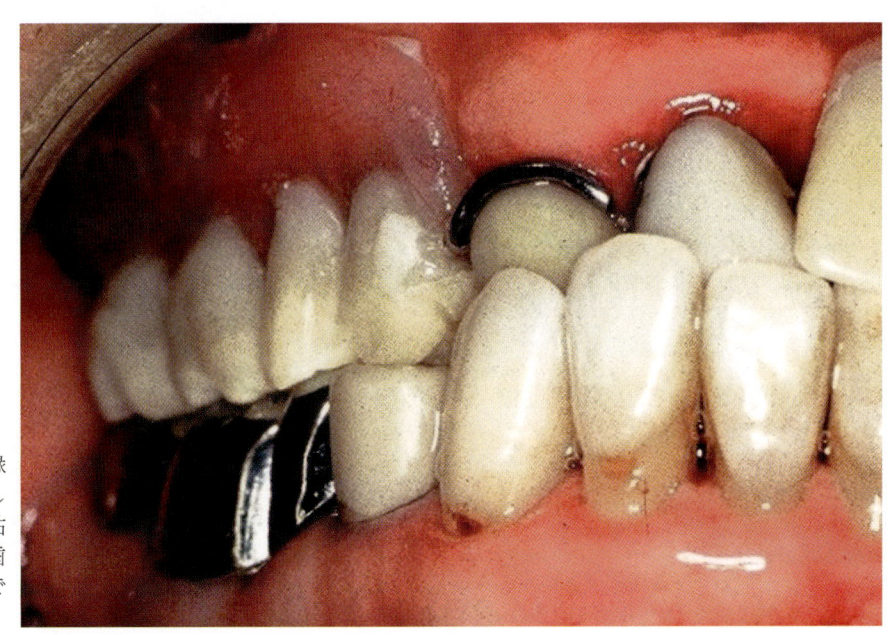

▶咬合時に 2|のクラスプ鉤腕部が辺縁歯肉に接し，歯周炎を併発させてしまっている．それと同時に義歯床下粘膜の疼痛をともなっているため，義歯の設計を見直し新製することが必要であると診断した．

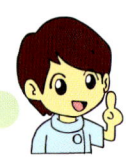

chapter 2 部分床義歯の製作法と注意点

維持装置の破折・喪失が咬合および軟組織に与える影響を見極める

KEY POINT

　義歯の維持装置が破折・喪失した場合，他に維持装置が数多く存在する場合であれば，他の維持装置によって咀嚼機能が維持される．しかし維持歯自体が数少ない場合は，一つの維持装置の機能不全は他の維持装置や構成要素へ与える影響が大きく，咬合の崩壊を進行させ，軟組織などにも影響することがある．そのため，できるかぎり早く修理をすることが重要になるのだが，その影響が他に及ぶか否かの見極めは非常に困難であり，慎重な診断を要する．

　この症例は，レストの破折により義歯が沈下し，義歯床下粘膜に咬合痛を生じていた．レストのみを修理することにより，咬合位を確立させるのは困難であり，旧義歯のままでは軟組織など他に悪影響を及ぼすケースであると判断し，設計を見直し新製することとした．

　新義歯の設計としては，咬合痛が発生していること，また残存歯が前歯部に集中していることを考慮して，コーヌスクローネンテレスコープを採用した．この維持装置を採用することで，結果として前歯部の審美的要因をも解決することとなった．

再治療のステップ

支台歯形成，内冠試適

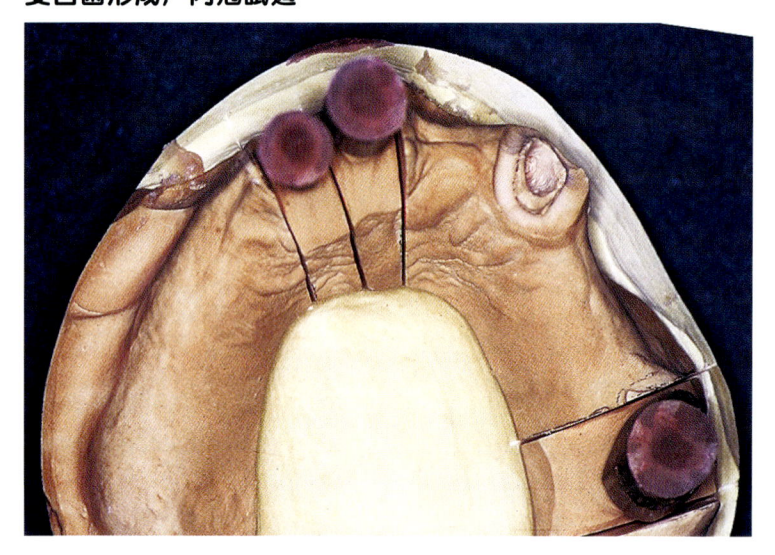

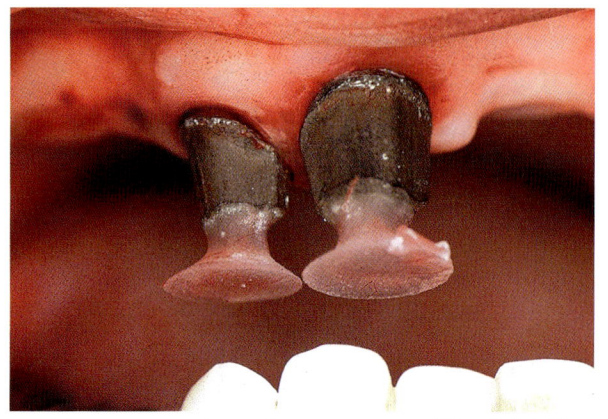

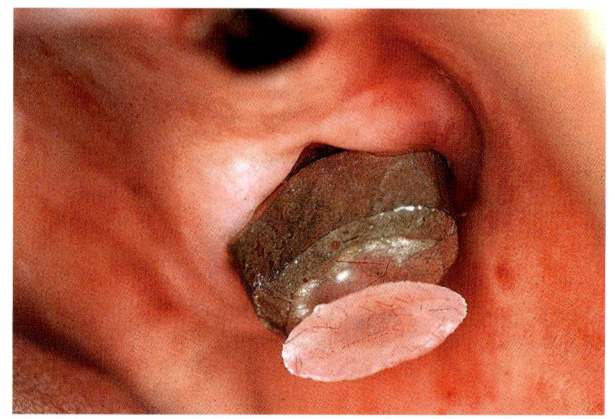

2 1 , 7 にコーヌスクローネンテレスコープ用の形成を行い，内冠を製作する．まず前歯部内冠を試適し，その後トランスファーコーピングを行う．大臼歯部も同様にする．3 は歯根の状態が不良なため，根面板とした．

230

作業模型・咬合床の製作，咬合採得

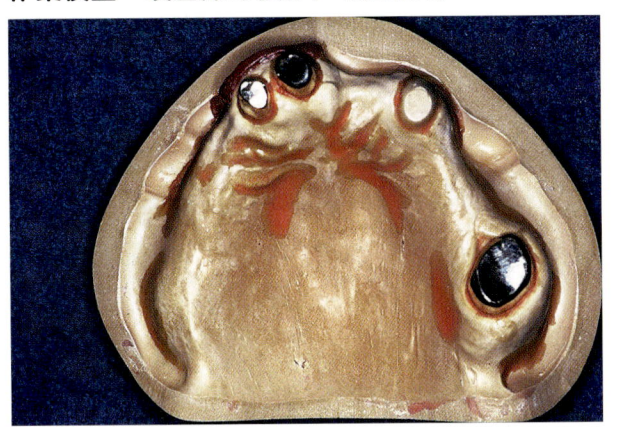

トランスファーコーピングを終了した作業模型．この作業模型上で咬合床を製作する．

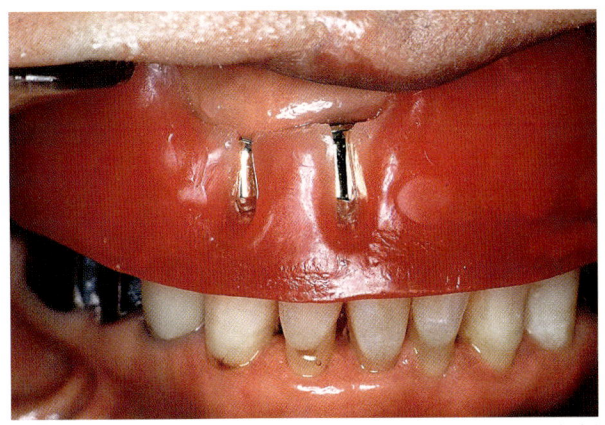

咬合採得を行う．この際，咬合床の内冠に接する蝋堤部頬側面に，内冠の頬側部の一部が確認できるスリットを入れておく．このスリットを入れることで，口腔内に試適した内冠が適正な位置に収まっているか否かを確認することができる．

ワックスデンチャーおよび新製義歯の試適

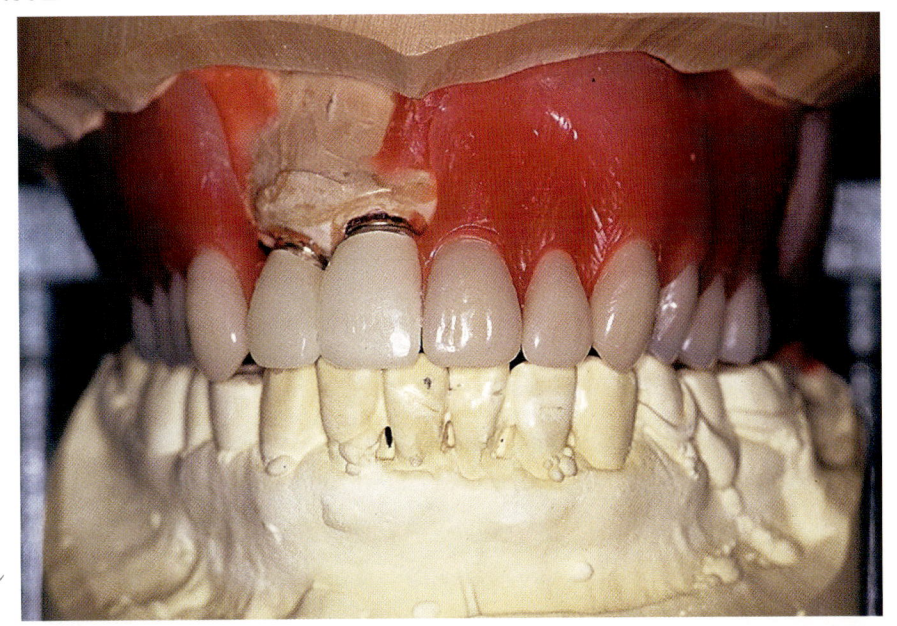

▶咬合採得終了後，ワックスデンチャーを製作する．

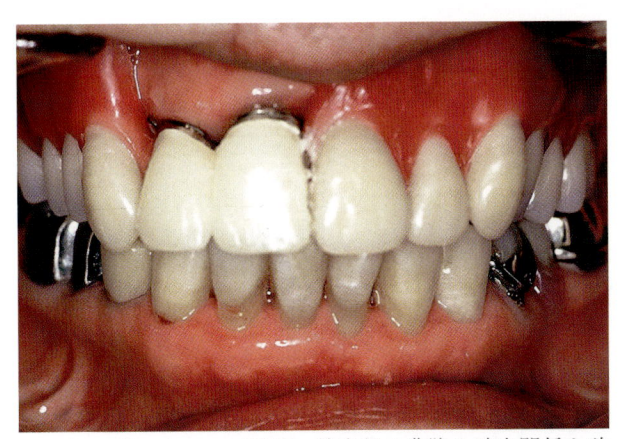

ワックスデンチャーの試適．前歯部の豊隆や咬合関係を確認する．

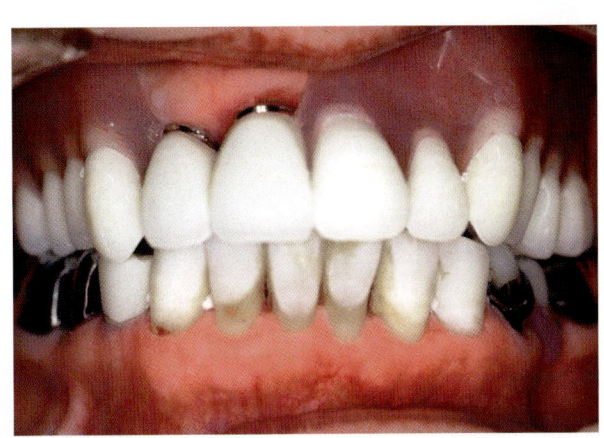

新製義歯の試適．ワックスデンチャーの試適時とほぼ相違がない．

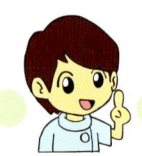

chapter 2 部分床義歯の製作法と注意点

再治療前

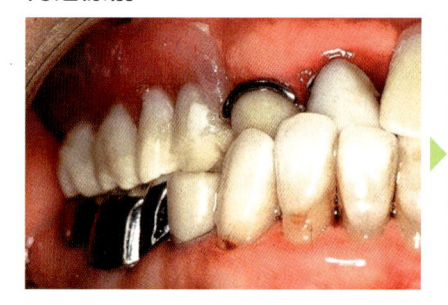

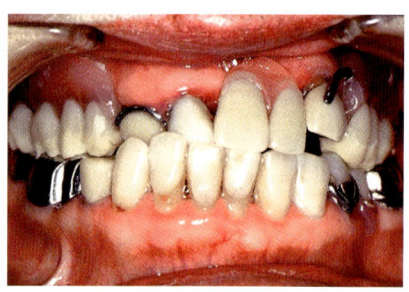

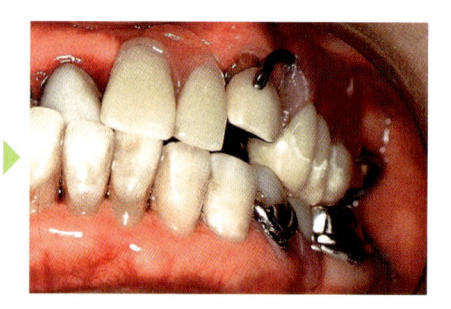

再治療後

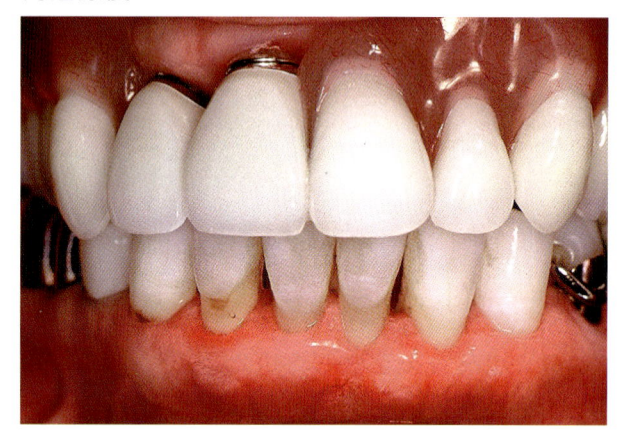

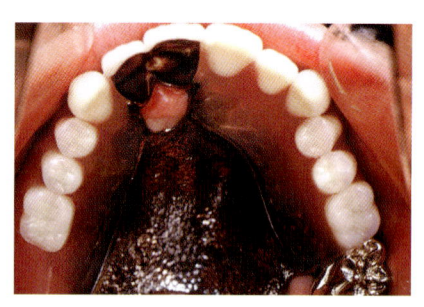

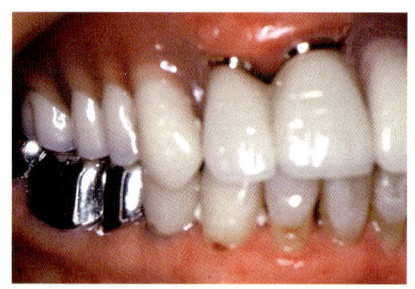

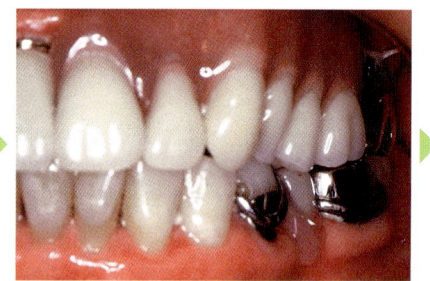

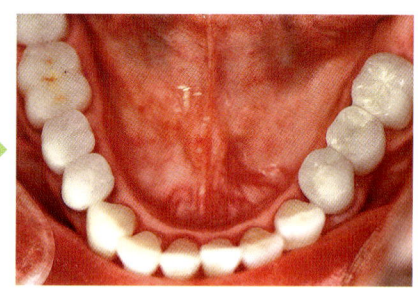

口腔内装着．新製義歯により機能が回復するとともに，審美性も回復し，上唇部の豊隆も増して顔貌が改善された．また下顎も再製作し，適正な補綴物の豊隆と咬合面観を付与することができた．

部分床義歯におけるレストの重要性を再認識させられる症例

　　部分床義歯において，その構成要素のすべてが不可欠であることはいうまでもない．しかし日常臨床を行うなかで，部分床義歯の維持装置の破折・喪失は，即日に修理が終了せず，咀嚼機能の回復にいちばん苦労するケースである．維持装置の一部分であるレストの破折が，患者の残存諸組織に影響することが懸念され，義歯新製にまで及んだ症例を紹介した．

　　レストの破壊により，咬合圧で義歯が完全に沈下し，クラスプの鉤腕・鉤尖部が辺縁歯肉を圧迫した．その結果，咀嚼機能障害が生じたことから考えても，部分床義歯におけるレストの役目の重要性を再認識させられる症例であった．

義歯の経時的変化への対応

　部分床義歯の良好な予後を得るには，メインテナンス，とくに口腔内の清掃は非常に大事な要素であるが，それだけでは十分とはいえない．予後不良に陥る重要な要素には，残存歯のカリエスと歯周病に加えて，欠損部顎堤の骨吸収や対咬歯，人工歯の摩耗や咬耗もあげられる．そこで，カリエスに関しては，確実な清掃方法を指導することが有効な手段である．しかし，ここで考えなければいけないのは，高齢になるとひとり一人の患者の清掃能力に差がでてくるので，その時間や手法を変えなくてはならないことである．また義歯の構造の複雑さによって，カリエスが起きやすくなることもあるので，患者にもしっかり認識してもらうことが大切になる．

　歯周疾患についてもカリエスとほぼ同じである．清掃不足という問題だけではなく，部分床義歯の特性として咬合力の維持歯への集中により負担荷重が生じ，その結果として歯槽骨に吸収が起きたり，辺縁歯肉に炎症が起き細菌感染したために骨吸収が起きることがある．この問題に関しては，定期的な咬合調整と歯周疾患でのメインテナンスが有効な手段となる．

　咬合調整は，高い部分(強くあたっているところ)の削除だけではなく，人工歯上にレジンの築盛も含まれることを忘れてはならない．また機械的なアタッチメントやクラスプ，コーヌスクローネンテレスコープの維持力の調整も大事な問題である．機械的なアタッチメントとクラスプは，維持力の軽減が経時的な変化として生じるが，コーヌスクローネンテレスコープの場合には，使用しているうちにくい込みが大きくなり，維持力の増大という現象が生じることもあるので注意しておかなければならない．

　また経時的変化で，一番多く遭遇するのは何といっても欠損部顎堤の骨吸収であろう．とくに維持装置に磁性アタッチメントなどを使用したオーバーデンチャーの場合には，欠損部顎堤の吸収により義歯の動揺だけではなく，咬合時に咬合力が維持歯に集中して疼痛を訴える．この変化によって義歯の動揺が大きくなり，維持歯の動揺も助長させてしまうことが考えられる．このようなときにはティッシュコンディショナーを使用して，義歯の動揺による欠損部顎堤粘膜に生じた傷やひずみを除去した後，ティッシュコンディショナーを利用した動的印象を行い，間接リベースへと移行することが得策であろう．

　この方法は定期的な患者の健診によって，早期に解決しておけば機能障害が生じることなく，義歯を使用し続けることができると考える．

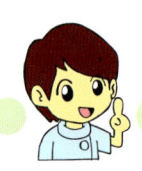

chapter 2 部分床義歯の製作法と注意点

クラスプの調整とシャイニングスポットの削除

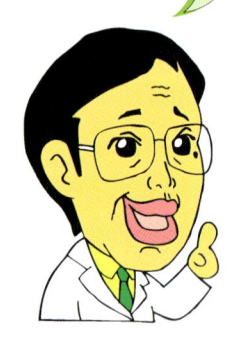

経時的変化への調整法

クラスプの場合には，鉤尖部を若干締めて対応する．機械的なアタッチメントの場合には，維持力を発揮する金属のスリット部分を締めるか，維持力を発揮する部分のパーツを取り換えなければならない．

コーヌスクローネンテレスコープの場合には，外冠の内面に生じるシャイニングラインやシャイニングスポットを少しずつ削除して，維持力の適正化を図っていく．

クラスプの調整

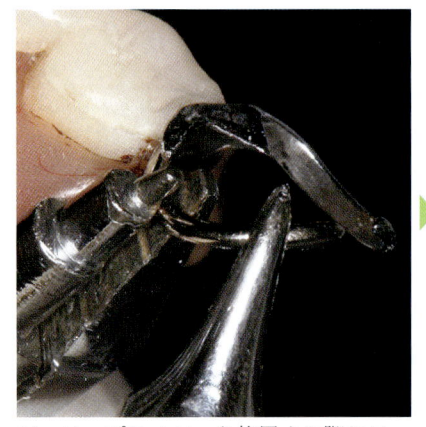

ピーソープライヤーを使用する際には，必ず2本を使用し，1本は固定の役目を担わせる．

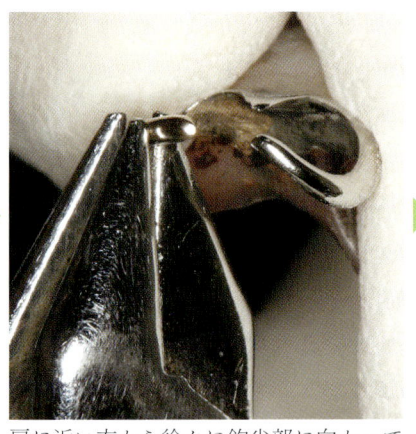

肩に近い方から徐々に鉤尖部に向かって締めていく．

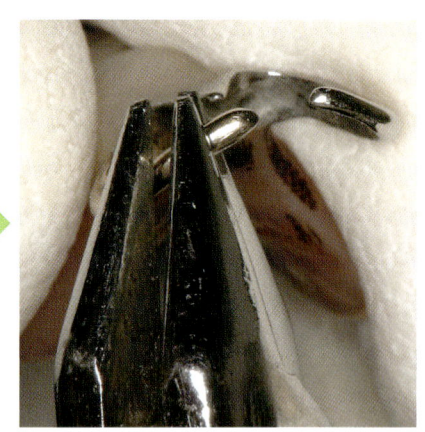

三叉鉗子で少しずつ締めていく．

シャイニングスポットの削除

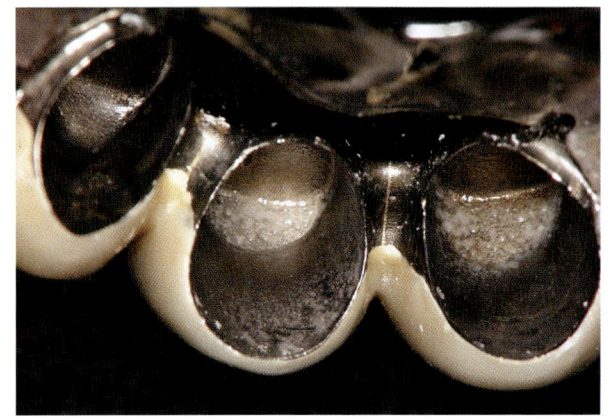

シャイニングスポットが確認でき，コーヌスの維持力が強かったのでその部分を削除する．

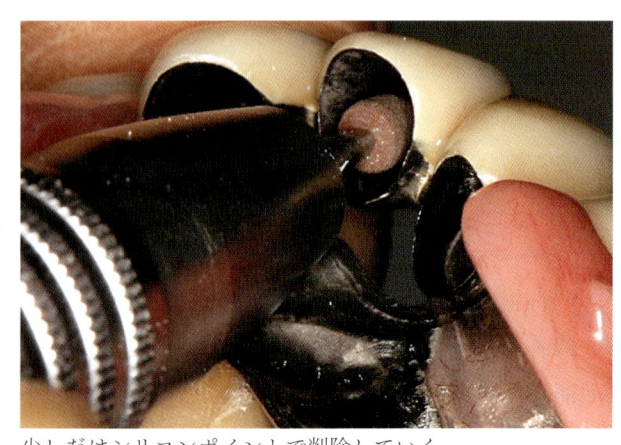

少しだけシリコンポイントで削除していく．

人工歯咬合面のレジンによる再構成
（レジンの人工歯咬合面への築盛）

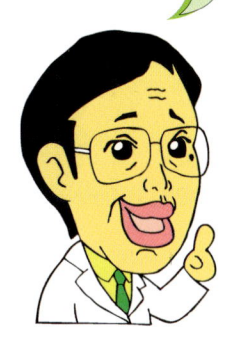

▶初診時パノラマレントゲン写真．咬合平面のシュピーの湾曲が逆になっている．

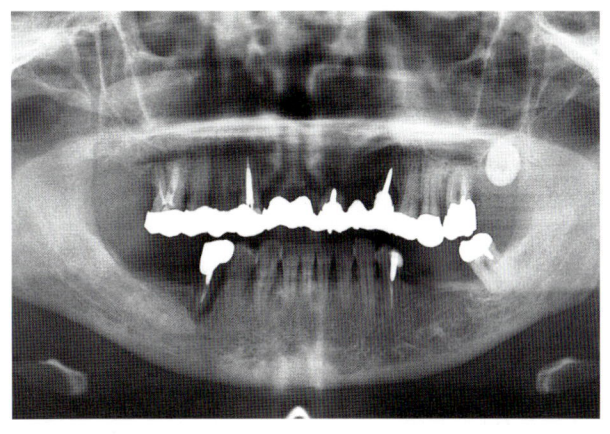

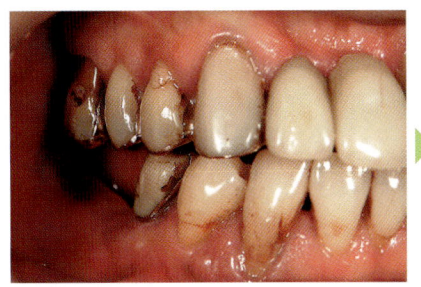

右側方面観．|5|の歯肉に炎症が確認できる．上顎の頰側咬頭が側方時に干渉している．

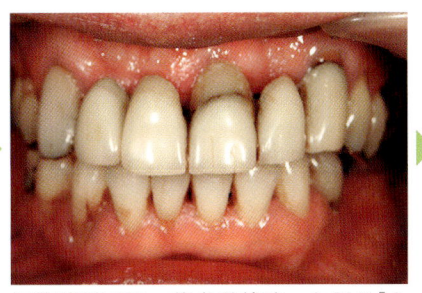

初診時正面観．義歯脱着時．主訴は「人工歯が咬みあっていないので，自分の歯に負担がかかる」という．

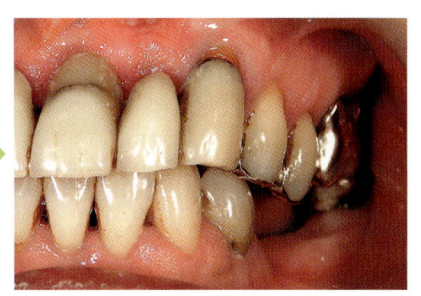

義歯脱着時の左側面観．|5 が挺出しているのが顕著に確認できる．

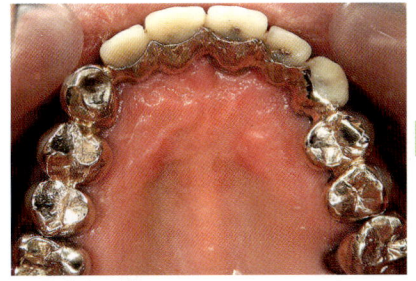

上顎咬合面観．

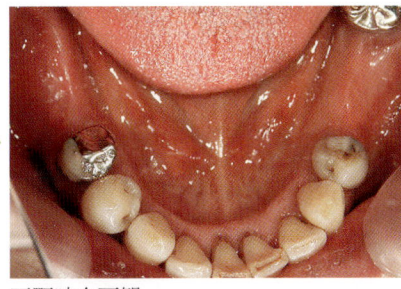

下顎咬合面観．

咬耗によって咬合接触がなくなっている

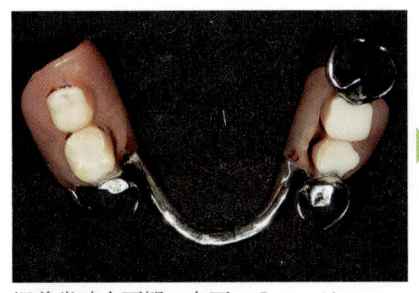

旧義歯咬合面観．右下のIバーは，レスト付二腕鉤の頰側腕鉤が破折したため，後から足しているように思える．それはRPIの設計ではないところに，Iバーだけ設置されているからである．維持装置はそれぞれの設計にしたがって装備されるものである．

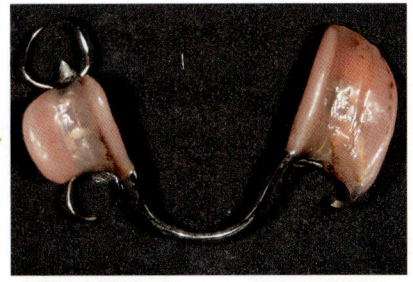

旧義歯内面観．Iバーの方にプロキシマルプレート（隣接面板）が装備されていない．

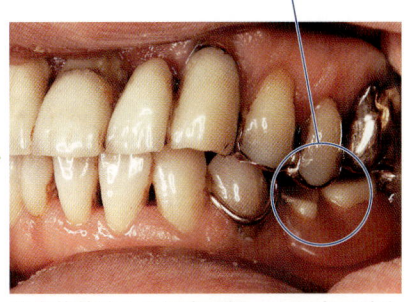

義歯装着時の左側方面観．人工歯の咬合接触がない．

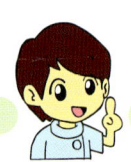

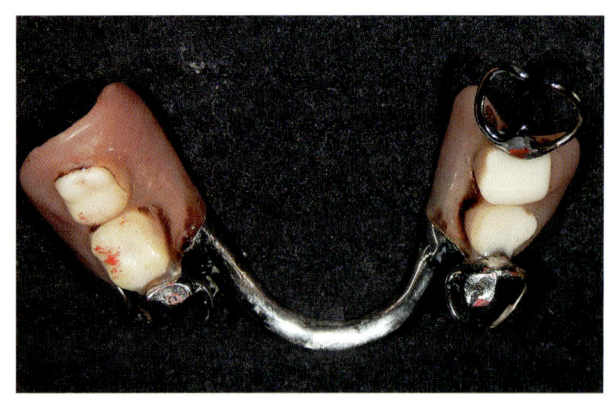

chapter 2　部分床義歯の製作法と注意点

咬合接触関係を確認した，義歯咬合面観．レストだけは確実に咬合接触している．

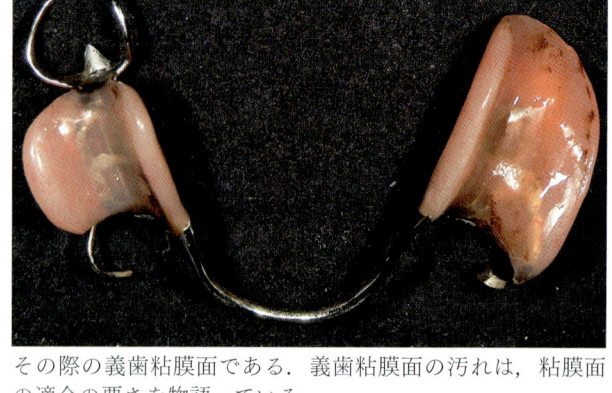

その際の義歯粘膜面である．義歯粘膜面の汚れは，粘膜面の適合の悪さを物語っている．

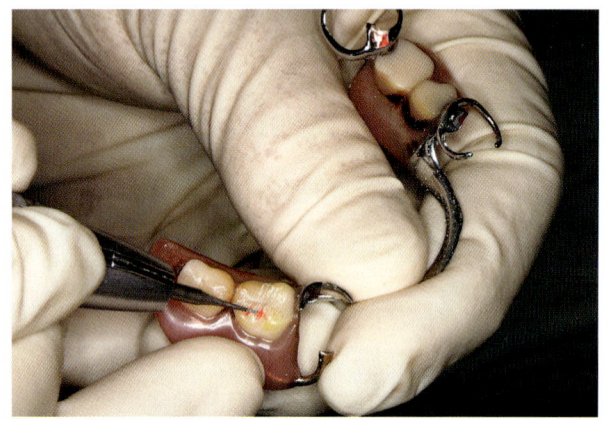

右側咬合面の咬印を削除しないようにスピルウェイを製作する．

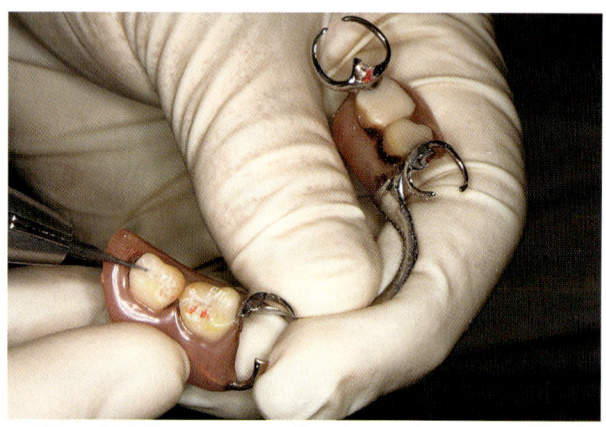

右側人工歯2歯分の咬合面を製作しておく．

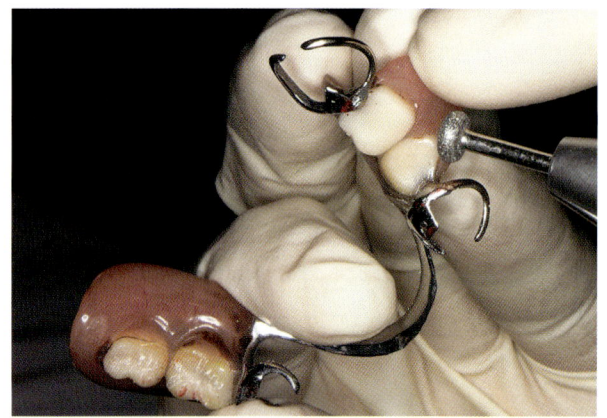

今度は左側の人工歯をリモルディングして咬合面を作成する．そのために人工歯の咬合面を一層削除する．

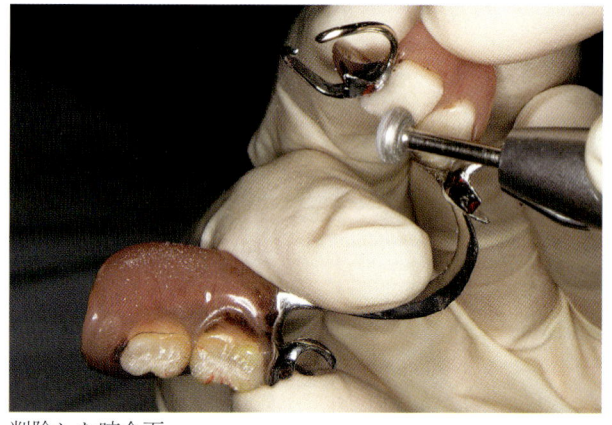

削除した咬合面．

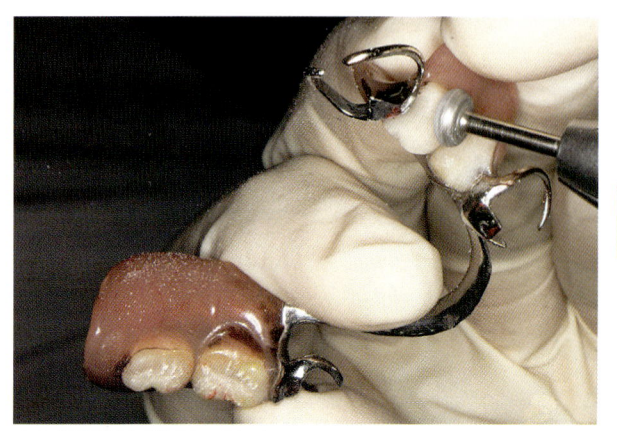

少し頬側面も削除しておく．

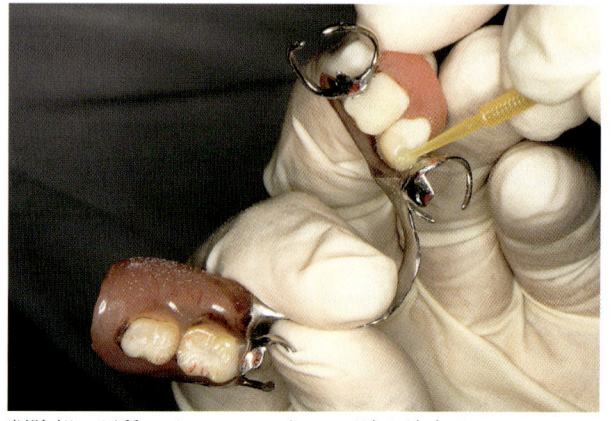

削除部に硬質レジンのボンディング液を塗布する．

●236

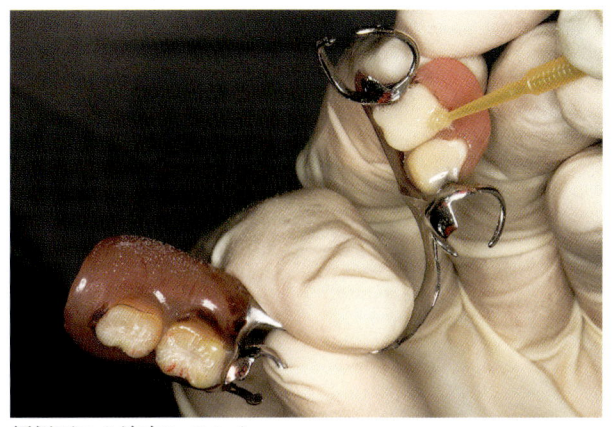

頬側面にも塗布しておく．

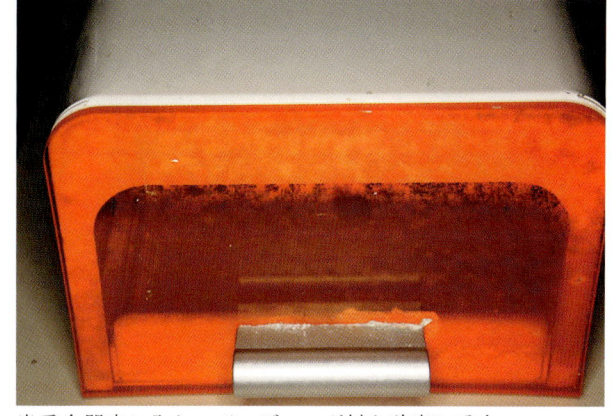

光重合器内に入れ，ボンディング材を確実に重合．

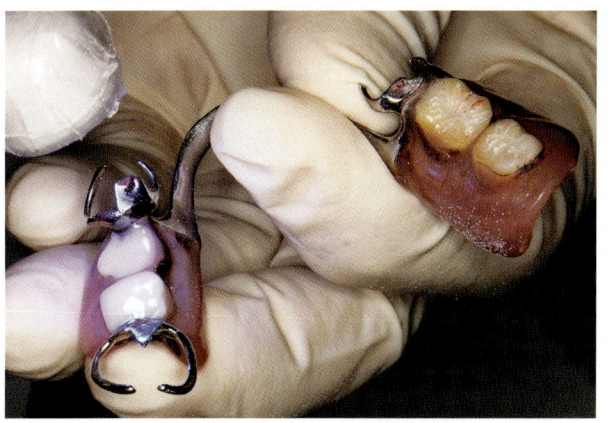

ボンディング材をまず光照射機で予備重合する．

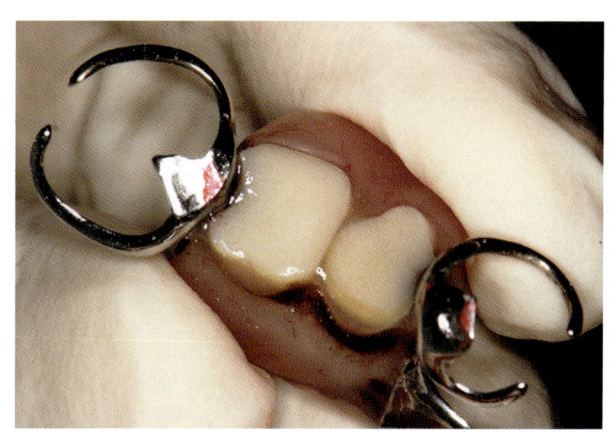

重合完了した人工歯咬合面．

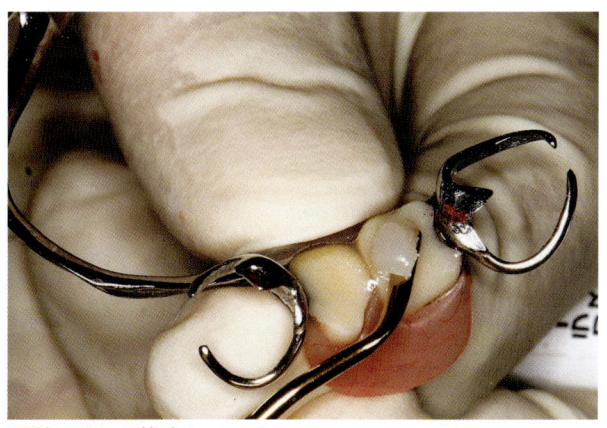

硬質レジンを築成していく．

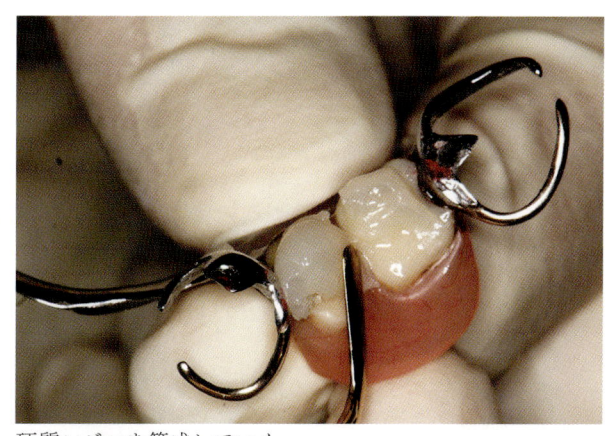

硬質レジンを築成していく．

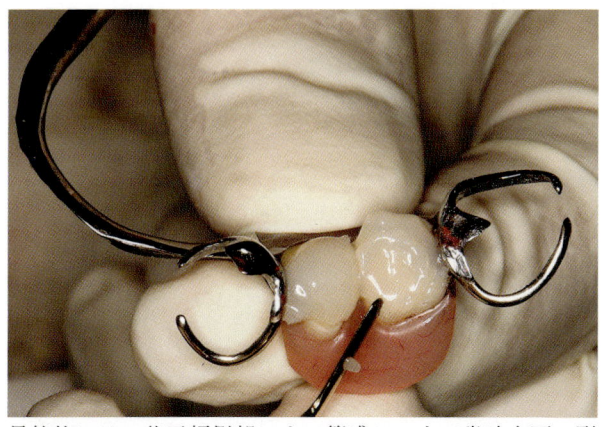

最終的には，若干頬側部にまで築盛して人工歯咬合面の形態を作成する．

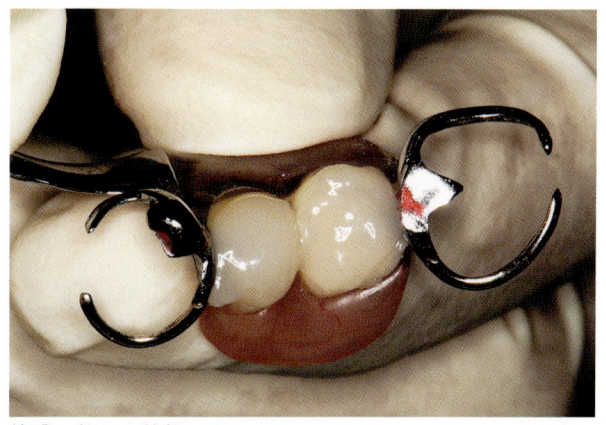

築盛し終えた状態である．

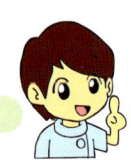

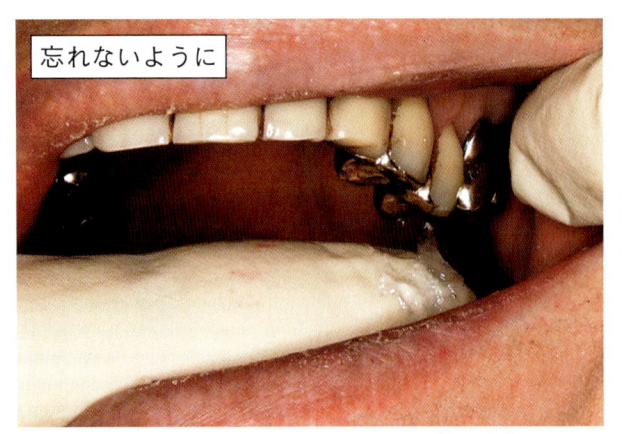

chapter 2 部分床義歯の製作法と注意点

忘れないように

上顎の対合歯には分離剤としてワセリンを薄く塗布する．

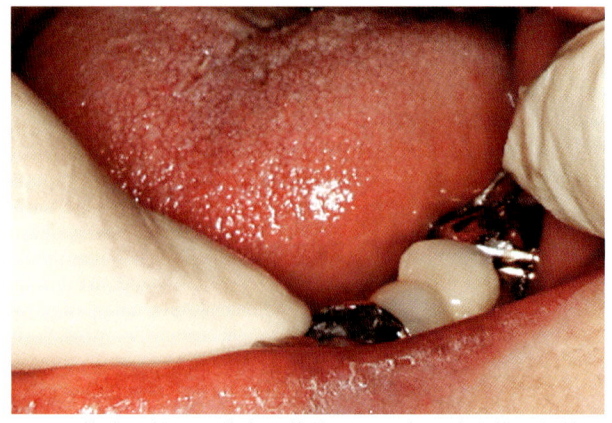

下顎に築盛し終えた義歯を装着して，中心咬合位で保持する．

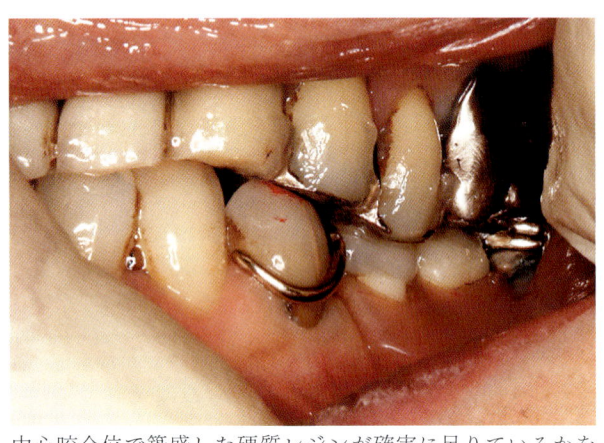

中心咬合位で築盛した硬質レジンが確実に足りているかを確認する．

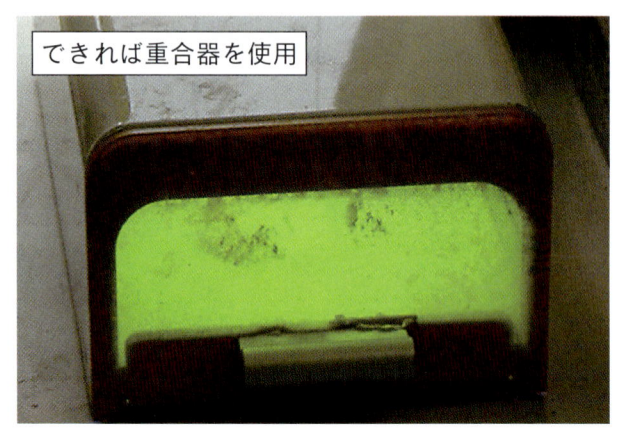

できれば重合器を使用

予備重合終了後，光重合器内にて硬化を待つ．

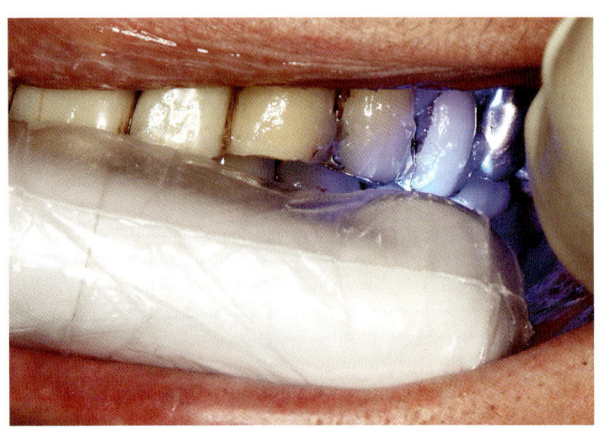

光照射機で予備重合する．

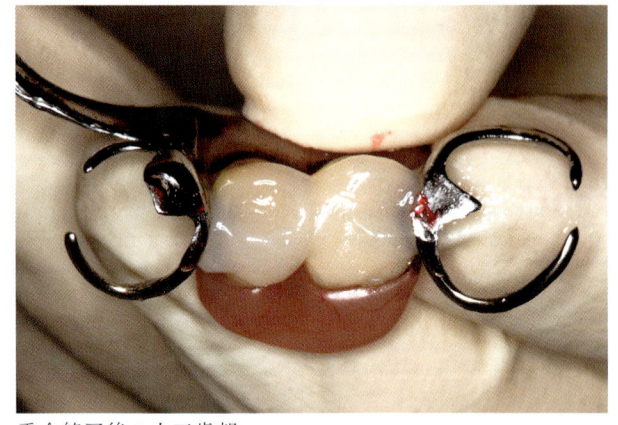

重合終了後の人工歯部．

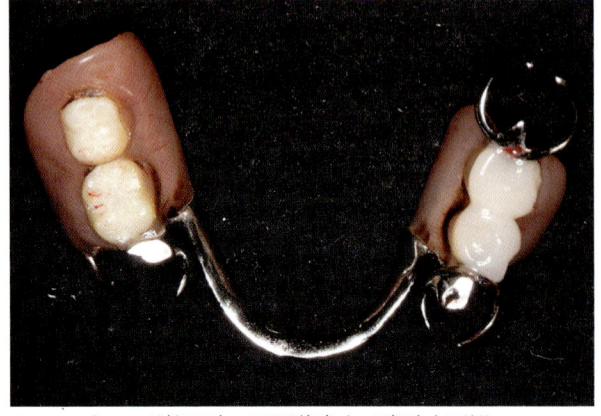

リモルディング終了時の下顎義歯人工歯咬合面観．

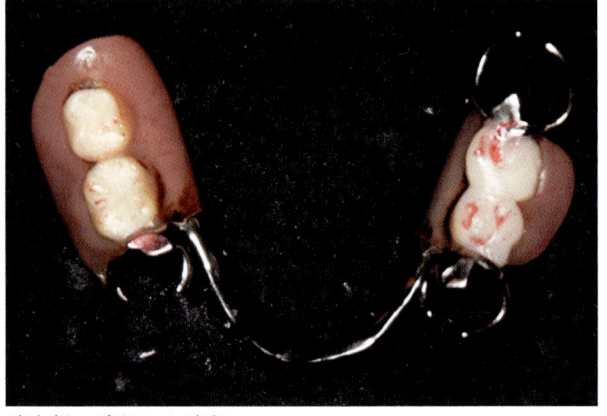

咬合紙で確認した咬印．

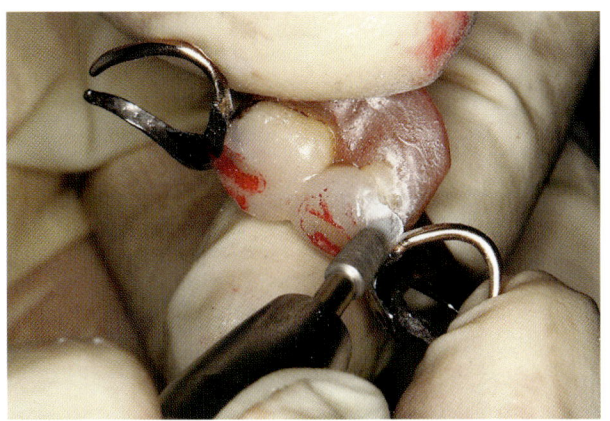

咬合調整を行う．

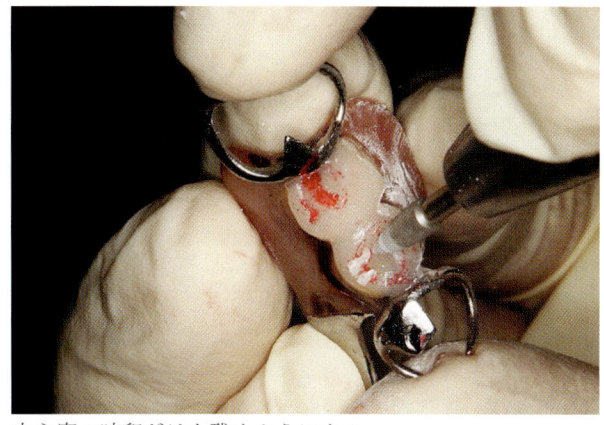

中心窩の咬印だけを残すようにする．

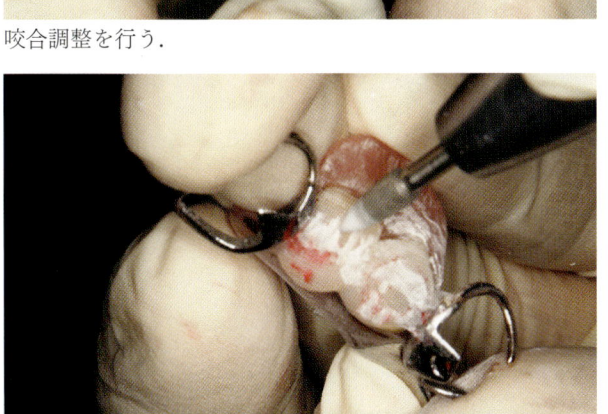

頬側部のトリミングも適正に行う．

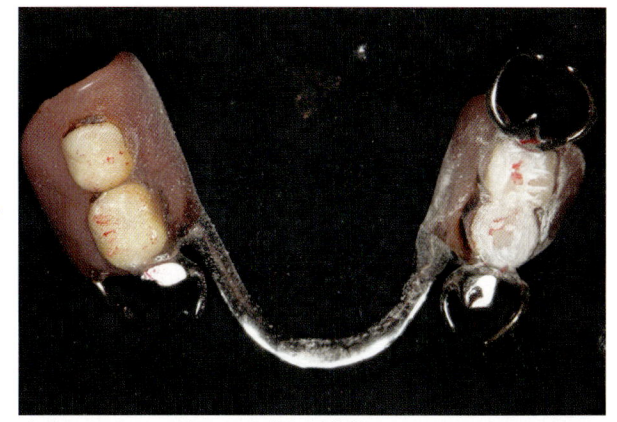

適正にトリミングおよび咬合調整終了．

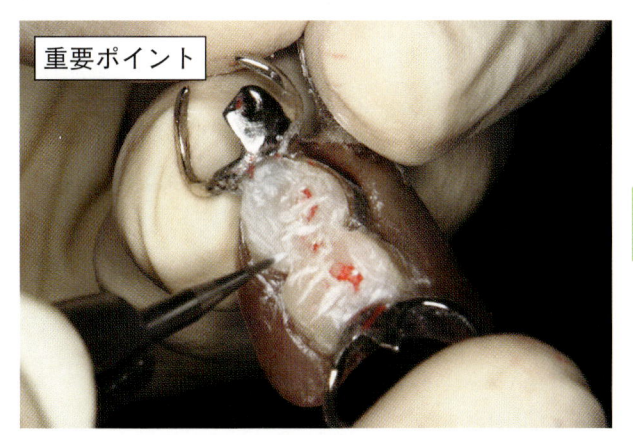

重要ポイント

スピルウェイを入れる．咬合面のスピルウェイは食物の流れる路になるため必ず製作する．

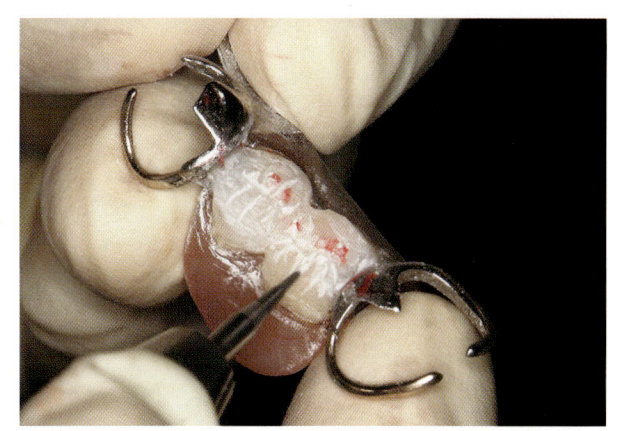

スピルウェイの製作終了．

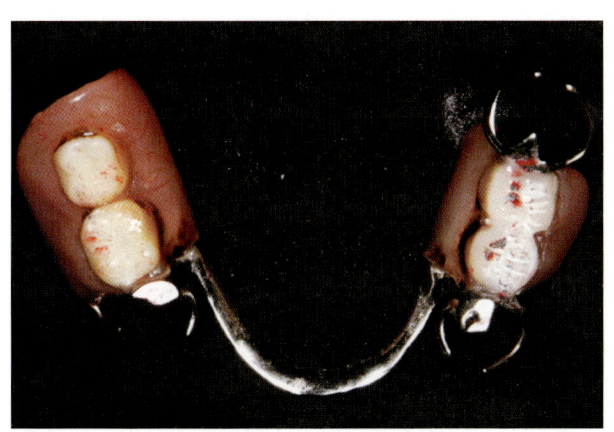

中心咬合位および側方運動時の咬合調整終了．

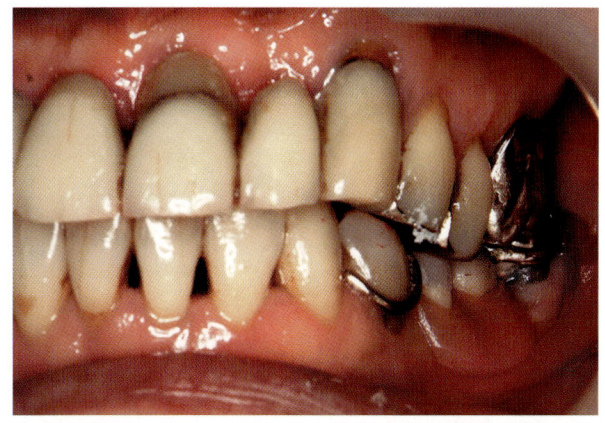

人工歯リモルディング終了時の咬合時側方面観．確実に咬合接触が回復した．

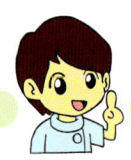

chapter 2 部分床義歯の製作法と注意点

間接リベース法

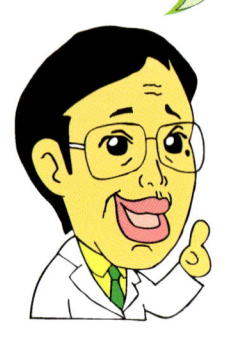

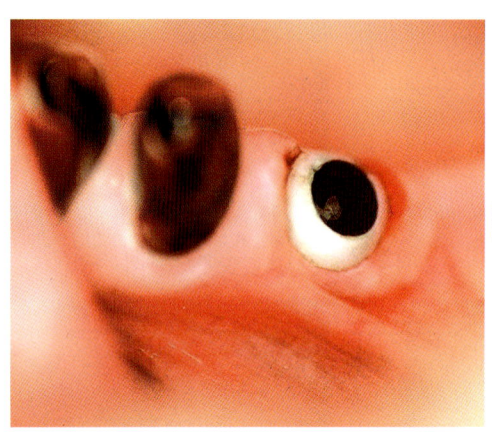

リベース前の口腔内維持歯.

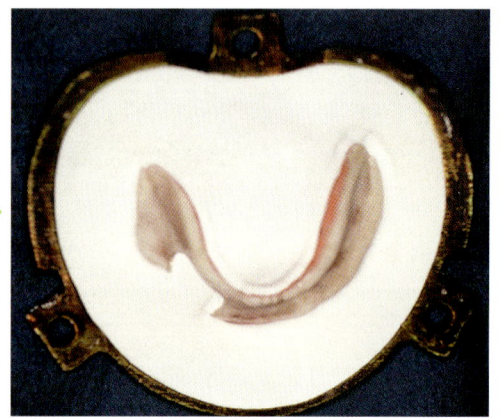

粘膜調整材（フィクショナー）でのダイナミックインプレッション（動的印象）.

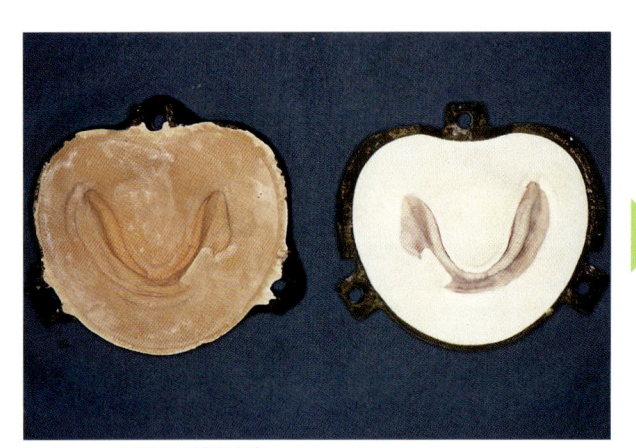

フラスコ上部埋没終了後.

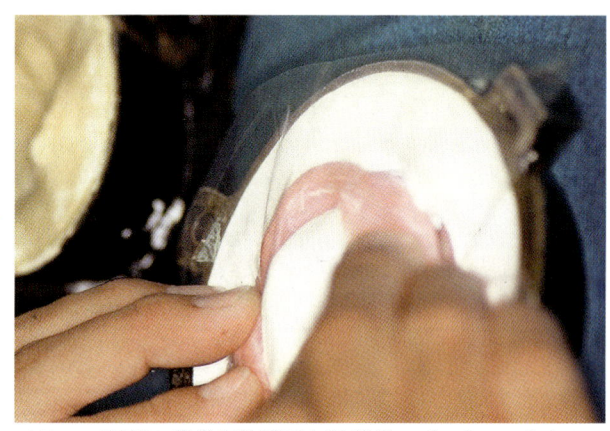

フラスコ下部の義歯床粘膜面に粘弾性レジン（フィジオソフトリベース）を貼付.

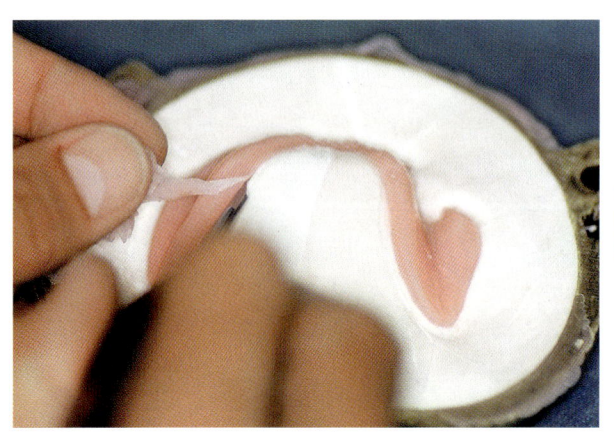

試圧後フラスコを開けてバリを除去.

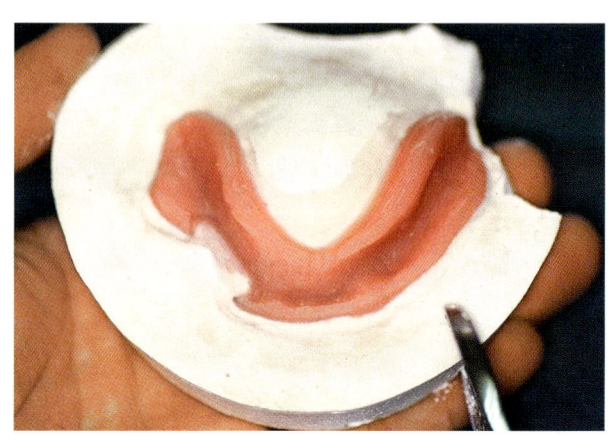

バリを除去したら，モノマーを表面に塗布して，フラスコを締めて重合.

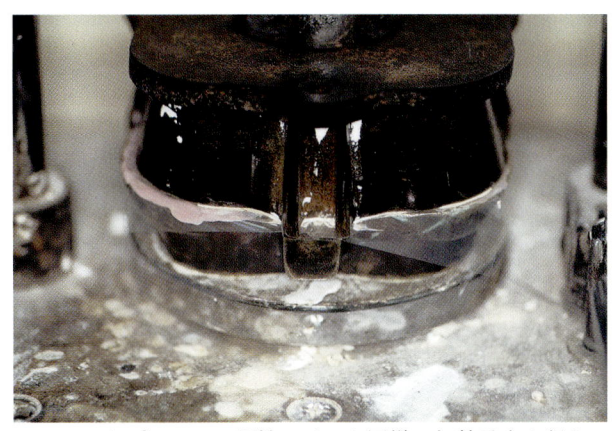

フラスコをプレスして硬性レジンと同様に加熱重合を行う．

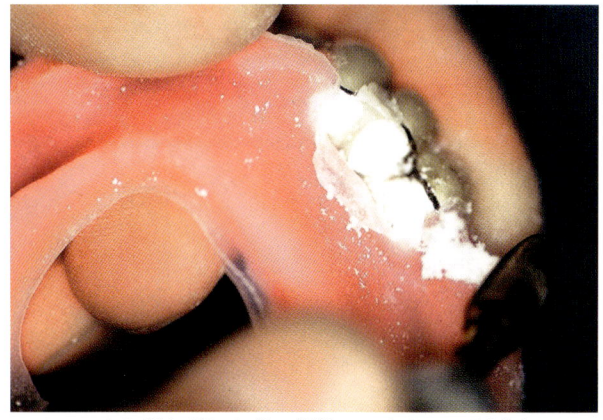

フラスコから割りだした後，通法にしたがって研磨する．

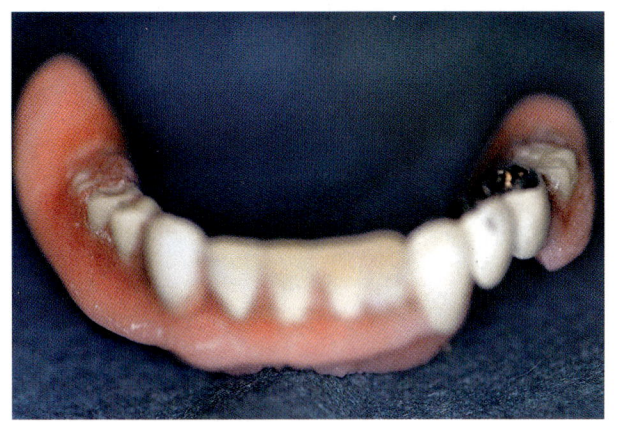

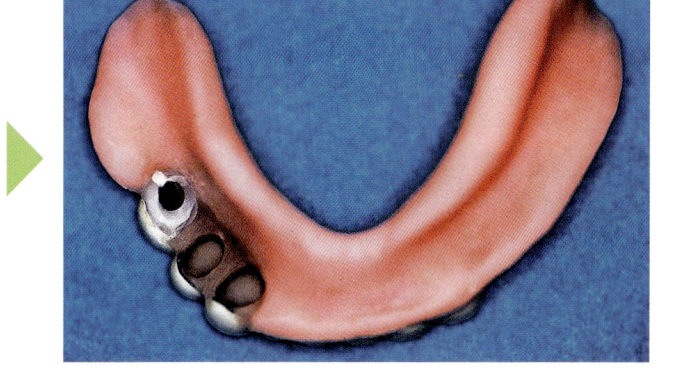

間接リベース終了後のオーバーデンチャー．
　磁性アタッチメントが装備されていても，100℃程度ならば吸着力は減少しない．できる限り間接リベース法を用いて，磁石構造体は口腔内で再装着したい．

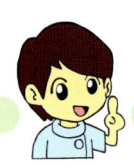

chapter 2 部分床義歯の製作法と注意点

ミニダルボが装備されているケースの直接リベース法

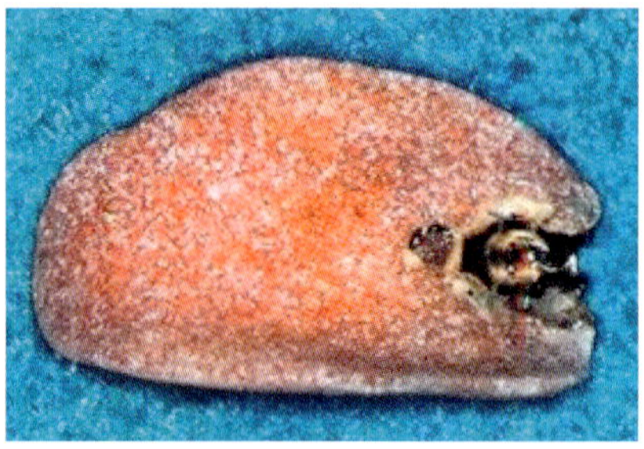

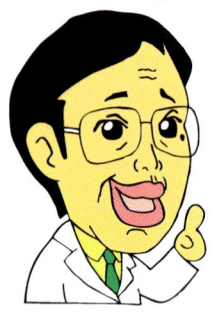

粘膜調整が必要になった片側遊離端義歯の粘膜面．

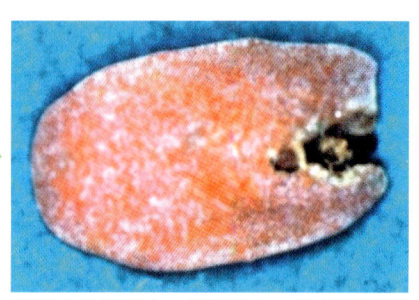

義歯床粘膜面を一層削除して粘膜調整材を貼付する下準備を行う．

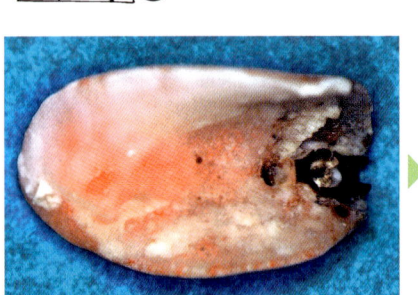

粘膜調整剤がミニダルボの維持力を発揮するスリットの外側に埋入しているが，その部分はていねいに除去する．

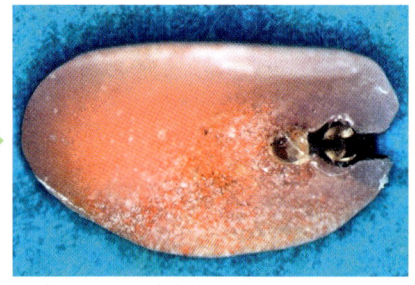

粘膜調整中の義歯床粘膜面．

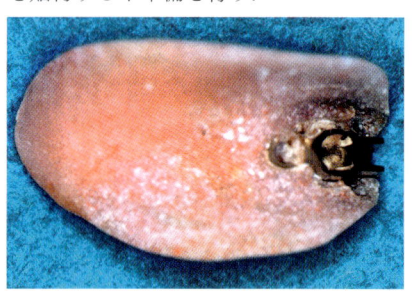

確実に粘膜調整終了．

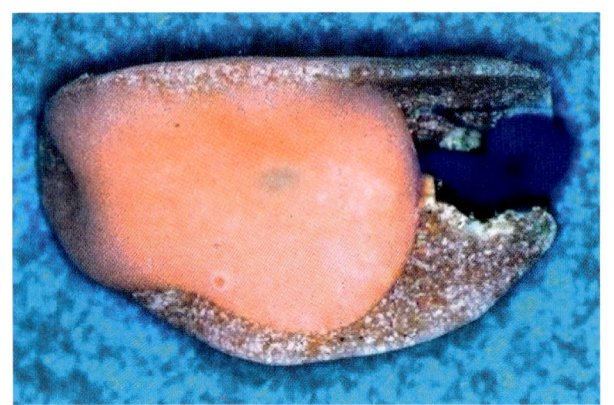

直接リベースのため粘膜調整材の除去後，リベース用レジンを義歯床粘膜面に塗布．この際にミニダルボのフィメールのアンダーカット部にレジンが入らないようシリコーン印象材でブロックアウト．

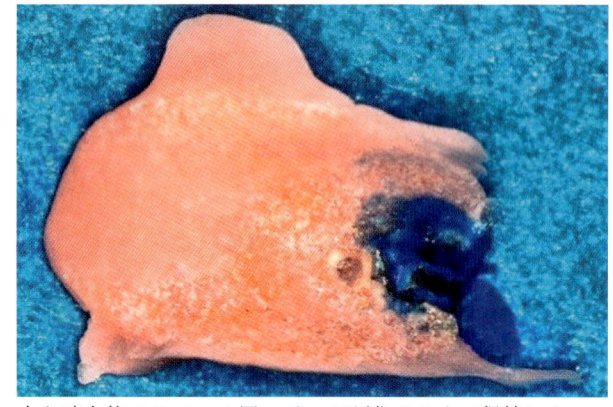

中心咬合位でリベース用レジンが硬化するまで保持した．

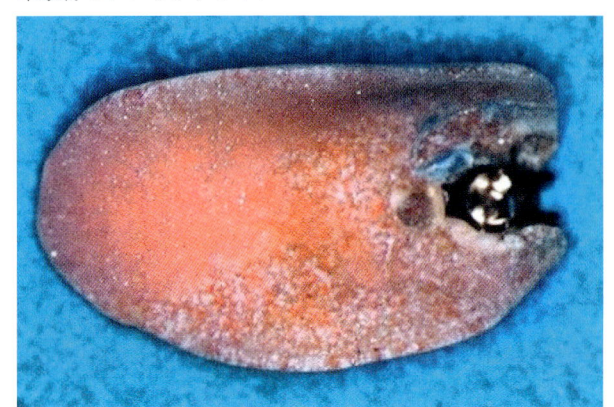

直接リベース終了後，確実にブロックアウトに使用したシリコーン印象材を除去した．

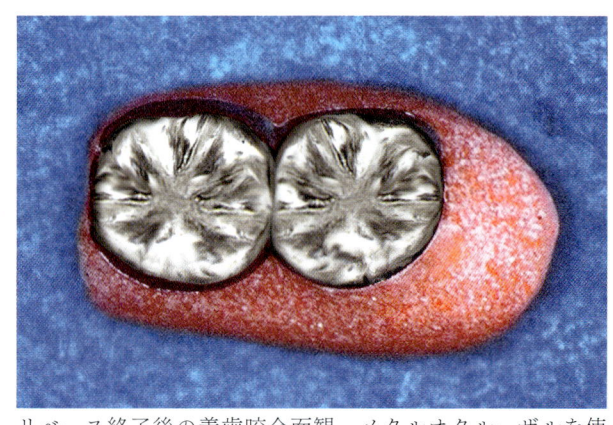

リベース終了後の義歯咬合面観．メタルオクルーザルを使用して咬径の変化を起きにくくした．

コーヌスから磁性アタッチメントへ改変

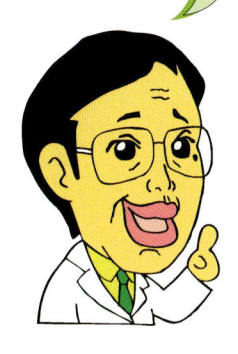

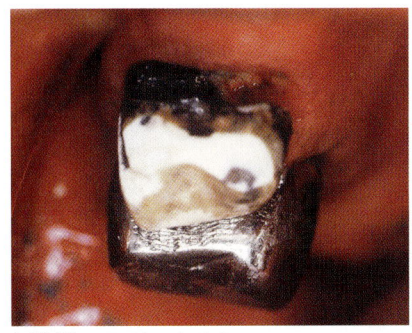

初診時の 5 6| のクラウン.

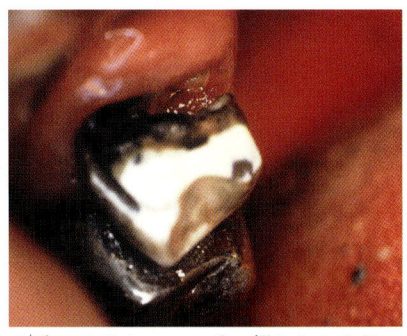

5|番のクラウンマージン部からのカリエスにより咬合時に疼痛を訴えた.

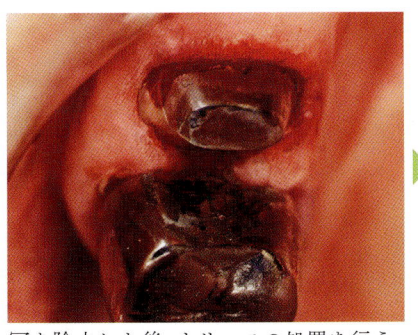

冠を除去した後, カリエスの処置を行う.

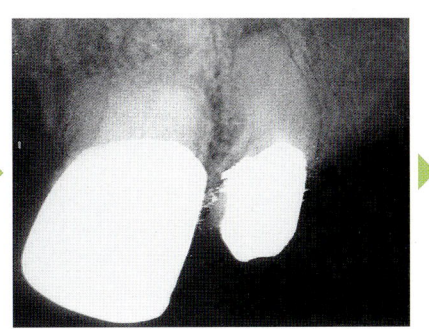

その際のエックス写真.

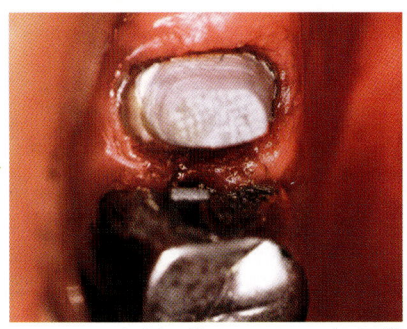

カリエスの処置が終了とともに 6| も同様に処置する.

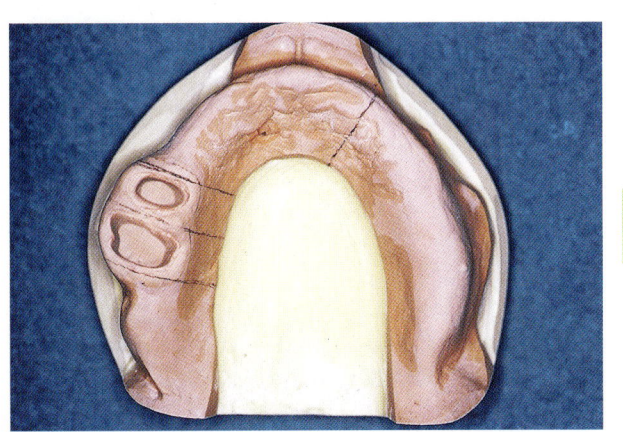

その後に形成を行う. 印象採得終了時の作業模型.

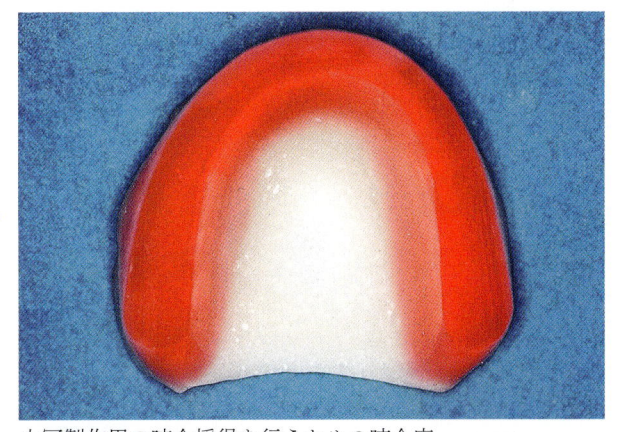

内冠製作用の咬合採得を行うための咬合床.

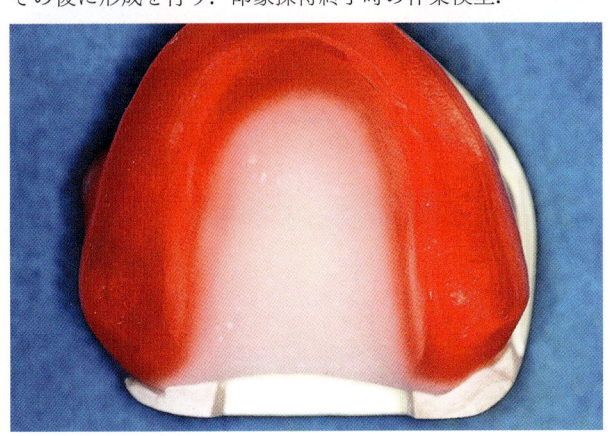

内冠用の咬合採得の終了.

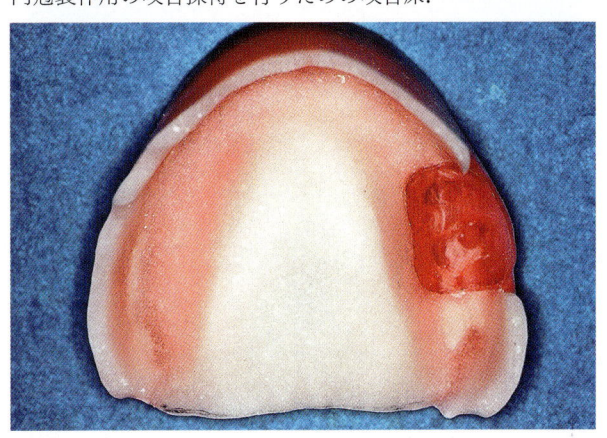

内冠用の咬合床の内面. クリアランスが明確にわかるように支台歯の上はワックスになっている.

243

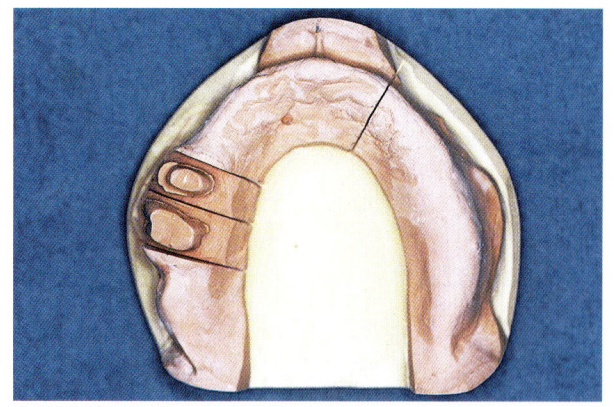

chapter 2 部分床義歯の製作法と注意点

作業模型を分割して内冠を製作する．

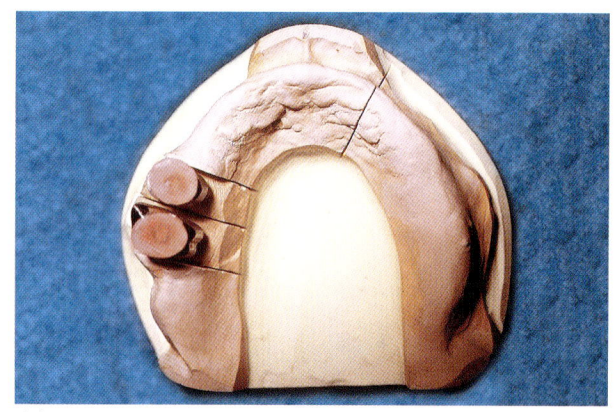

内冠でトランスファー用の維持をレジンで作成．

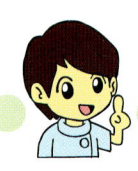

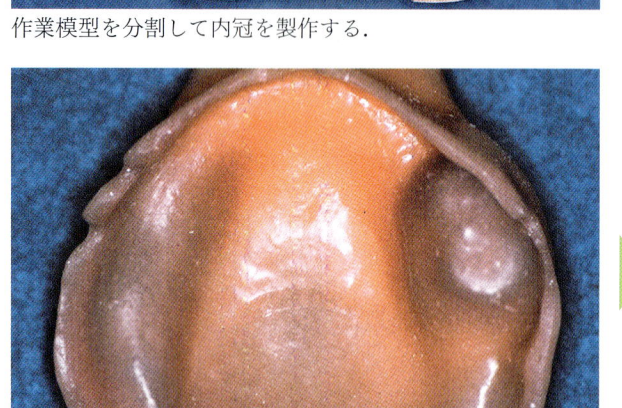

トランスファー用の個人トレー．

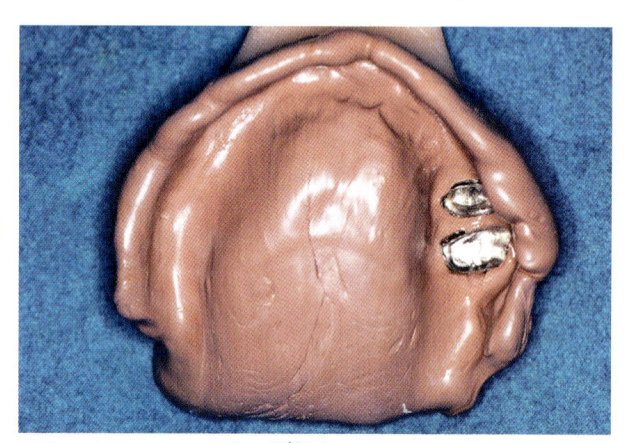

トランスファーコーピング終了．

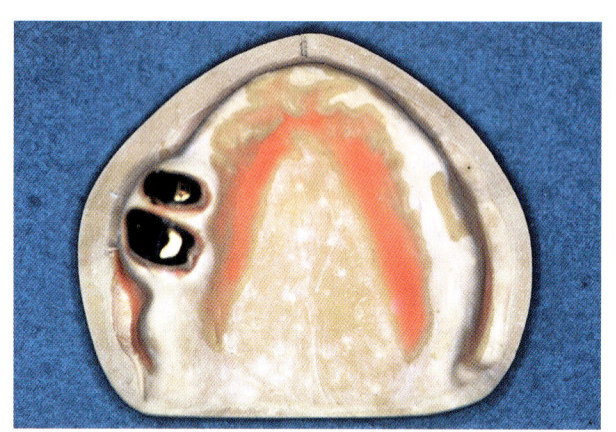

研磨終了後の内冠．

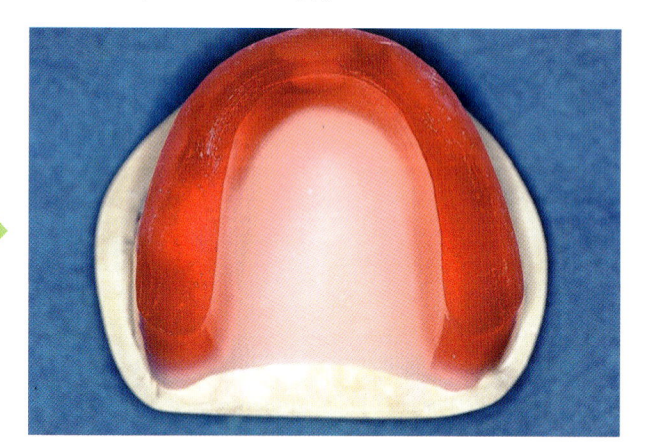

外冠製作時の咬合採得用の咬合床．

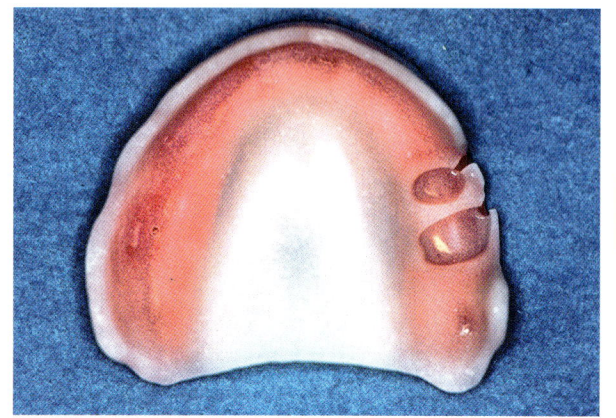

咬合床粘膜面．頰側部に内冠との適合状態を確認できるスリットが設置されている．

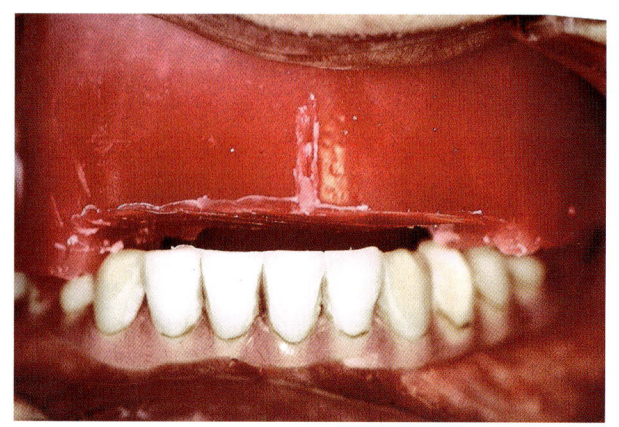

外冠用の咬合採得を行っている．正中線は必ず入れておく．前歯部の咬合床は，下顎人工歯と接しないように6前歯部を削り咬合床の転覆を防ぐ．

244

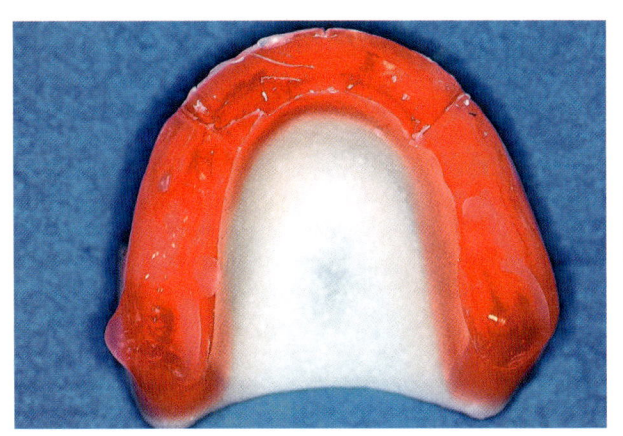

咬合採得終了の咬合床咬合面観．

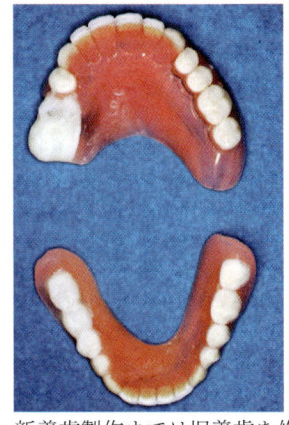

新義歯製作までは旧義歯を修理して使用する．

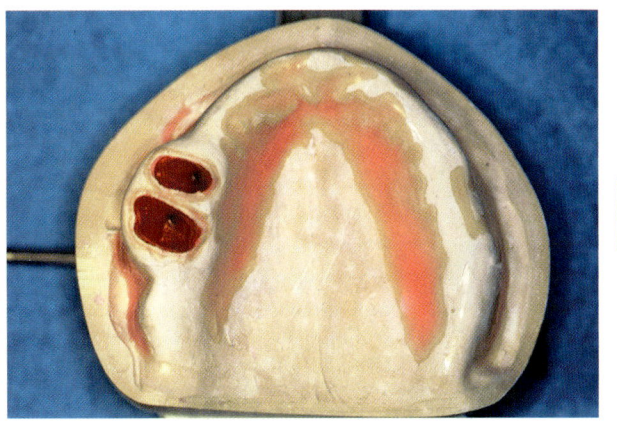

義歯製作用の作業模型．

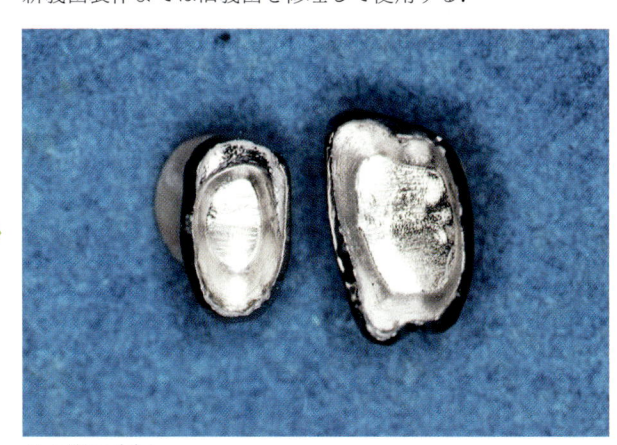

その際の内冠．

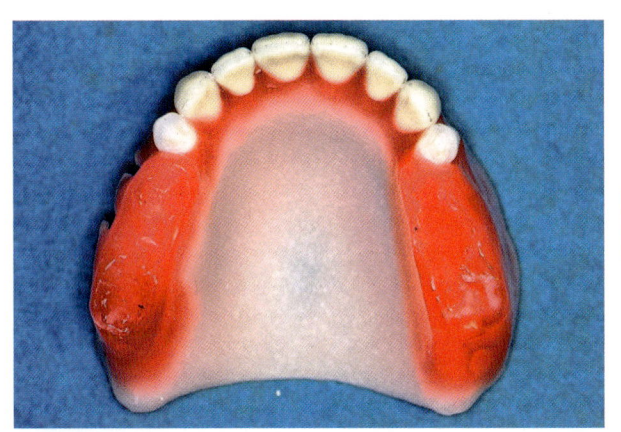

前歯部試適用のワックスデンチャー．

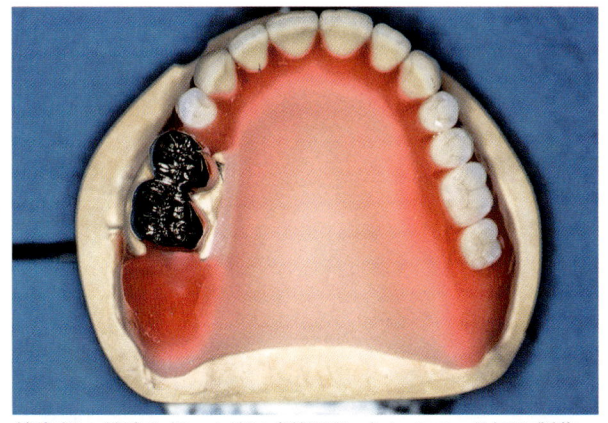

前歯部の試適を行った際の頰側面に合わせて，外冠を製作．その後，人工歯をすべて配列する．

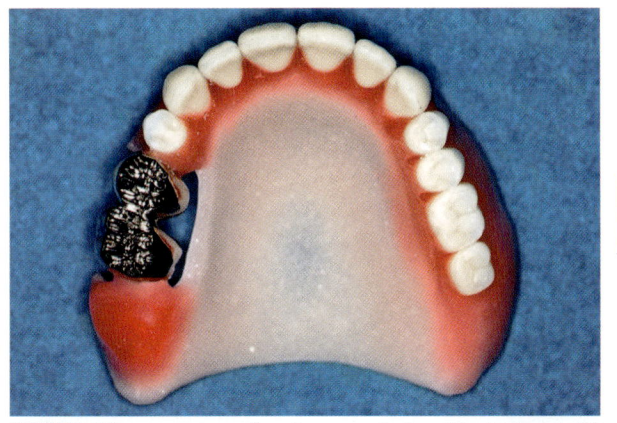

配列終了後のワックスデンチャー．もう一度，口腔内に試適する．

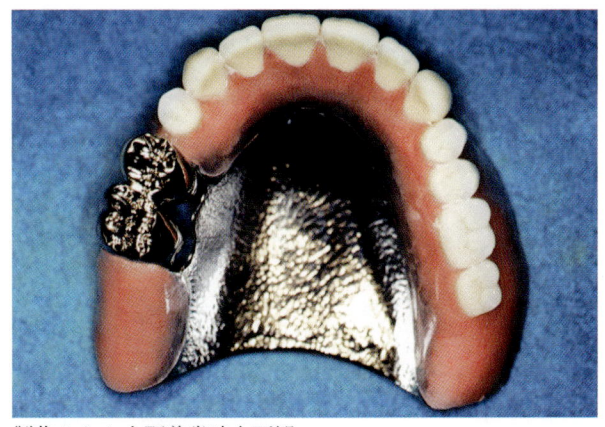

製作された上顎義歯咬合面観．

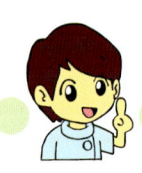

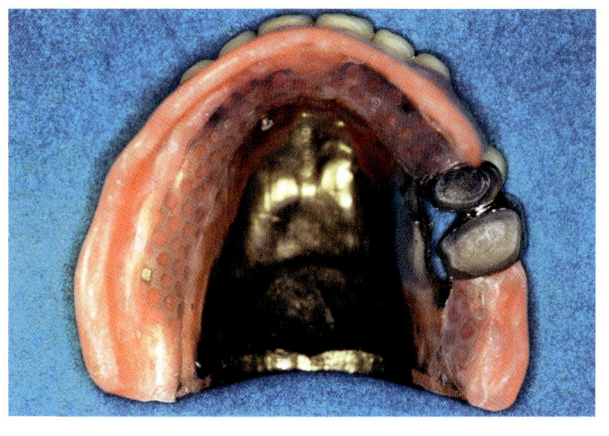

chapter 2 部分床義歯の製作法と注意点

◀新義歯の粘膜面観.

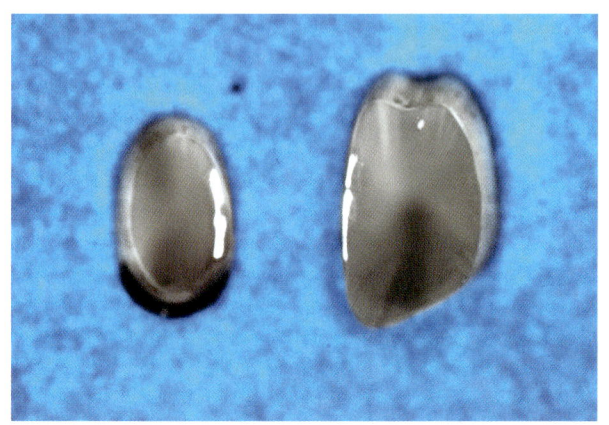

内冠の外面，コーヌス角は6°に設定．

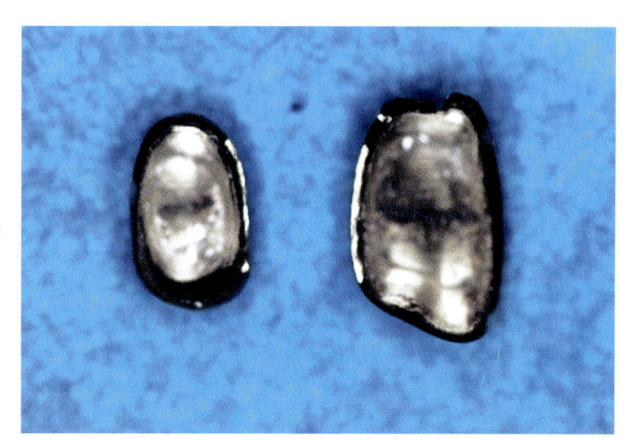

製作された内冠内面．

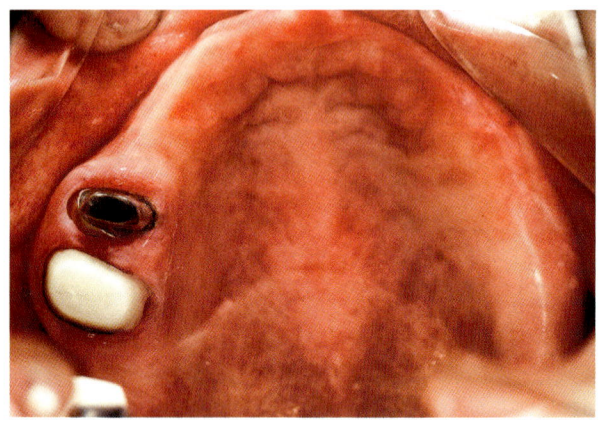

内冠を試適した後，新義歯の試適を行う．

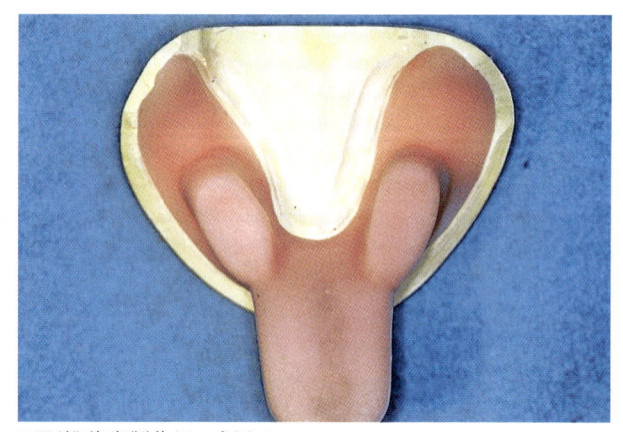

下顎総義歯製作用の個人トレー．

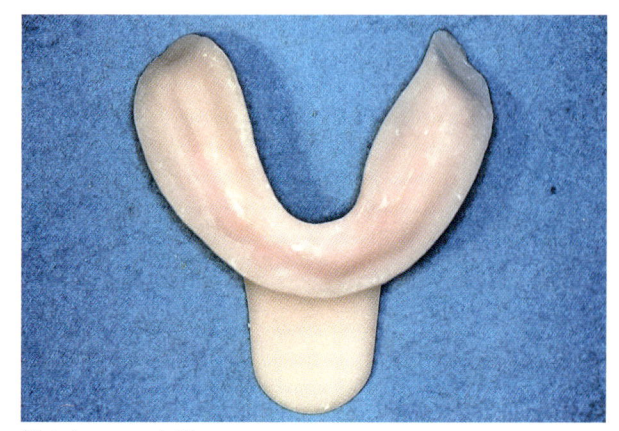

個人トレーの内面．

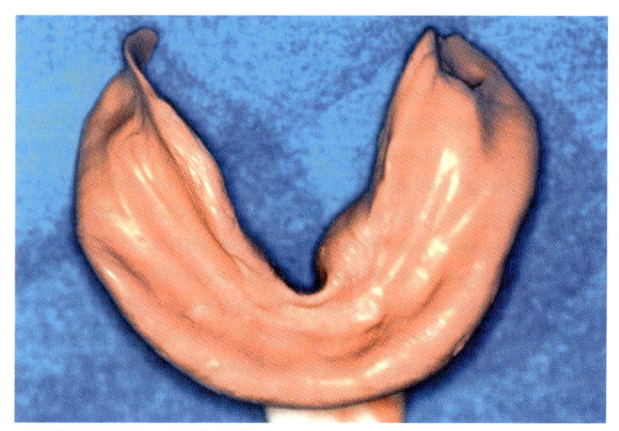

下顎総義歯用の印象採得．

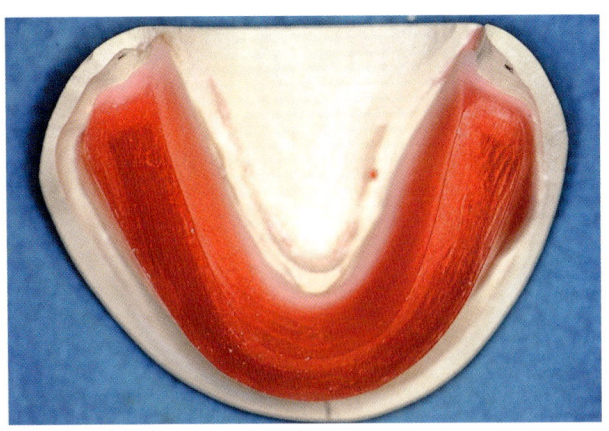

下顎用の咬合床.

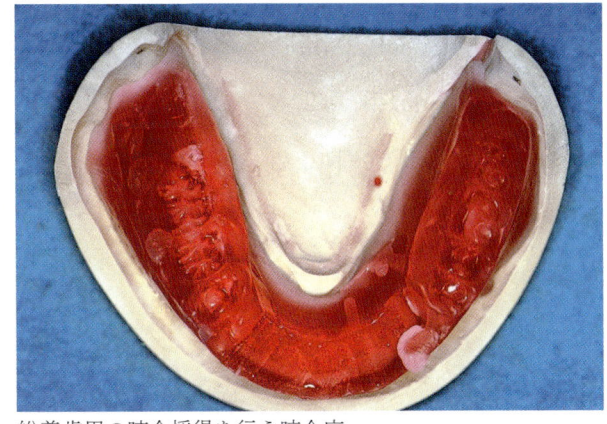

総義歯用の咬合採得を行う咬合床.

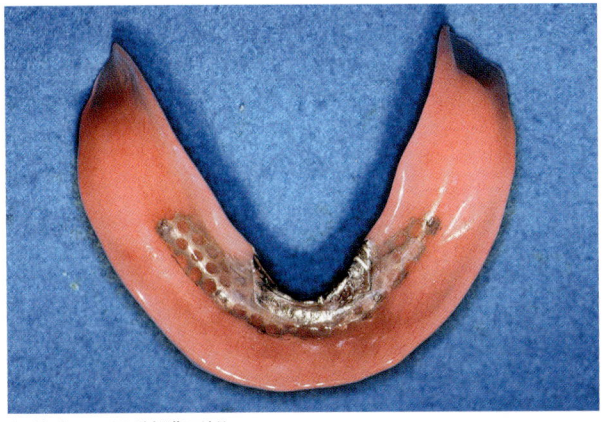

新義歯の下顎粘膜面観.

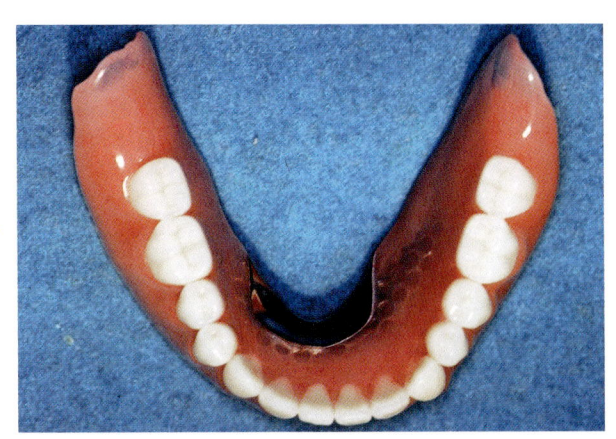

新義歯の下顎咬合面観.

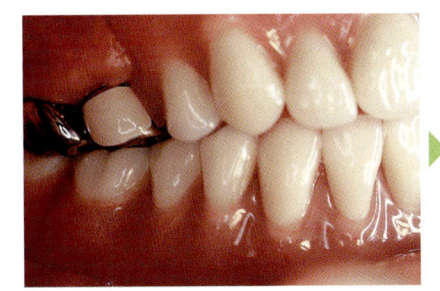

右側面観.

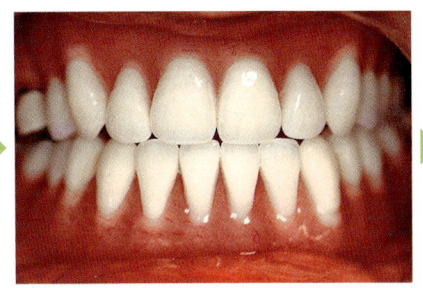

上下顎新義歯の装着時の正面観.

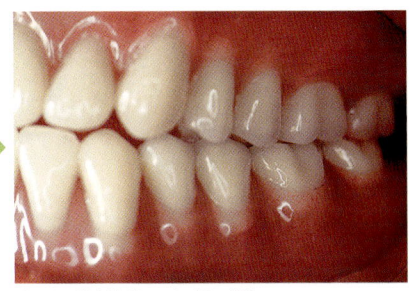

上下顎新義歯の左側面観.

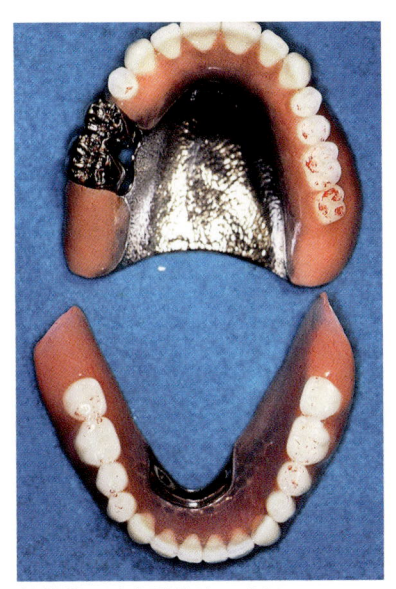

新義歯の咬合調整時の咬印.

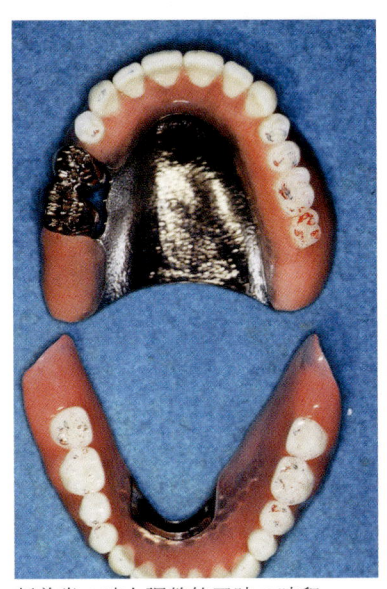

新義歯の咬合調整終了時の咬印.

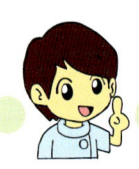

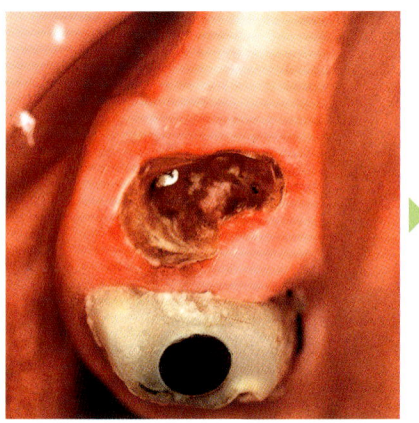

chapter 2 部分床義歯の製作法と注意点

コーヌス義歯使用後5年で歯髄処置が必要になり，2歯ともに根管処置を行ってオーバーデンチャーに修理する．5|の根管処置終了．

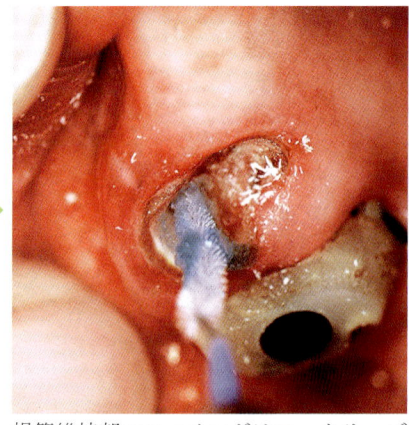

根管維持部のエッチングはロータリーブラシを使用して確実に行った．

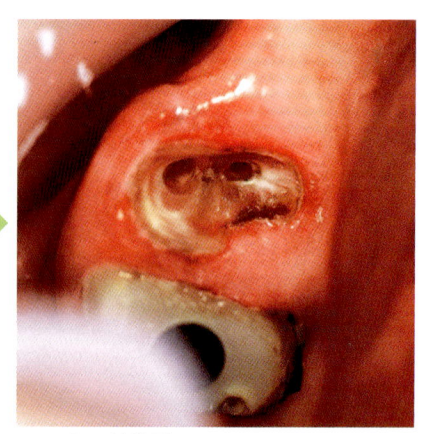

エッチング終了．

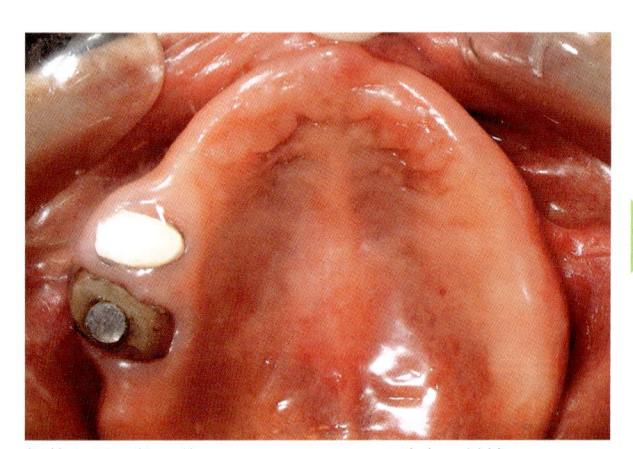

根管処置が終了後にスーパーボンドで確実に封鎖しておく．

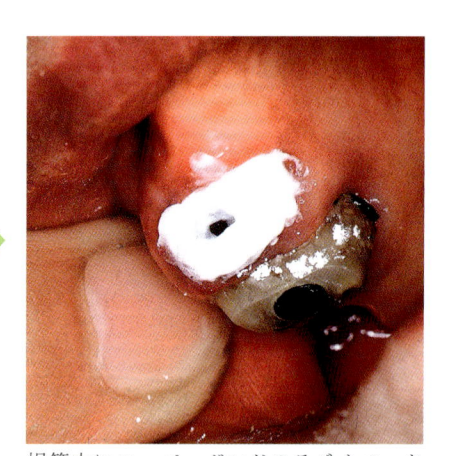

根管内にスーパーボンドのラジオペークで根面処理を行い，キーパーを設置する．

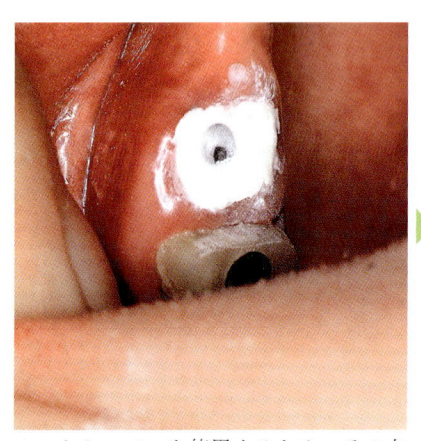

ルートキーパーを使用するため，その台座作りを行う．

根面処理の表面を研磨しておく．

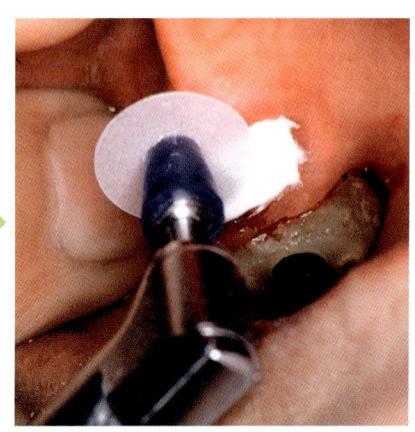

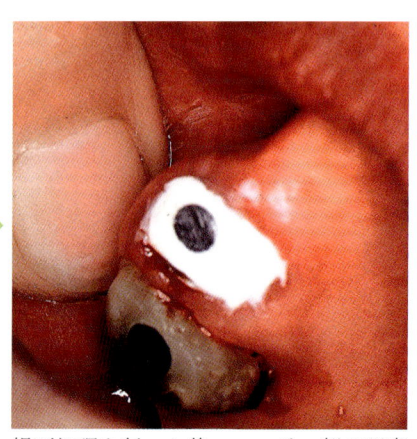

根面処理を行った後，マージン部の研磨を行っておく．

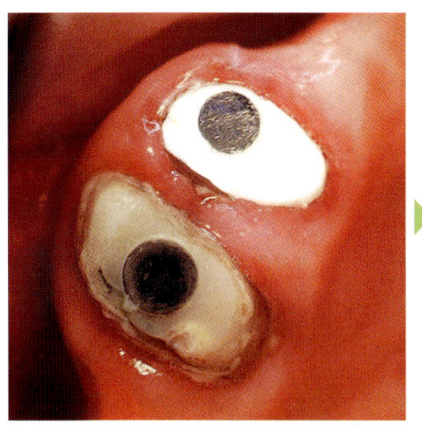

タービンに研磨バーをつけてマージンの研磨とトリミングを行う．

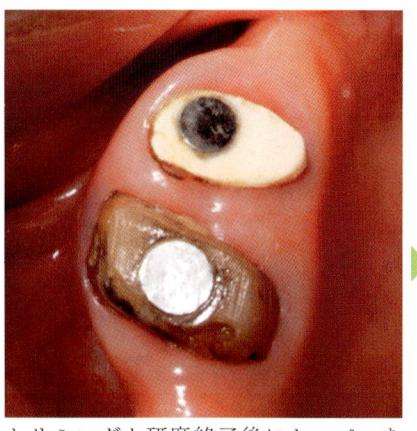

トリミングと研磨終了後にキーパーをセットした維持歯．

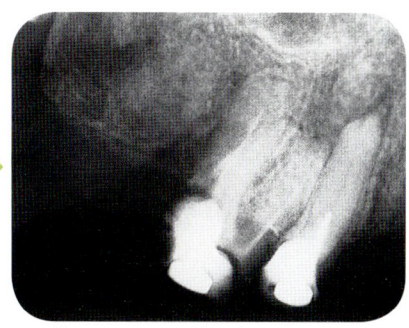

その際のエックス線写真．

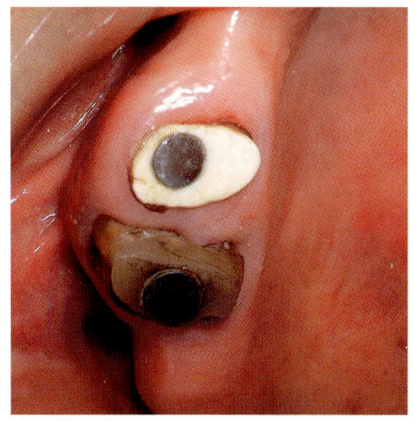

磁石構造体を義歯のコーヌス内面に装着する際の両維持歯．

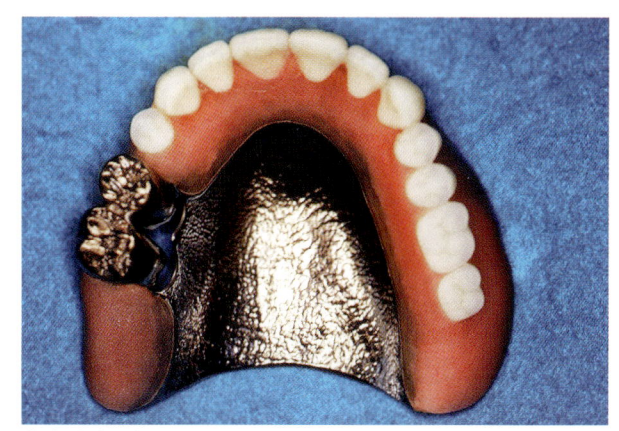

義歯咬合面観．

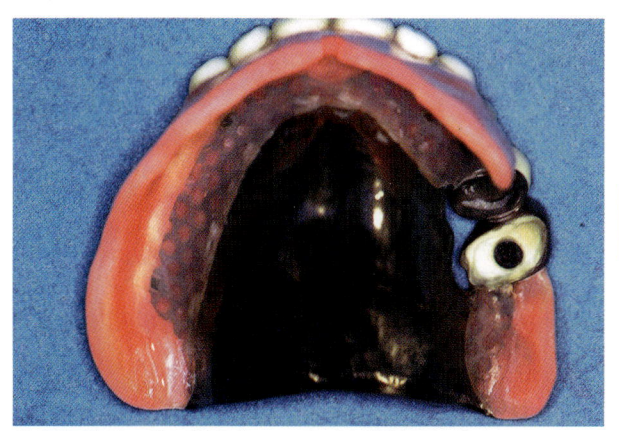

義歯粘膜面の磁石構造体は1歯ずつ装着していく．

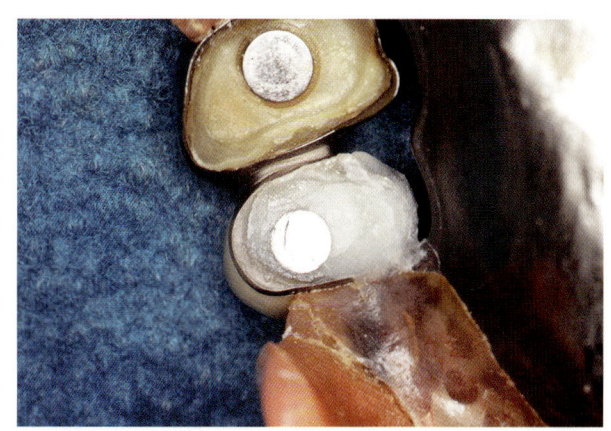

磁石構造体の装着．

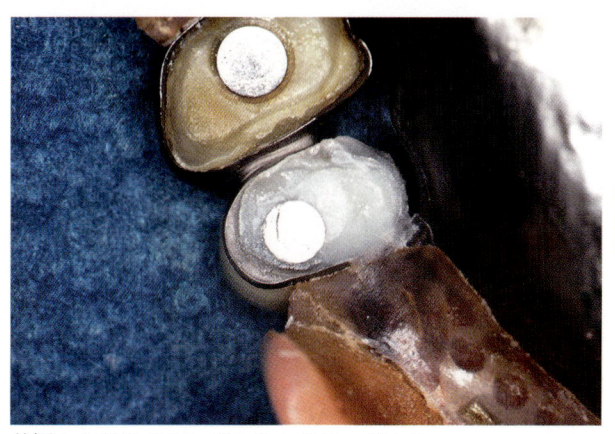

外冠からはみでたレジンをトリミングする．

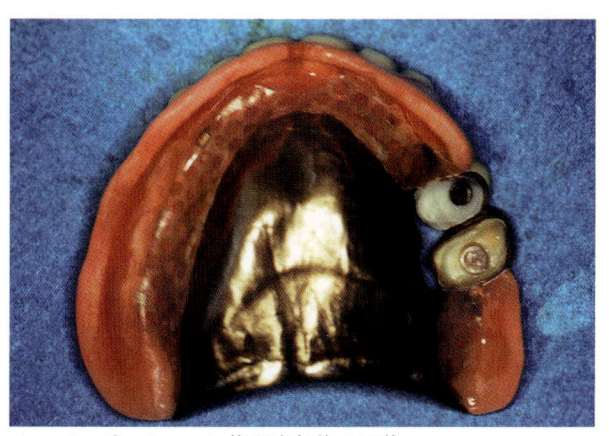

オーバーデンチャーに修理半年後の予後．

249

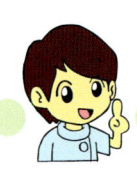

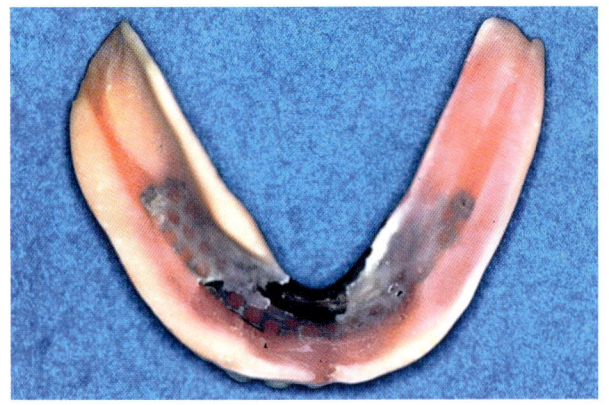

chapter 2 部分床義歯の製作法と注意点

同，下顎粘膜面．大きな変化なし．

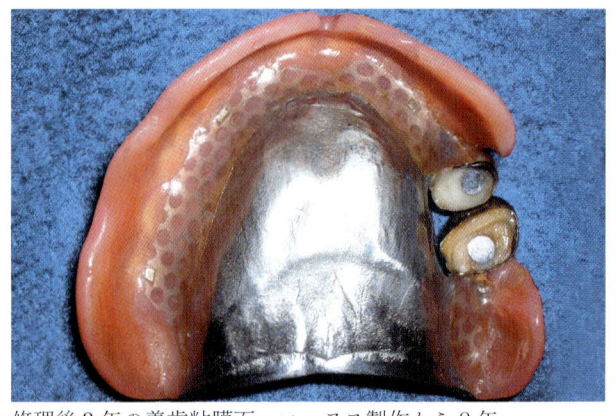

修理後3年の義歯粘膜面．コーヌス製作から8年．

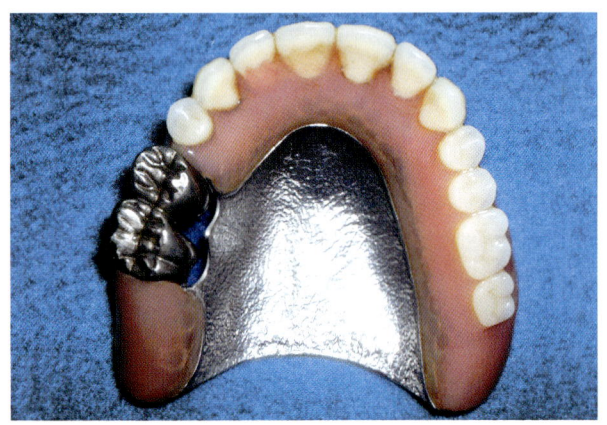

同，咬合面観．

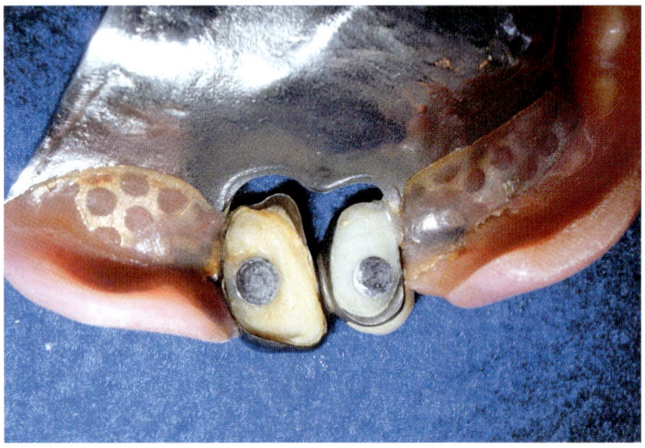

同，磁石構造体の吸着面．若干，接着レジンに変色がみられる．

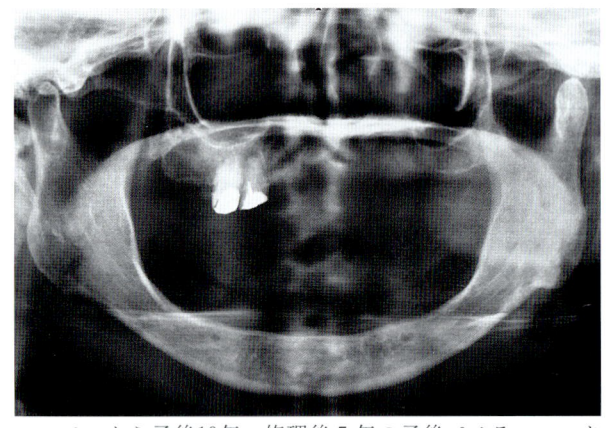

コーヌスから予後10年，修理後5年の予後パノラマエックス線写真．

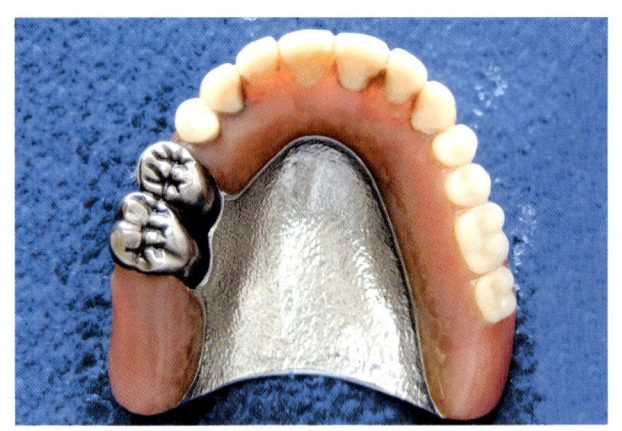

予後10年の義歯咬合面．

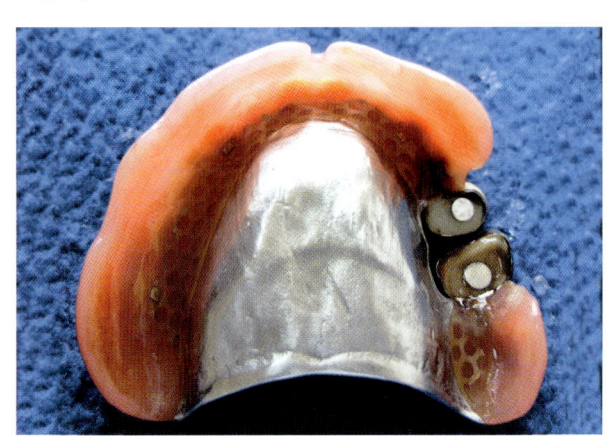

同，義歯粘膜面．

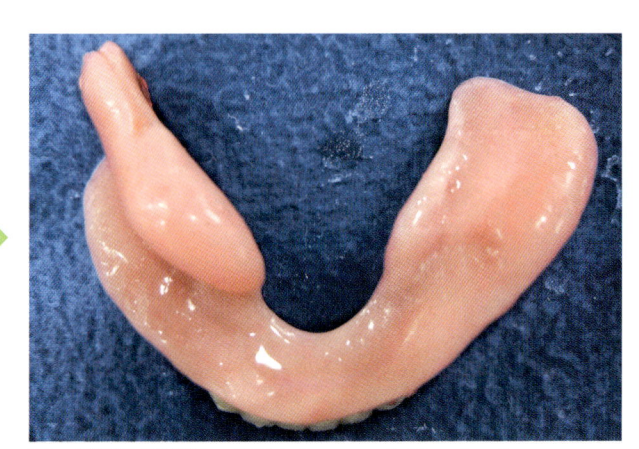

同，下顎粘膜面観．何回かリベースを行っている．

ミリングミニダルボ

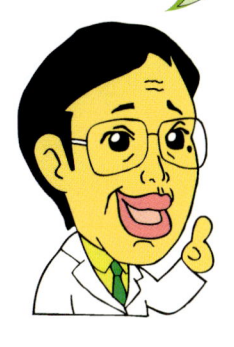

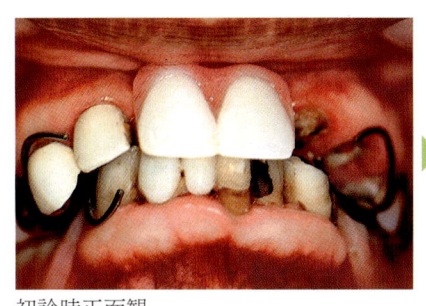

初診時正面観.
　義歯の維持歯がカリエスで喪失したか歯冠補綴物が脱離している.

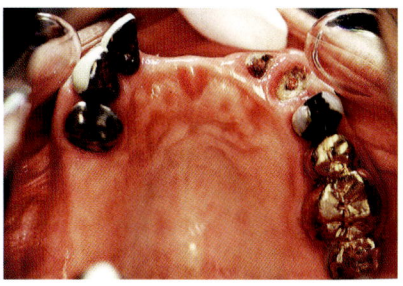

初診時の上顎咬合面観.
　維持歯の喪失や歯冠補綴物の脱離により咀嚼機能に障害が生じている．このように義歯を新製しなければならなくなるケースでは，義歯のメインテナンス不足によって生じてしまうのか，設計ミスなのかはっきりわからないケースがほとんどである．

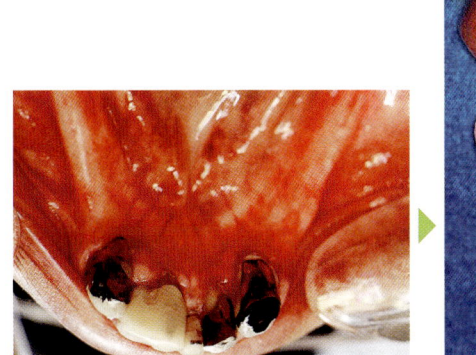

初診時の下顎咬合面観.
　前歯部と臼歯部でのすれ違い咬合を呈している．

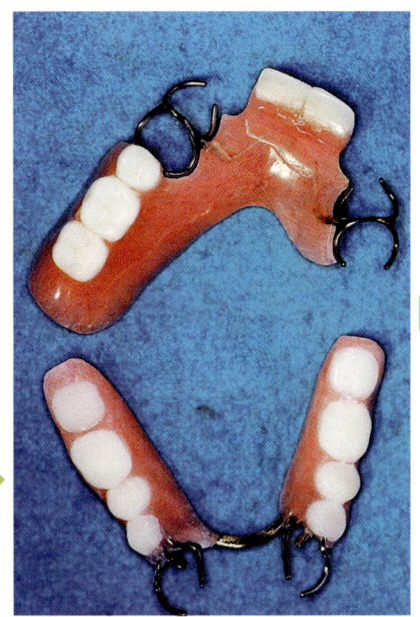

初診時の上下顎義歯咬合面観.

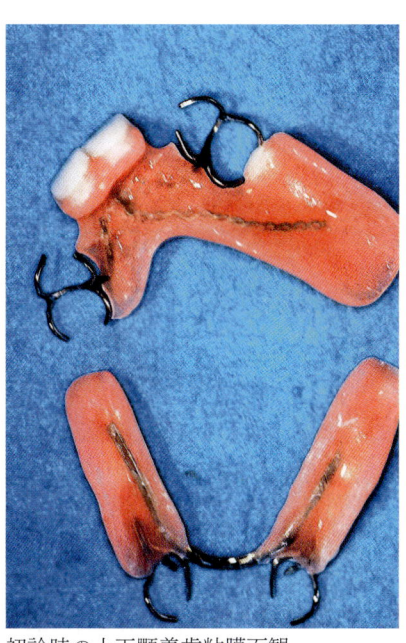

初診時の上下顎義歯粘膜面観.

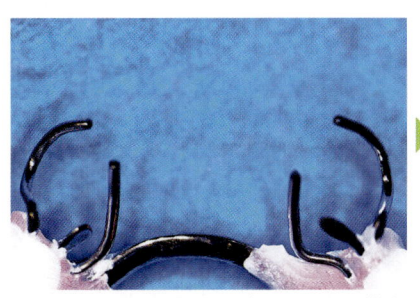

下顎のワイヤークラスプであるが，鉤先端部はニッパで切りっぱなしの状態であった．

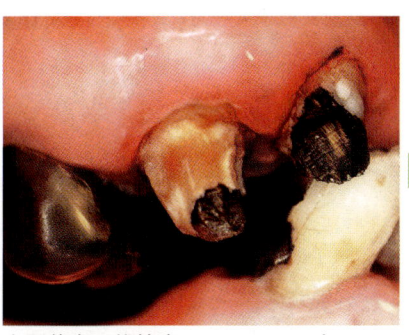

上顎義歯の維持歯にカリエスが生じているため冠を外して再治療する．

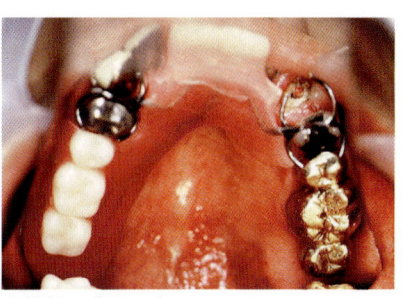

残根状の歯牙が気になるが，カリエスであった．

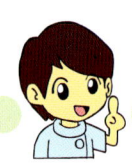

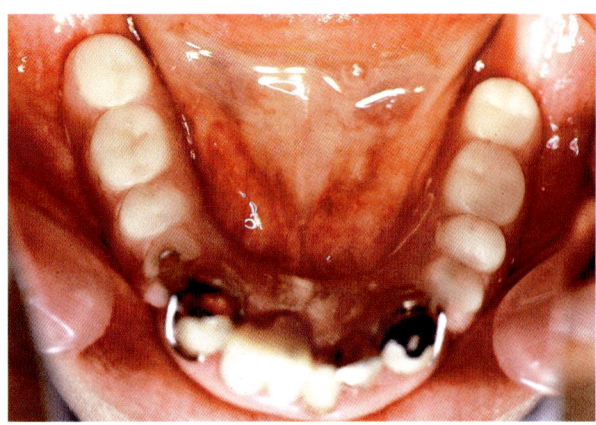

chapter 2　部分床義歯の製作法と注意点

下顎は歯冠補綴物よりは部分床義歯の方に問題が多い．とくに義歯床の長さと人工歯の大きさとの関係は調和していない．

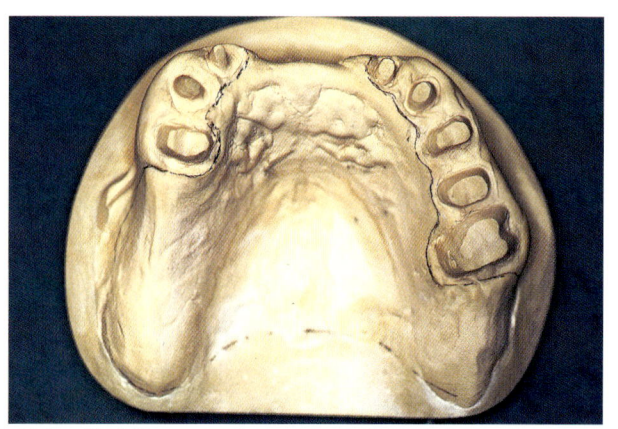

上顎の歯冠補綴をやり直すことで，前処置ができる．

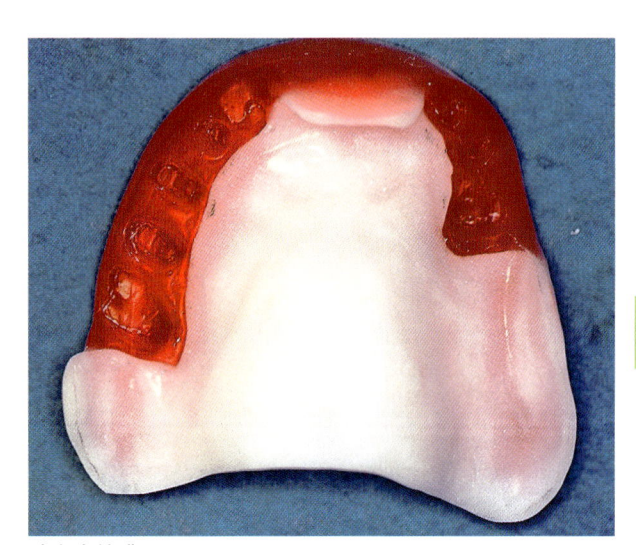

咬合床粘膜面．

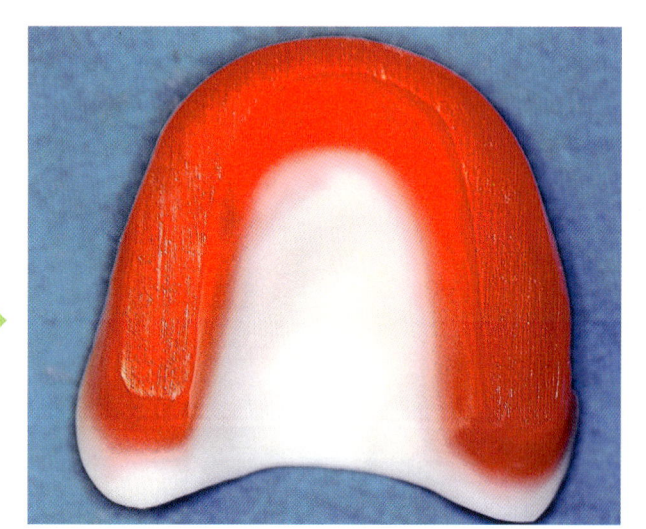

オーラルリハビリテーションを行う場合，残存歯同士の咬合接触がないときは，総義歯に類似する咬合床を用いて咬合採得を行う．

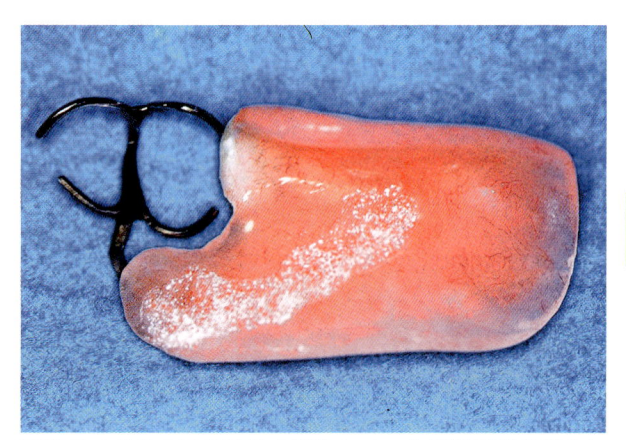

旧義歯の前歯人工歯部分を削除して，片側遊離端義歯として使用する．

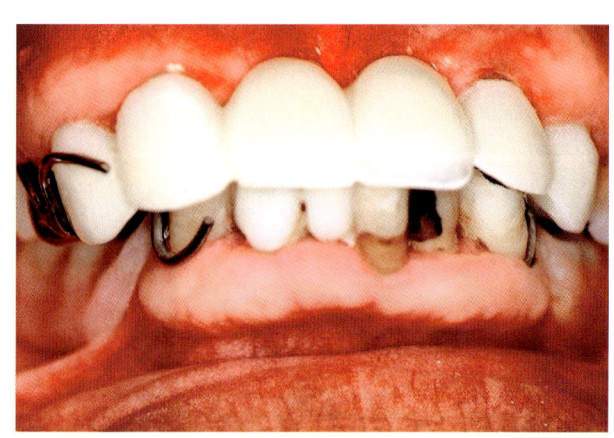

旧義歯を修理して装着した咬合面観である．

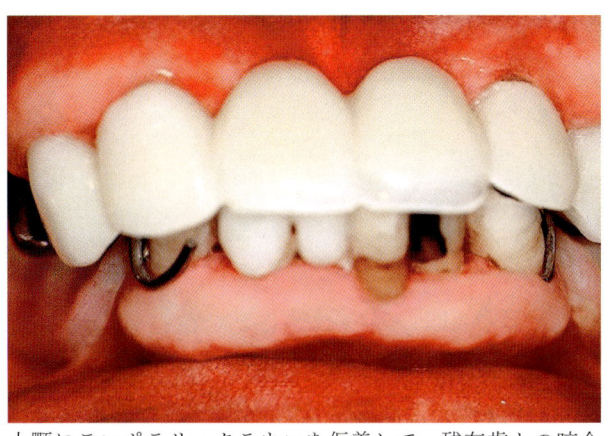

上顎にテンポラリークラウンを仮着して，残存歯との咬合接触をフィックスドブリッジで確保しておく．

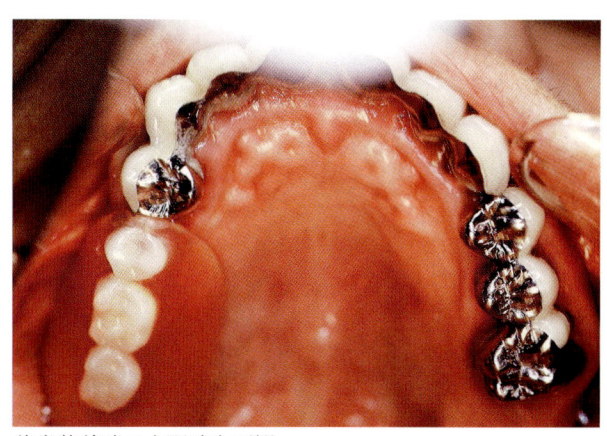

義歯装着時の上顎咬合面観．

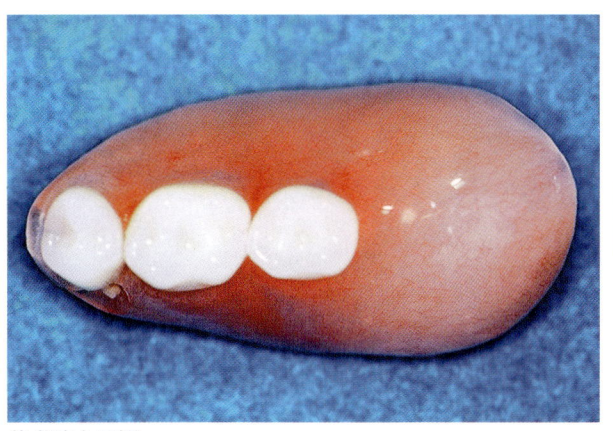

義歯咬合面観．

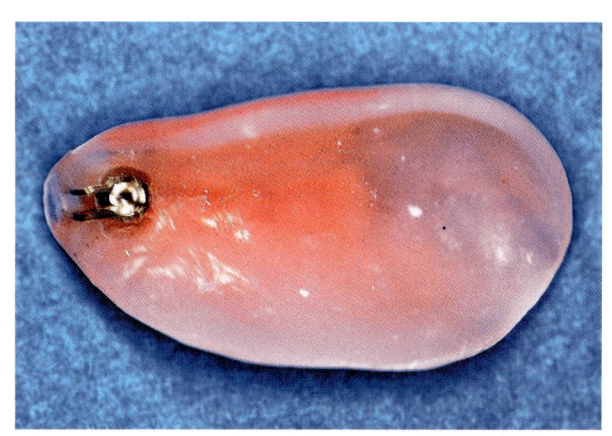

ミニダルボのフィメールが装備された義歯粘膜面である．

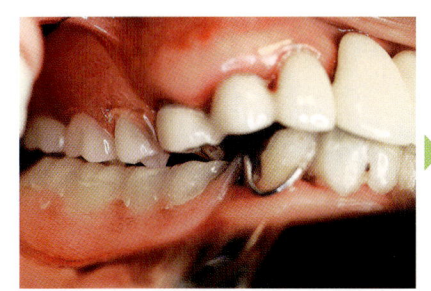

義歯装着時の右側面観．

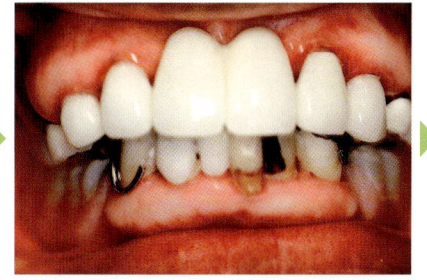

上顎のブリッジおよび遊離端部の維持装置ミニダルボのメール部分が装備された補綴物．

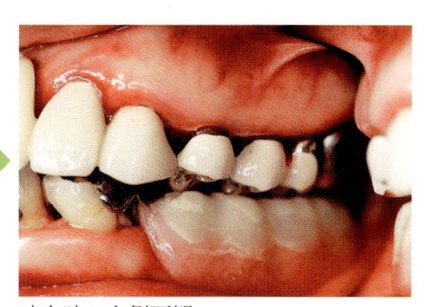

咬合時の左側面観．

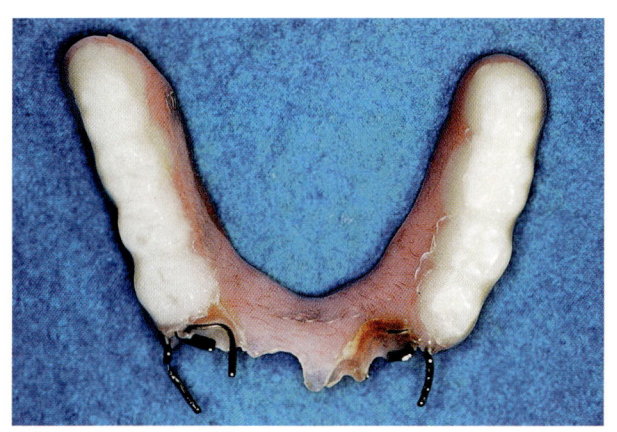

下顎の旧義歯咬合面観．

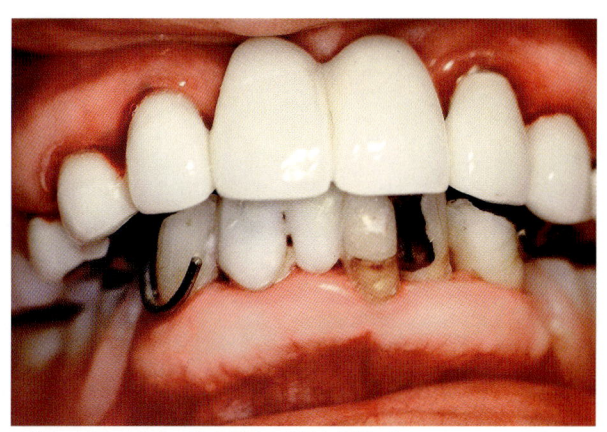

上顎の咬合平面の確立後に下顎を製作する．

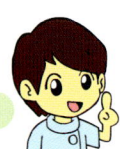

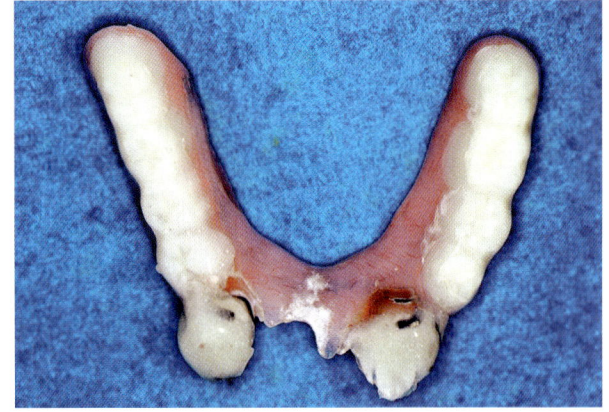

chapter 2 部分床義歯の製作法と注意点

修理した旧義歯咬合面観.

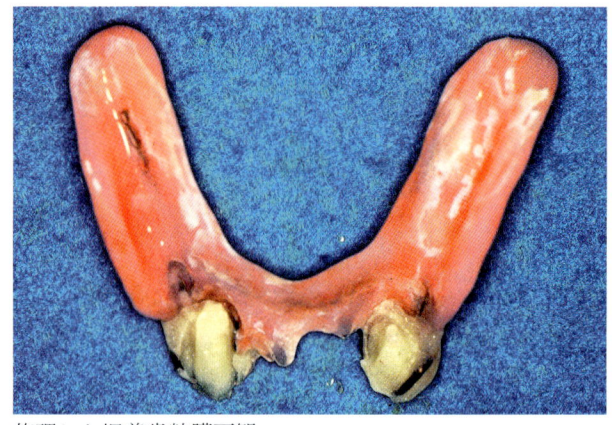

修理した旧義歯粘膜面観.

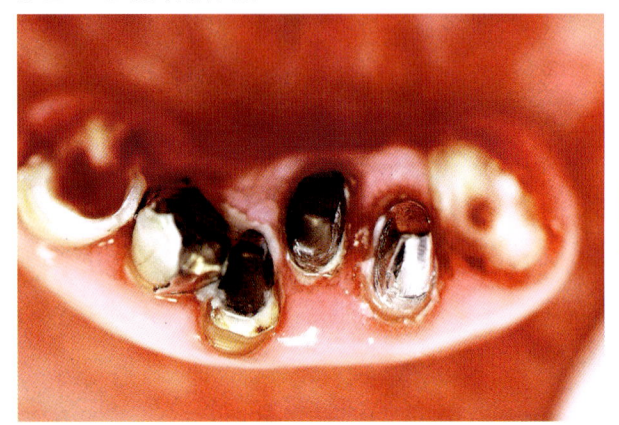

下顎の歯冠補綴物を外して処置を行う.

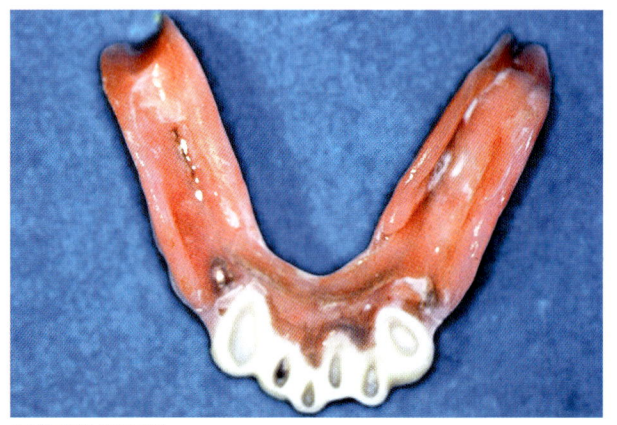

旧義歯粘膜面観.

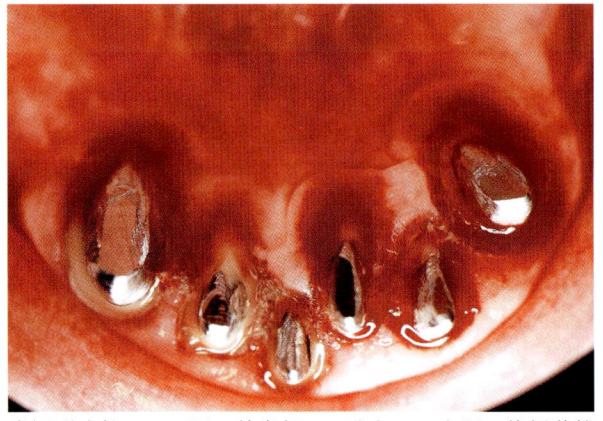

歯冠形成終了．下顎は前歯部のみ残存し，上顎は片側遊離端義歯のため，下顎にミリングバーアタッチメントを設計し，上顎の小臼歯部の咬合圧を下顎のバーを通して残存歯の歯根膜に伝える．

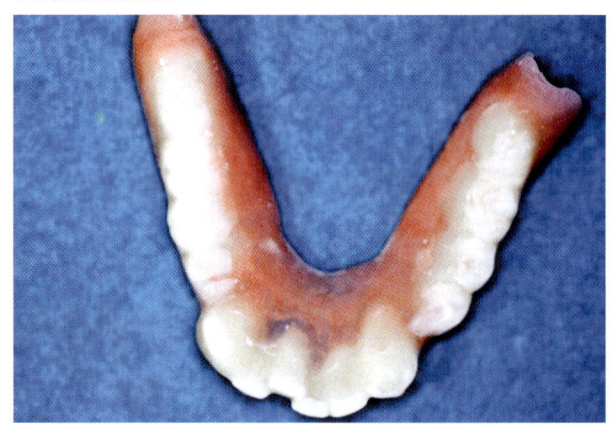

旧義歯を最終的に修理した咬合面観.

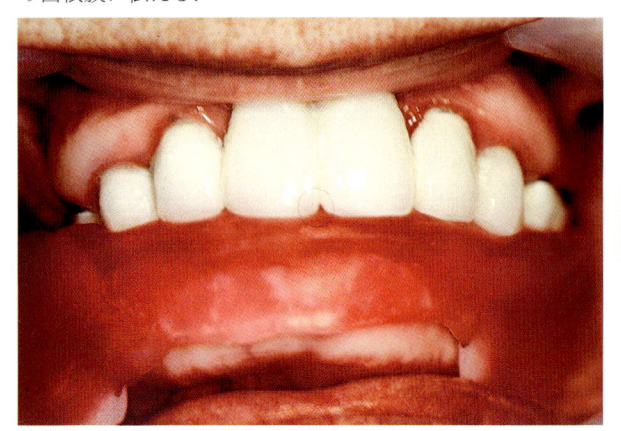

咬合床が口腔内に装着された正面観.

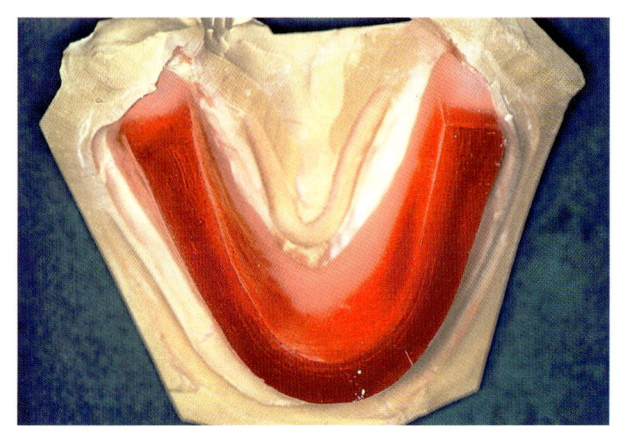

上顎と同様に咬合床を用いて咬合採得を行う.

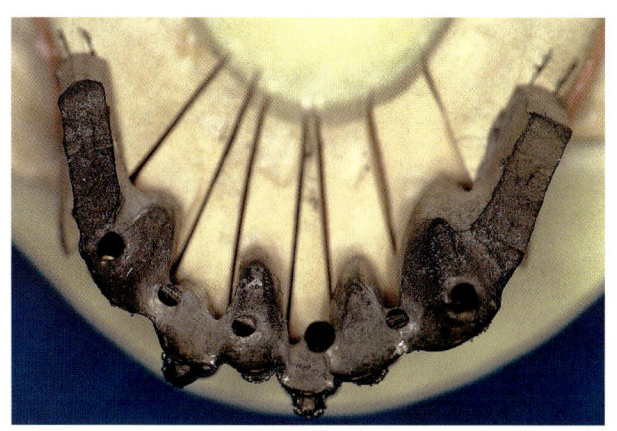

ミリングバーを装備した歯冠補綴物．バー部分は欠損顎堤の歯槽頂部の中央に配置されている．

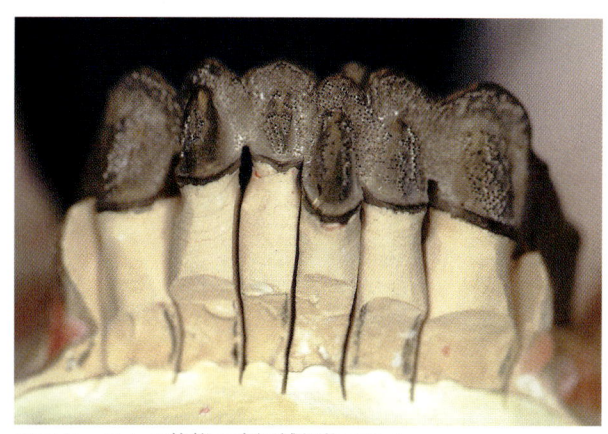

アズキャストの状態の歯冠補綴物である．

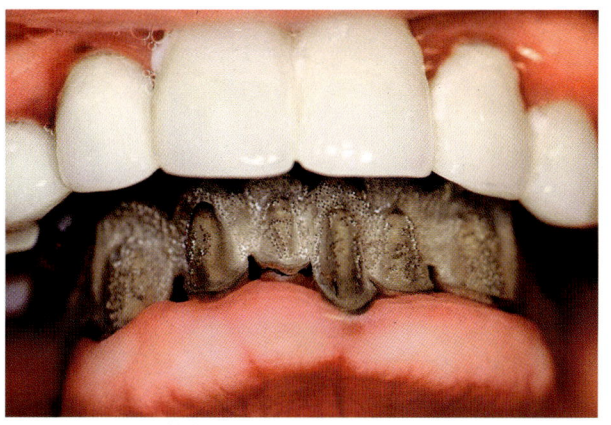

アズキャストの状態の歯冠補綴物を試適する．この状態で次にトランスファーコーピングを行う．

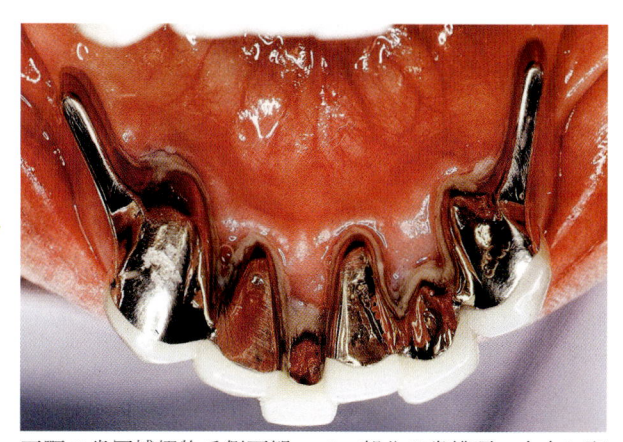

下顎の歯冠補綴物舌側面観．バー部分が歯槽頂の中央に配置されている．

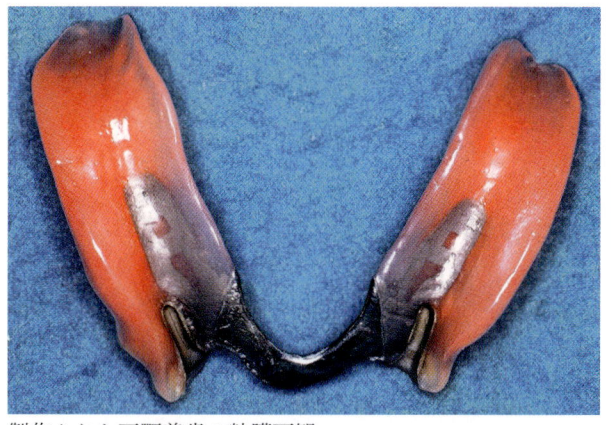

製作された下顎義歯の粘膜面観．

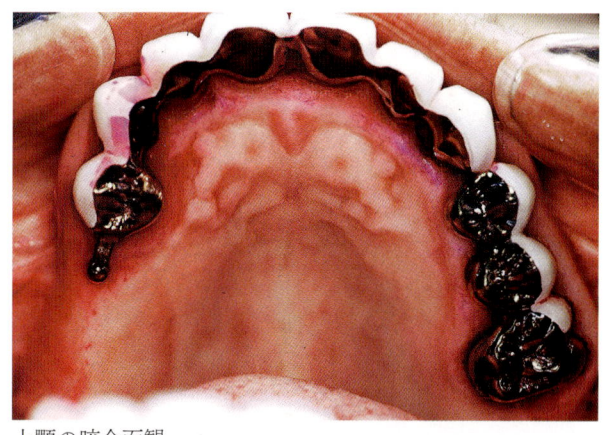

上顎の咬合面観．

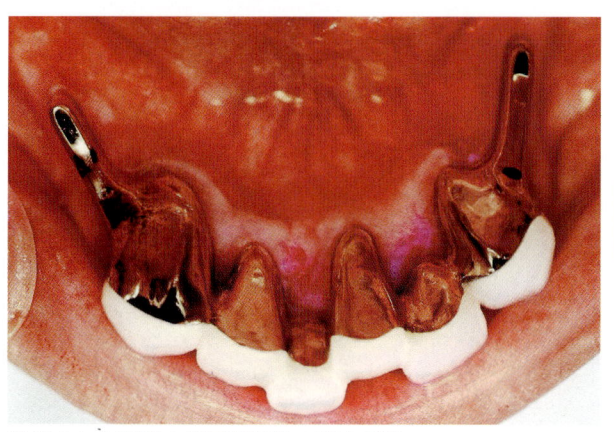

製作された下顎の歯冠補綴物の咬合面観．

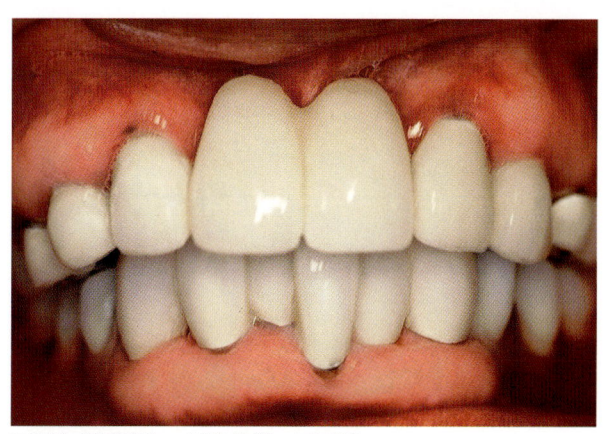

下顎欠損補綴物の試適状態の正面観．

255

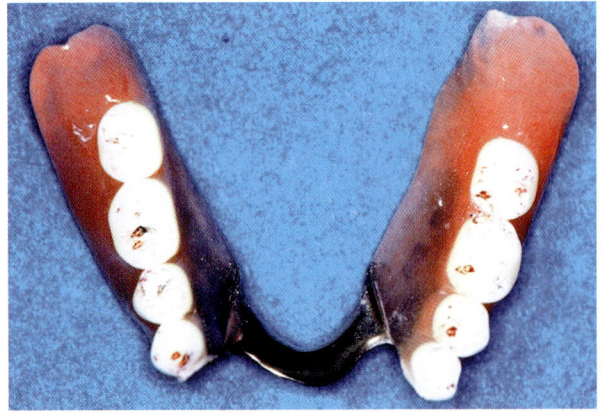

chapter 2 部分床義歯の製作法と注意点

装着時の咬合調整.

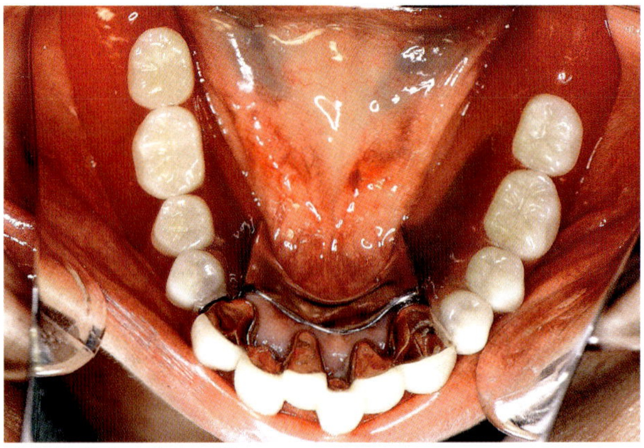

義歯装着時の咬合面観.

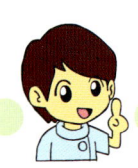

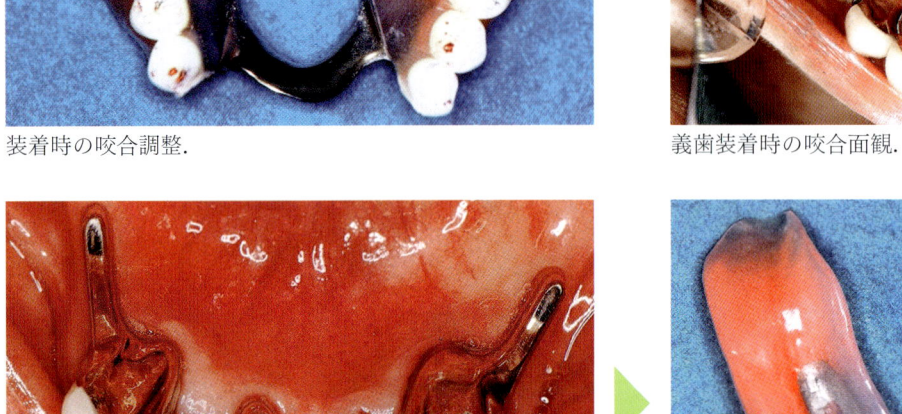

歯冠補綴物装着時の口腔内.

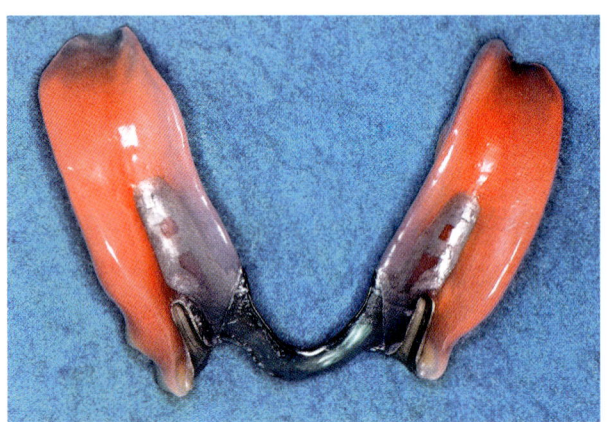

下顎義歯粘膜面観.

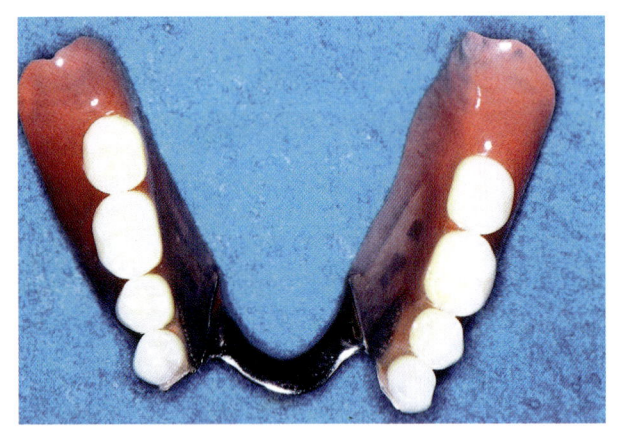

下顎義歯咬合面観.

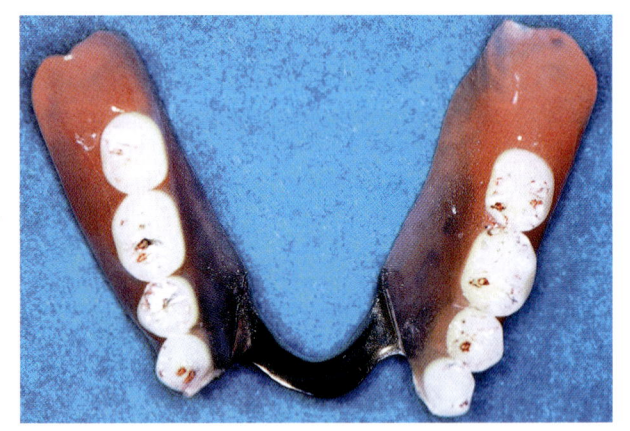

装着時1回目の咬合調整の咬印.

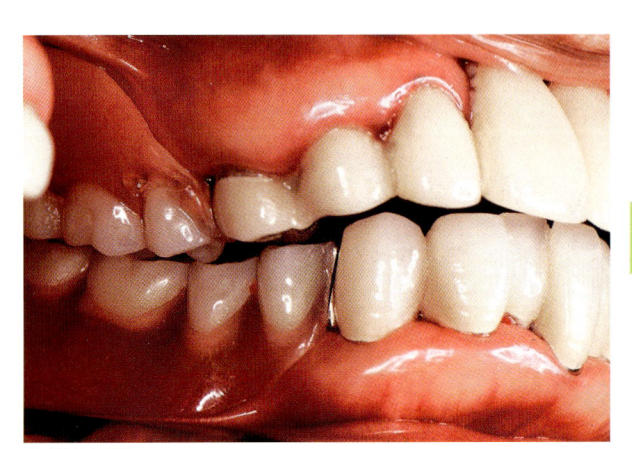

右側方面観.

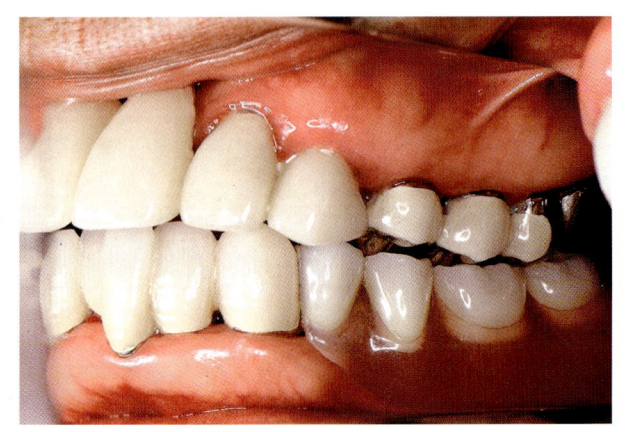

1か月後の左側方面観.

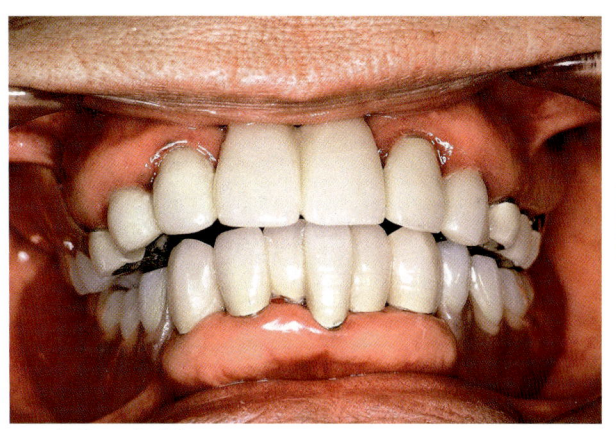

1か月後の正面観．

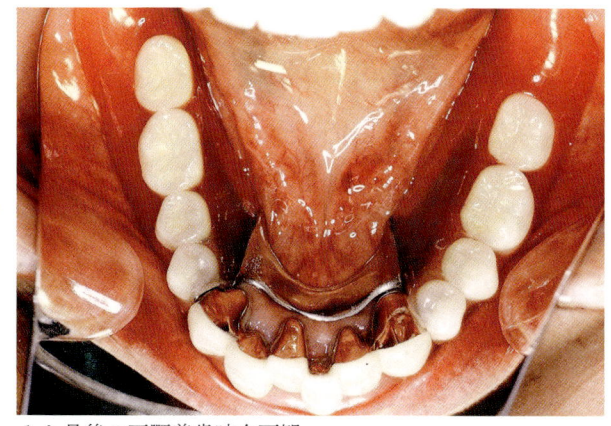

1か月後の下顎義歯咬合面観．

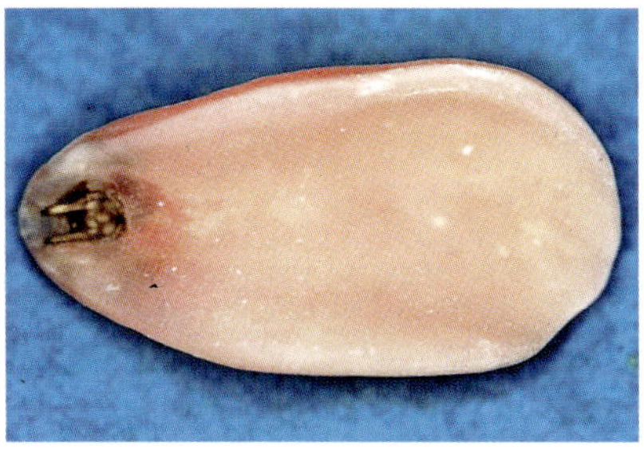

粘膜調整開始1週間後の状態．

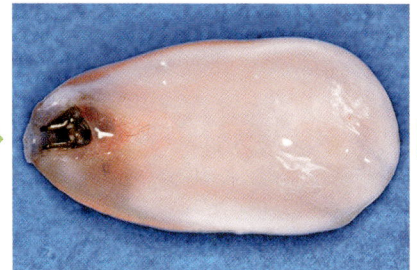

2週間後の粘膜調整材の状態．

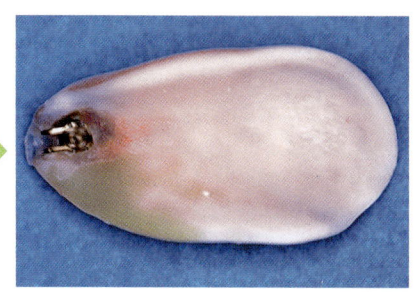

上顎義歯の粘膜調整を装着1年後にはじめる．

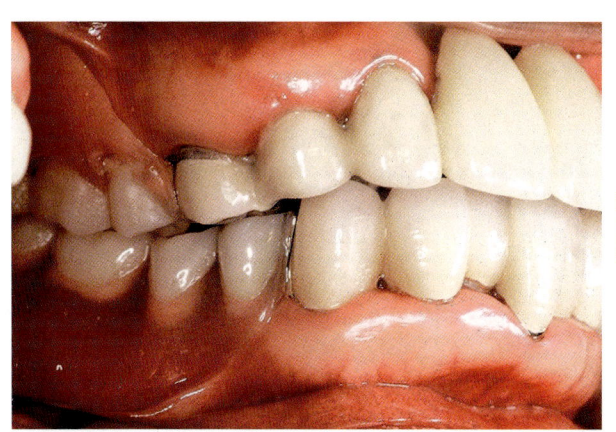

右側方面観．

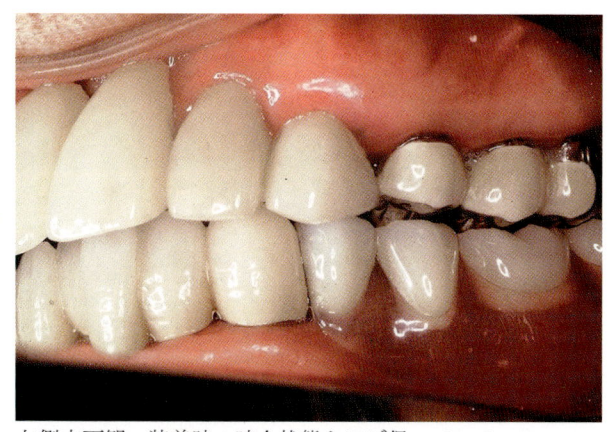

左側方面観．装着時の咬合状態をほぼ保っている．

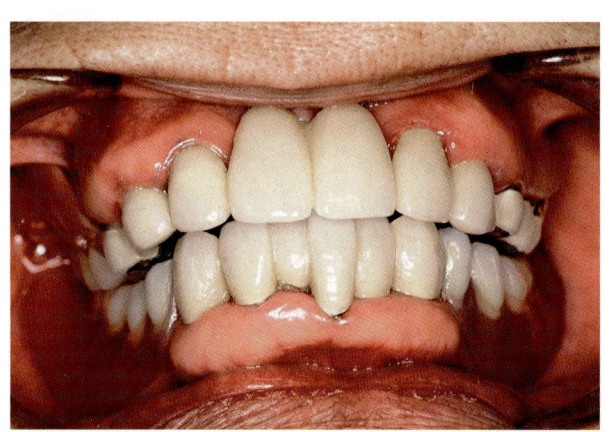

咬合時の正面観．

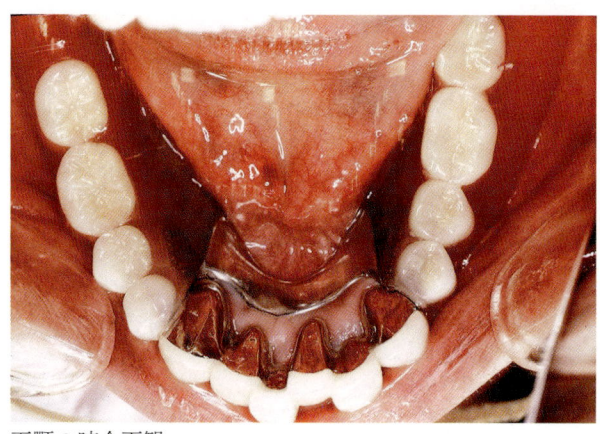

下顎の咬合面観．

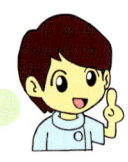

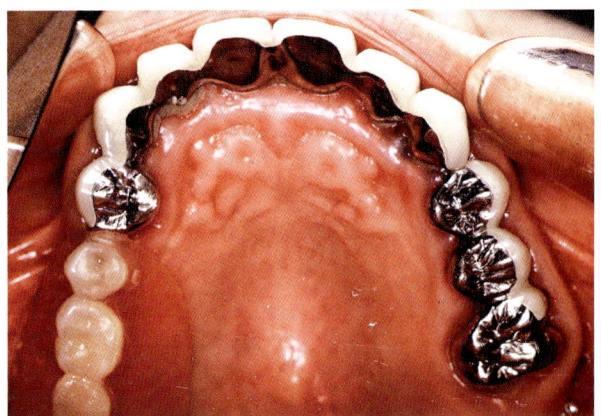

chapter 2　部分床義歯の製作法と注意点

上顎リベース後の咬合面観．

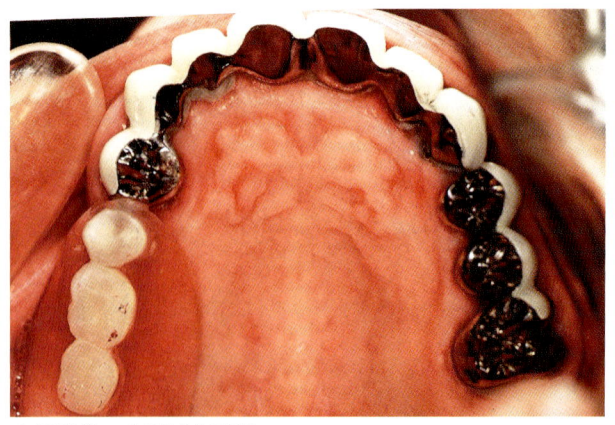

1年半後の上顎咬合面観．

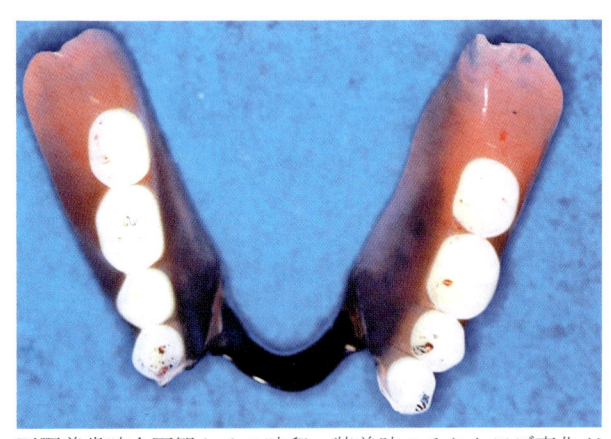

下顎義歯咬合面観とその咬印．装着時のそれとほぼ変化がない．

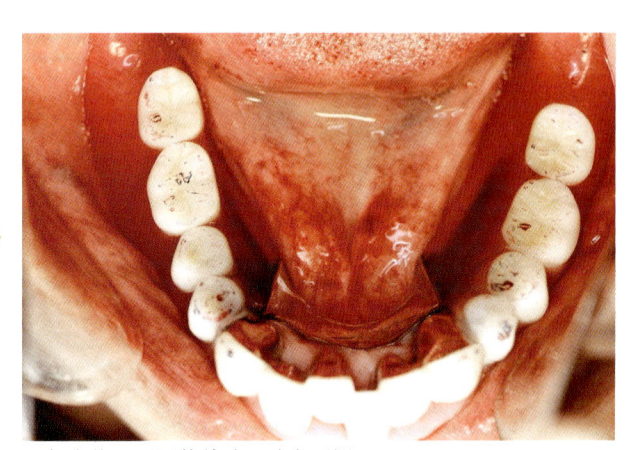

1年半後の下顎装着時の咬合面観．

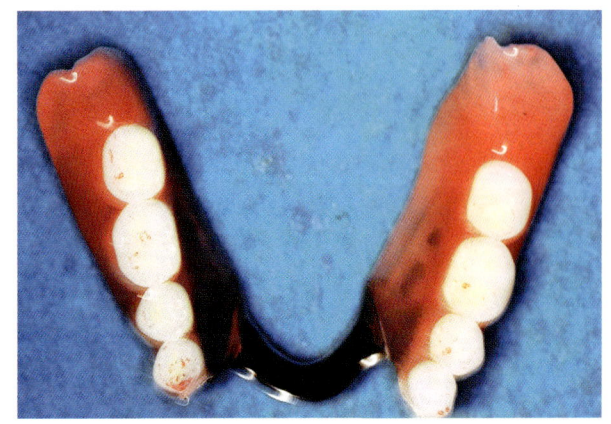

2年後の咬合調整時の咬印．若干咬合接触点がばらついているので，小臼歯部の咬合接触を強くするための咬合調整を行った．

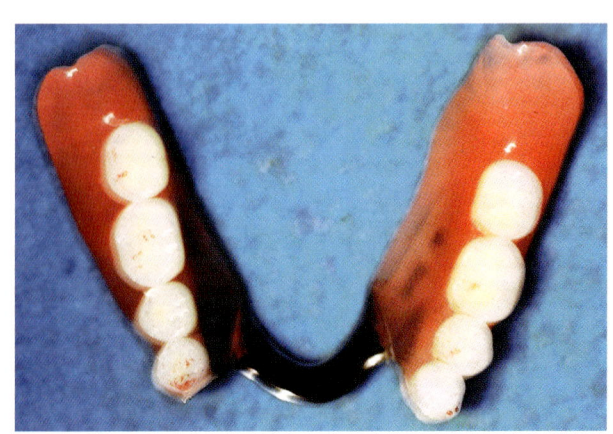

咬合調整途中．

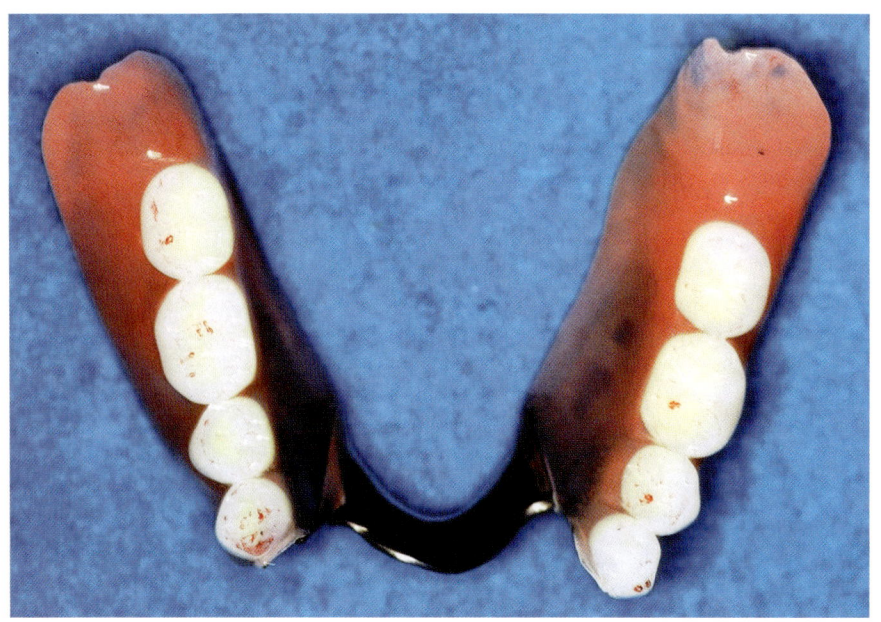

咬合調整終了時の咬印.

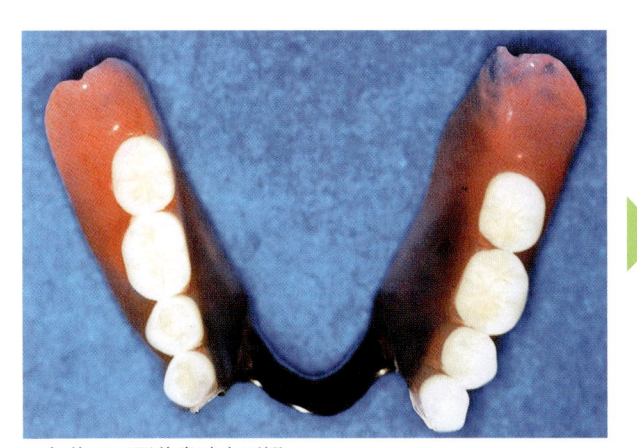

2年後の下顎義歯咬合面観.

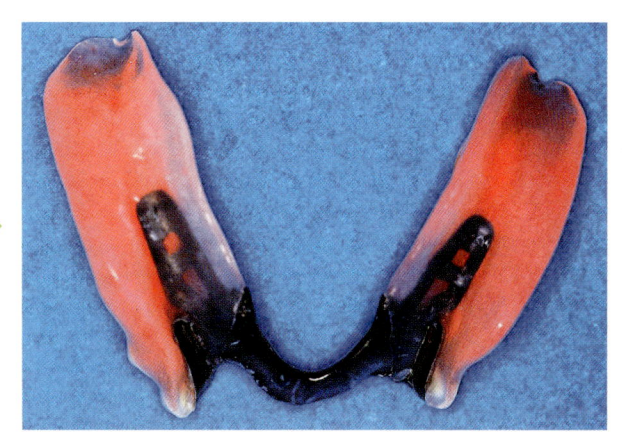

2年後の下顎義歯粘膜面観.

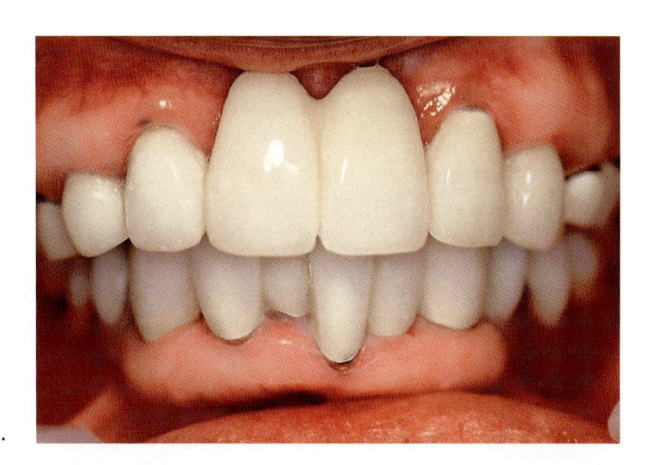

▶ 2年後の正面観.

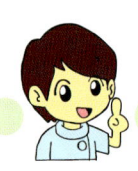

chapter 2 部分床義歯の製作法と注意点

3種類の維持装置の異なる義歯の経年経過

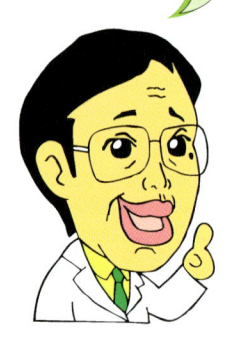

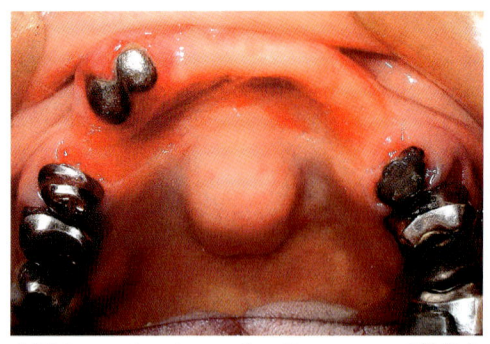

上顎のコーヌスクローネンテレスコープ義歯を製作して10年経過時の口腔内.

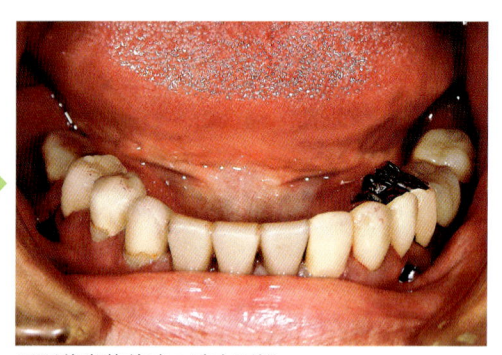

下顎義歯装着時の咬合面観.
下顎義歯はほぼ20年の予後である.

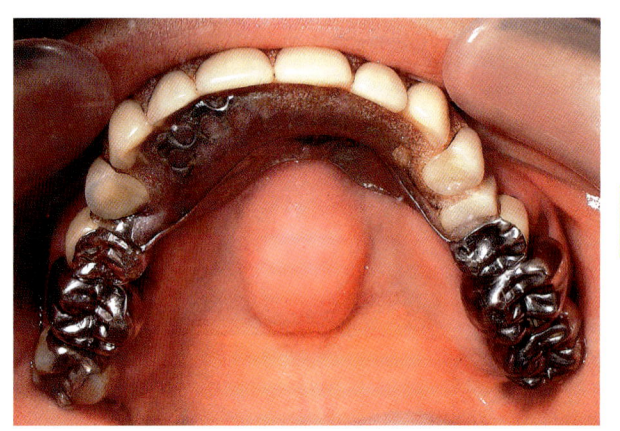

義歯装着時の上顎咬合面観.

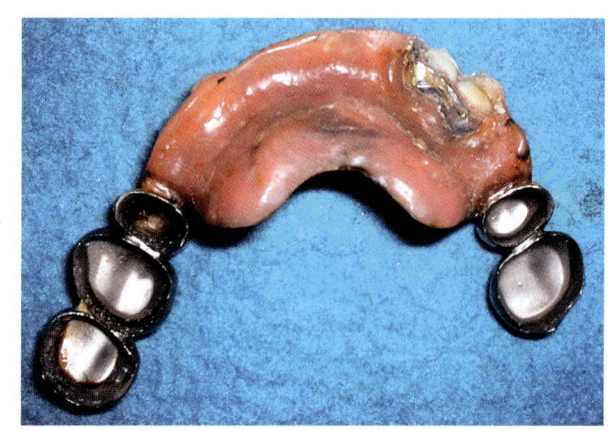

予後10年の義歯粘膜面観.

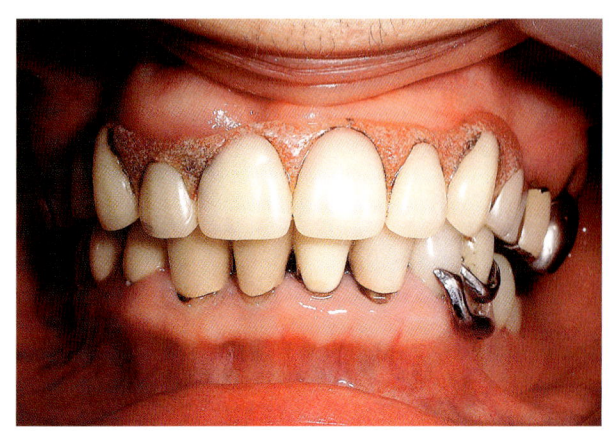

咬合時の正面観.
患者は左下の義歯クラスプの審美性と清掃性が気になっている.

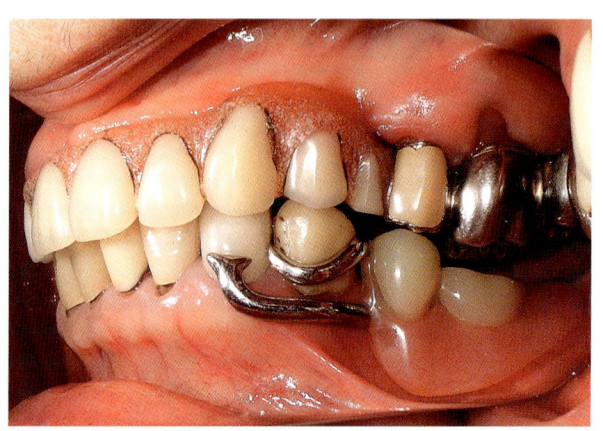

装着時の左側面観.
エーカースクラスプとTバークラスプのコンビネーションである. 咀嚼後の食塊の流れを阻害していることが明らかにみてとれる.

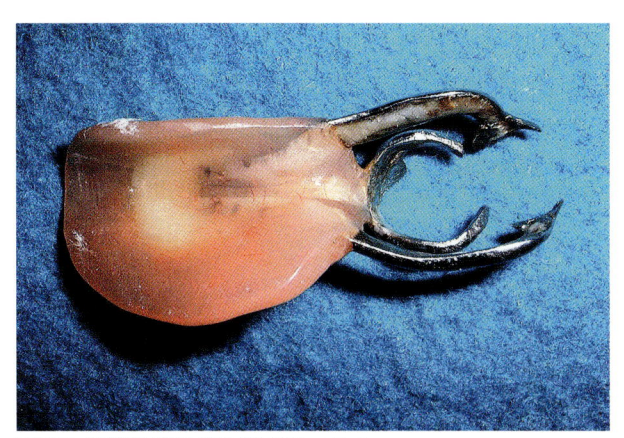

下顎左側遊離端義歯粘膜面観である．

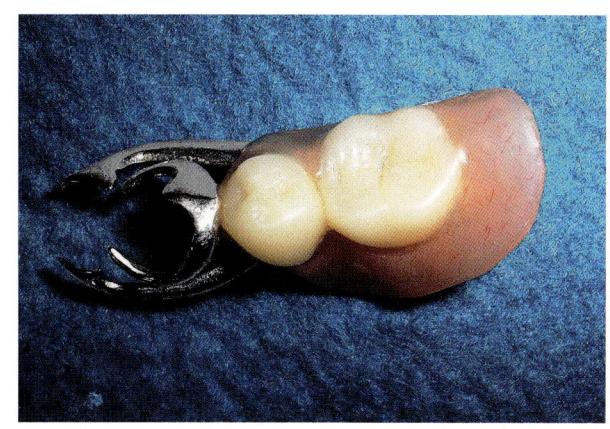

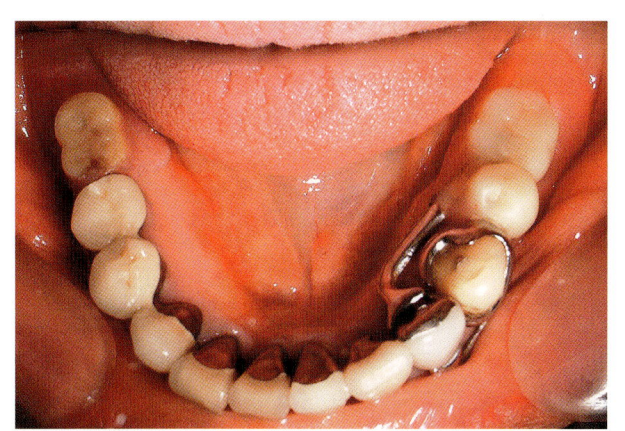

同，咬合面観である．

下顎の咬合面観

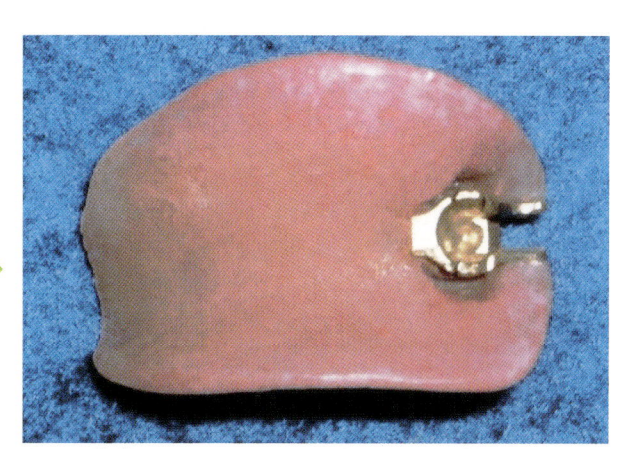

右下に装着しているミニダルボ使用の片側遊離端義歯である．

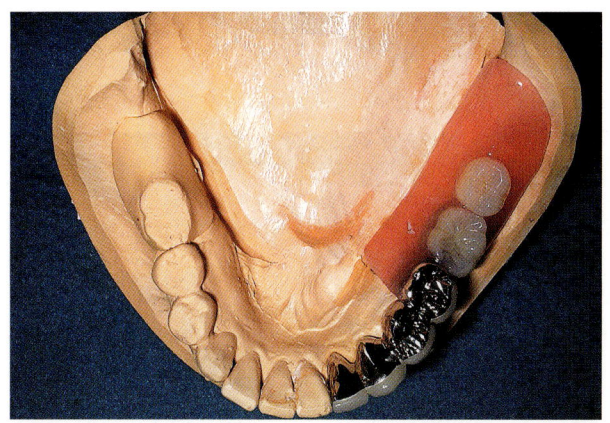

新たに製作した左下義歯である．できる限りシンプルであり，食塊の流れを阻害せず自浄作用を期待できる形体に配慮した．ブレーシング部のアームも確実に歯冠補綴物の咬合面が収まるように工夫をした．使用したアタッチメントはエクストラテックミニである．

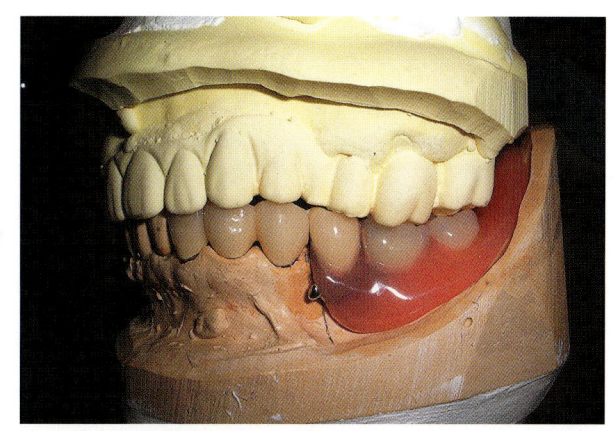

咬合器上の左側面観．

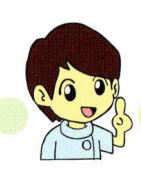

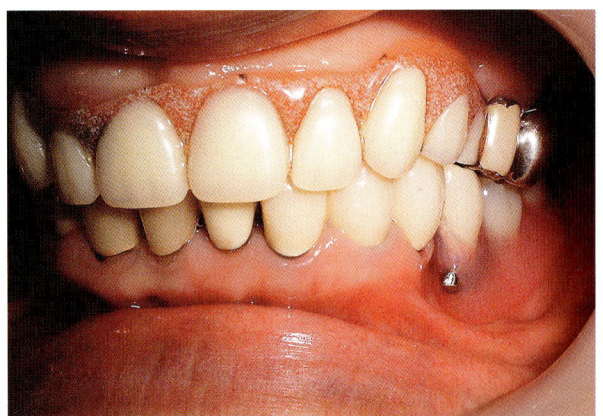

chapter 2　部分床義歯の製作法と注意点

口腔内装着時の左側面観.

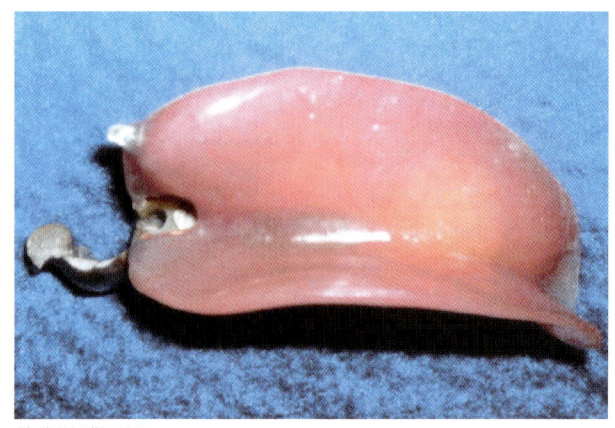

義歯粘膜面観.

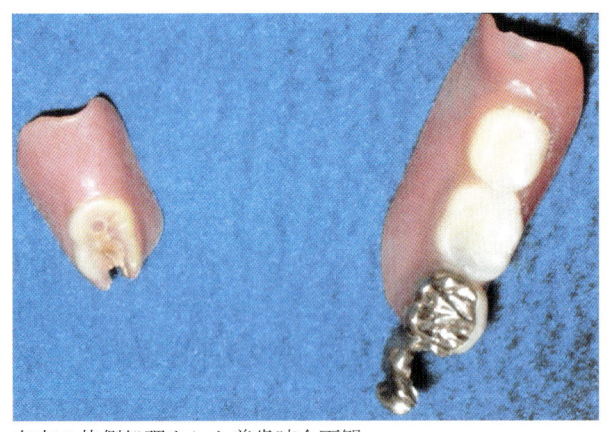

左右の片側処理をした義歯咬合面観.
　右のミニダルボは,長期に使用していると咬合面にクラックが入るので,左のアタッチメント部はそれを避けるため,メタルティースにした.

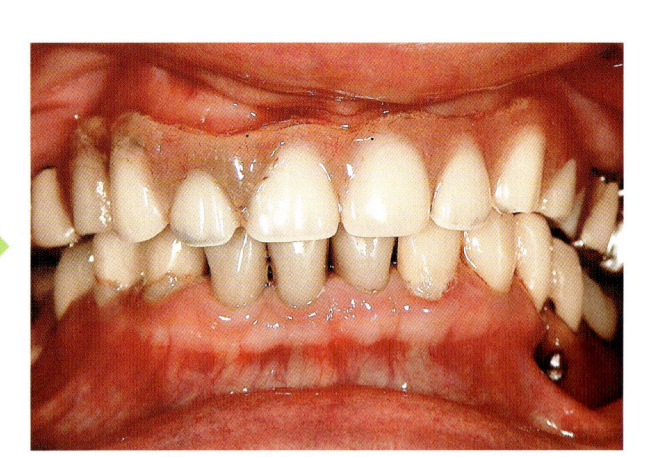

コーヌスの予後30年の咬合時正面観.

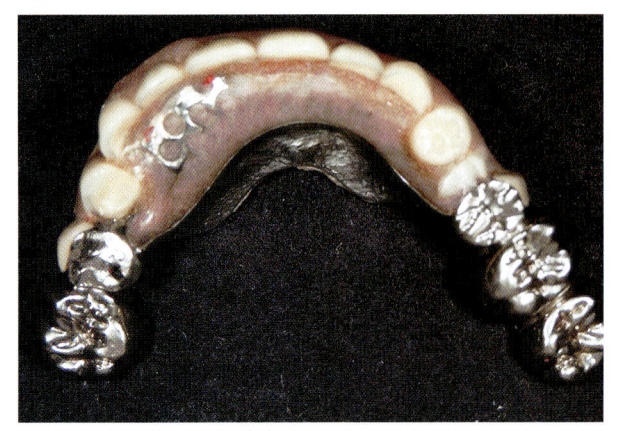

30年の予後を経た上顎義歯咬合面観.

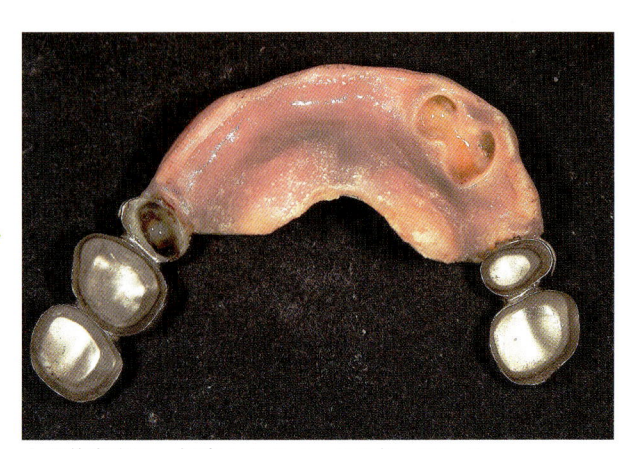

上顎義歯内面.何度かのリベースは行っている.

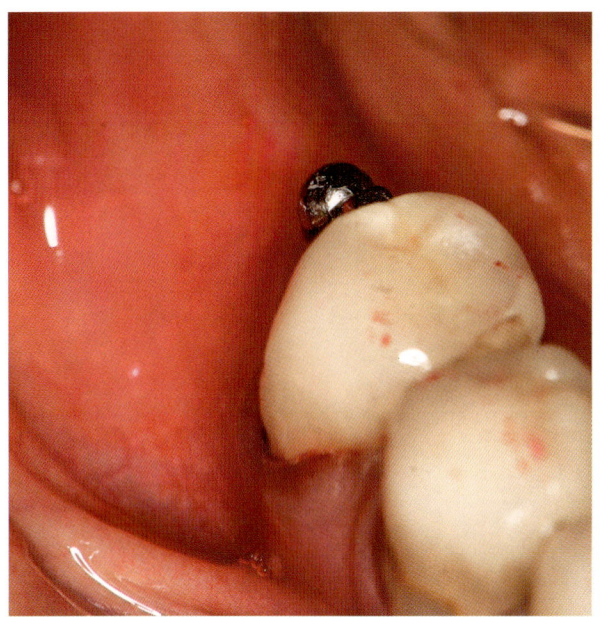

ミニダルボのメール部分．摩耗などは生じていない．

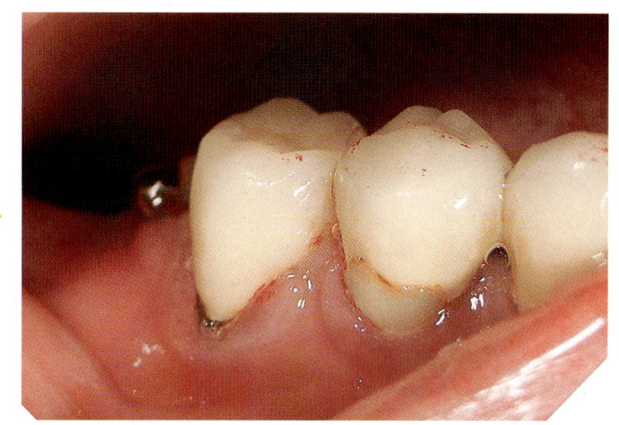

メール部分の粘膜と接する部分に発赤腫脹が確認できる．これは清掃不足であり，清掃しづらい部分である．

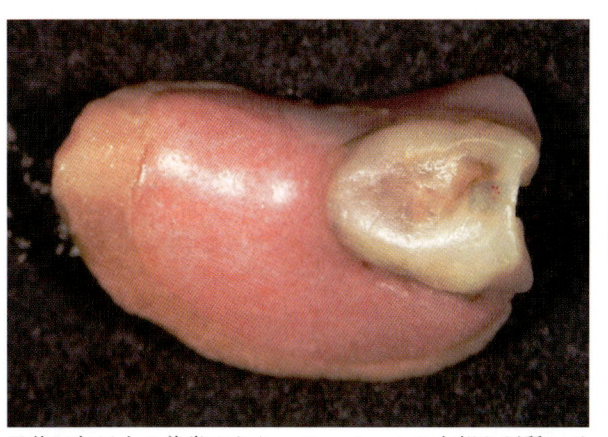

予後20年以上の義歯であり，フィメールの上部を硬質レジンに変換してからクラックが生じにくくなった．

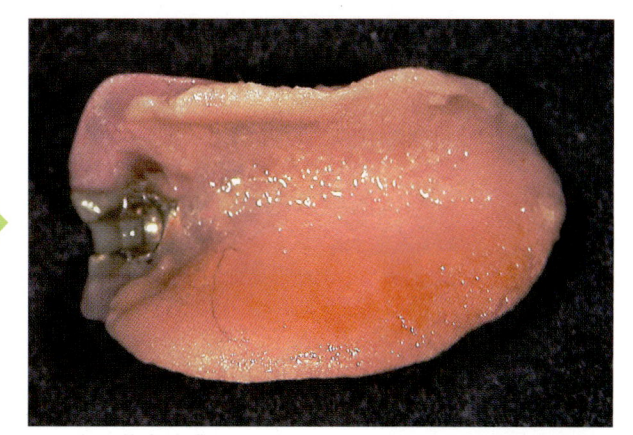

その際の義歯粘膜面である．リベースを行わなければならない時期がきている．フィメールの部分の汚れも確認できる．このような複雑な形態をしている部分はとくに注意して清掃せねばならない．

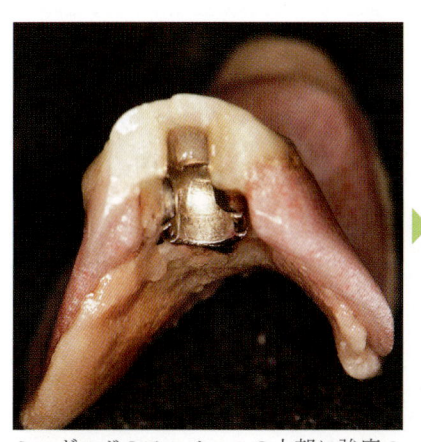

ミニダルボのフィメールの上部に強度のある硬質レジンを使用してから，クラックが生じなくなった．

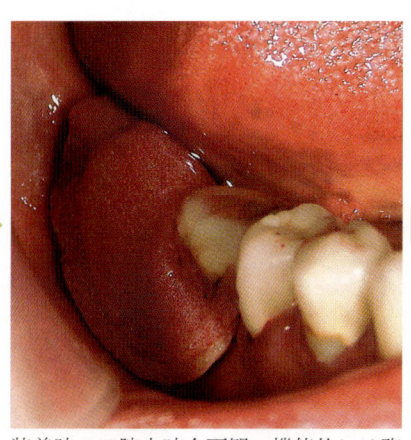

装着時の口腔内咬合面観．機能的には臨床上の問題が生じていない．そのため患者は清掃が不十分なことを自覚しないので，定期検診が大変重要になってくる．

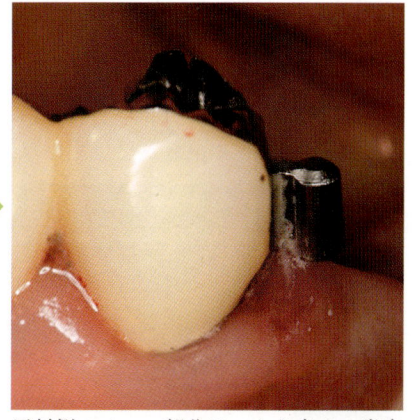

反対側のメール部分は，より多くの歯肉の発赤や腫脹が確認できる．これはメール部分の形態がシリンダー状をしていることも関係している．若い時期から装着して清掃ができていても患者が高齢化してくると，フロスなどを使用して清掃することが難しくなってくる．

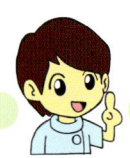

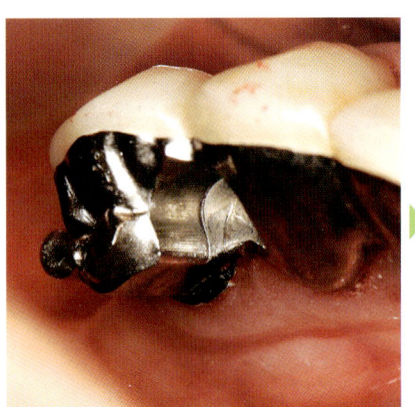

chapter 2 部分床義歯の製作法と注意点

ブレーシングアームなどの設置部分のメタルが触れるところは,金属の摩耗など確認できない.またプラークなどの付着も確認できない.

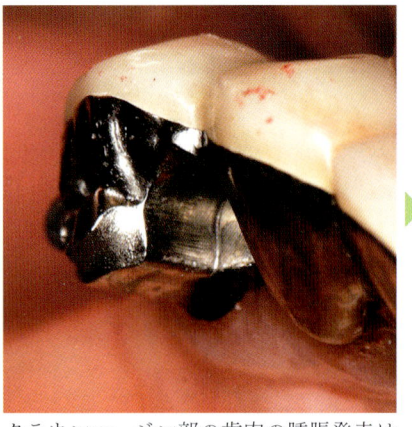

クラウンマージン部の歯肉の腫脹発赤は確認できる.

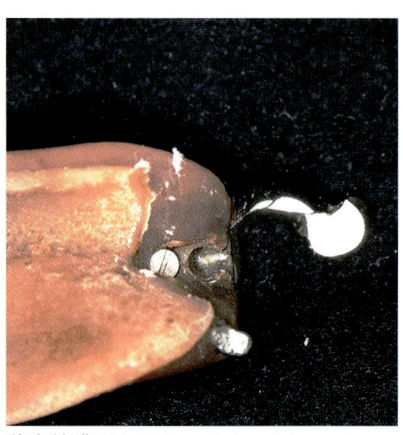

義歯粘膜面のアタッチメントフィメール部分.汚れなどはあまり確認できない.

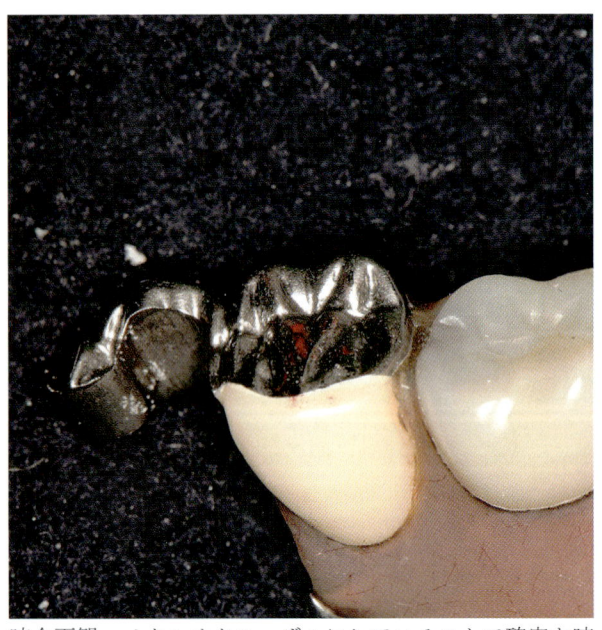

咬合面観.メタルオクルーザルにしていることで確実な咬合接触関係を維持している.

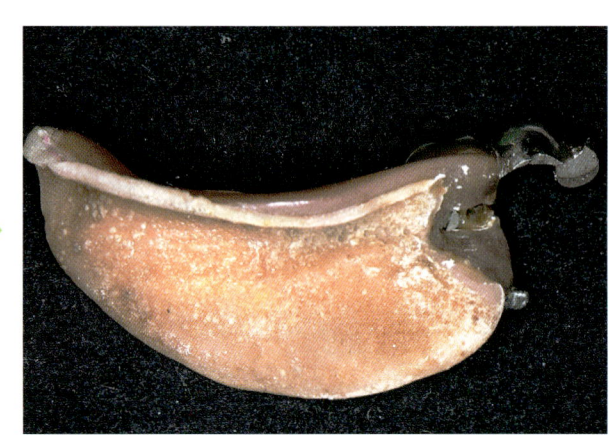

粘膜面のリベース時期がきているためリベースは行うが,間接法で行う.

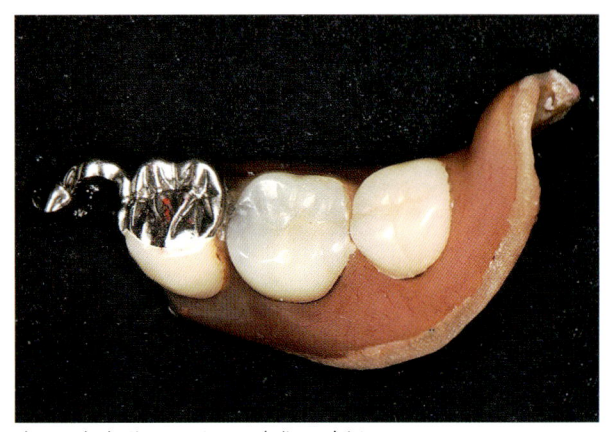

床の辺縁部分もレジンの劣化が確認できる.

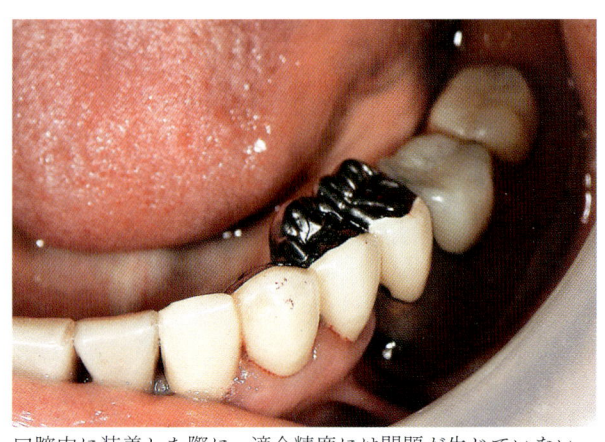

口腔内に装着した際に,適合精度には問題が生じていない.

部分床義歯のメインテナンス

　部分床義歯のメインテナンスでは，維持装置の部分の清掃性をどのようにして保つかが最も重要ポイントになる．機械的な清掃が第一選択肢ではあるが，維持装置自体が複雑な形態をしているため困難である．そこで化学的洗浄に依存するが，デンチャープラークを確実に除去しておかないと化学的洗浄のみでは不完全になり，石灰化したプラークが義歯に付着することがよくある．このようなことを避けるためにも，義歯の設計はシンプルな形とすることも必要である．とくに部分床義歯のメインテナンスは，義歯自体ではなく維持装置の清掃性にも十分気を配る必要がある．

　前処置としてクラウンが装着されている場合には，義歯脱着時の清掃性がよくない形態をしていることが多い．義歯を装着した際にクラウンの形態を再現するようになっているので，咀嚼時の自浄作用は期待できるのだが，義歯の脱着時にレストシートは清掃がしづらい形態をしている．

　またオーバーデンチャーにおける根面板は，歯冠軸があまりないので，ブラッシング時に刷掃ブラシの毛先が辺縁歯肉に垂直にあたって疼痛を訴えることがよくあるため，刷掃ブラシに工夫を加える必要がある．根面板に磁性アタッチメントのキーパーが装備されていれば，キーパーの吸着面に細かい傷がついてしまう．そこでキーパーの吸着面は歯磨剤を刷掃ブラシに多くつけてブラッシングをしないように注意する．

　コーヌスクローネンテレスコープやミリングバーなどが維持装置として設定されている場合には，歯間ブラシやスーパーフロスなどを使用するようにしよう．根面板や内冠，ミリングバー，歯冠外，歯冠内アタッチメントなどが設定されている維持歯は，歯冠の形態が天然歯と相違するので歯科衛生士はとくに注意して患者に指導する必要がある．

　高齢の患者になればなるほど清掃指導が必要になるが，理解できても正確に実践できなくなることも事実である．よって高齢の患者さんには機能的に有利だからといって複雑で清掃しづらい維持装置を使うことは考えなければならない．またそのような維持装置のついた義歯は清掃も複雑になってくる．部分床義歯が長期的に安定した機能回復の維持ができるかどうかは，口腔内の清掃がきれいにできることが鍵になっている．

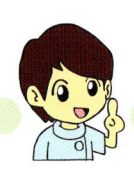

chapter 2 部分床義歯の製作法と注意点

刷掃ブラシ

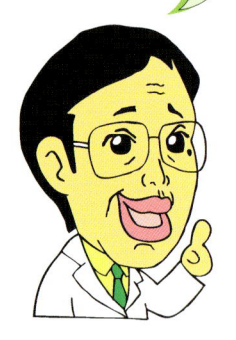

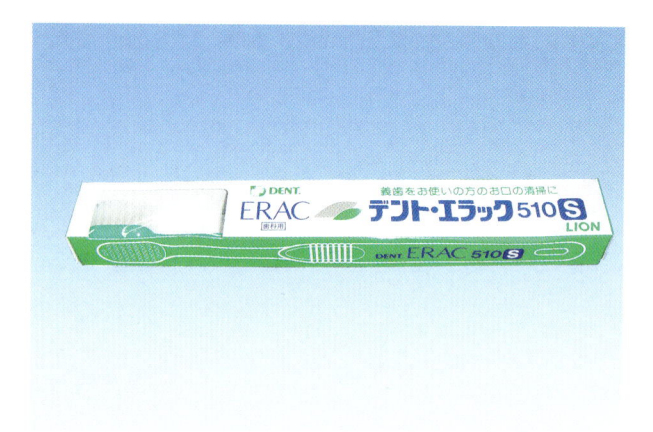

義歯装着者などに使用する粘膜ブラシ．

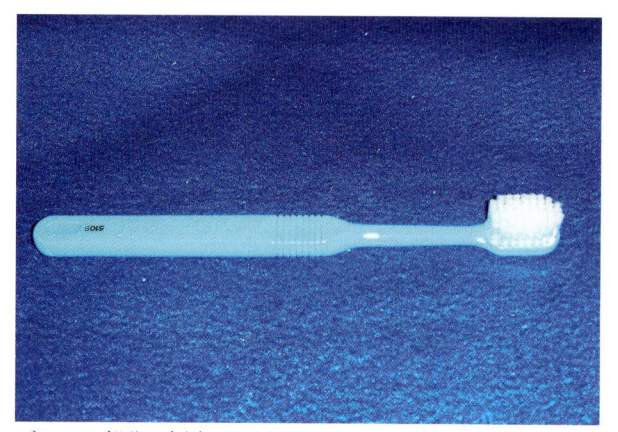

ブラシの部分が幅広くできている．

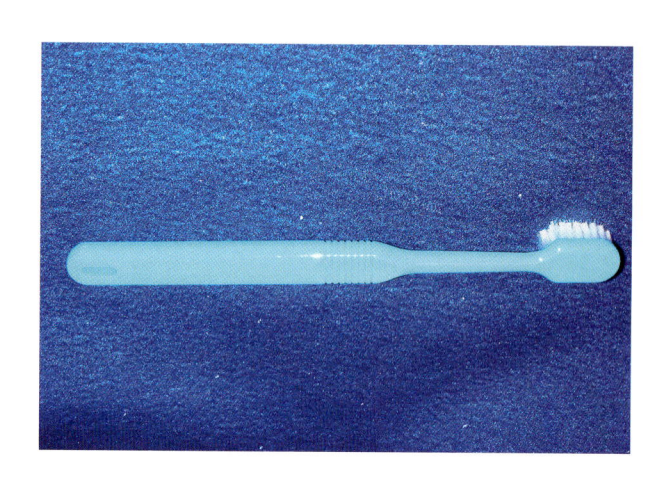

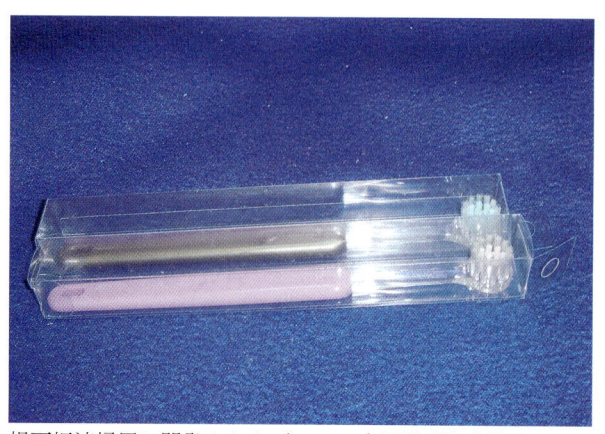

根面板清掃用に開発されたブラシ，中尾勝利先生開発．

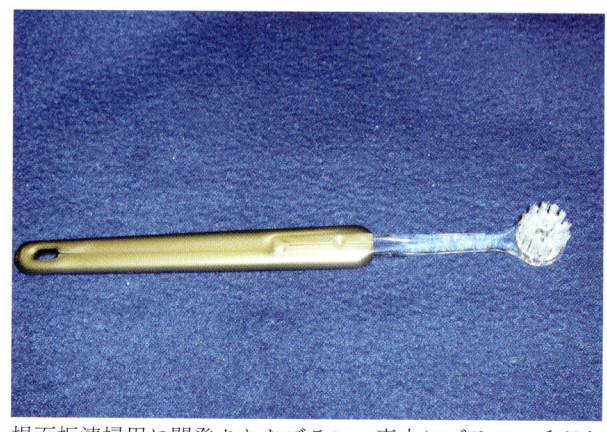

根面板清掃用に開発されたブラシ．真中にブラシの毛がないドーナツ型になっているので，根面板の軸壁が清掃しやすく，辺縁歯肉の垂直に毛先があたらないように工夫されている．

コーヌス外冠内面の汚れと義歯の汚れ

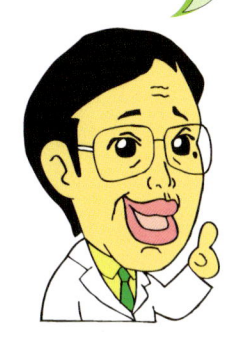

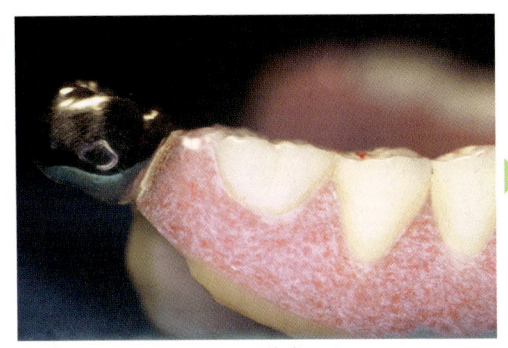

一見きれいそうにみえる義歯である．

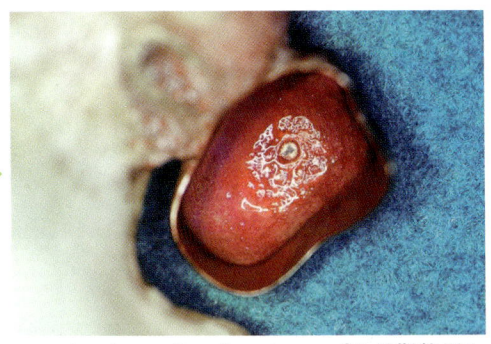

コーヌスクローネンテレスコープを長期使用していると，その外冠の内面には，このようなプラーク沈着による汚れが付着している．

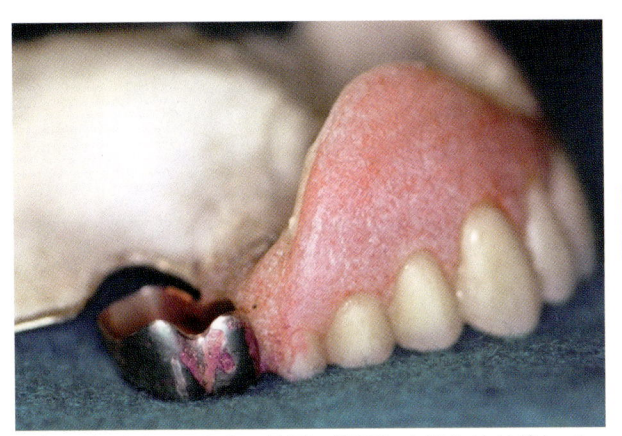

外冠の内面だけでなく，外冠の側面にも汚れは付着しているが，コーヌスクローネン自体がシンプルな形態をしているため，汚れの付着は少ない．

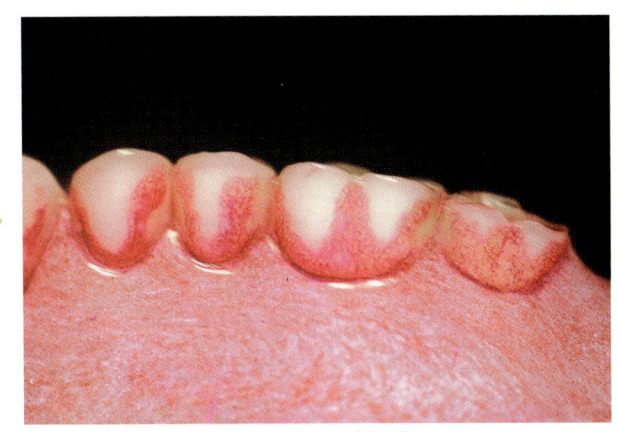

義歯の染めだしを行った．左上の頬側部である．

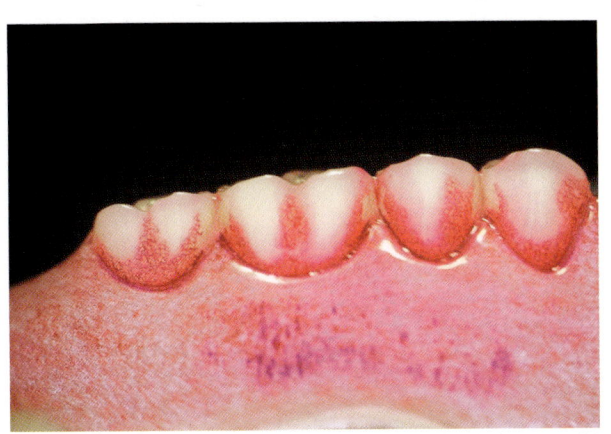

同，舌側面観．頬側と同様の傾向がある．維持歯のない側なので，自浄作用が期待できない．

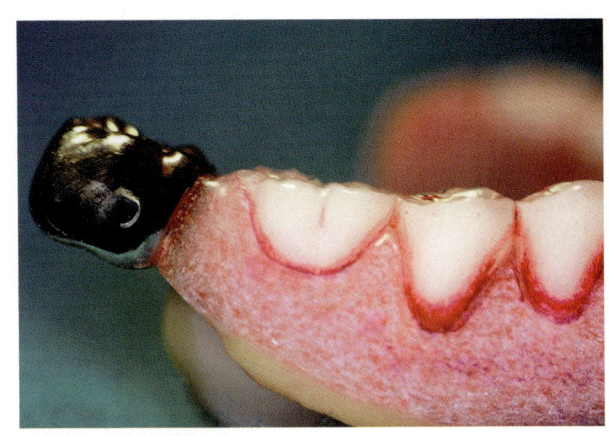

反対側の側方面観である．

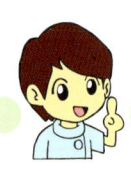

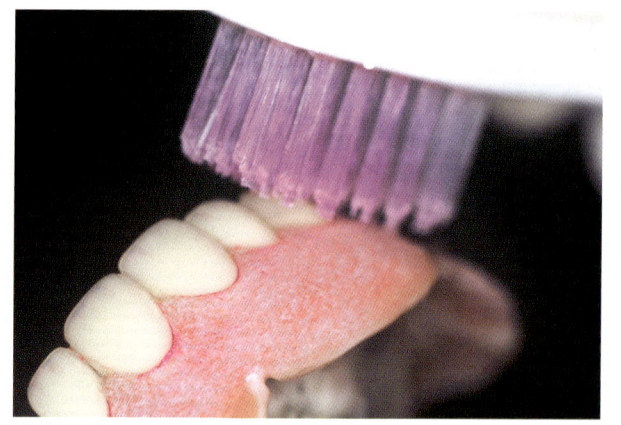

chapter 2 部分床義歯の製作法と注意点

義歯用ブラシの柔らかい方で最初行った．

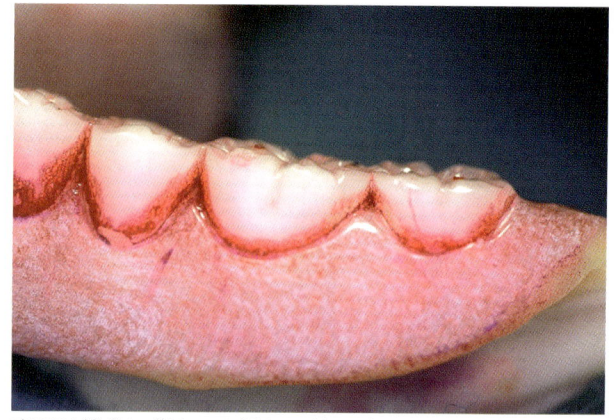

表面は簡単に落ちるが汚れの積み重ねのある歯茎部はなかなか落ちない．

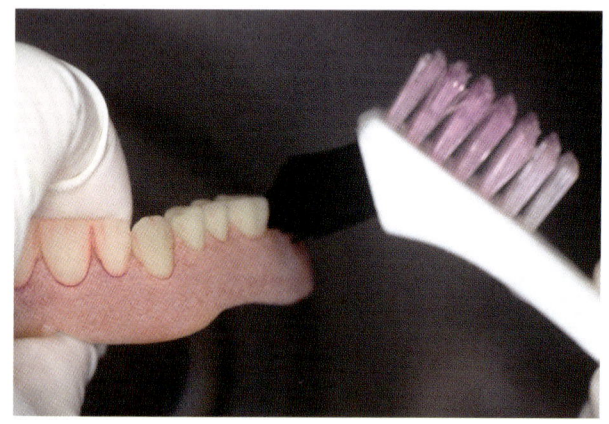

硬毛のブラシで歯茎部を特定して清掃する．

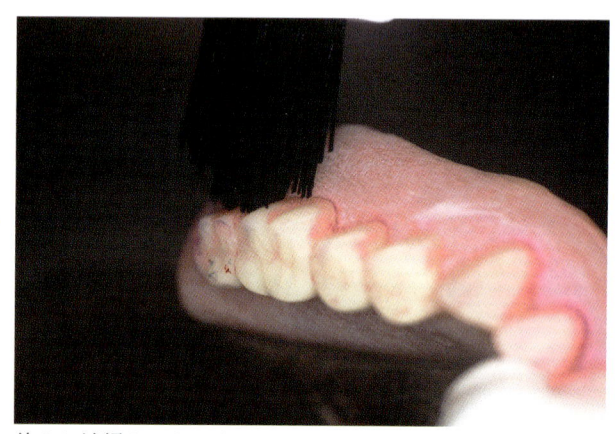

徐々に清掃ができてくる．

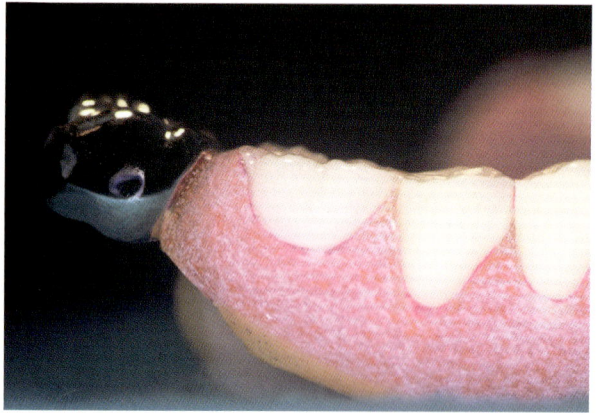

コーヌス部は表面のみで清掃が可能であった．

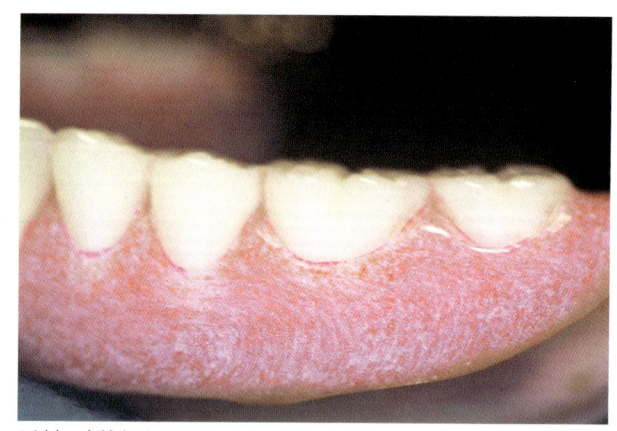

反対の頬側面もかなりきれいに清掃できた．

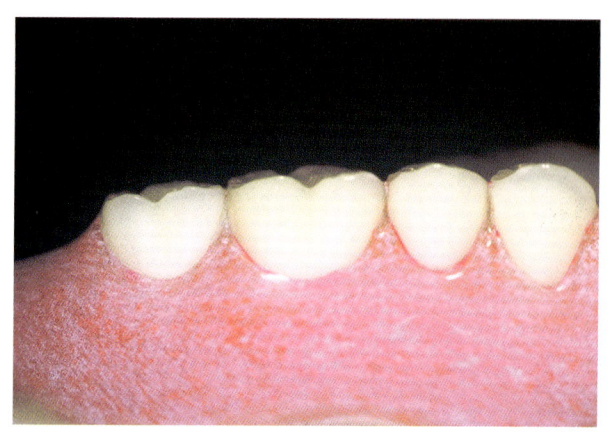

舌側部もきれいになった．

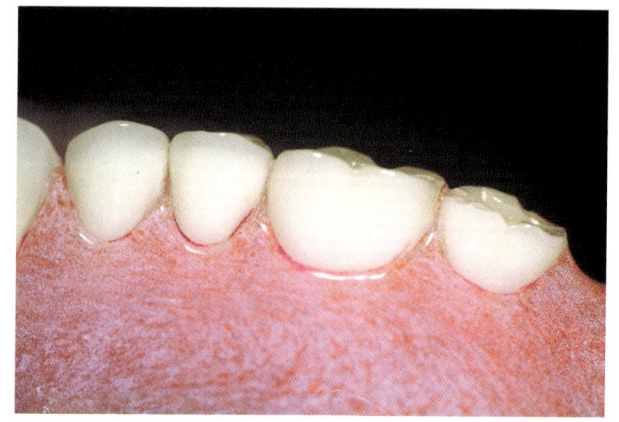

咬合面部の清掃も終了した．自浄作用の有無も汚れに関しては大事な要素である．

義歯と維持歯の清掃

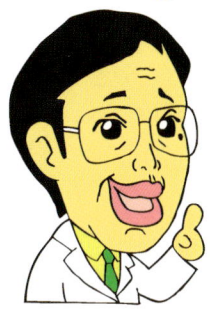

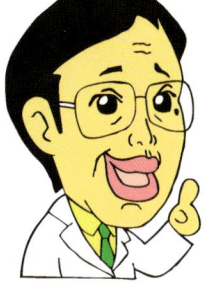

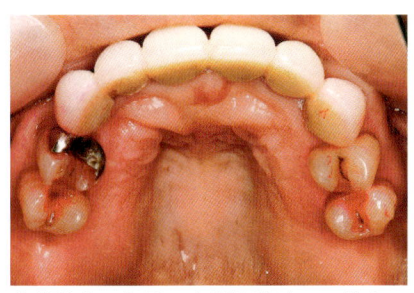

義歯装着1年目の定期検診時に口腔内の汚れが確認できた．とくに義歯の維持歯に汚れが確認できた．

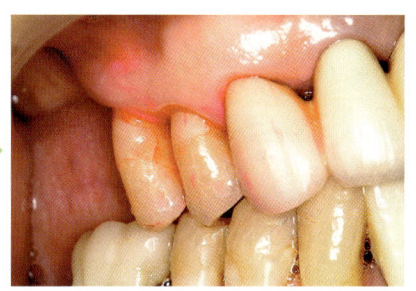

右側面観の汚れ．汚れ方は左側とほぼ同様である．

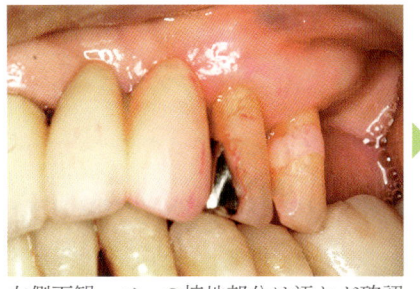

左側面観．バーの接地部分は汚れが確認できないが，隣接面部分の清掃性の悪さが目立つ．

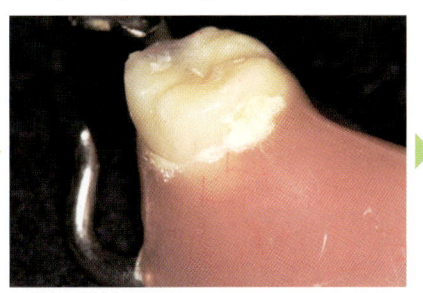

上顎右側義歯を拡大してみると，舌側と遠心部に汚れが沈着している．日常の義歯清掃不足．患者は「機械的な洗浄はほとんどせず，義歯洗浄剤にだけつけていた」という．

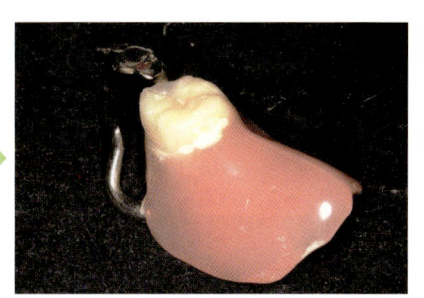

義歯は汚れどころかデンチャープラークが石灰化してしまい，歯石として人工歯歯茎部に沈着している．

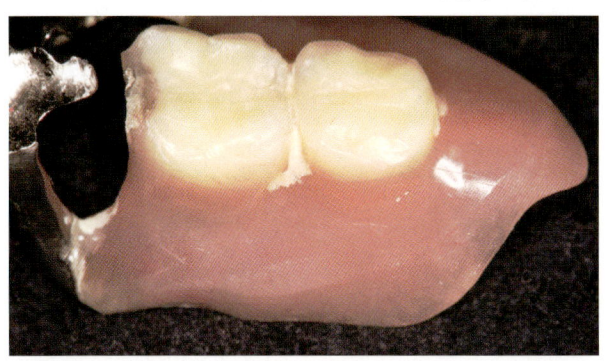

舌側部にも歯石の沈着が確認できる．

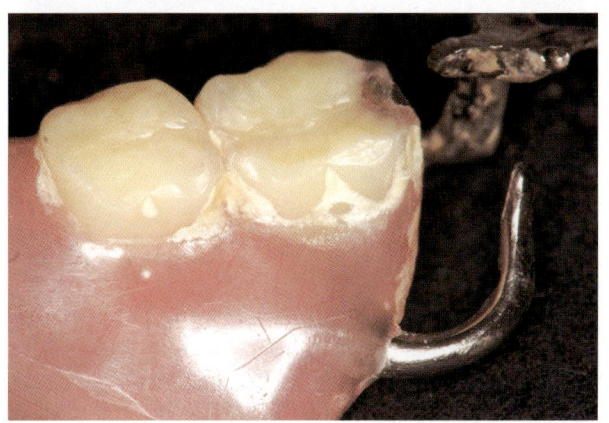

左側部にいたっては人工歯が2歯あるため，アンダーカットが多く，歯茎部，頰側，遠心，近心部に沈着していたデンチャープラークが歯石化している．

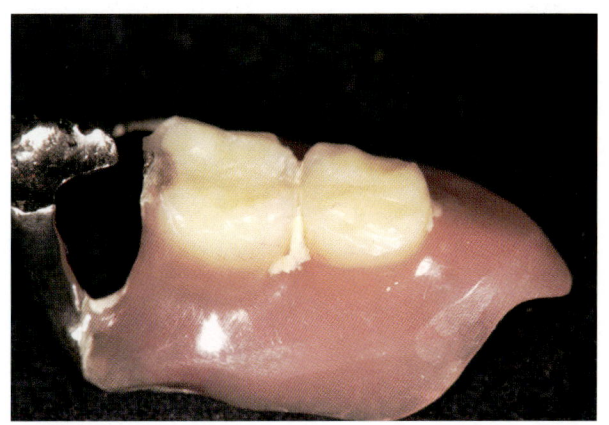

左側義歯人工歯の舌側部に歯石沈着が確認できる．

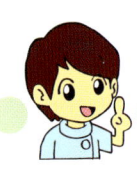

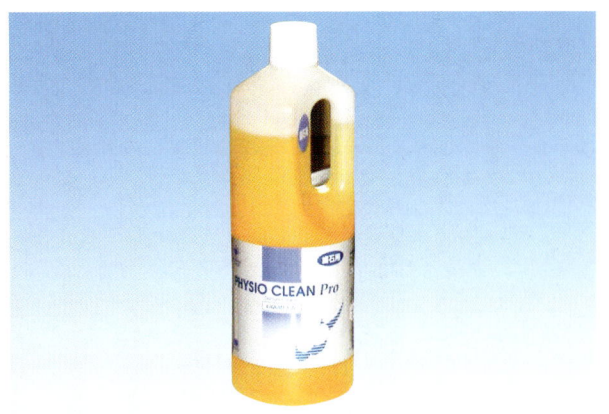

chapter 2 部分床義歯の製作法と注意点

フィジオクリーンプロ歯石用(モリタ)である．この洗浄剤は歯科医院専用の洗浄剤であり，一般の市販品ではない．しかし歯石沈着の除去に関しては非常に優れている．機械的に除去すると義歯床や人工歯に何らかの傷がつき，その傷に細菌が付着しやすくなるため，清潔に使用するためにも化学的な洗浄は大切になる．

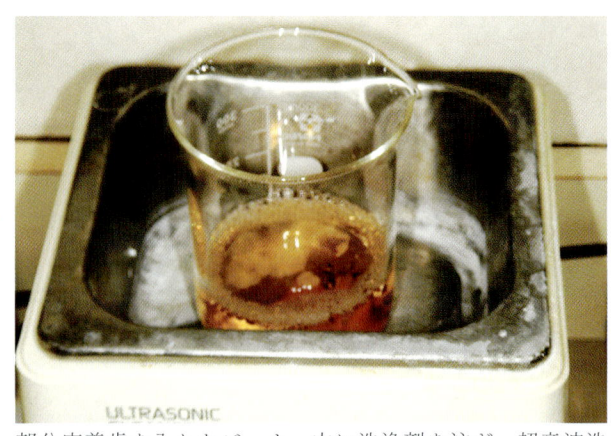

部分床義歯を入れたビーカー内に洗浄剤を注ぎ，超音波洗浄器(ウルトラソニッククリーナー，オサダ)で15分程度洗浄する．金属部分は変色しない．

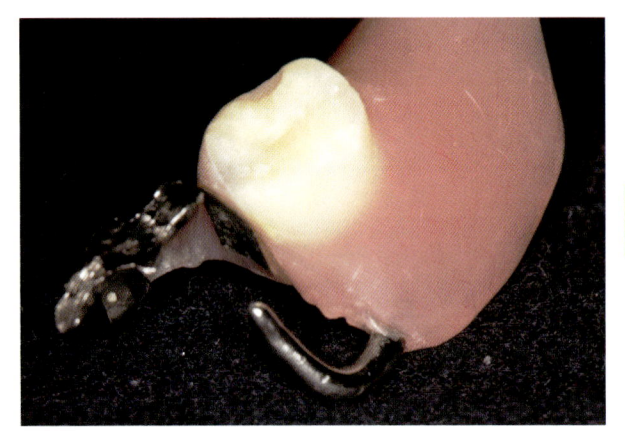

きれいに歯石は解けている．

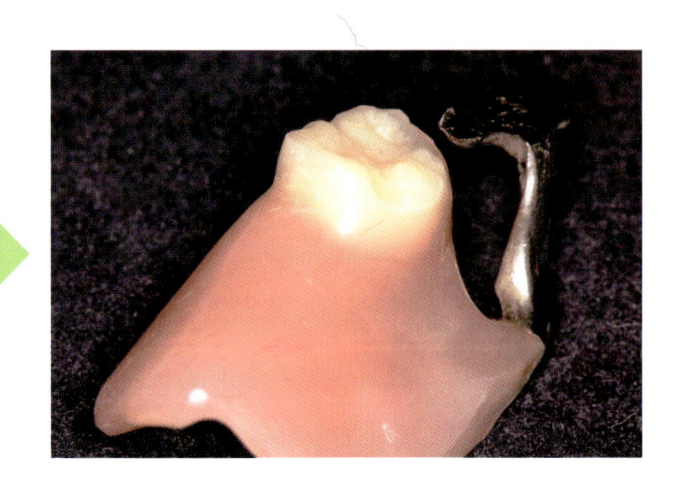

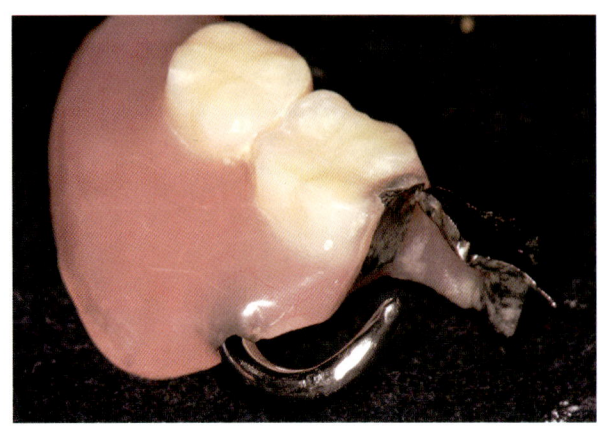

反対側の義歯の歯石は除去できている．しかしガイドプレーン付近に沈着しているプラークは機械的に除去しなければならない．よって日常の清掃は洗浄剤のみに頼ることは危険である．

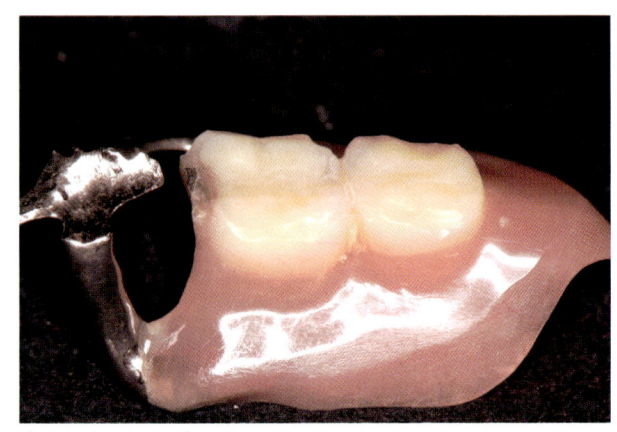

歯石はきれいに除去できている．

維持歯の汚れ

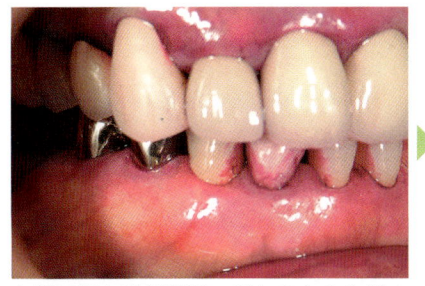

右側面観欠損部付近の汚れはあまり認められない．

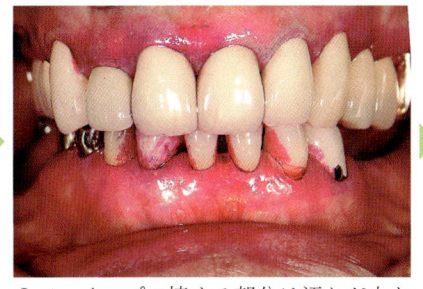

Iバーチップの接する部分は汚れが少ない．

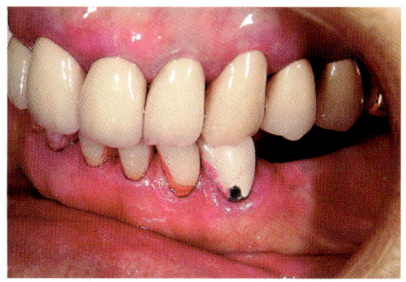

左側面観．右同様義歯床部から維持部にかけては汚れを多く認めない．

義歯と維持歯の汚れ1

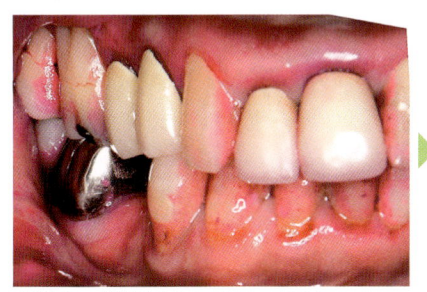

維持歯の隣接部分も汚れが確認できた．

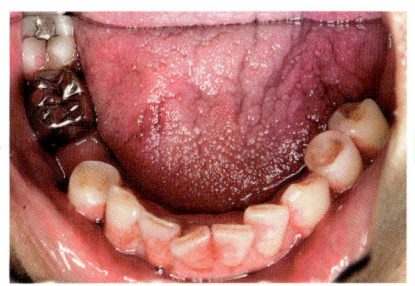

下顎の汚れの状態である．

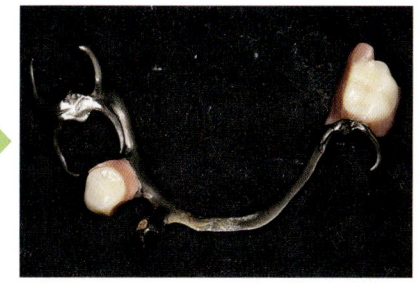

両側のリンガルバー部分に歯石の沈着がある．清掃できていないときは，維持歯部分も汚れていることが想像できる．

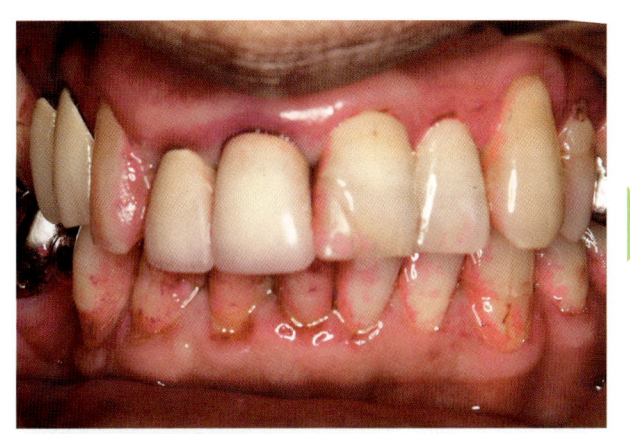

口腔内の残存歯を染めだしてみると，プラークコントロールはよくない．下顎前歯部の清掃性は悪い．

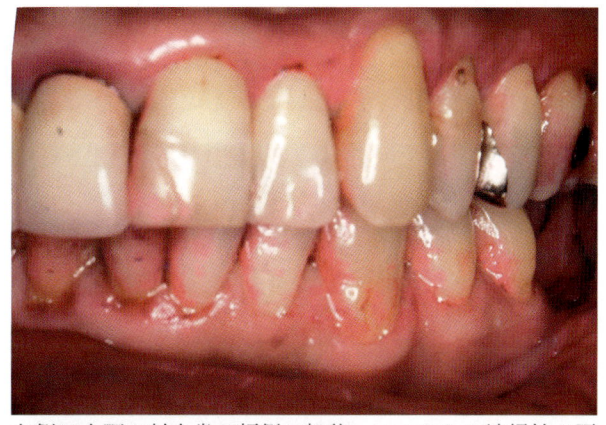

左側は上顎の対合歯が頬側に転移しているため清掃性が悪い．

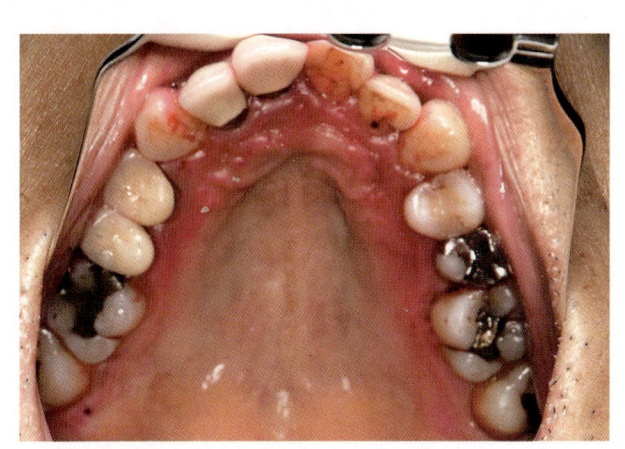

上顎前歯舌側部に汚れを確認する．

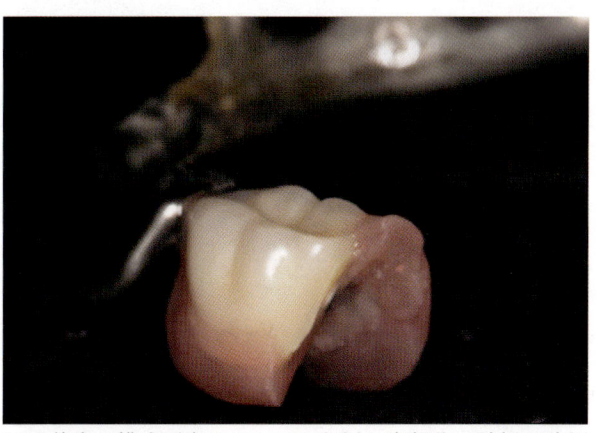

同じ義歯の構成要素のなかでも左側の床部分に破折が確認できた．咀嚼時の咬合接触があるため，自浄作用が働き汚れは認められない．

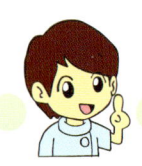

義歯と維持歯の汚れ2

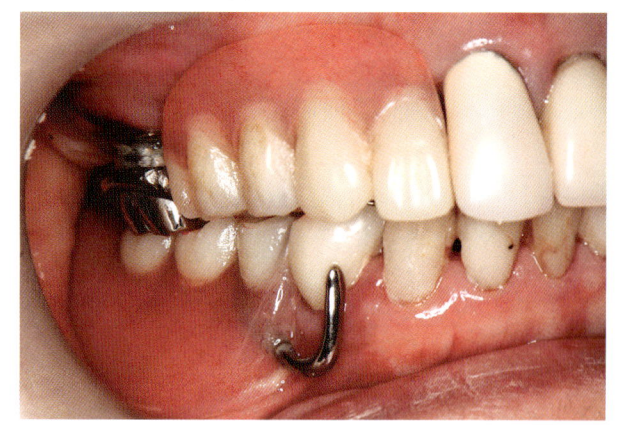

右側側面観. 人工歯部の汚れを認める.

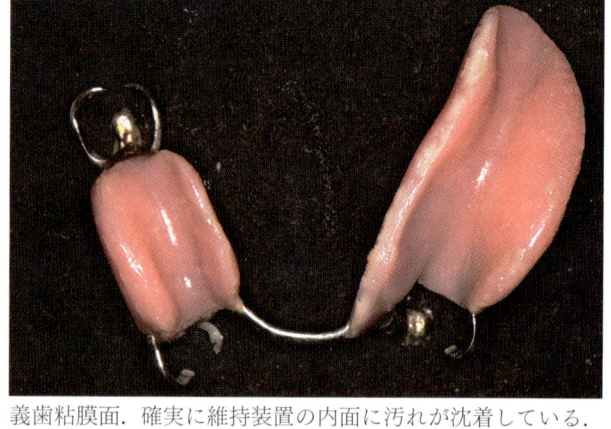

義歯粘膜面. 確実に維持装置の内面に汚れが沈着している. 日常の清掃不足が推測できる.

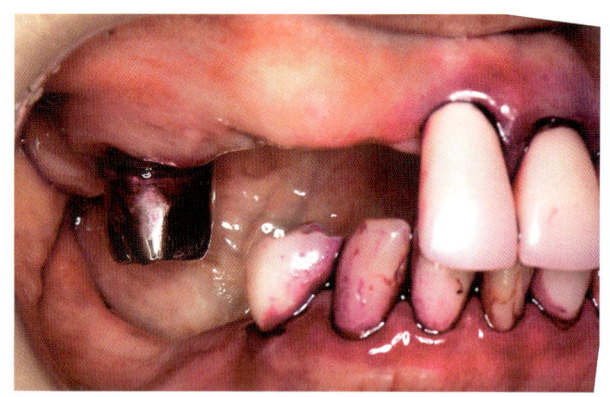

右側側面観. 下顎のIバー部分の維持歯の汚れは少ないが, 上顎の二腕鉤部分は汚れが目立つ.

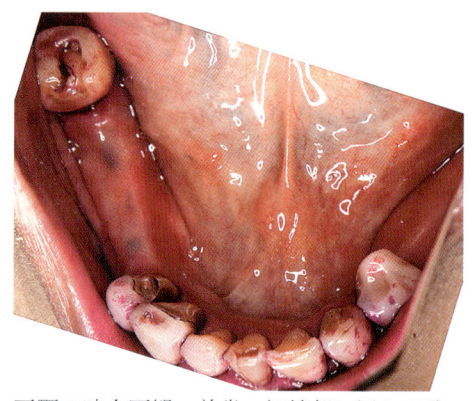

下顎の咬合面観. 前歯の切端部に汚れが残っているのは少し注意しなければならないであろう.

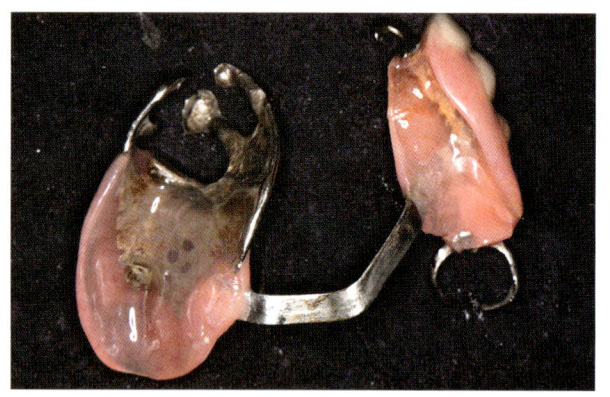

下顎同様粘膜面の汚れは確認できる.

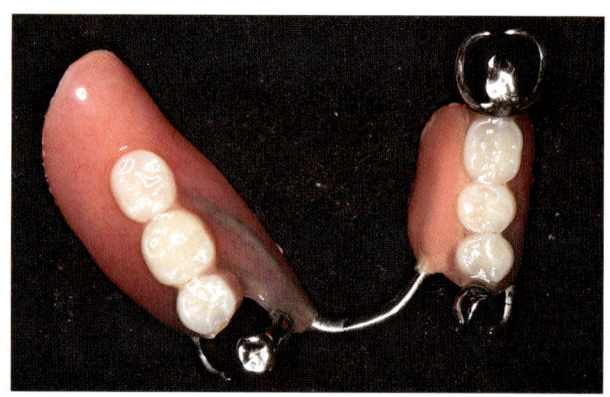

下顎両側性の部分床義歯.

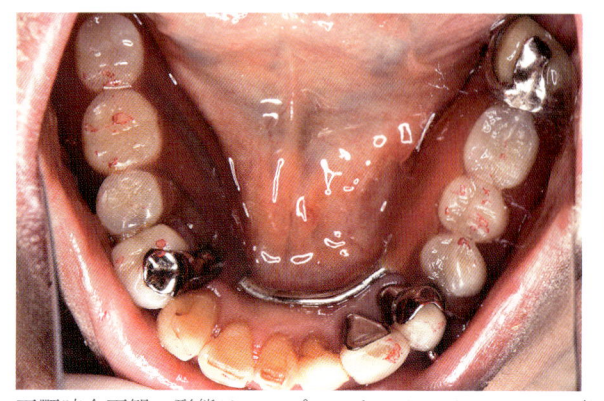

下顎咬合面観. 形態はシンプルであるが, リンガルバー部分に汚れを確認する.

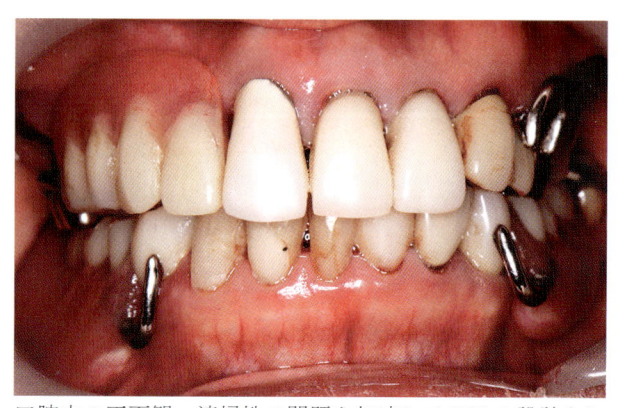

口腔内の正面観. 清掃性の問題を加味してRPIの設計をした.

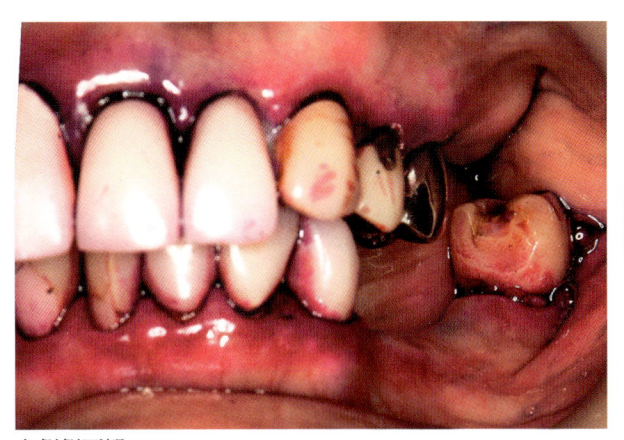

左側側面観.

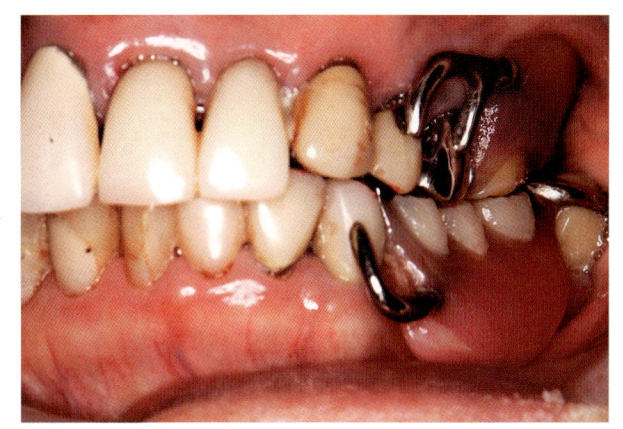

左側面観. 上顎の維持装置部分が複雑で清掃性が悪い. 清掃性に問題があるか否かは, 食物の流れを阻害する形態かどうかを考えると簡単である. 設計上, 清掃性が悪くなるケースもあるので, その際には十分な清掃指導をする必要がある.

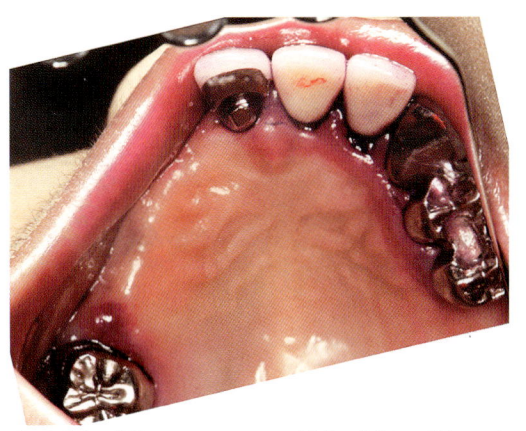

上顎咬合面観. レストシート部分の汚れが認められる.

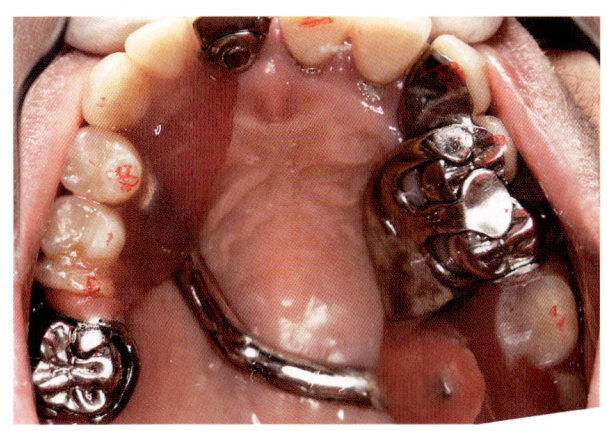

上顎咬合面観. 舌側部は頬側部に比べるとシンプルである.

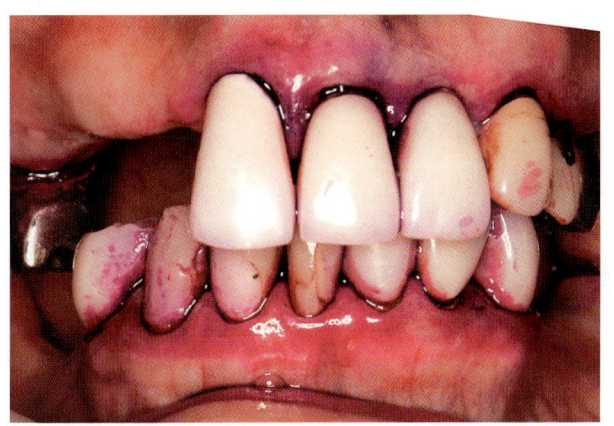

染めだし後の正面観. 汚れが確実に認められる. とくに辺縁歯肉部分の汚れが顕著であるため, 歯周病のリスクファクターが多い.

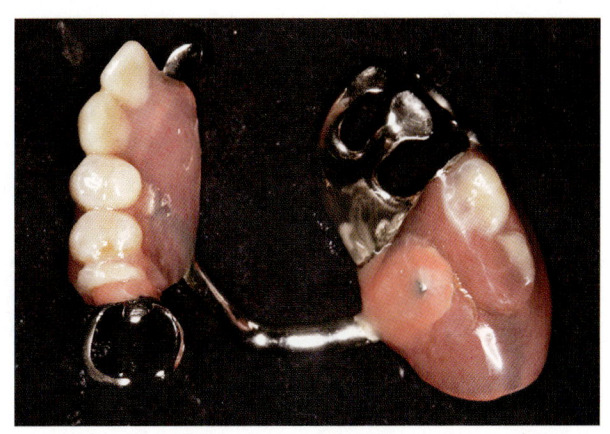

同一患者の上顎義歯である. 咬合面観では汚れは確認できない.

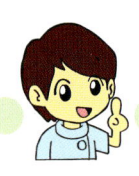

chapter 2 部分床義歯の製作法と注意点

部分床義歯の清掃法

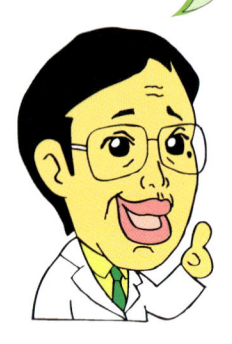

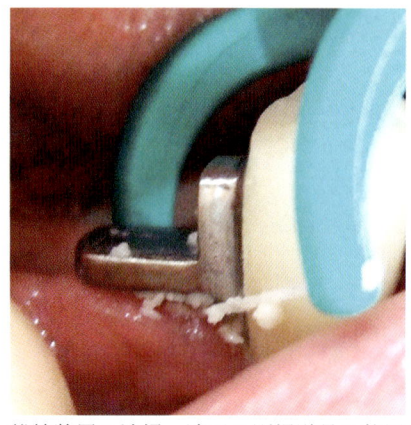

維持装置の清掃．適正な刷掃道具を使用すること．

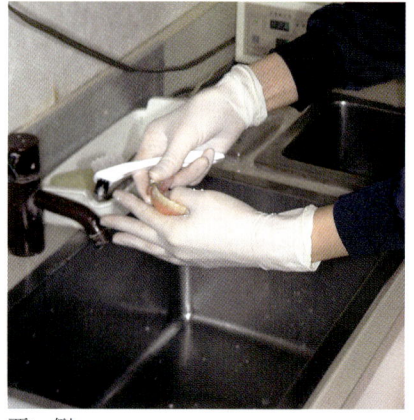

悪い例．
流し台の上で不安定な保持で清掃していると，誤って落としたときに義歯を破損してしまう恐れがある．

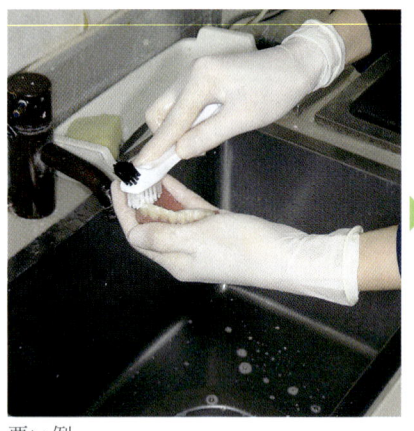

悪い例．
人工歯の咬合面部分は複雑な凸凹があるため，義歯用ブラシの硬毛部使用した方がよい．

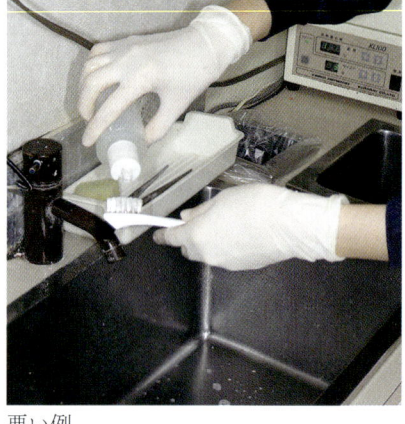

悪い例．
中性洗剤を使用して義歯の清掃を行うとよい．義歯用ブラシの柄の上の部分を持つと安定感がある．良いのはもっと毛先に近い方をもつ．

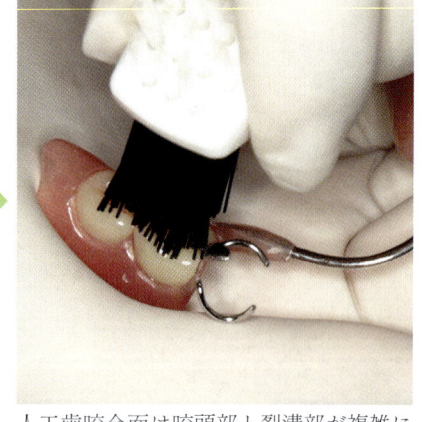

人工歯咬合面は咬頭部と裂溝部が複雑に入り組んでいるので，十分に注意して清掃する．

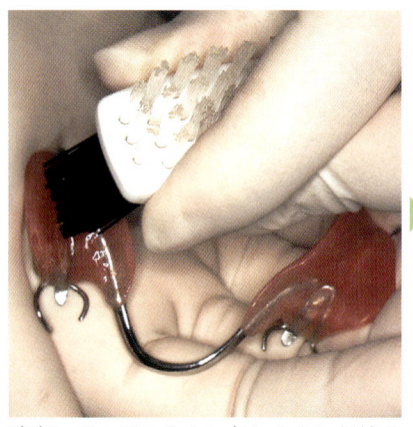

確実に手の平のなかに包むように保持する．義歯床粘膜面側からもていねいに清掃する．

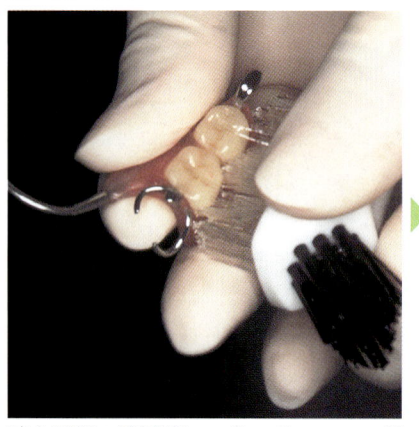

咬合面側の清掃時に，リンガルバーの部分床義歯は，手の平で包んでも，その形態特徴から力の入れ方で変形することがあるので，片側の床部分だけをしっかり押さえて清掃する．床外面の清掃は軟毛部を使用する．

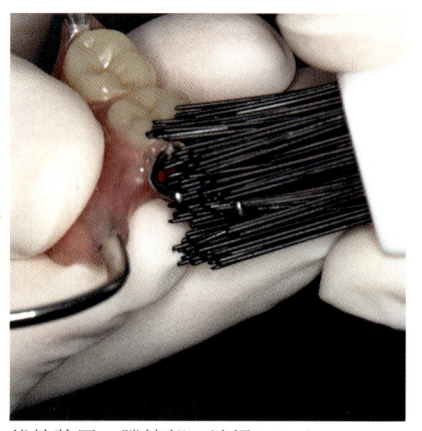

維持装置の隣接部は清掃しにくい．しっかり片側の床部分を抑えて硬毛部分でていねいに清掃する．

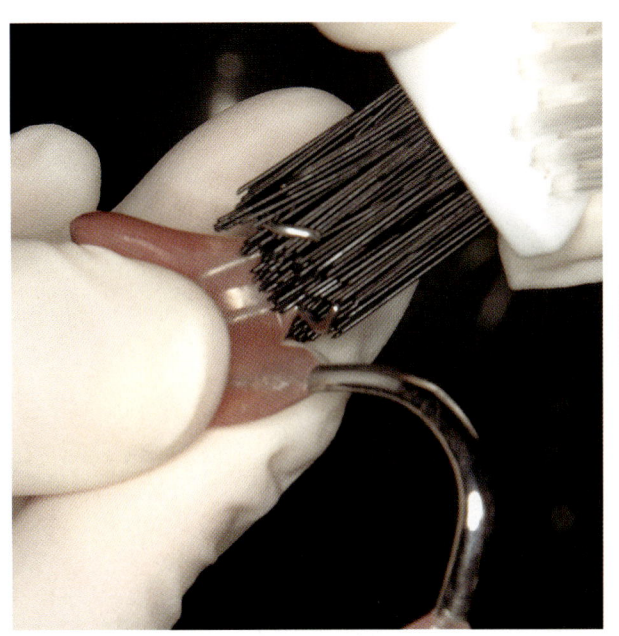

維持装置の内面部は清掃しにくい部分なので，ていねいに清掃する．

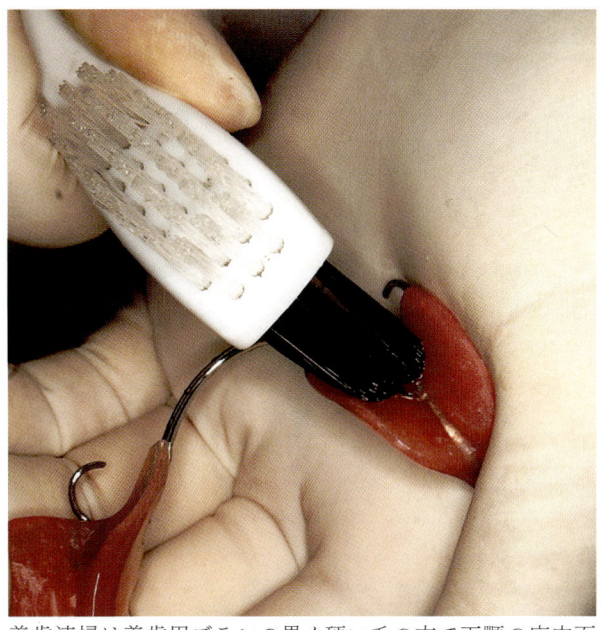

義歯清掃は義歯用ブラシの黒く硬い毛の方で下顎の床内面のように細い部分を清掃する．また義歯は手のひらのなかで落とさないように清掃する．

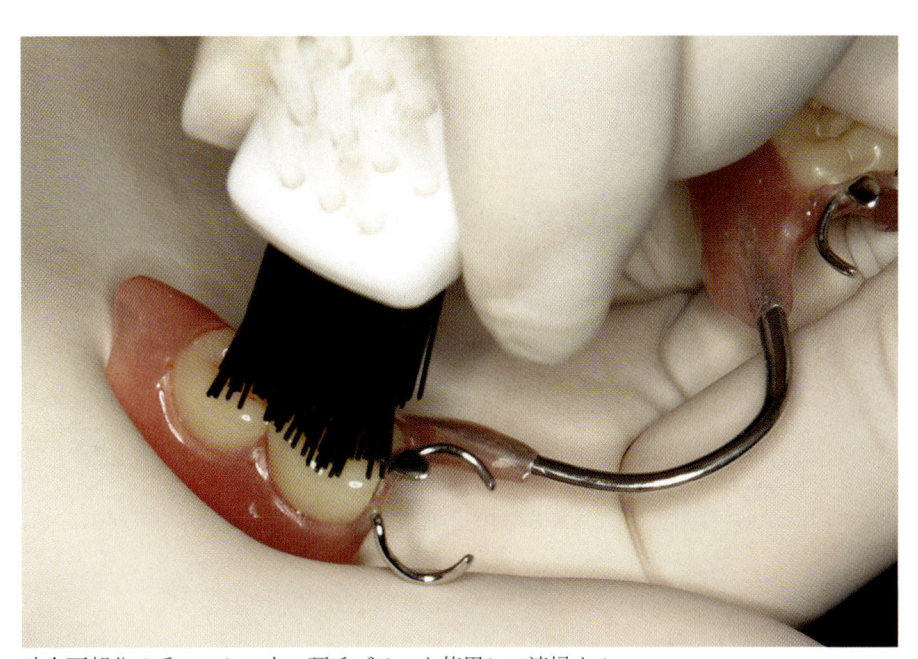

咬合面部分は手のひらの上で硬毛ブラシを使用して清掃する．

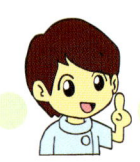

chapter 2 部分床義歯の製作法と注意点

要介護の患者さんの口腔清掃

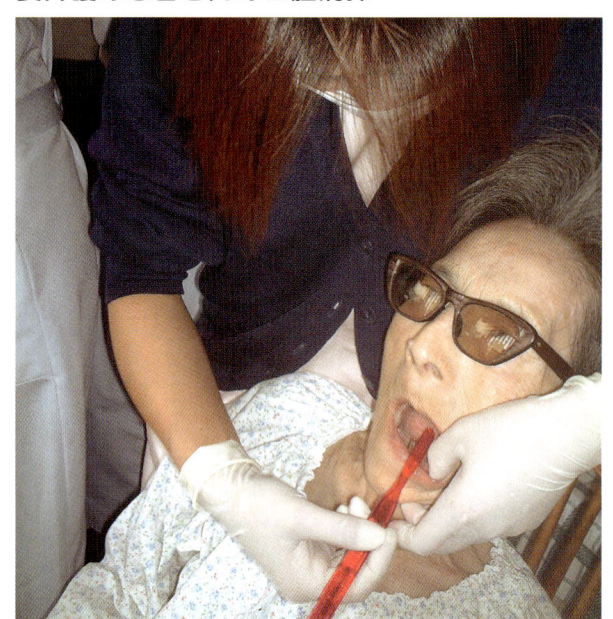

維持歯は刷掃ブラシで十分に清掃する．

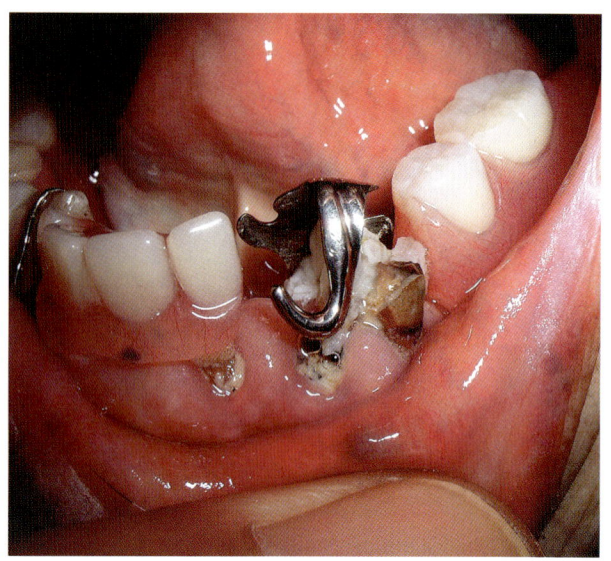

維持歯の歯冠部をカリエスで喪失すると，義歯の維持装置で食物残渣を必要以上に停滞させてしまう．

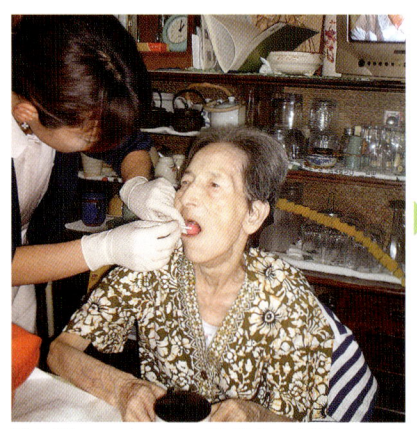

残存歯のみならず，粘膜部の清掃にも十分に配慮する．これは要介護，健常者を問わない．

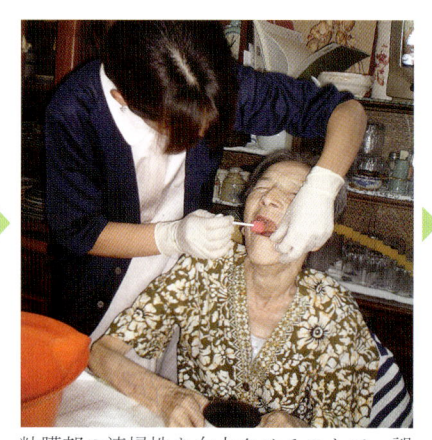

粘膜部の清掃性を向上させることで，誤嚥性肺炎に対しても十分な予防になる．

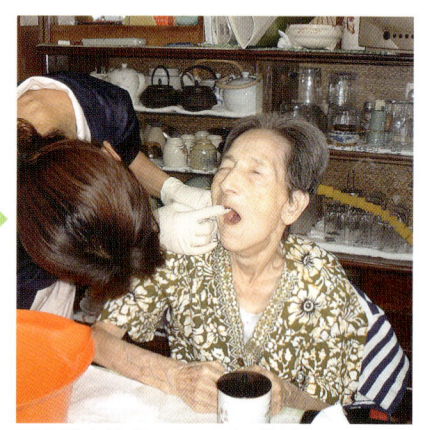

要介護高齢者になれば，指導するだけではなく，実際に歯科衛生士が口腔内の清掃性を維持しなければならず，在宅での清掃指導が必要になる．

索引

[あ]

RPIクラスプ　97
Ｉバークラスプ　94
アタッチメントのリベースや修理を口腔内で行う　83
アルジネートと寒天の連合印象　132
アルタードキャスティングメソッド(床置換法)　130
アルミナサンドブラスト処理　187

[い]

維持歯が破折した場合　169
維持歯の1本が喪失　54
維持歯のクラウンがはずれたケース　72
維持歯の歯冠補綴物が脱離して紛失　69
維持歯の挺出　104
維持歯を歯周炎で抜歯　61
維持歯を喪失　57
維持歯を喪失したための部分床義歯の修理　59
維持装置が壊れた　44
維持装置が破折した場合　170
維持装置の維持力　142
維持装置の再製作　61
維持装置の修理　47
維持装置の種類　113
維持装置の適合性　112
印象採得法　126
インプラントと部分床義歯はどう使い分ける　8

[え]

エーカークラスプ　97

[お]

オーバーデンチャー　164, 172

[か]

概形印象採得　130
下顎部分床義歯の新製　102
患者との信頼関係　216
患者との信頼関係を保つ　221
間接リベース　147, 240

[き]

キーパーとサベイヤー　191
義歯が外れやすいケース　51
義歯が外れるケース　49
義歯床が破折を繰り返した　222
義歯床の違和感　78
義歯設計の大切なポイント　213
義歯と維持歯の清掃　269
義歯の維持装置の修理方法　169
義歯のクラスプの調整　53
義歯の歯石除去　270
義歯の粘膜面に粘弾性レジンの貼布　106
義歯の破折修理ケース　34
義歯のメインテナンス　85
機能印象採得　130
キャストの双子鉤　94
キャストレスト付二腕鉤　94
金属アレルギーのケース　22
金属クラスプのないバルブラスト義歯　26
金属の破折部分にメタルプライミング　37

[く]

クラスプデンチャーの製作手順　148
クラスプの調整　234
クラスプのレストが破折　229

[け]

経時的変化への調整法　233

[こ]

咬合高径　140
咬合採得　130
咬合採得法　140
咬合調整　12, 82, 153, 156, 180, 197, 199, 239, 256
咬合負担域別印象採得の特色　126
咬合平面の適正　104
コーヌス外冠内面の汚れと義歯の汚れ　267
コーヌスから磁性アタッチメントへの改変　243
コーヌスクローネンテレスコーピックデンチャーの長期予後　194
コーヌスクローネンテレスコープ　98
コーヌステレスコーピックデンチャーの製作手順　157
コーヌス内面の清掃　89
根面板を使用してオーバーデンチャーを製作　172

根面板を使用しないでキーパーを設置　164

[さ]

サウンドチェッカー　162, 201
作業模型の製作　128
刷掃ブラシ　266
さまざまな印象採得法　129
さまざまな咬合採得法　141
左右の維持歯がカリエスで崩壊　225
3種類の維持装置の異なる義歯の経年経過　260
残存歯が咬合平面よりかなり挺出したケース　31
残存歯の歯周組織　104

[し]

歯牙負担性義歯　105
歯周炎で維持歯を抜歯するケース　64
磁性アタッチメント　164, 176
磁性アタッチメントのキーパーの設置方法　184
磁性アタッチメントを採用したオーバーデンチャー　33
磁性アタッチメントを使用してオーバーデンチャー　32
支台歯(維持歯)にカリエスがある場合の選択肢　226
シャイニングスポットの削除　234
上顎両側遊離端義歯の長期予後　93
床下残根　32
少数歯欠損　126
少数歯の中間欠損　49
床粘膜面と欠損部顎堤との不適合　147
床の破折線をガラス繊維で補強　223
初診時診査　101
人工歯の追歯修理　56
新製義歯と旧義歯の接着　220
審美性の改善　11
審美性を強く要求されたケース　9
審美性を配慮した部分床義歯　12

[せ]

清掃性に問題　155
精密印象採得　130
舌の運動障害　210
全身症状を考慮　213

[そ]

双子鉤　98
装着時の確認ポイント　145
装着できないときの原因　145

[た]

対咬関係の確認　104
多数歯欠損　127
多数歯欠損ケース　116

[ち]

中間欠損　127
直接リベース法　242

[て]

定期検診　42, 78
Tバークラスプ　94

[ね]

粘膜歯牙負担性義歯　105
粘膜調整材　54
粘膜負担性義歯　105

[は]

初めて部分床義歯を装着するケース　79
バルブラスト　99

[ふ]

部分床義歯の再治療　208
部分床義歯のさまざまな維持装置　94
部分床義歯の試適　142
部分床義歯の試適の重要性　143
部分床義歯の種類　105
部分床義歯の初診時診査　101
部分床義歯の清掃法　274
部分床義歯の装着　145
部分床義歯の装着時調整　146
部分床義歯の調整　53
部分床義歯のメインテナンス　265
部分床義歯をはじめて入れる患者さんのケース　80
部分床義歯を初めて新製する患者　75

プラークの大量付着と義歯による顎堤の傷　210
プラークの付着要因となった複雑な設計の上顎義歯　210
プロフェッショナルクリーニング　87

[ほ]

ホームクリーニング　87

[み]

ミニダルボの修理　40
ミニダルボの修理ケース　43
ミリングバー　95，99
ミリングミニダルボ　251

[め]

メジャーコネクターの修理　37
メタルフレームとレジンの接着　39

[よ]

要介護高齢者　276
要介護の患者さんの口腔清掃　276
４３２１|１７固定性ブリッジの|7 が脱臼　217

[り]

両側性遊離端欠損　127
リンガライズドオクルージョン　180

[れ]

レジンの人工歯咬合面への築盛　235
レスト付二腕鉤　97
レストの重要性　101，229

[わ]

ワイヤークラスプ　94，97
ワンピースキャストパーシャル　100

[著者]

細見　洋泰（ほそみ　ひろやす）

1975年	東京医科歯科大学歯学部卒業
1975年	東京医科歯科大学歯科第一補綴学教室大学院
1979年	同大学院修了　歯学博士号取得
1979年	東京都杉並区　細見デンタルクリニック開業
1991年	東京医科歯科大学顎顔面機能統合評価学教室非常勤講師
2005年	東京医科歯科大学歯学部病院　義歯外来客員臨床教授
現在	日本補綴歯科学会　認定医, 指導医　認定
	日本磁気歯科学会　理事
	日本磁気歯科学会　認定医
	日本補綴歯科学会　評議員

〈主な著書〉

『噛める入れ歯の調整法』クインテッセンス出版，2007年

『磁性アタッチメントの臨床応用』クインテッセンス出版，2000年（共著）

『YEAR BOOK 2005 現代の治療指針　全治療分野と欠損補綴』クインテッセンス出版，2005年（共著）

『YEAR BOOK 2003 現代の治療指針　全治療分野とカリオロジー』クインテッセンス出版，2003年（共著）

部分床義歯のトラブル解消法
―患者さんと一緒に調整する部分床義歯の修理調整法

2008年9月10日　第1版第1刷発行

著　者　細見　洋泰

発行人　佐々木　一高

発行所　クインテッセンス出版株式会社
　　　　東京都文京区本郷3丁目2番6号　〒113-0033
　　　　クイントハウスビル　電話 (03)5842-2270（代表）
　　　　　　　　　　　　　　　 (03)5842-2272（営業部）
　　　　　　　　　　　　　　　 (03)5842-2279（書籍編集部）
　　　　web page address　http://www.quint-j.co.jp/

印刷・製本　サン美術印刷株式会社

Ⓒ2008　クインテッセンス出版株式会社　　禁無断転載・複写
Printed in Japan　　　　　　　　　　　　　落丁本・乱丁本はお取り替えします
　　　　　　　　　　　　　　　　　　　　　ISBN978-4-7812-0032-3　C3047

定価はカバーに表示してあります